SPSS를 활용한 보건통계학

제 2 판

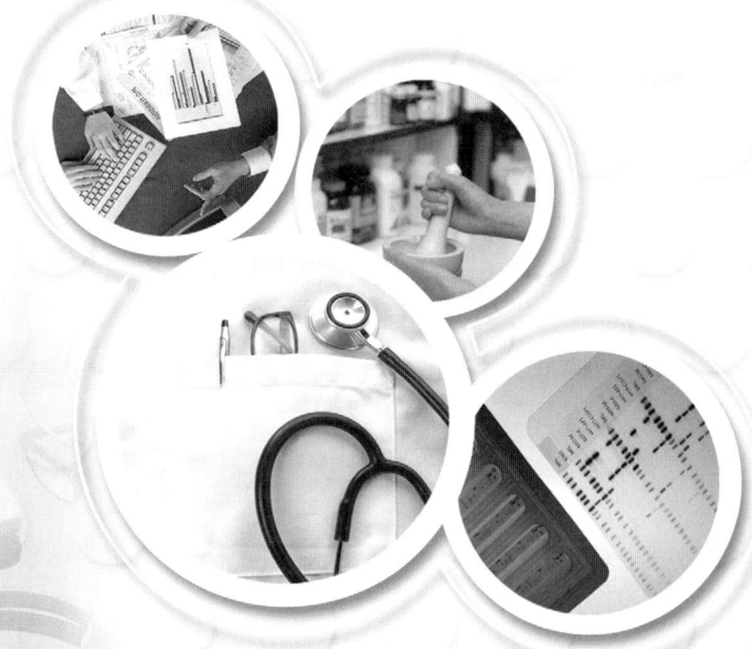

손애리 · 신승배 공저

BIOSTATISTICS

정 문 각

책머리에

"어느 날엔가 통계는 쓰기와 읽기와 마찬가지로 세상을 이해하고 살아가기 위해서는 모든 사람들이 알아두어야 할 지식"이라고 한 H. G. 웰즈의 말에서 그 어느 날이 지금이 아닌가 싶다. 넘치는 정보의 홍수 속에서 살고 있는 현대인들은 통계를 어느 정도 이해하고 활용할 수 있어야 한다. 그런데 대부분의 사람들은 통계학은 수학적인 지식이 있어야 하고 그 지식을 활용하여 복잡한 문제를 풀어야 하는 골치 아픈 것이라고 생각한다. 아주 틀린 말은 아니지만 그렇다고 통계학이 사람들이 생각하는 것처럼 그렇게 복잡하고 어렵기만 한 것은 아니다. 이 책은 그렇게 생각하고 있는 사람들의 편견을 없애기 위하여 통계학 과정을 실용 위주로 통계 분석과 결과를 설명하고자 노력하였다. 또한 통계학 프로그램인 SPSS 17.0을 이용하여 불필요한 계산이나 수식을 암기할 필요 없이 바로 자료를 입력해서 분석하는 과정을 상세히 설명함으로써 이 책을 보면 누구나 분석할 수 있는 능력을 갖게 하고자 하는 것이 이 책을 집필한 또 하나의 목적이라 하겠다. 이 책은 전부 11장으로 구성되어 있다.

제1장 통계학의 이해

제2장 표와 그래프를 이용한 자료 정리

제3장 중심경향성과 산포도

제4장 확률분포

제5장 표본분포

제6장 추정

제7장 가설검정

제8장 분산분석

제9장 상관분석과 회귀분석

제10장 카이제곱 검정

제11장 자료분석의 예

결론적으로, 이 책은 통계학을 전공하는 사람을 위한 것이라기보다는 보건이나 의약계열에 종사하는 분들이 통계 및 통계적 방법들을 이용하고자 할 때 도움을 주기 위한 것이다. 그러나 통계학이란 제목을 내걸고 글을 썼기 때문에 정확성과 완벽성을 기하려고 노력하였다. 하지만 이 일이 얼마나 힘든 일인지를 글을 쓰는 동안 뼈저리게 느꼈다. 또한 SPSS 17.0의 통계 프로그램을 이용하여 분석 과정과 결과를 하나하나 보여주고 해석하는 과정이 시간이 너무 많이 소요되고 힘든 컴퓨터 작업을 요하는 것이었기 때문에 본문에 더 신경을 쓰지 못한 점을 시인하지 않을 수 없다. 미처 발견하지 못한 오류가 있을까봐 이 책을 출판하는 데 여러 망설임이 있었으나 삼육대학교의 보건복지대학원 보건학과와 학부의 보건관리학과 학생들의 격려로 이 책을 출판하게 되었다. 이 자리를 빌어서 항상 아낌없는 지지와 후원을 해 준 학생들에게 깊은 감사를 드린다. 마지막으로, 이 책이 잘 출판될 수 있도록 배려해 주시고 도와주신 정문각 사장님 이하 직원 여러분께 감사를 드린다.

2010년 7월

손애리

차 례

Chapter 1

통계학의 이해

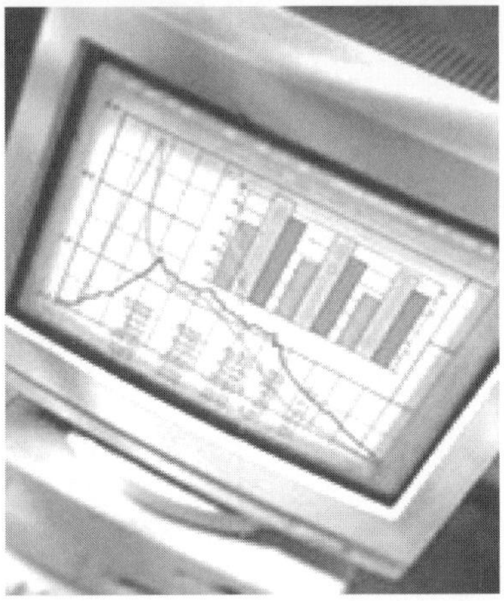

Statistics

1.1 통계학의 기본개념

1.2 모집단과 표본

1.3 측정치의 종류

1.4 측정과 척도

1.5 모수와 통계량

제1장 통계학의 이해

통계학의 목적은 크게 두 가지로 나누어서 생각할 수 있다. 첫째는 자료를 정리하고 요약하는 방법을 제시하는 것이다. 통계학은 그동안 모아진 많은 양의 정보를 간단한 숫자나 진술로 압축하기 때문에 시간을 절약해 주는 유익한 학문이다. 예를 들어, 어떤 병원에 지난 10년간 방문한 환자의 특성을 살펴보고자 할 때 지난 10년간 모아진 의무기록카드를 전부 보고 싶어 하는 사람은 없을 것이다. 대부분의 사람들은 각 연도별 환자의 수, 환자의 평균 연령, 질환별 환자 수 등과 같은 간단한 숫자를 보면서 지난 10년간 환자의 특성이 어떻게 변화되었는지를 이해하고자 할 것이다. 그림의 형태를 이용하여 표현할 수도 있고 평균이나 표준편차 등을 통하여 수집된 자료의 특성을 쉽게 파악할 수 있다. 이처럼 자료를 정리하고 요약하는 방법을 다루는 분야의 통계학을 **기술통계학**(descriptive statistics)이라고 한다.

두 번째 목적은 표본에서 얻은 자료(통계치)로부터 모집단의 속성을 추측하는 통계를 말한다. 우리나라 국민의 건강과 보건에 대한 인지도에 대해 흥미가 있다고 해서 전 국민을 모두 조사하지도 않을 뿐더러 조사한다고 해도 비실용적이다. 모집단의 모두를 조사(전수조사)하기에는 모집단이 너무 크기 때문에 이 모집단을 잘 대표할 수 있는 표본을 선택해서 나온 결과를 가지고 우리나라 국민의 건강과 보건에 대한 인지도를 추측하고 싶어 한다. 이처럼 표본에서 나온 결과를 가지고 모집단의 수치를 추정하는 통계를 **추리통계학**(inferential statistics)이라 한다.

1.1 통계학의 기본개념

통계학(統計學 : Statistics) 앞에서 서술한 통계학을 간단히 요약하면 다음과 같이 정의할 수 있다. 통계학이란 자료(資料 : data)를 수집, 정리 그리고 요약하는 것(기술통계학)과 자료의 일부만 관찰한 다음 그 자료의 출처가 되는 전체 자료의 특성에 관하여 추론(推論 : inference)하는 것(추리통계학)을 다루는 학문 분야이다.

보건통계학(保健統計學 : Biostatistics) 통계학이라는 자료분석 방법은 여러 학문 분야에서 활용되고 있다. 일부를 예로 든다면 경영학, 교육학, 심리학, 농학 또는 경제학 등이다. 분석을 하고자 하는 자료가 생물과학이나 의학에서 나온 것이라면 통계적 방법이나 개념 등이 이러한 분야에 적절하게 응용되어야 한다. 이때 사용할 수 있는 것을 보건통계학에서 다룬다.

1.2 모집단과 표본

모집단(母集團 : Population) 모집단은 관심의 대상이 되는 모든 원소들의 집합을 의미한다. 보통 사람들은 모집단을 사람들이 모여 있는 것으로 생각한다. 그러나 모집단을 구성하는 것은 동물, 기계, 식물 또는 세포도 될 수 있다. 이러한 구성인자로 모인 모집단의 정의는 우리가 어떤 시점에서 관심을 갖는, 즉 연구하고 싶은 집단의 모든 구성원을 의미한다. 예를 들어, 서울시의 초등학교에 재학 중인 학생들의 몸무게를 측정하고자 한다면 그 모집단은 서울시 초등학생 모두의 몸무게인 것이다. 만약, 우리가 서울시 1학년 초등학생들의 몸무게에만 관심이 있었다면 서울시 초등학생 1학년의 학생들의 몸무게가 모집단이므로 앞의 모집단과 다른 모집단을 형성하게 된다. 따라서 모집단은 우리의 관심에 따라서 결정되고 정의되는 것이다. 모집단은 유한할 수도 있고 무한할 수도 있다. 모집단의 측정치 개수가 고정된 숫자라면 유한모집단(finite population)이며, 끝이 없다면 무한모집단(infinite population)인 것이다.

표본(標本 : Sample) 표본은 단순히 모집단의 한 부분이라 할 수 있다. 모집단이 어떤 초등학교에 재학하고 있는 학생들의 몸무게이라고 하자. 만일, 이 중 일부 학생들의 몸무게를 측정한다면 그것은 모집단의 한 부분, 즉 표본이 되는 것이다. 여기서 중요한 점은 표본에서 발견된 사항이 전체 모집단을 대표할 수 있어야 한다는 데 있다. 표본이 대표성을 지니기 위해서는 무작위(혹은 무선적)로 추출하는 방법이 가장 바람직할 것이다. 다시 설명하자면 모집단에 있는 구성원이 모두 동일하게 추출될 기회를 가지고 있다는 의미이다. 이처럼 확률적으로 모집단에서 표본을 추출하는 방법에는 여러 가지가 있는데, 이는 후에 설명하기로 한다.

1.3 측정치의 종류

변수(變數 : Variable) 우리가 어떤 특성을 관찰할 때 그것을 가진 장소나 사람, 기타 등등이 달라짐에 따라 값들이 달라지는데, 이러한 특성을 우리는 변수라고 한다. 이는 그 특성이 그것의 소유자에 따라 달라지기 때문이다. 그러므로 변수는 변화할 수 있거나 다른 값을 가질 수 있는 것이다. 이러한 변수들의 예로서는 성인 남자의 키, 학령기 아동의 몸무게, 환자의 나이, 교육수준, 결혼상태 등을 들 수 있다.

양적변수(量的變數 : Quantitative variables) 양적변수란 우리가 흔히 측정하는 변수이다. 예를 들면, 성인 남자의 키, 아동의 몸무게, 치과진료를 받는 환자들의 나이를 측정함으로써 얻어지는 특수한 값을 갖는 변수를 말한다.

질적변수(質的變數 : **Qualitative variables)** 어떤 특성들은 앞에서와 같은 측정치를 얻을 수 없는 경우가 많다. 많은 특성들의 수치로 된 값을 얻기보다는 각 범주로 구분을 해야 할 경우가 있다. 예를 들면, 의사의 진단을 받는 환자의 사회·경제적 수준을 상, 중, 하로 구분하는 경우도 있고 어떤 사람, 장소 또는 물체들이 조사하고자 하는 특성을 갖고 있는지 갖고 있지 않은지로 구분하는 경우이다. 이러한 변수들을 가리켜 질적변수라 한다. 그러나 질적변수의 경우에 있어 위와 같은 방법을 쓰지 않더라도 여러 가지 범주에 속하는 사람, 장소 또는 물체의 숫자를 헤아리는 경우도 있다. 즉 병원경영 분야 종사자가 진단병명에 따라 환자를 구분하여 세는 것 등이다. 질적변수의 예로 성별, 혈액형 등이 있다.

확률변수(確率變數 : **Random variables)** 우리가 키, 몸무게, 나이 등을 측정할 때 그 변수는 특정한 값을 가진다. 그러나 값은 우연성(chance factor)에 의하여 얻어지므로 그 변수를 확률변수라 한다. 그 측정과정을 통하여 얻어지는 값을 흔히 관찰치(observations) 또는 단순히 측정치(measurements)라 한다.

비연속확률변수(離散確率變數 **또는** 非連續確率變數 : **Discrete random variables)** 변수를 구분할 때 이산적(discrete)인가 연속적(continuous)인가에 따라 분류할 수 있다. 이산확률변수는 측정치들의 사이가 떨어져 있는 것이 특징이며, 두 이웃하는 측정치 사이에 어떤 값도 존재하지 않는다. 예를 들면, 종합병원에 매일 찾아오는 환자 수는 이산변수이고 그 환자 수는 0, 1, 2, 3 등과 같이 정수로서 표시된다. 즉 그 환자의 수는 1.5, 2.997 또는 3.3333이라는 수로 표시될 수 없다. 초등학교 어린이의 치아우식 수, 빠진 치아의 수, 보철치아의 수 그리고 자동차 수 등은 이산변수의 예들이다.

연속확률변수(連續確率變數 : **Continuous random variables)** 연속확률변수란 이산확률변수와는 달리 두 관찰값 사이에 무한한 수의 값을 지닐 수 있다. 그러므로 연속확률변수는 분수로도 나타낼 수 있는 나눗셈이 가능한 변수이다. 연속확률변수의 예로서는 키, 몸무게,

머리뼈의 둘레 등을 들 수 있다. 두 사람의 키가 아무리 비슷하더라도 우리는 그 두 사람 키의 중간값을 가지는 또 다른 사람을 만날 수 있다. 그러나 측정방법의 제한성 때문에 연속적인 것이 이산적인 것처럼 처리되기도 한다. 예를 들면, 소수점 이하의 값을 반올림하여 정수로 표현하는 것을 들 수 있다.

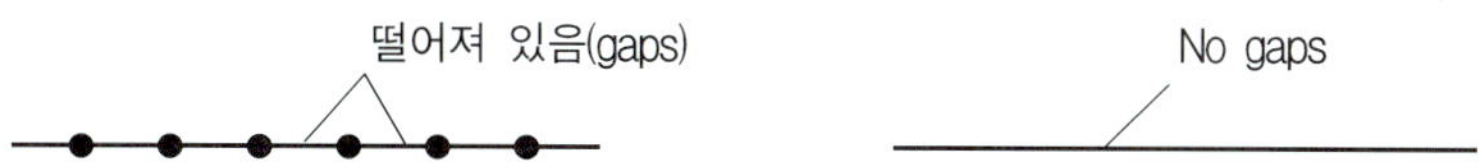

그림 1.3.1 이산확률변수와 연속확률변수

1.4 측정(Measurement)과 척도(Scale)

우리 주변에 있는 모든 것들은 다양한 속성을 지니고 있다. 이 다양한 속성을 나타내기 위해서는 사물의 속성을 측정할 필요가 있다. 그러므로 측정(measurement)은 사물을 구분하기 위하여 이름을 부여하거나 숫자를 부여하는 것을 말한다. 이름이나 숫자를 부여하기 위해서는 일정한 규칙이 필요한데 이 규칙은 척도로써 표현된다. 그러므로 척도(scale)는 사물을 구체화하기 위한 측정의 수준(levels of measurement)이며, 4가지로 분류할 수 있다. 첫째는 명목척도로 단순한 형태로 사람이나 사물을 구분하기 위해 이름을 부여하는 척도가 여기에 속하며, 둘째는 서열척도로 순위와 등급을 나타낸다. 명목척도 측정과 서열척도 측정은 다같이 이산변수(discrete variable, discontinuous variable)를 측정하는 데 사용된다.

세 번째는 등간척도로 크고 작은 것, 길고 짧은 것을 일정 단위에 따라 명확히 측정할 수 있는 이점을 가지고 있으며, 네 번째인 비율척도는 이상에서 열거한 4가지 척도 중에서 가장 고차원의 척도로서 몸무게, 키, 속도 등을 측정하는 데 적용되는 것이다. 등간척도와 비율척도는 연속변수(continuous variable)를 측정하는 데 사용된다.

측정척도가 갖는 중요성은 '측정대상이 가지고 있는 속성이 아니라 측정하는 방법에 의존한다'는 점이다. 예를 들어, 키는 비율척도에 해당되지만 이를 키가 크다 · 보통이다 · 키가 작다로 분류했다면 서열척도에 해당될 수 있다. 연령의 경우도 마찬가지로 어떻게 측정하였는가에 따라 등간척도 혹은 명목척도로 분류할 수 있다. 연령을 10대, 20대, 30대로 측정하였다면 서열척도이나 '만 몇 세'와 같이 측정하였다면 등간척도가 된다. 이상에서 보는 바와 같이 측정의 척도는 측정하고자 하는 대상의 속성(예 : 키, 연령 등)이 어떠한가가 중요한 것이 아니라 어떻게 측정하였느냐가 중요하며, 이에 따라 분석방법이 달라진다.

1.4.1 측정수준

명목척도(Nominal scale) 명목척도는 네 가지 척도 중에서 가장 간단한 형태의 것으로 사물을 구분하기 위하여 이름을 부여하는 척도이다. 예를 들면, 성별, 인종, 색깔 등을 말한다. 명목척도는 두 개 이상의 각기 다른 범주에 동시에 포함될 수 없는 상호배타적(mutually exclusive)인 이산변수들이 여기에 속한다. 상호배타적이라는 의미는 '남성'을 A로, '여성'을 B로 표시하였을 때 A≠B의 관계만 성립된다는 것이다. 따라서 A=B이면서, 동시에 A≠B가 될 수 없다. 즉 '남성'과 '여성'은 같은 성이 될 수가 없으므로(A≠B), '남성'이면서 동시에 '여성'(A=B, A≠B)이 될 수 없다.

명목척도는 축구선수의 등에 새겨져 있는 선수의 번호처럼 단순히 선수가 누구인가를 나타내어주는 표시에 지나지 않으므로 더하거나, 빼거나 또는 곱하거나, 나누는 것이 가능하지 않다. 즉, 17번 운동선수의 번호를 34번으로 바꾸었다고 하여 이 선수의 평소 기술이 2배로 향상되었음을 뜻하지는 않는 것이다.

서열척도(Ordinal scale) 서열척도는 사물의 순위를 나타내기 위하여 사용되는 척도이다. 명목척도보다는 좀 더 추상적인 성격을 지니지만 명목척도와 마찬가지로 더하거나, 빼거나 또는 곱하고 나눌 수가 없는 성질을 가지고 있다. 만약, A, B 두 사람이 있을 때 A의 키가 B보다 더 크다. 혹은 B의 몸무게가 A보다 더 무겁다와 같이 단순히 순위만을 매기는 것이다. 즉 A가 B보다 몇 cm 더 큰지, 몸무게가 몇 kg 가벼운지 등을 밝히지 않고 단순히 더 크다, 더 무겁다는 식으로 순위만을 나타낼 뿐이다. 서열척도는 명목척도의 특징뿐 아니라 명목척도가 가지고 있지 않은 특징, 즉 비교의 기준이 되는 어떤 특정 기점(基點 : distinct unique point)을 가지고 있다. 누구보다 더 키가 큰지, 또는 누구보다 더 보수적인지 등의 표현들은 바로 서열척도의 특성이다.

등간척도(Interval scale) 등간척도는 명목척도나 서열척도보다는 훨씬 더 구체적인 측정도구로서 어느 것이 어느 것보다 큰지 혹은 작은지의 비교가 가능할 뿐만 아니라, 어느 것이 어느 것보다 측정단위(unit of measurement)가 얼마나 더 큰지 혹은 작은지를 측정할 수 있다. 측정단위가 명시되어 있다고 하는 것은 비교 가능한 등거리 구간으로 구분되어 있음을 의미한다. 따라서 등간척도는 서열척도처럼 단순히 더 크고 혹은 더 작은지를 설명할 수 있을 뿐만 아니라 구체적으로 어느 정도, 어느 단위만큼 큰지 혹은 작은지를 나타낼 수 있다.

등간척도는 덧셈법칙은 적용되나 곱셈법칙은 적용되지 않는다. 등간척도의 예로서 온도나 학업성취점수를 들 수 있다. 예를 들면, 1℃와 2℃의 차이는 85℃와 86℃의 차이와 동일하므로 2℃에서 1℃를 뺀 온도의 차이를 86℃에서 85℃를 뺀 온도의 차이와 비교할 수 있다. 그러나 40℃의 무더운 여름날에 20℃의 날씨를 회상하면서 오늘 그때보다 두 배나 덥구나하고 말하는 사람은 없을 것이다. 이처럼 등간척도로 측정된 것은 곱셈법칙에 적용되지 않는 특징을 지니고 있다.

또한, 온도의 경우 0℃는 온도가 없다는 뜻이 아니라 온도가 있음에도 불구하고 임의적으로 어떤 수준(예 : 얼음이 어는 온도)을 정하여 0℃라고 정하여 합의한 것이다. 학업성취점수도 온도와 마찬가지로 수학점수가 0점이라고 해서 수학능력이 전혀 없는 것이 아니라 어느 정도는 있으나 0점을 얻었을 뿐이다. 즉 편의상 0점이라는 기점을 만들어 놓았을 뿐이다. 그러므로 0점은 절대영점이 아니라 임의의 영점이 되고, 따라서 곱셈법칙은 적용되지 않는다.

비율척도(Ratio scale) 가장 고단위의 측정으로 등간척도와 서열척도가 가지고 있는 모든 특성을 가지고 있으면서 등간척도와 구분되는 점은 절대영점을 가지고 있다는 것이다. 예를 들면, 섭씨온도계나 화씨온도계와는 다르게 켈빈온도계(Kelvin scale)로 측정된 온도에서 0도(0°K)란 소립자의 움직임이 완전히 정지된 '완전 0도(absolute zero)'의 상태를 의미한다. 따라서 섭씨 30℃는 섭씨 10℃보다 3배가 더 따뜻한 것이라 말할 수는 없지만 켈빈 30°K는 켈빈 10°K보다 3배가 더 따뜻하다는 주장을 할 수 있는 것이다. 왜냐하면 앞서 설명한 바와 같이 섭씨 0℃란 결코 온도가 전혀 없다는 뜻이 아니고, 온도는 임의로 0℃로 표시하고 있기 때문이다. 등간척도에서 사용되는 0점이란 무의미한 성질의 것이지만 비율척도의 0점은 그렇지 않다. 비율척도의 예로 나이, 월수입, 키, 몸무게 등이 있다.

1.4.2 측정수준의 차이점과 중요성

이상에서 설명한 4가지 척도의 차이점을 요약하면 표 1.4.1과 같다.

표 1.4.1 4가지 척도의 특징

	상호 배타적인 특성을 가진다	등급, 순위가 명시된다	등거리 구간이 명시된다	가감 가능	가감승제 가능	절대영점	비연속적인 성격을 가진다	평균 (표준편차)	통계검정
명목척도	○						○		비모수 검정
서열척도	○	○					○		비모수 검정
등간척도	○	○	○	○				○	모수 검정
비율척도	○	○	○	○	○	○		○	모수 검정

어떤 대상들이 집단의 구성원을 성, 인종, 결혼 여부, 종교 등을 기초로 하여 둘, 셋 또는 그 이상을 분할하면 그 측정은 명목측정이다. 대상들은 키가 크다든지 작다든지 혹은 젊다든지 늙었다든지 등으로 구분하여 연속변수의 속성을 변환할 경우 명목측정이 된다. 그러나 이렇게 전환된 명목의 값은 0과 1이 되고 서열을 부여하므로 준명목측정(quasi-nominal measurements)이 된다. 엄격한 의미에서 각각의 측정유형에 따라 통계의 분석방법이 달라질 수 있다.

1.5 모수와 통계량

통계에 대한 기본적인 이해를 위하여 꼭 알아야 할 개념은 모수와 통계량이다. 이에 대해서는 제3장에서 구체적으로 설명하겠으나 간단히 그 개념을 정리하면 다음과 같으며, 모수와 통계량은 표기하는 방법도 각각 다른데 예를 들면 표 1.5.1과 같다.

모수(Parameter) 모수는 모평균, 모분산, 모비율 등과 같이 모집단의 특성을 나타내는 값을 의미한다.

통계량(Statistic) 통계량은 모수의 추론에 사용되는 표본평균, 표본분산, 표본비율과 같이 표본의 특성을 나타내는 수치를 의미한다.

표 1.5.1 모수와 통계량의 표기

	모수(parameter)	통계량(statistic)
평 균	μ	$\bar{x}$
분 산	σ^2	s^2
표준편차	σ	s
크 기	N	n

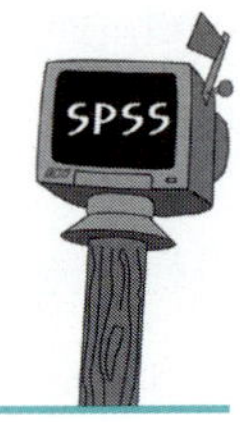

[1-1] 통계프로그램 SPSS 소개

컴퓨터 활용하기

1969년에 사회과학 분야의 데이터 분석을 위해 만들어진 컴퓨터 프로그램으로 SPSS란 사회과학을 위한 통계 패키지(Statistical Package for the Social Science)라는 말의 첫 자를 모아 만든 이름이다. SPSS는 시카고대학의 National Opinion Research Center의 구성원들에 의해 개발되었고 처음 개발했을 때는 설문조사, 시장조사 등의 표본조사 데이터 분석을 중심으로 SPSS를 개발하였지만 1975년에 SPSS Release 6을 통해 고차원적인 수준의 프로그램으로 바뀌었다. SPSS Release 6은 시스템으로서의 장점을 살린 고성능 데이터 처리기능을 가지고 있었으며, SPSS 매뉴얼을 발간하여 널리 알려지게 되었다.

그 후 SPSS Release 7, 8, 9가 1976~1981년 사이에 연이어 발표되면서 SPSS는 한 단계 더 좋은 통계 패키지로 발전되었다. 1983년에는 SPSS의 미비점을 대폭 보완하고 수정하여 SPSS^{X}가 탄생하였으며, 실무에서 사용되는 거의 모든 통계적 분석방법이 포함되어 있어서 사회과학 분야만이 아닌 모든 분야에 대한 종합적인 통계 패키지의 구실을 할 수 있게 되었다.

1980년대에 개인용 컴퓨터의 급속한 발전에 따라 이에 이용될 수 있는 DOS용 SPSS/PC 통계 패키지가 탄생되었고, 1986년에 이르러 SPSS/PC 매뉴얼이 발간됨으로써 대형 컴퓨터에서 할 수 있는 기능의 대부분을 개인용 컴퓨터에서도 실행할 수 있게 되었다. 1990년대에 이르러 컴퓨터의 환경이 DOS 운영체제에서 윈도우 환경으로 급속히 발전됨에 따라 SPSS도 DOS용에서 윈도우용으로 발전되어 윈도우용 SPSS 6.0이 탄생되었고 발전이 거듭되어 7.0, 8.0, 9.0, 10.0, 11.0, 12.0, 13.0, 14.0, 15.0, 16.0, 현재는 17.0까지 개발되기에 이르렀다. SPSS는 광범위한 분야에서 이용되고 있으며 컴퓨터 전문가가 아닌 일반 사용자들도 쉽게 사용될 수 있도록 개발된 통계 소프트웨어이다. 한글 SPSS는 모든 분석절차가 한글 메뉴 방식으로 구성되어 있고 출력결과 또한 한글로 되어 있어서 통계전문가가 아닌 일반 자료 분석가도 매우 쉽고 편하게 이용할 수 있는 특징을 지니고 있다고 할 수 있다. 이 책에서는 SPSS에 관한 모든 내용이 한글 SPSS Statistics 17.0을 기준으로 작성되었다.

[1-2] SPSS 설치하기

컴퓨터 활용하기

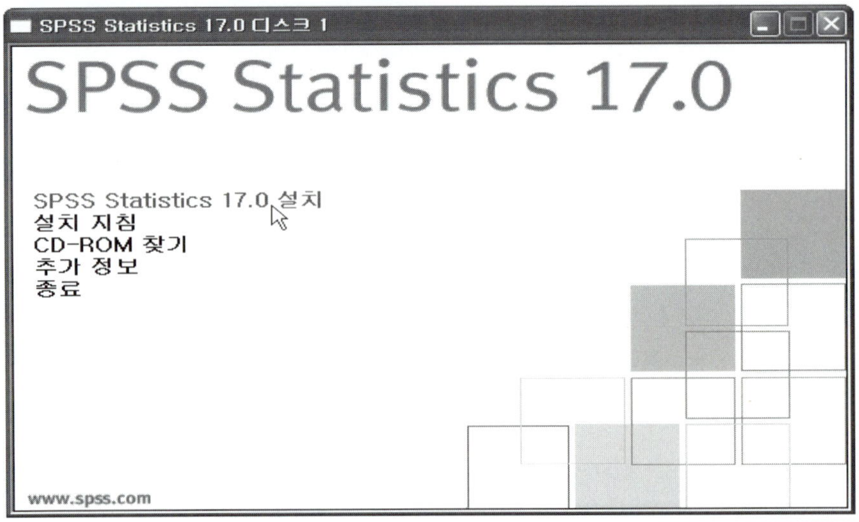

1) SPSS CD를 CD 드라이브에 넣고, SPSS 설치 안내창이 나타나면 [SPSS Statistics 17.0 설치]를 선택한다.

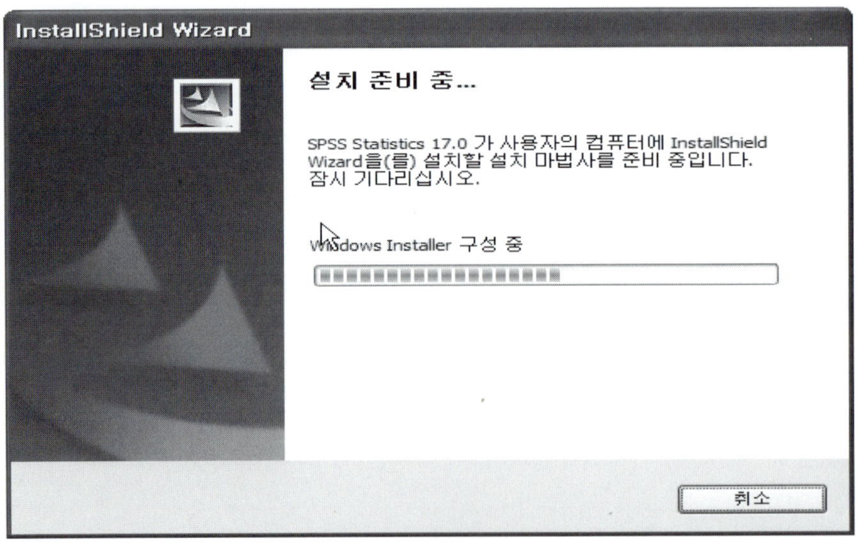

2) 설치 준비가 이루어질 때까지 잠시 기다린다.

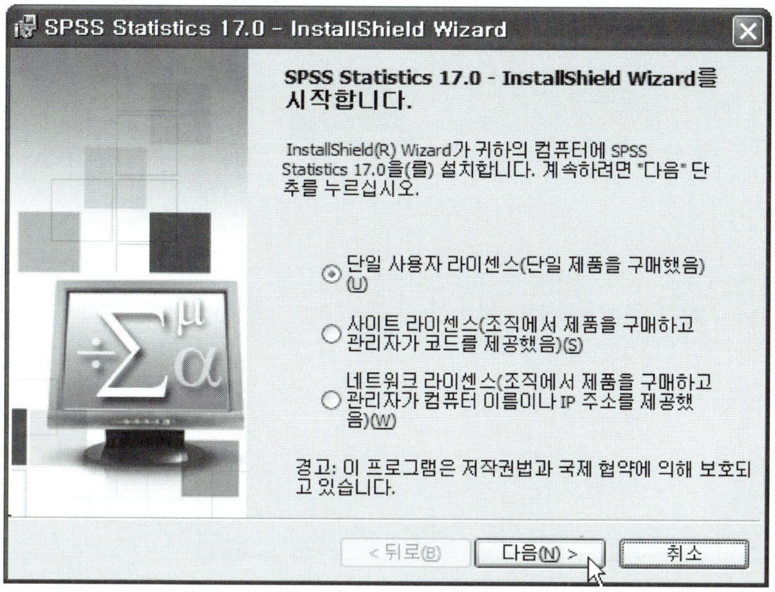

3) 구입한 SPSS의 라이센스 종류를 선택하고 [다음(N) >]을 누른다.

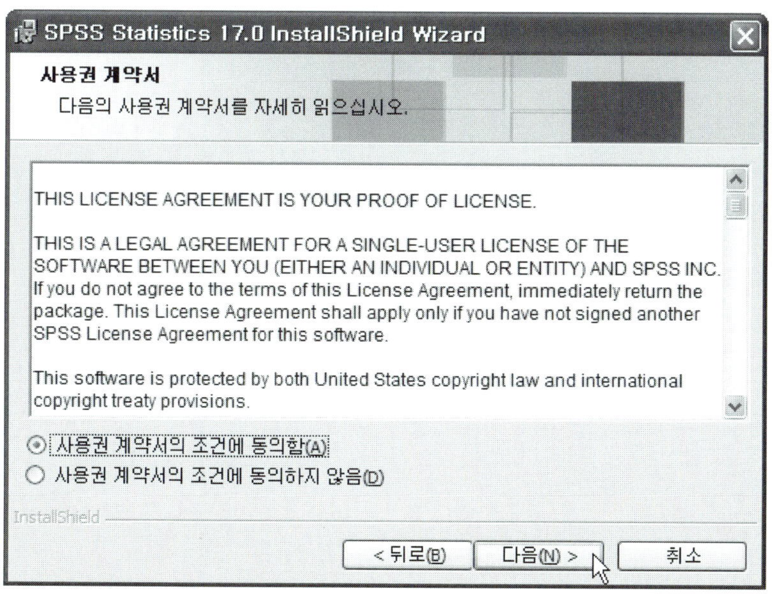

4) [사용권 계약서의 조건에 동의함]을 선택하고 [다음(N) >]을 누른다.

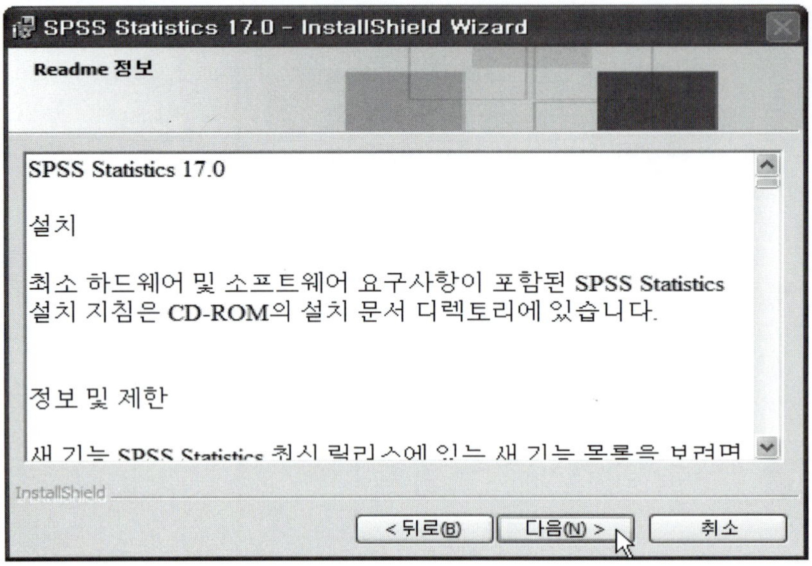

5) Readme 정보를 읽고 [다음(N) >]을 누른다.

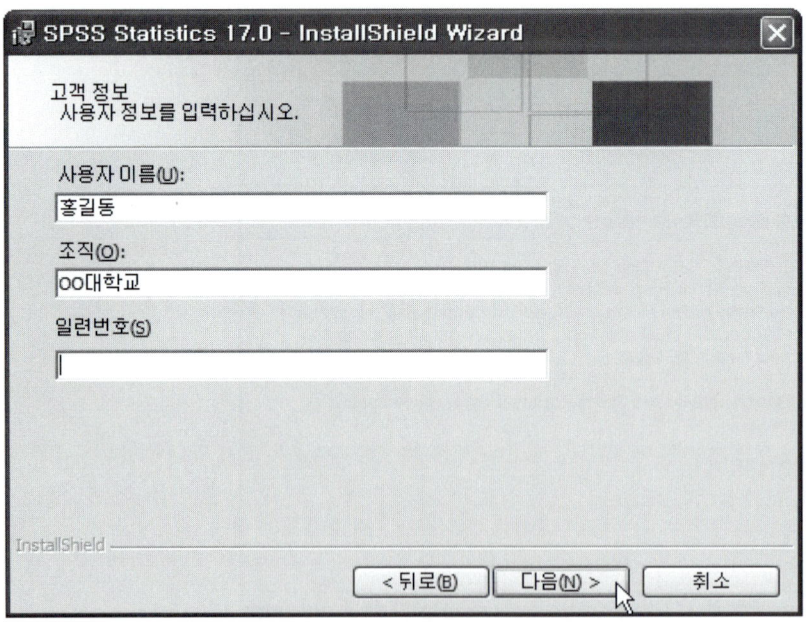

6) 사용자 정보 및 일련번호를 입력하고 [다음(N) >]을 누른다.

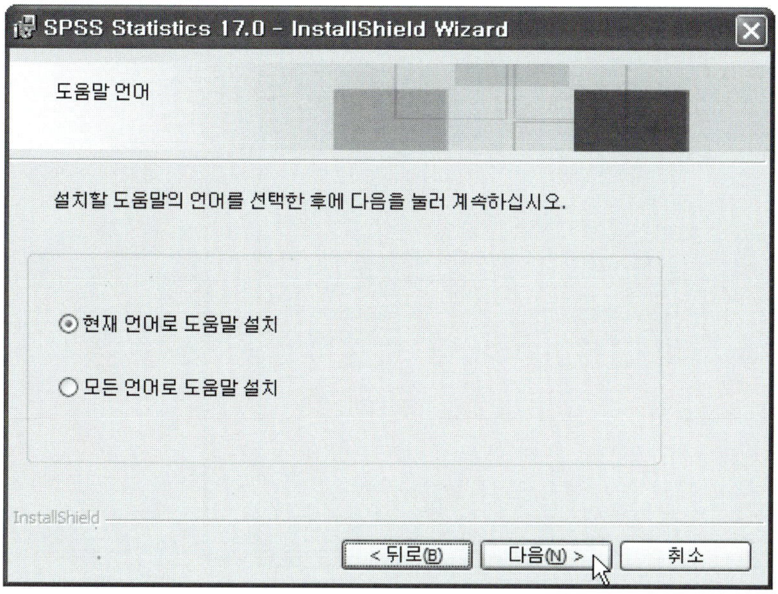

7) 설치할 도움말의 언어를 선택한 후 [다음(N) >]을 누른다.

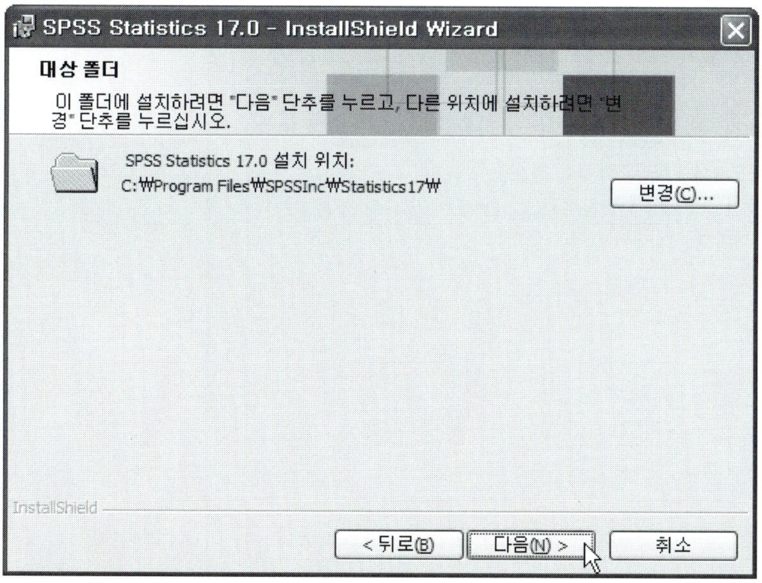

8) 설치할 폴더를 확인하고 [다음(N) >]을 누른다. 설치할 폴더의 위치를 바꾸려면 [변경(C)...]을 눌러 새로운 폴더를 선택한다.

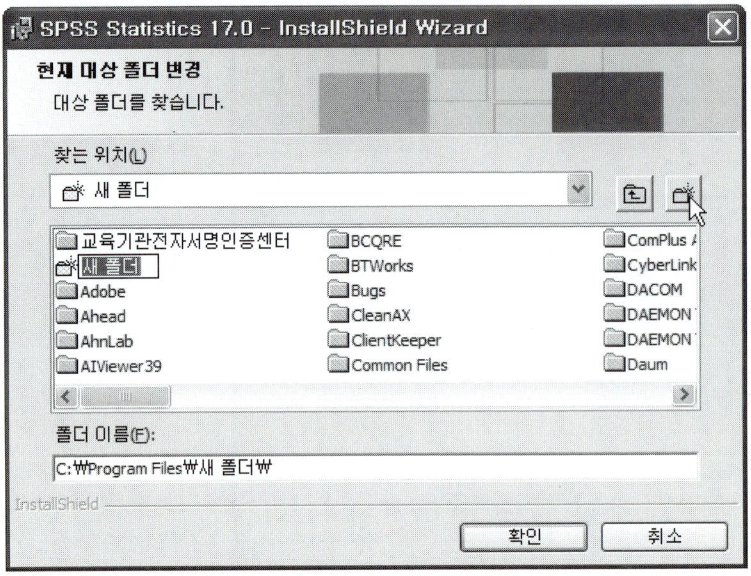

8-1) 설치를 원하는 폴더의 위치를 찾아 선택하거나 원하는 위치에 새로운 폴더를 생성한 후 [확인]을 누른다.

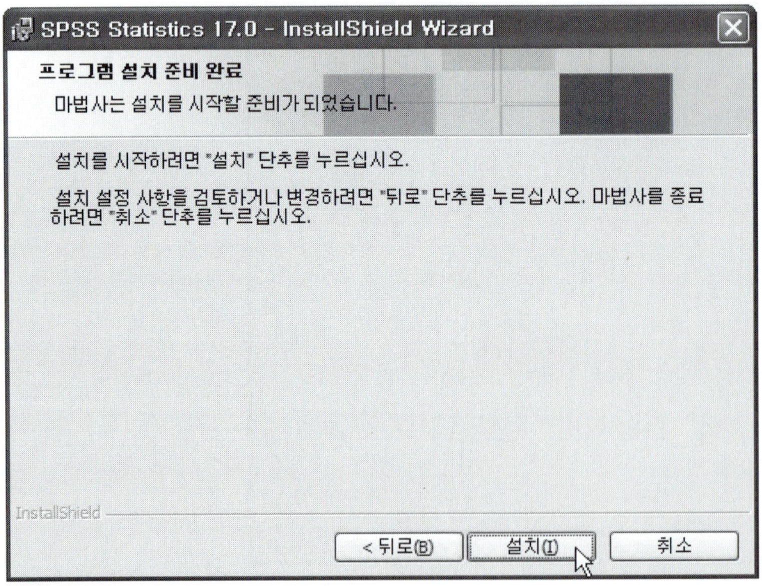

9) [설치(I)]를 누른다.

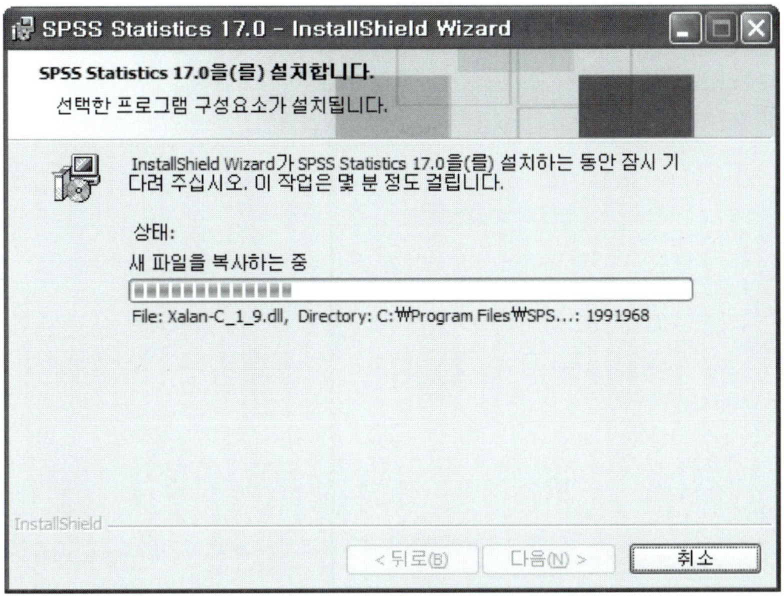

10) 선택한 프로그램 구성요소 설치가 완료될 때까지 잠시 기다린다.

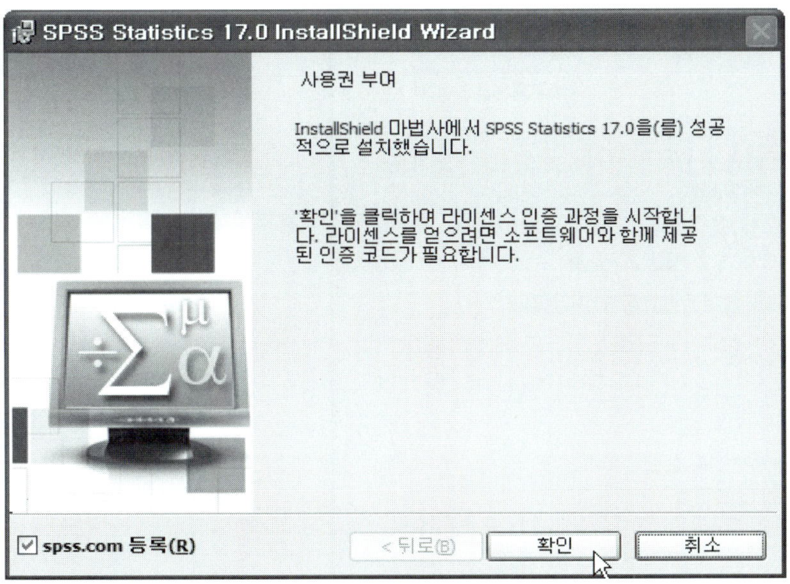

11) 라이센스 인증을 위하여 [확인]을 누른다.

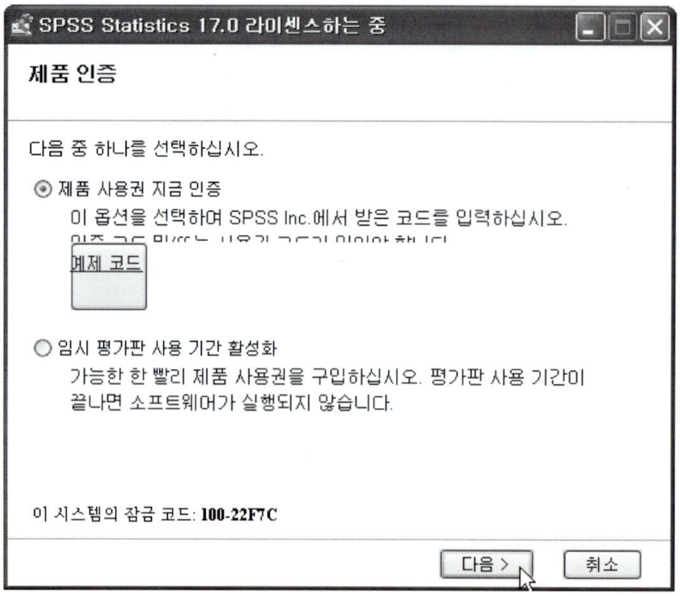

12) [제품 사용권 지금 인증]을 선택하고 [다음(N) >]을 누른다.

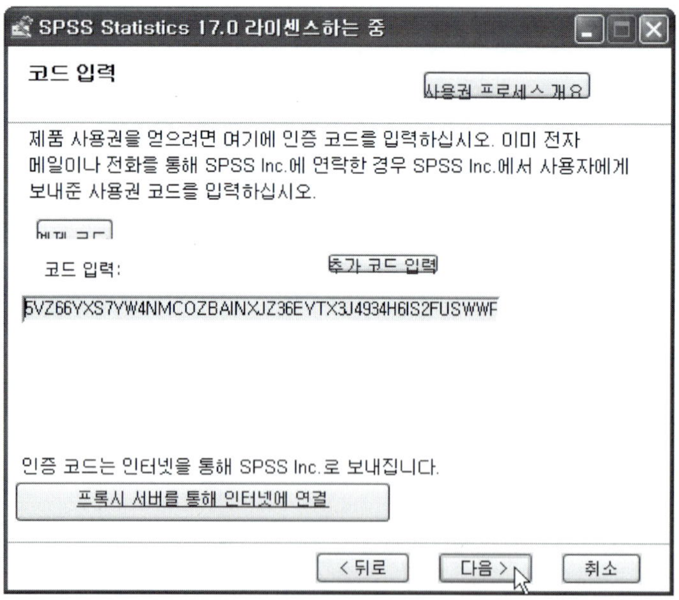

13) 인증 코드를 입력하고 [다음(N) >]을 누른다.

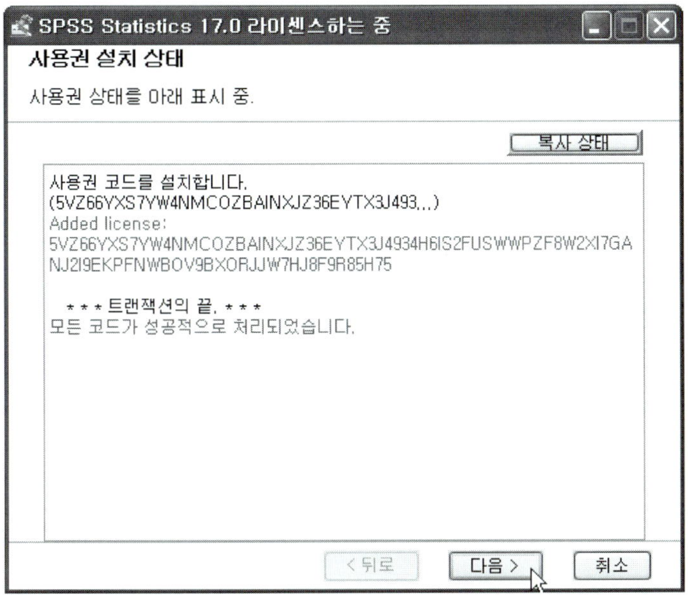

14) 사용권 설치가 완료되면 [다음(N) >]을 누른다.

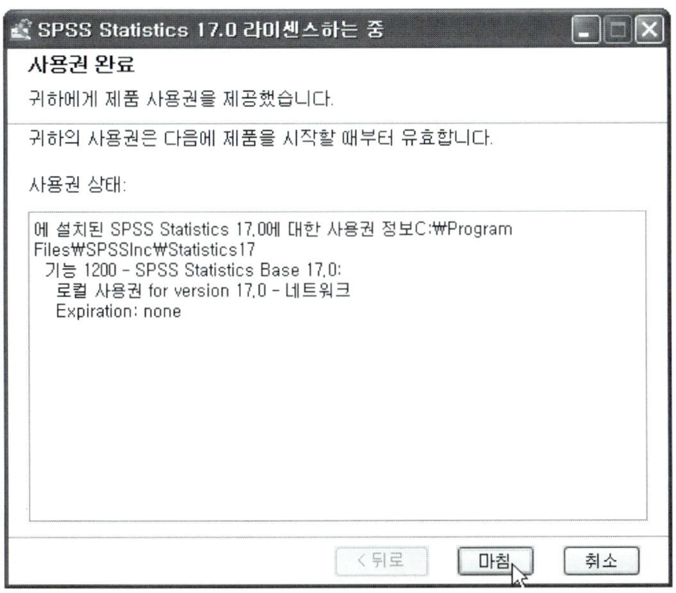

15) 사용권 상태를 확인하고 [마침]을 누른다.

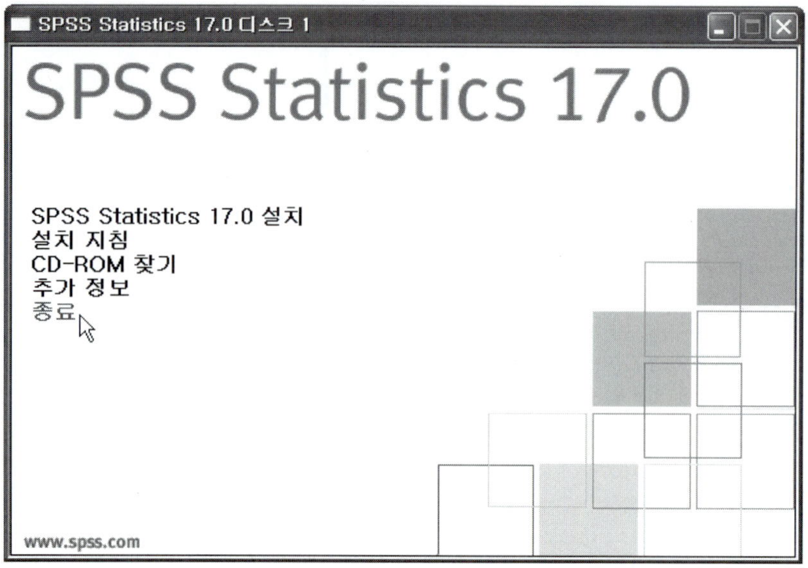

16) [종료]를 눌러 설치 프로그램을 닫는다.

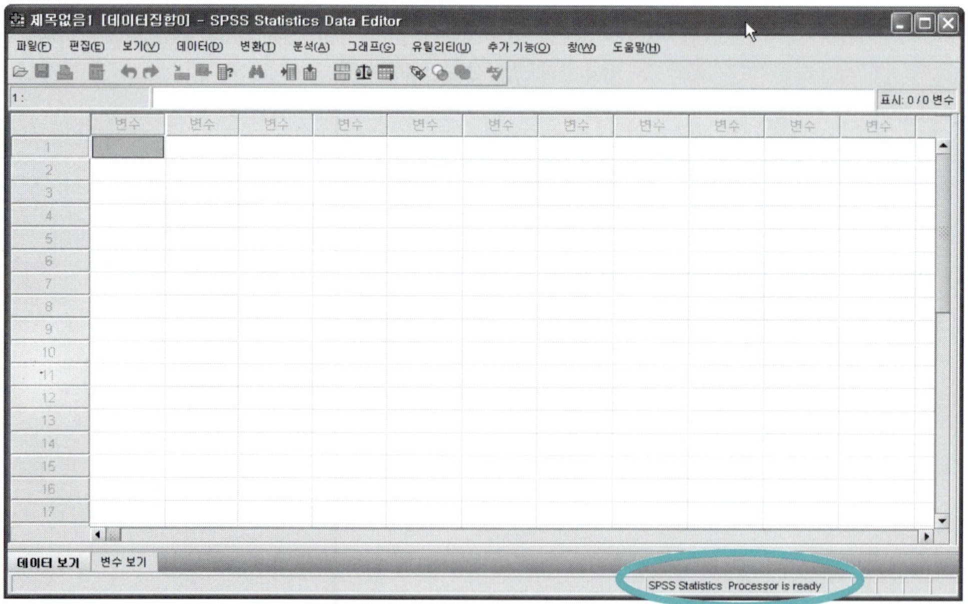

17) SPSS를 실행하여 설치상태를 확인한다.

화면 하단에 SPSS Statistics Processor is ready 를 확인한다.

[1-3] SPSS 실행하기

컴퓨터 활용하기

1) 시작 - [모든 프로그램] - [SPSS Inc] - [Statistics 17.0] - [SPSS Statistics 17.0]을 누른다.

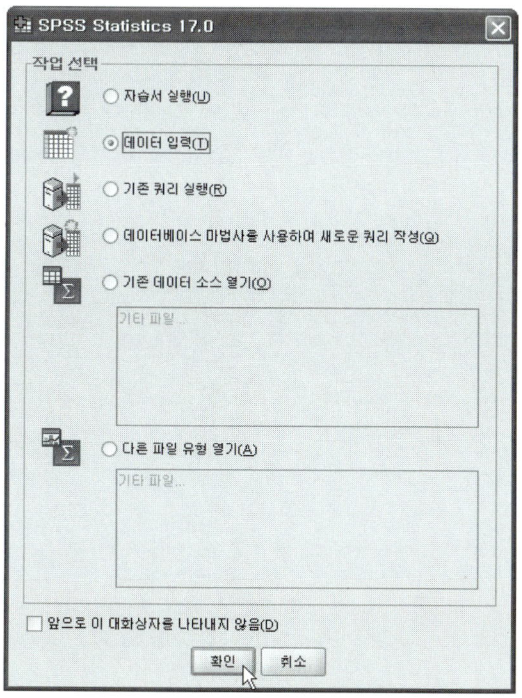

2) [데이터 입력(T)]를 선택하고 확인 을 누른다.

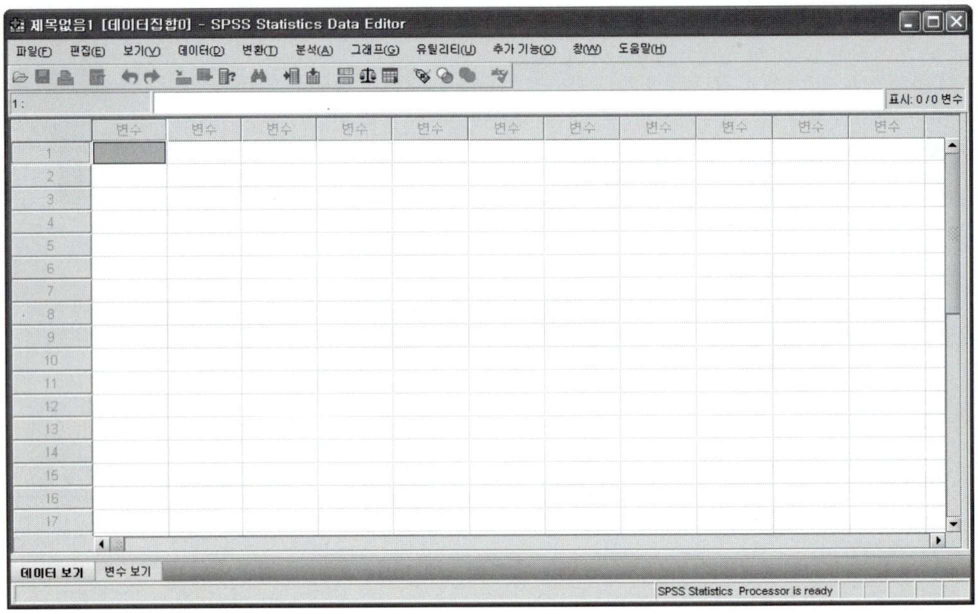

3) SPSS가 시작되었다.

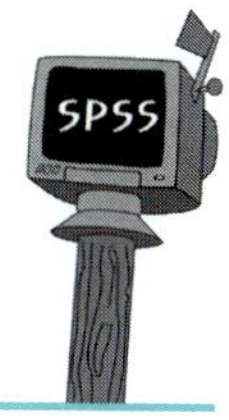

[1-4] SPSS의 기본구성

컴퓨터 활용하기

SPSS는 기본적으로 7개의 창으로 구성되어 있다. 이를 차례로 나열하면 데이터 편집기, 출력결과 항해사, 피벗표 편집기, 도표 편집기, 텍스트 출력결과 편집기, 명령문 편집기, 스크립트 편집기 등이 있다. 아래의 표는 각 창의 내용을 설명하고 있다.

창	설 명
데이터 편집기	데이터 파일을 열고 통계절차를 수행하는 창
뷰어	출력결과 창
피벗표 편집기	출력결과의 피벗 테이블을 수정, 편집하는 창
도표 편집기	차트나 그림을 수정하는 창
텍스트 출력결과 편집기	텍스트 출력결과를 수정하는 창
명령문 편집기	SPSS 수행 시 선택한 내용들에 대한 명령문을 보관하고 수행하는 창
스크립트 편집기	SPSS의 작업을 자동화하기 위한 스크립트와 OLE 기능을 수행

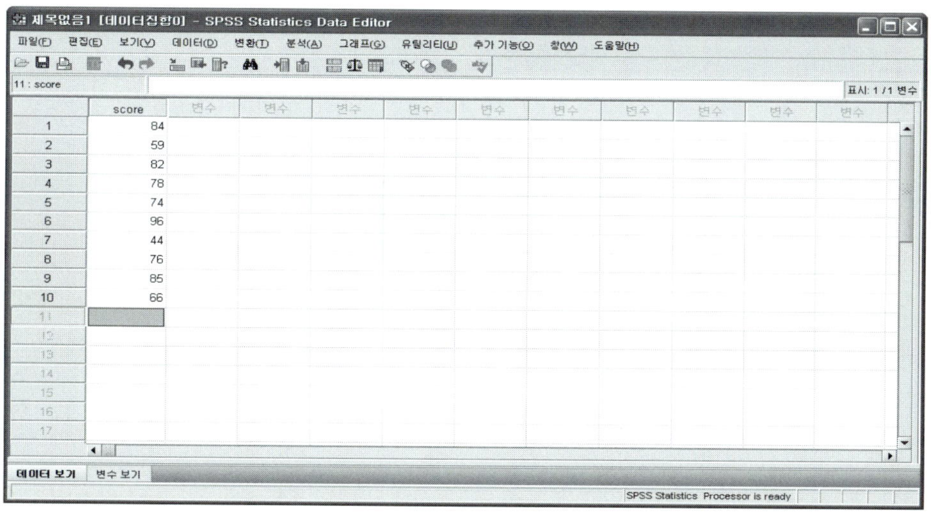

1) 데이터 편집기 : 데이터보기와 변수보기로 구성된 데이터 편집기는 활성 데이터 파일의 내용을 표시한다.

데이터보기에서 열은 변수를 나타내고 행은 케이스(관측값)를 나타낸다.

변수보기에서 각 행은 변수이고 각 열은 해당변수와 관련된 속성을 나타낸다.

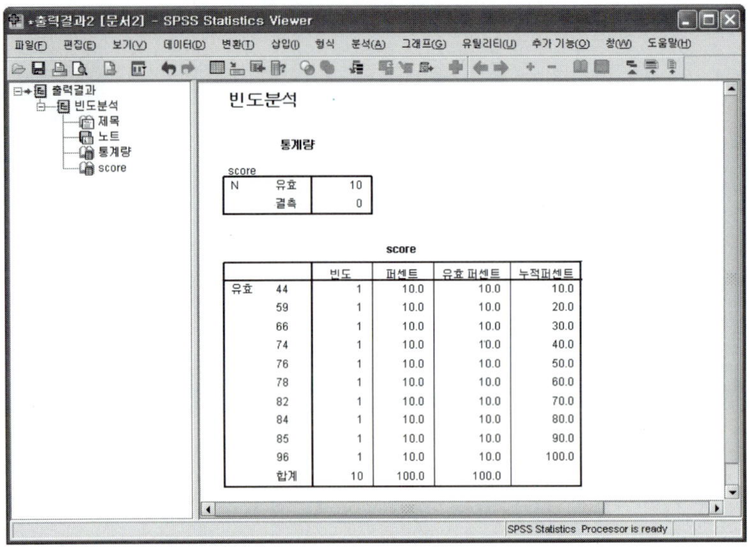

2) 뷰어 : 개요영역과 내용영역으로 구분되는 뷰어는 표, 통계량, 도표가 뷰어창에 표시되고 출력결과를 표시하는 명령문을 처음으로 실행할 때 자동으로 열린다.
개요영역에는 뷰어에 저장된 모든 정보의 개요가 표시된다.
내용영역에는 통계표, 도표, 텍스트 출력결과가 표시된다.

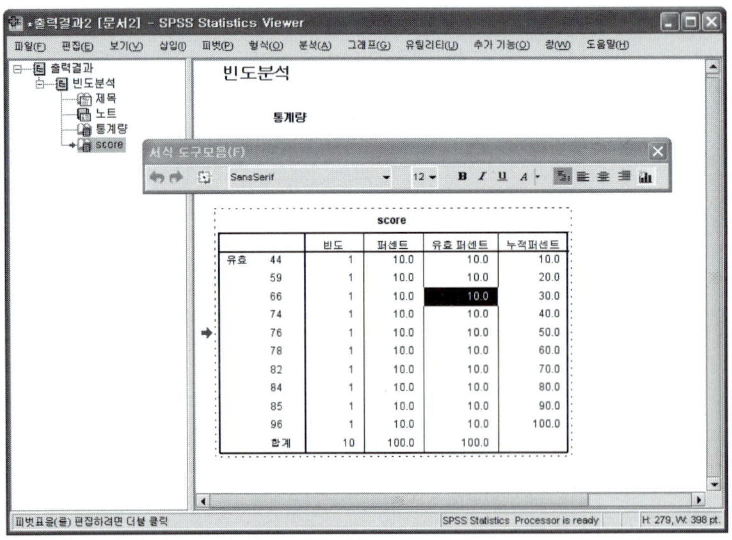

3) 피벗표 편집 : 뷰어에 표시된 표의 글꼴 속성이나 맞춤을 변경하려면 표를 더블클릭한 후 서식도구모음을 이용하여 글꼴, 색상, 문단정렬 등을 원하는 형태로 변경할 수 있다.

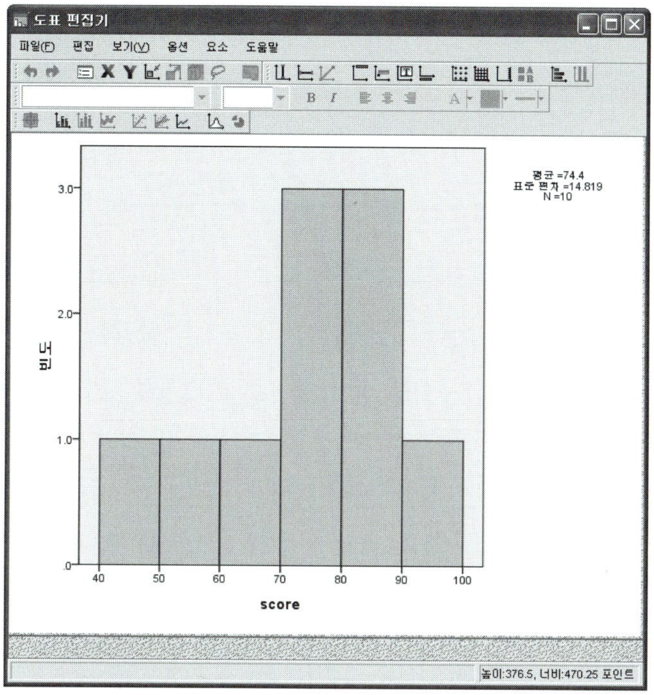

4) 도표 편집기 : 뷰어에 표시된 그래프의 모양이나 색을 변경하려면 그래프를 더블클릭 한다. 표시된 도표의 다양한 속성들은 도표 편집기를 통해 변경할 수 있다.

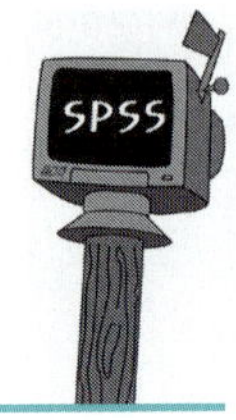

[1-5] SPSS의 시작하기

컴퓨터 활용하기

데이터 분석의 단계

1단계		2단계		3단계		4단계
데이터 편집기로 데이터를 가져온다.	➡	메뉴에서 프로시저를 선택한다.	➡	분석할 변수를 선택한다.	➡	결과를 검토한다.

1단계 : 데이터를 직접 데이터 편집기에 입력하거나 데이터가 입력된 텍스트 파일을 불러온다.

2단계 : 표를 작성하거나 통계량을 계산하거나 도표를 작성하려면 원하는 분석방법이나 그래프를 메뉴에서 선택한다.

3단계 : 분석하고자 하는 변수를 선택한다.

4단계 : 뷰어에 나온 결과를 검토한다.

데이터 편집기의 기본구성

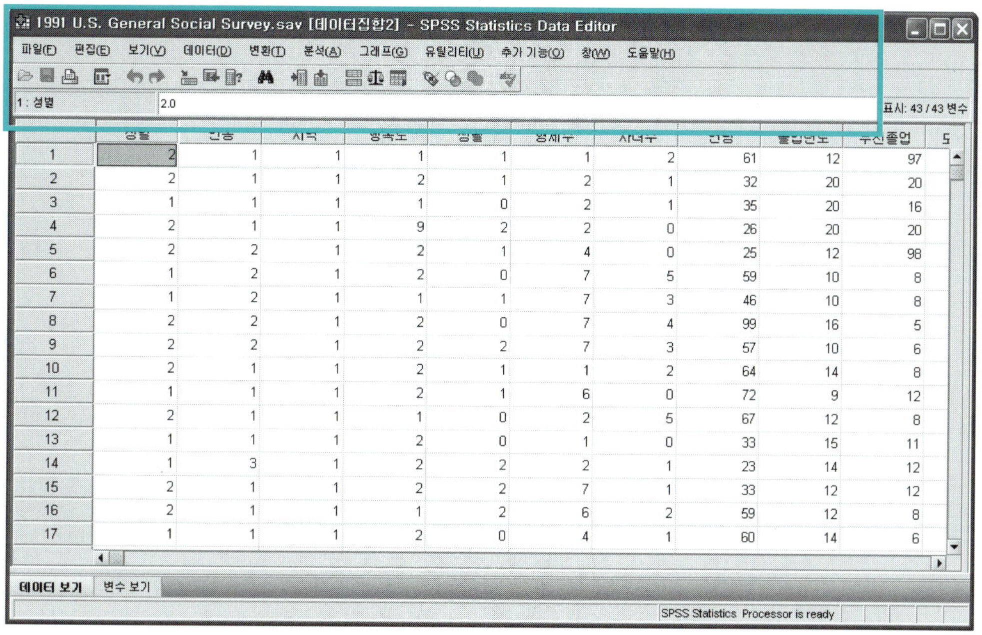

① 제목표시줄 : 파일이름과 SPSS 창의 종류를 표시한다.

② 메뉴표시줄 : 파일, 편집, 보기, 데이터 등의 주 메뉴를 보여준다.

③ 변수표시창 : 선택된 셀의 행번호와 변수명을 보여준다.

④ 데이터 입력란 : 선택된 데이터 셀에 데이터를 입력하거나 이미 입력된 데이터 값을 표시한다.

⑤ 변수명 표시줄 : 각 열에 해당하는 변수명을 표시한다.

⑥ 관측값(단일케이스) : 데이터 세트의 행번호

⑦ 데이터 보기와 변수보기 : [데이터 보기] 탭과 [변수보기] 탭을 클릭하면 원하는 탭을 선택할 수 있다.

⑧ 셀편집기 : 데이터의 입력과 입력된 데이터를 보여준다.

변수보기 창의 기본구성

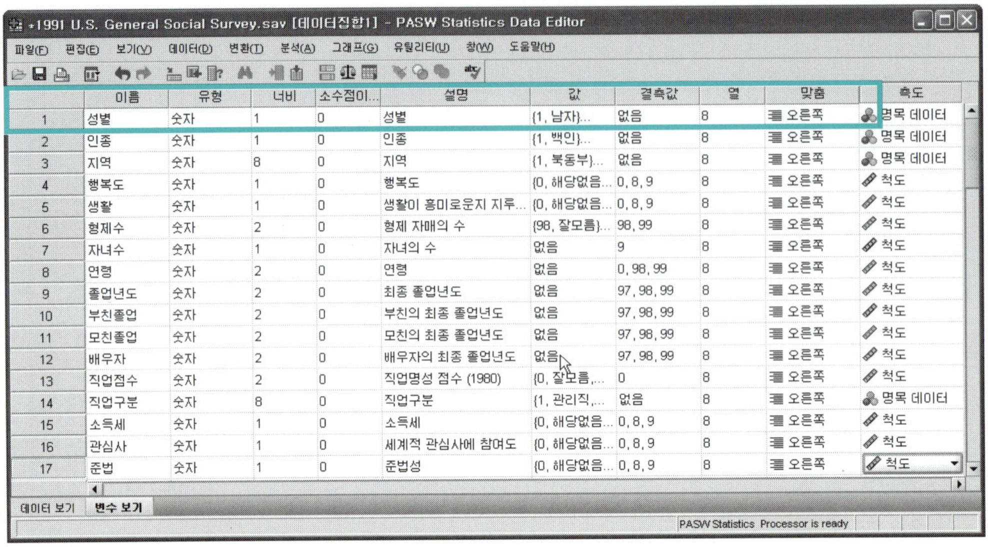

① 이름 : 최대 64byte(영숫자 64자, 한글 32자)까지 사용할 수 있으며 변수이름의 첫 글자는 문자 또는 @, #, $ 문자 중 하나이어야 한다. 변수 이름에 공백을 포함할 수 없다.

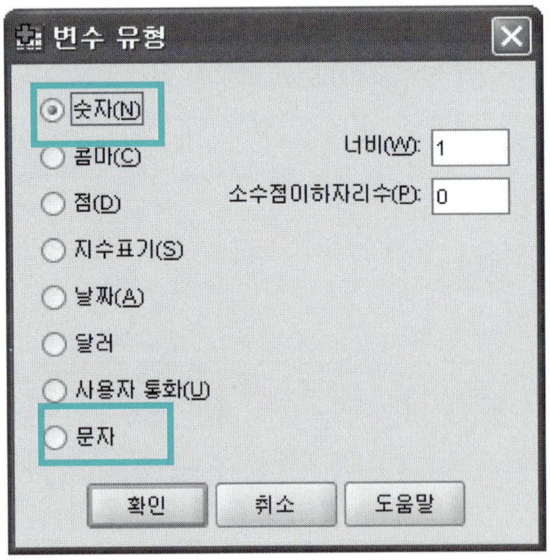

② 유형 : [...]을 클릭하여 변수 유형 대화상자를 열고 변수의 유형과 너비 등을 선택한다. 변수가 이름이나 주소와 같이 문자를 입력해야 할 경우 변수유형을 문자로 선택해야 한다.

③ 너비 : 직접 필요한 변수의 크기를 입력하거나 [1 ⬍]의 상하 버튼을 클릭하여 자리수를 변경한다.

④ 소수점이하자리 : 너비와 같은 방법으로 직접 필요한 변수의 크기를 입력하거나 [1 ⬍]의 상하 버튼을 클릭하여 자리수를 변경한다.

⑤ 설명 : 변수에 대한 구체적 설명을 최대 256자(한글 128자)까지 적을 수 있다.

⑥ 값 : 변수값을 설명한다. […]을 클릭하여 변수값 설명 대화상자를 열고 변수값과 변수값에 해당하는 설명을 입력하고 [추가(A)]를 클릭한다. 변수값 설명을 마치면 [확인]을 눌러 변경사항을 등록한다.

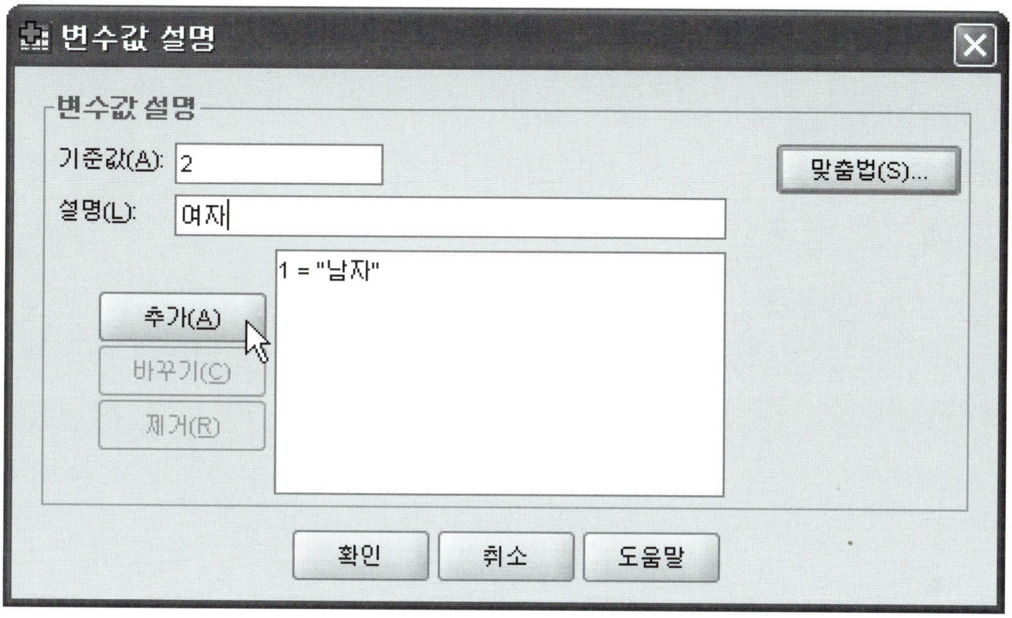

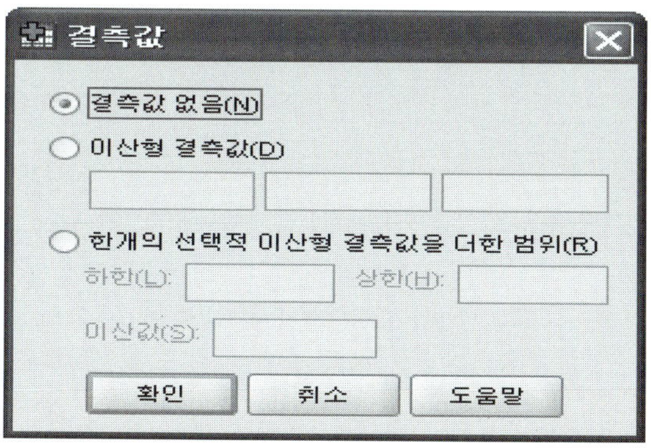

⑦ 결측값 : […]을 클릭하여 결측값 대화상자를 열고 지정한 데이터 값을 사용자-결측값으로 정의한다. 사용자-결측값으로 지정된 데이터 값은 특수 처리로 표시되고 일반적인 계산에서 제외된다.

⑧ 열 : 열너비에 대한 문자수를 지정할 수 있다. [1 ⇕]의 상하버튼을 클릭하여 변경하거나 데이터 보기에서 열 경계선을 눌러서 끌면(drag & drop) 열 너비를 바꿀 수 있다.

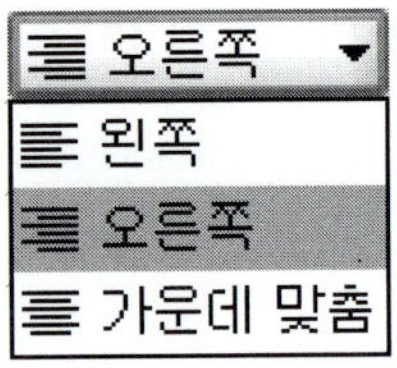

⑨ 맞춤 : 데이터 보기에서 데이터 값 또는 변수값 설명 표시를 제어한다. 숫자변수에서는 오른쪽, 문자변수에서는 왼쪽이 디폴트 값으로 설정되어 있으며, 이 설정은 데이터 보기의 표시에만 적용된다.

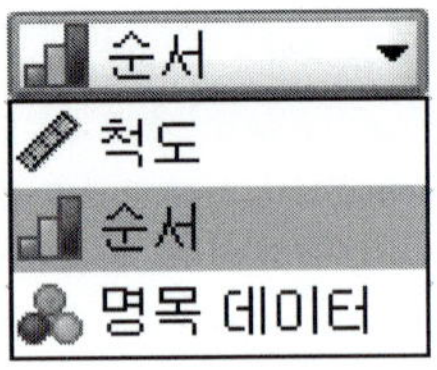

⑩ 측도 : 측정 수준을 척도(구간의 숫자 데이터 또는 비율척도), 순서형, 명목형으로 지정할 수 있다.

연습문제

1.1 다음의 변수들은 어떠한 측정 수준으로 관찰되어야 하겠는가?

(a) 아버지의 국적

(b) 주민등록번호

(c) 지능지수

(d) 몸무게

2.2 다음 기술통계학에 대한 설명으로 맞는 것은?

① 표본을 추출하여 그 자료를 가지고 모집단을 추론하는 데 목적이 있다.

② 통계자료를 정리하고 분석하여, 모집단 분포에 관한 특성을 통계적으로 추론한다.

③ 표나 그림 또는 대표값, 산포도 등을 통하여 자료를 정리, 요약하는 방법을 다룬다.

④ 추정과 가설검정 등의 내용을 다룬다.

2.3 다음 중 상표, 성별, 직업 등을 구분하는 데 사용되는 척도는?

① 명목척도 ② 서열척도 ③ 등간척도 ④ 비율척도

2.4 다음 중 추측통계학에서 다루는 내용은?

① 중심경향성 ② 가설 검정

③ 산포도 ④ 자료의 정리

Chapter 2

표와 그래프를 이용한 자료 정리

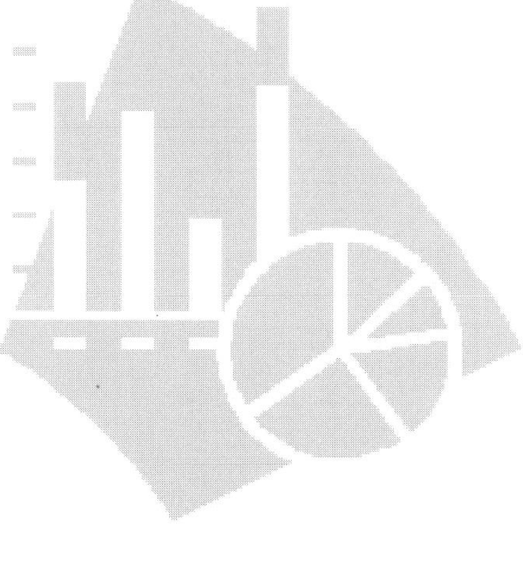

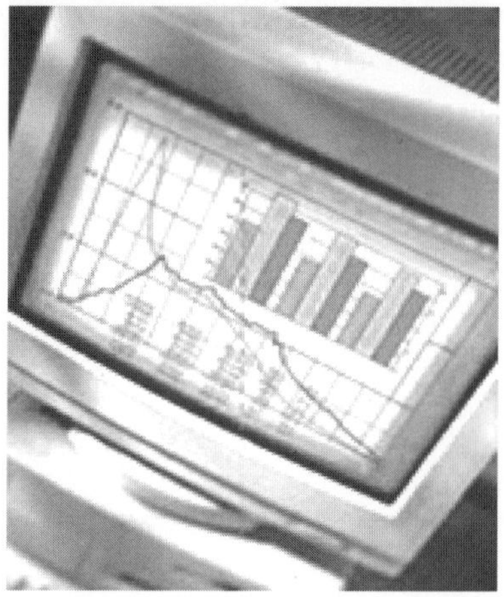

Statistics

2.1 도수분포표

2.2 막대그래프

2.3 히스토그램

2.4 도수다각형

2.5 파이차트

2.6 줄기와 잎그림

2.7 표와 그래프를 이용한 요약

제 2 장 표와 그래프를 이용한 자료 정리

자료의 통계적 정리란 수집된 자료를 어떻게 하면 알아보기 쉽게 간단히 정리할 것인가 하는 문제를 다루는 것인데, 이를 통계학에서 기술통계 또는 서술통계라고 한다. 이 장에서는 기술통계의 한 방법으로서 자료를 표(table)나 그래프(graph)로 작성하는 방법을 다룬다. 자료를 잘 요약하기 위해서는 자료의 종류에 적합한 표나 그래프를 사용해야 한다. 자료를 표나 그래프로 표현하는 방법에는 여러 가지가 있겠으나, 이 장에서는 가장 대표적인 방법이라고 할 수 있는 도수분포표, 막대그래프, 히스토그램, 도수다각형, 파이차트, 줄기와 잎그림을 이용하여 자료를 정리하는 방법을 소개하고자 한다.

2.1 도수분포표

도수분포표(Frequency table) 도수분포표는 계급(class), 도수(frequency) 및 상대도수(relative frequency)로 구성된다. 계급이란 자료가 취하는 전체 범위를 몇 개의 소집단 혹은 범주로 나눈 것을 의미한다. 도수는 각 계급의 자료의 수이며, 상대도수는 각 계급의 자료의 수를 전체 자료의 수로 나눈 비율이다.

도수분포표 계급구간(Class interval) 결정 시 고려할 점

자료가 등간/비율척도로 수량화되어 있거나 양이 많아 복잡할 때에는 자료를 적당한 크기로 나누어 구간별로 관측치를 기록한 도수분포표를 이용한다. 여기서 주의할 점은 계급의

수가 너무 적을 경우에는 정보의 손실이 크게 되고 너무 많으면 도수분포표의 목적(자료를 잘 요약해서 이해하기 쉽게 만드는 것)을 상실하게 된다. 그러므로 너무 적거나 너무 많은 계급의 수를 갖는 표는 자료를 잘 표현할 수 없게 된다. 따라서 자료의 분포 특성을 잘 파악하여 적당한 크기의 계급구간을 결정해야 한다.

자료를 순서대로 배열

어떤 모집단의 구성성분에 대해 연구자나 통계학자가 확률변수의 값을 측정하여 얻게 되는 측정치들은 무질서하게 배열된 자료의 덩어리에 불과하다. 측정치의 수가 아주 적지 않은 한 이러한 자료들로부터 어떠한 정보를 얻기란 쉬운 일이 아니다. 따라서 어떤 원칙에 따라 이들을 재배열하여야 한다. 측정치의 수가 너무 많지 않은 경우 제일 먼저 할 일은 순서에 따라 배열하는 것이다. 순서에 따라 배열한다는 것은 가장 작은 값으로부터 가장 큰 값으로 그 크기에 따라 나열된 자료(모집단이나 표본)의 일람표를 만드는 것이다.

표 2.1.1은 어느 병원에 한 달 동안에 걸쳐 요통으로 물리치료실에 내원한 환자들의 나이를 기록한 것이다. 이 표는 환자가 내원한 순서에 따른 것인데, 나이가 가장 어리거나 가장 많다거나 하는 아주 기본적인 정보를 얻으려면 상당히 힘이 들것이다. 표 2.1.2는 같은 자료를 나이에 따라 배열한 것이다. 좀 더 깊은 분석을 해야 할 경우에 이러한 표를 사용하면 작업이 훨씬 용이해진다. 만일 컴퓨터로 이 자료를 분석해야 한다면 구태여 이러한 표를 작성할 필요는 없다.

표 2.1.1 한 달 동안에 요통으로 물리치료실에 내원한 환자들의 나이

번호	나이	번호	나이	번호	나이	번호	나이
1	70	26	48	51	63	76	53
2	62	27	39	52	53	77	33
3	34	28	68	53	68	78	43
4	42	29	72	54	48	79	85
5	63	30	74	55	52	80	68
6	67	31	36	56	87	81	51
7	79	32	69	57	71	82	60
8	65	33	40	58	51	83	58
9	86	34	61	59	52	84	19
10	63	35	17	60	33	85	24
11	59	36	21	61	46	86	74
12	40	37	54	62	33	87	24
13	47	38	53	63	65	88	87
14	51	39	58	64	22	89	47
15	47	40	32	65	55	90	81
16	69	41	27	66	57	91	30
17	52	42	33	67	28	92	76
18	31	43	18	68	52	93	59
19	48	44	25	69	45	94	56
20	54	45	22	70	61	95	27
21	72	46	36	71	56	96	18
22	79	47	81	72	42	97	17
23	62	48	41	73	69	98	53
24	65	49	56	74	59	99	70
25	46	50	46	75	60	100	49

표 2.1.2 한 달 동안에 요통으로 물리치료실에 내원한 환자의 나이를 순서대로 배열한 자료

순위	나이	순위	나이	순위	나이	순위	나이
1	17	26	40	51	53	76	65
2	17	27	40	52	53	77	65
3	18	28	41	53	53	78	67
4	18	29	42	54	54	79	68
5	19	30	42	55	54	80	68
6	21	31	43	56	55	81	68
7	22	32	45	57	56	82	69
8	22	33	46	58	56	83	69
9	24	34	46	59	56	84	69
10	24	35	46	60	57	85	70
11	25	36	47	61	58	86	70
12	27	37	47	62	58	87	71
13	27	38	47	63	59	88	72
14	28	39	48	64	59	89	72
15	30	40	48	65	59	90	74
16	31	41	48	66	60	91	74
17	32	42	49	67	60	92	76
18	33	43	51	68	61	93	79
19	33	44	51	69	61	94	79
20	33	45	51	70	62	95	81
21	33	46	52	71	62	96	81
22	34	47	52	72	63	97	85
23	36	48	52	73	63	98	86
24	36	49	52	74	63	99	87
25	39	50	53	75	65	100	87

자료를 계급에 따라 분류

측정치들을 순서에 따라 배열하는 것보다 좀 더 종합적이고 의미 있는 분석을 하려고 한다면 그것은 계급(class)에 따라 집계하는 것이다. 계급을 구분하기 위해서는 서로 연결이 되면서 중복되지 않는 계급구간(class interval)을 설정해야 한다. 자료를 계급에 따라 분류할 때 고려해야 할 점은 앞에서 언급한 것처럼 몇 개의 계급으로 나타낼 것인가이다. 너무 적은 수의 계급을 설정할 경우 자료의 손실이 많아져 자료를 제대로 파악하기 힘들고, 너무 많은 계급의 수를 설정하면 자료를 요약한다는 의미가 없어진다. 계급의 수를 결정함에 있어서 스터지스의 공식을 활용하면 유익하며, 공식은 다음과 같다.

$$k = 1 + 3.322\ (\log_{10} N) \qquad \text{(공식 2.1.1)}$$

(k = 계급 구간의 수, N = 조사된 자료의 개수)

$$\omega = \frac{R}{k} \qquad \text{(공식 2.1.2)}$$

(ω = 계급 구간의 너비, R = 최대값 − 최소값)

스터지스의 공식에 의해 산출된 계급의 수를 반드시 따르기보다는 참고로 사용하는 것이 바람직하다. 왜냐하면 자료의 특성에 맞게 구분하기 편리하고 설명이 잘 될 수 있도록 적절하게 수를 늘이거나 줄여야 하기 때문이다. 물리치료실에 내원한 환자는 100명이다. 이 값을 스터지스의 공식에 적용하면 $k = 1 + 3.322(\log_{10}100) = 7.644$가 된다. 계급의 수가 결정되면 계급의 너비(ω=width)를 어느 정도 할 것인지를 결정해야 한다. 공식 2.1.2처럼 계급의 너비는 범위(Range)를 계급의 수인 k로 나누어 주면 된다. 여기서 R(범위 :

range)은 수집된 자료 중에서 가장 작은 값으로부터 가장 큰 값까지의 거리를 의미한다.

$$\frac{87-17}{7.644}=9.158$$

일반적으로 이렇게 얻어진 계급 간의 너비(w)는 계급의 수와 마찬가지로 반드시 그 값만큼을 정한다기보다는 참고지침으로 활용된다.

표 2.1.3 100명의 요통환자 나이의 도수분포표

계급구간		도수
10~19	/////	5
20~29	///// ////	9
30~39	///// ///// /	11
40~49	///// ///// ///// //	17
50~59	///// ///// ///// ///// ///	23
60~69	///// ///// ///// ////	19
70~79	///// /////	10
80~89	///// /	6
합계		100

이러한 종류의 표를 도수분포표(frequency distribution table)라 한다. 이 표는 변수의 값들이 정해진 계급구간 사이에서 분포하고 있는가를 나타낸다. 이에 따라 우리는 어떤 계급구간에 몇 개의 자료의 수가 속하는지를 알 수 있다. 때때로 이러한 도수 그 자체보다도 비율(比率 : proportion)을 알면 더 편리하며, 비율은 단지 그 구간의 도수(f)를 전체 도수(N)로 나눈 것을 의미한다.

비율(proportion) $=\frac{f}{N}$

비율(proportion)은 전체도수 중 그 구간의 도수를 나타내므로 상대도수(relative frequency)라 한다. 예를 들어, 구간 30~39의 비율은 11을 100로 나누어 얻은 0.11이 된다.

백분율(percentage) $= \frac{f}{N} \times 100$

비율에 100을 곱하면 백분율이라고 한다.

표 2.1.3의 자료에서 구간 30~39의 경우 상대도수는 0.11이며, 백분율은 11%이다.

누적도수(cumulative frequency : *cf*) 누적도수는 각 계급에 있는 도수(f)를 더하거나 혹은 그 계급 이하의 도수를 더해서 얻어진 값이다.

누적상대도수는 각각의 상대도수를 합한 것이다. 표 2.1.4는 표 2.1.3의 도수, 누적도수, 상대도수, 누적상대도수를 나타낸다. 만약, 40~89의 상대도수를 구한다고 할 경우 표 2.1.4의 누적상대도수 항(項)을 사용하여 1에서 10~39의 누적상대도수인 0.25를 뺀 0.75가 해답이 된다.

표 2.1.4 보기 2.1.1의 도수(f), 누적도수(cf), 상대도수(rf) 그리고 누적상대도수(crf) 표

계급구간 class interval	도수 frequency	누적도수 cumulative frequency	상대도수 relative frequency	누적상대도수 cumulative relative frequency
10~19	5	5	0.05	0.05
20~29	9	14	0.09	0.14
30~39	11	25	0.11	0.25
40~49	17	42	0.17	0.42
50~59	23	65	0.23	0.65
60~69	19	84	0.19	0.84
70~79	10	94	0.10	0.94
80~89	6	100	0.06	1.00
합계	100	100	1.00	1.00

표 2.1.5는 34명의 동결견 환자들로부터 측정된 어깨관절 외회전각을 각도(degree)로 표시한 것이다.

표 2.1.5 34명의 동결견 환자들로부터 측정된 어깨관절 외회전각(도)

38	17	45	43
39	15	48	49
31	12	44	42
35	34	44	41
26	34	66	41
25	32	53	39
29	41	58	69
28	40	55	
25	43	50	

계급구간의 수를 얻기 위하여 스터지스의 공식을 사용하면 다음과 같이 6이 된다.

$$
\begin{aligned}
k &= 1 + 3.322(\log_{10} 34) \\
&= 1 + 3.322(1.531) = 6.0876 \simeq 6
\end{aligned}
$$

다시 범위(R)를 6으로 나누면 각 계급구간의 너비는 다음과 같다.

$$\frac{R}{k} = \frac{69-12}{6} = \frac{57}{6} = 9.5$$

여기에서 너비를 9.5로 하는 것보다 10으로 하면 사용하기에도 편리하고 표를 읽는 사람에게도 더 쉽게 이해될 수 있다. 이에 따라 구간을 설정하면 표 2.1.2에서 가장 작은 값은 12이고 가장 큰 값은 69이므로 구간의 시작은 10으로 하고 끝은 69로 한다. 이에 따라 구간은 다음과 같이 된다.

10~19

20~29

30~39

40~49

50~59

60~69

이에 따라 여섯 개의 구간을 갖게 됨을 알 수 있는데 이는 스터지스의 공식에 따라 산출된 값과 같다. 각 계급구간에 속하는 숫자를 결정하려면 각 측정치들을 하나씩 해당하는 구간 옆에 집계를 하면 된다. 표 2.1.6은 이에 대한 결과이며, 표 2.1.7은 도수, 누적도수, 상대도수, 누적상대도수를 나타낸 표이다.

표 2.1.6 34명의 동결견환자로부터 측정된 어깨관절 외회전각(도)의 도수분포표

계급구간		도수
10~19	///	3
20~29	/////	5
30~39	///// ///	8
40~49	///// ///// //	12
50~59	////	4
60~69	//	2
합계		34

표 2.1.7 보기 2.1.1의 도수(f), 누적도수(cf), 상대도수(rf) 그리고 누적상대도수(crf)의 표

계급구간 class	도수 frequency	누적도수 cumulative frequency	상대도수 relative frequency	누적상대도수 cumulative relative frequency
10-19	3	3	.0882	.0882
20-29	5	8	.1471	.2353
30-39	8	16	.2353	.4706
40-49	12	28	.3529	.8235
50-59	4	32	.1177	.9412
60-69	2	34	.0588	1.0000
합계	34		1.0000	

도수분포표 작성 순서

앞에서 설명한 도수분포표의 작성 요령을 요약하면 표 2.1.8과 같다.

표 2.1.8 도수분포표 작성 순서

1단계	자료의 수(N)를 센다.
2단계	자료의 범위(R : Range)를 구한다. 자료의 범위란 자료의 최대값과 최소값의 차이를 말한다.
3단계	계급의 수를 정한다. 계급의 수는 자료의 크기에 따라 결정된다. 자료의 수를 감안하여 임의적으로 결정하기도 하나, 일반적으로 계급의 수(k)를 결정하는 방법의 하나로 스터지스가 제안한 방법을 많이 사용하고 있다. 그러나 절대적인 방법은 아니다. $k = 1 + 3.322(\log_{10}N)$ (공식 2.1.1)
4단계	계급구간을 정한다. $\omega = \frac{R}{k}$ (공식 2.1.2)
5단계	각 계급구간에 속하는 도수(f)를 파악한다.
6단계	상대도수($\frac{f}{N}$) 를 구한다(총 빈도수에 대한 각 계급의 도수의 비율을 말한다).
7단계	누적도수(cumulative frequency)와 누적상대도수(cumulative relative frequency)를 구한다.

2.2 막대그래프

막대그래프(Bar graph)

막대그래프는 가로축(x축)에 범주, 세로축(y축)에 빈도를 표시하여 자료의 도수를 나타내는 직사각형 모양의 기둥을 말하며 인접하여 있지 않기 때문에 질적변수(명목척도나 서열척도)일 때 사용한다. 도수분포표를 이용하여 자료를 정리할 경우 도수분포표에 나타나 있는 관측치를 해석하는 데 종종 어려움이 따를 수 있다. 이러한 경우 계급간의 크기를 시각적인 차원에서 비교할 때 많이 이용된다. 표 2.1.3을 막대그래프로 그리면 그림 2.2.1과 같다.

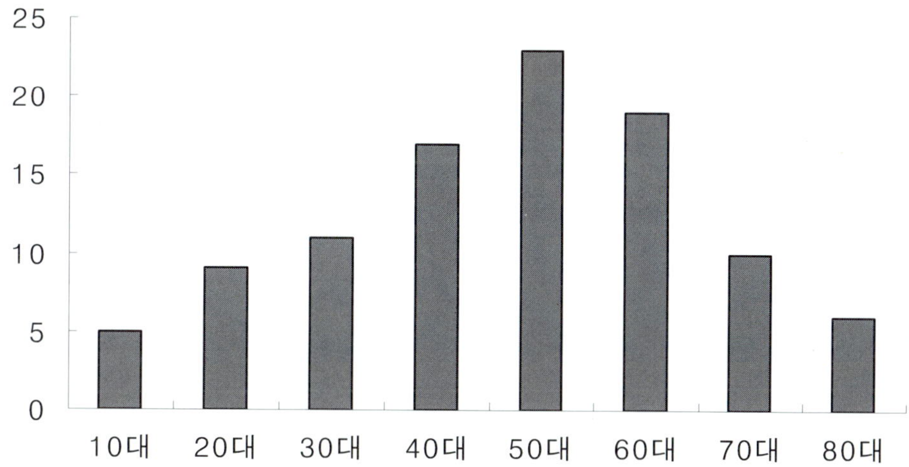

그림 2.2.1 표 2.1.3의 막대그래프

2.3 히스토그램(Histogram)

히스토그램(Histogram)

그림 2.3.1과 같이 도수분포(또는 상대도수분포)를 도시할 수 있다. 히스토그램은 변수의 값을 수평축에 표시하여 나타낸다. 수평축에 있는 각 계급구간 표시 위에 직사각형의 막대 또는 막대꼴(cell)을 해당되는 높이만큼 표시한다. 히스토그램의 막대는 서로 맞닿아 있어야 하고 그러기 위해서는 히스토그램의 막대꼴 사이에 있을 수 있는 틈을 없애기 위하여 계급구간 경계의 정확한 실수 값을 사용하여야 한다.

연속척도로서 측정된 조사 자료에 대한 정확도의 수준은 반올림을 어떻게 하느냐이다. 그것은 조사자의 개인적 취향 또는 측정 방법의 제한성들에 의해 결정된다. 또한 자료를 가지고 도수분포표를 만들 때 그 자료의 정확도에 따라 계급구간을 결정한다. 보기 2.1.2의 예를 들어보자. 두 번째 계급구간에 포함되는 값들을 정확하게 측정하면 그 값이 20보다 약간 작거나 29보다 약간 클 수도 있다. 그 변수의 연속성을 고려하여 측정치를 정수로 만들기 위해 반올림할 경우 계급의 정확한계(true limits)를 19.5와 29.5로 표시하는 것이 더 편리하다. 표 2.1.9는 계급구간의 정확한계를 나타낸다. 이러한 정확한계를 가지고 그래프를 그리면 틈이 생기지 않을 것이고 그 결과는 그림 2.3.1과 같은 히스토그램이 된다.

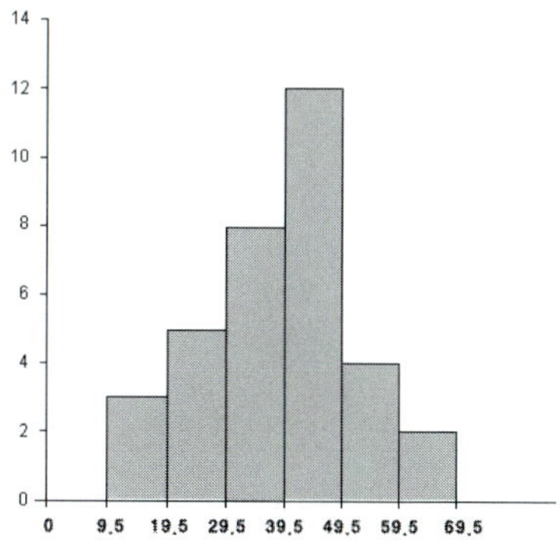

그림 2.3.1 34명의 동결견 환자로부터
측정된 견관절 외회전각의 히스토그램

한 개의 관찰치는 히스토그램에서 한 단위로 표시된다. 34개의 관찰치를 가지고 있으므로 34개의 단위로 히스토그램은 구성되어 있다. 각각의 막대꼴은 도수에 따라 전체 면적의 일부분을 나타낸다. 예를 들면, 두 번째의 막대꼴은 1/34이 5개이며, 이는 19.5~29.5 값의 상대도수이다. 전체 면적에 대한 어떤 부분 면적의 비는 수평축 상에서 두 지점 사이의 값에 해당하는 도수를 상대도수로 표현한 것이 된다.

표 2.3.1 정확한계 표

정확한계(true class limit)	도수
9.5~19.5	3
19.5~29.5	5
29.5~39.5	8
39.5~49.5	12
49.5~59.5	4
59.5~69.5	2

2.4 도수다각형

도수다각형(度數多角形 : Frequency polygon)

도수다각형은 도수분포를 도수다각형의 형태로 나타낼 수 있으며, 그리는 방법은 다음과 같다. 그림 2.3.1 그림의 수평축에 표시된 각 구간의 막대의 윗부분에 중간점(midpoint)을 찍는다. 이 점으로 표시된 높이는 해당하는 구간의 도수를 나타낸다. 이 점들을 직선으로 연결하면 도수다각형이 그려진다. 그림 2.4.1은 보기 2.1.2 의 자료에 대한 도수다각형이다. 히스토그램이 끝나도 한 칸 더 있다고 생각할 때에는 더 있는 한 칸에 구간 중간점을 찍고 이 점을 연결한다. 이렇게 하면 모든 면적이 직선들로 둘러싸이게 된다. 도수다각형 내부의 면적은 히스토그램 내부의 면적과 동일하다. 그림 2.4.1은 히스토그램인 그림 2.3.1 위에 도수다각형인 그림을 포개어 그린 것이다. 이 그림은 같은 자료를 가지고 두 그림의 관계를 살펴 볼 수 있도록 한 것이다.

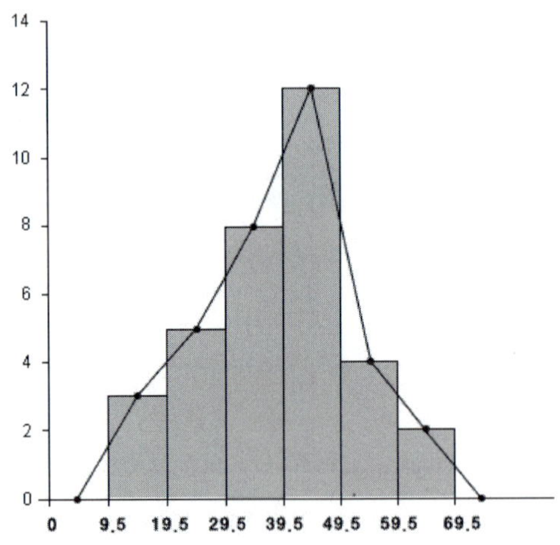

그림 2.4.1 그림 2.3.1의 히스토그램에 그린 도수다각형

2.5 파이차트

파이차트 혹은 원그림표(Pie chart)

파이차트는 명목/서열척도를 이용한 자료를 정리하기 위한 다른 방법으로, 변수의 범주 분류에 따라 조각으로 나누어지는 원형 모양을 말한다. 따라서 나누어진 조각의 각도는 그 범주에 속해 있는 빈도를 말하며 퍼센트로 나타낸다.

그림 2.5.1은 신경병증 환자에서 환자들이 호소한 주관적인 증상을 파이차트를 이용하여 나타낸 결과이다. 가장 많이 호소하는 주관적인 증상이 저린감(42%)과 통증(24%)임을 쉽게 알 수 있다.

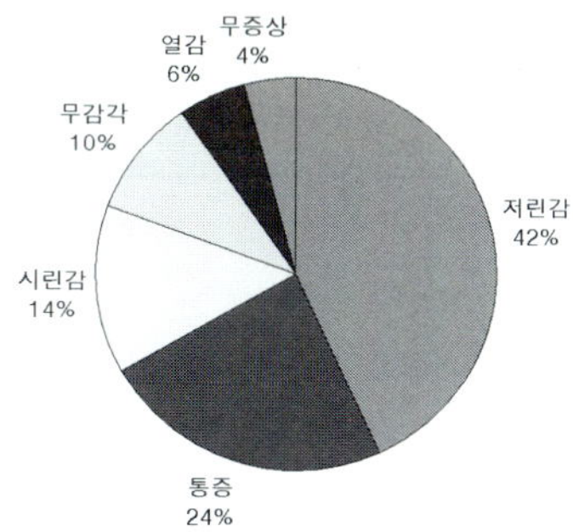

그림 2.5.1 신경병증 환자에서
환자들이 호소한 주관적인 증상

2.6 줄기와 잎그림

줄기와 잎그림 (Stem and leaf display)

줄기와 잎그림은 등간/비율척도로 측정된 양적자료를 쉽고 빠르게 정리하는 방법으로, 가장 작은 측정값부터 큰 측정값까지 순서대로 나타내기 때문에 자료의 위치를 파악하는 데 매우 유용한 방법이다.

표 2.6.1은 학생 20명의 해부학 시험의 결과이다. 이 자료를 줄기와 잎그림으로 나타내면 아래 그림 2.6.1과 같다.

표 2.6.1

84	59	82	78	74	96	44	76	85	66
77	91	62	54	72	65	84	38	76	70

	줄　기						
3	8						
4	4						
5	9	4					
6	6	2	5				
7	8	4	6	7	2	6	0
8	4	2	5	4			
9	6	1					

그림 2.6.1

그림 2.6.1의 줄기와 잎그림을 90도 시계 반대방향으로 움직이면 막대그래프의 모양을 하고 있으며 줄기 값에 따른 모든 관측치의 분포상태를 나타낸다(그림 2.6.2).

				0		
				6		
				2		
				7	4	
			5	6	5	
		4	2	4	2	1
8	4	9	6	8	4	6
3	4	5	6	7	8	9

그림 2.6.2

해부학 시험 결과를 줄기와 잎그림으로 나타낸 그림 2.6.1과 그림 2.6.2에 의하면 70점대 학생이 가장 많고 30점대에 1명이 있다는 사실을 쉽게 알 수 있다. 그러나 위 두 그림은 자료를 가장 작은 측정값으로부터 다음으로 큰 측정값을 순서대로 정리하지 않았기 때문에 자료의 정확한 위치는 파악할 수 없다. 예를 들어, 78점을 받은 학생은 20명 가운데 몇 등인지를 그림을 보고 쉽게 알 수가 없다. 따라서 각 줄기에 있는 관측치를 작은 것에서부터 순서대로 서열화 시킨 줄기와 잎그림을 이용하게 되는데 이를 서열화 된 줄기와 잎그림(ordered stem and leaf display)이라 한다. 아래의 두 그림은 그림 2.6.3과 그림 2.6.4를 각각 서열화 된 줄기와 잎그림으로 나타낸 결과이다.

줄기	잎						
3	8						
4	4						
5	4	9					
6	2	5	6				
7	0	2	4	6	6	7	8
8	2	4	4	5			
9	1	6					

그림 2.6.3

				8		
				7		
				6		
				6	5	
			6	4	4	
		9	5	2	4	6
8	4	4	2	0	2	1
3	4	5	6	7	8	9

그림 2.6.4

위의 두 그림을 이용하여 관측치를 순서대로 나타내 보면 가장 낮은 점수를 받은 학생은 38점이고 44, 54, 59,⋯,82, 84, 84, 85, 91, 96점 순으로 자료가 분포되어 있음을 쉽게 알 수 있다. 또한 78점을 받은 학생은 20명 가운데 7등을 하였다는 사실도 쉽게 알 수 있다.

2.7 표와 그래프를 이용한 요약

이제까지 표와 그래프를 이용하여 자료를 정리하는 법을 간단히 요약하여 설명하면 다음 표와 같다. 분할표와 산포도는 이 장에서 설명을 하지 않고 나중에 설명을 하기로 하겠다.

표 2.7 자료정리 방법

명목/서열척도일 경우	등간/비율척도일 경우
도수분포표 (frequency table)	도수분포표(frequency table)
막대그래프(bar graph)	줄기와 잎그림(stem and leaf display)
파이차트(pie chart)	히스토그램(histogram)
분할표(contingency table)*	도수다각형(frequency polygon)
	산포도 다이어그램(scatter diagram)*

* 두 개 변수 간의 관계를 정리할 때 사용된다.

[2-1] 데이터 입력하기

컴퓨터 활용하기

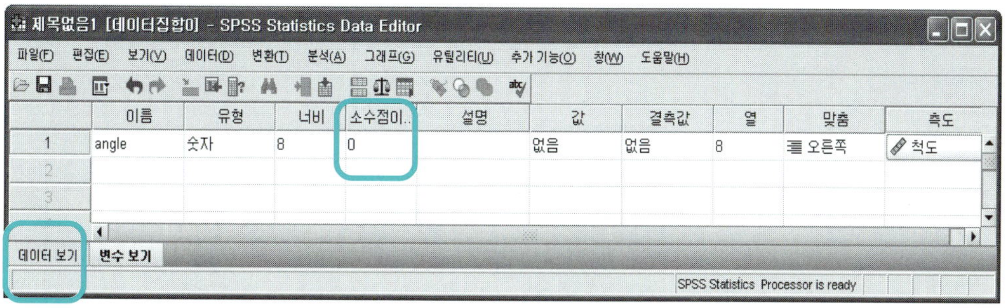

1) 데이터 편집기의 [변수 보기] 탭에서 변수 이름을 입력한다. 나머지 속성들은 자동으로 설정된 값을 그대로 사용하고 소수점이하 자리수는 0으로 변경한다.

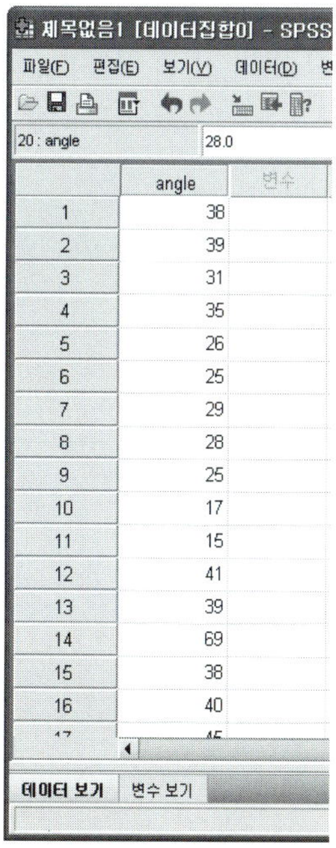

2) 데이터 편집기의 [데이터 보기] 탭을 클릭하고 해당 변수의 데이터 값을 입력한다.

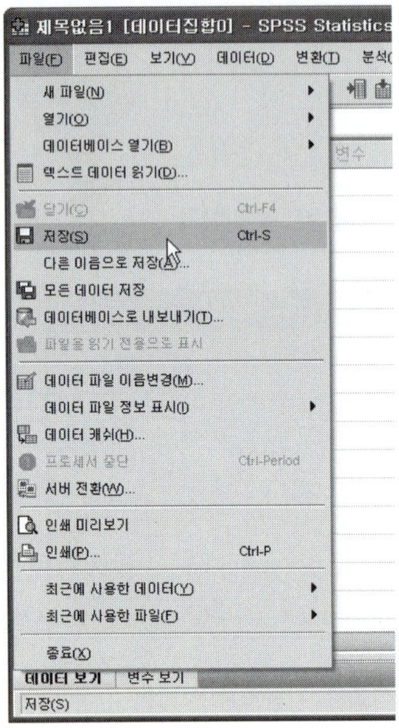

3) [파일]-[저장] 또는 [다른 이름으로 저장]을 클릭하거나 [Ctrl]+[S] 또는 을 클릭하여 저장하기 대화상자를 열고 저장할 위치와 파일 이름을 지정하고 저장 을 누른다.

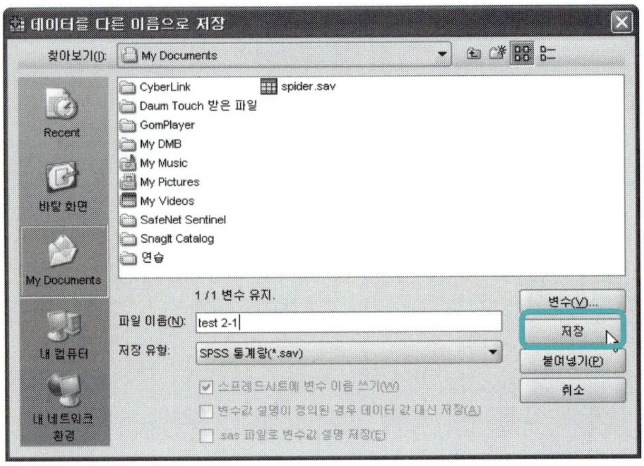

[2-2] 엑셀 자료를 읽어오기

컴퓨터 활용하기

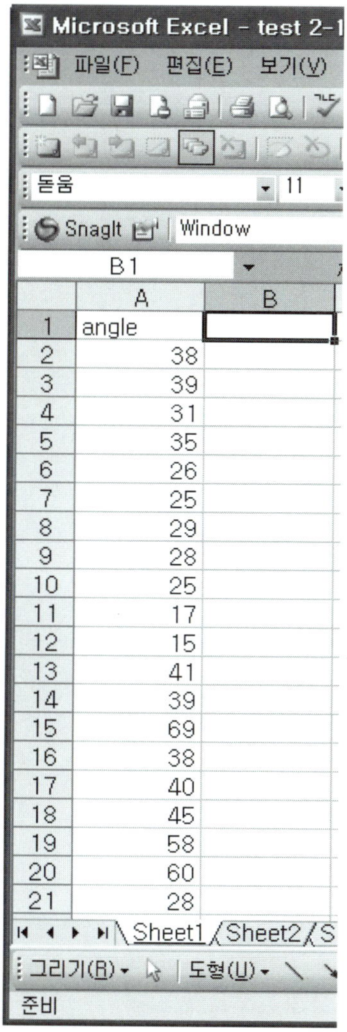

1) 엑셀에 입력된 데이터 파일을 확인한 후 SPSS를 실행한다.

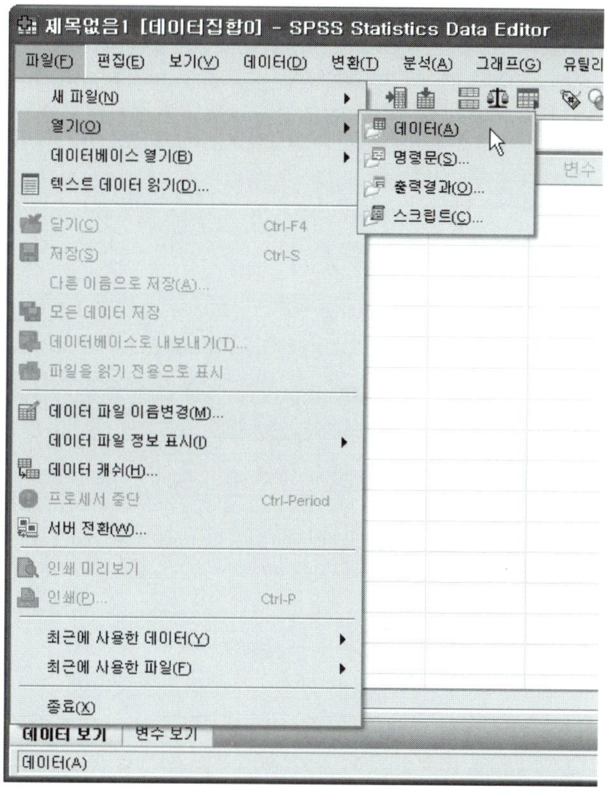

2) [파일]-[열기]-[데이터]를 선택하거나 를 클릭하여 [데이터 열기] 대화상자를 불러온다.

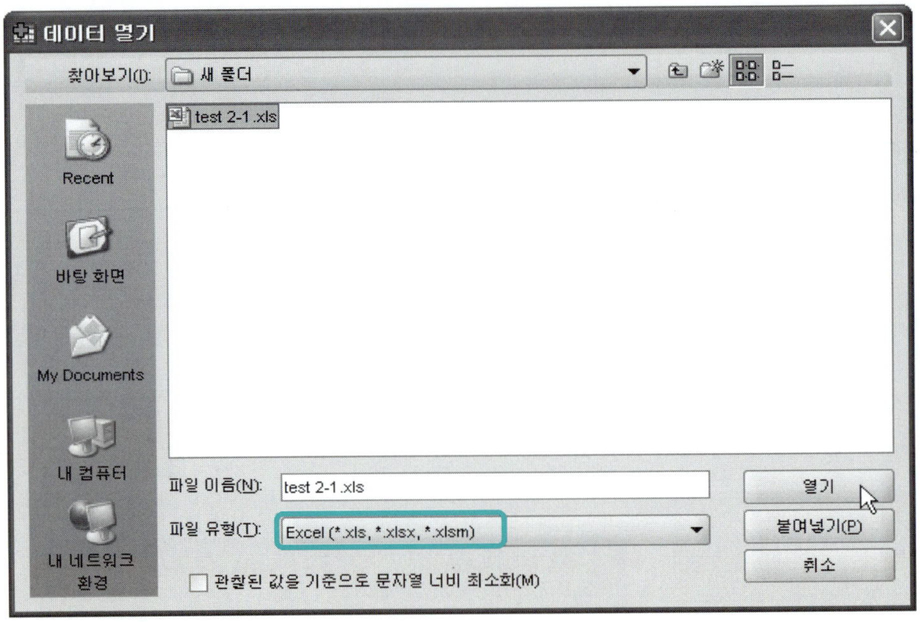

3) [데이터 열기] 대화상자에서 파일유형을 Excel로 변경하고 데이터가 입력된 엑셀파일을 선택한 후 열기를 누른다.

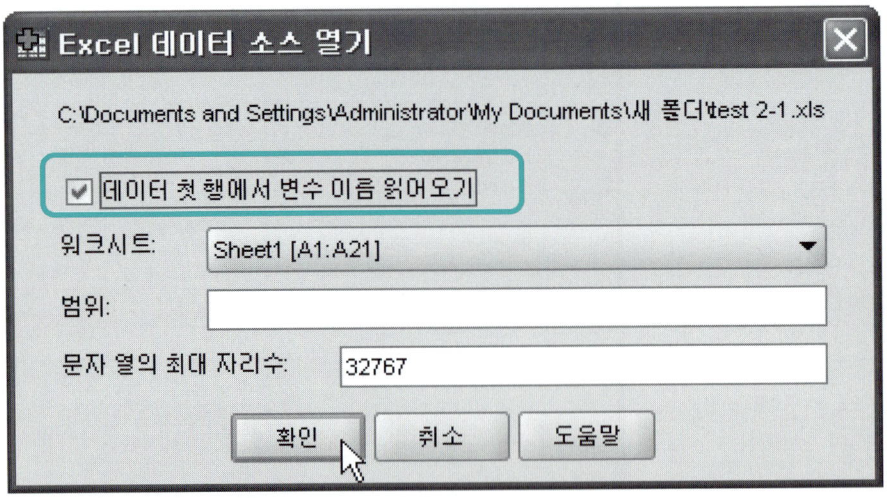

4) [Excel 데이터 소스 열기] 대화상자에서 [데이터 첫 행에서 변수 이름 읽어오기]를 체크하고 워크시트의 범위를 확인한 후 확인을 누른다.

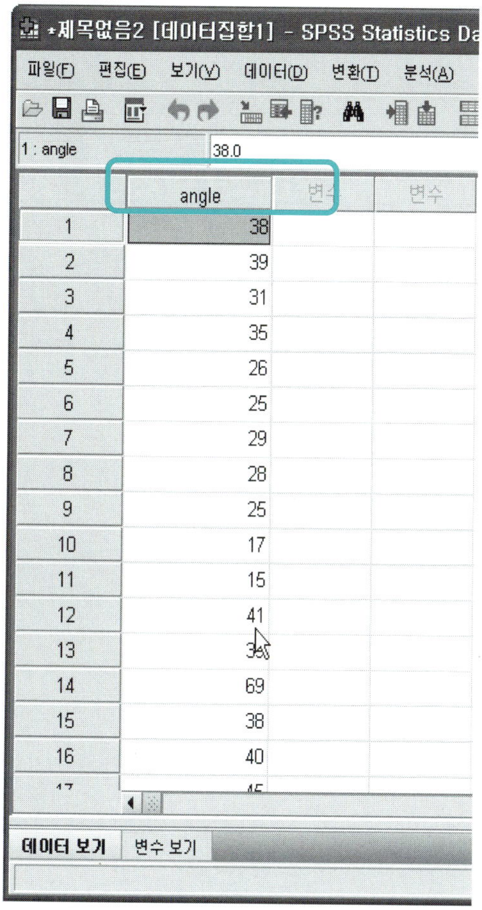

5) 변환된 데이터의 내용을 확인한다.

[2-3] 도수분포표 만들기

컴퓨터 활용하기

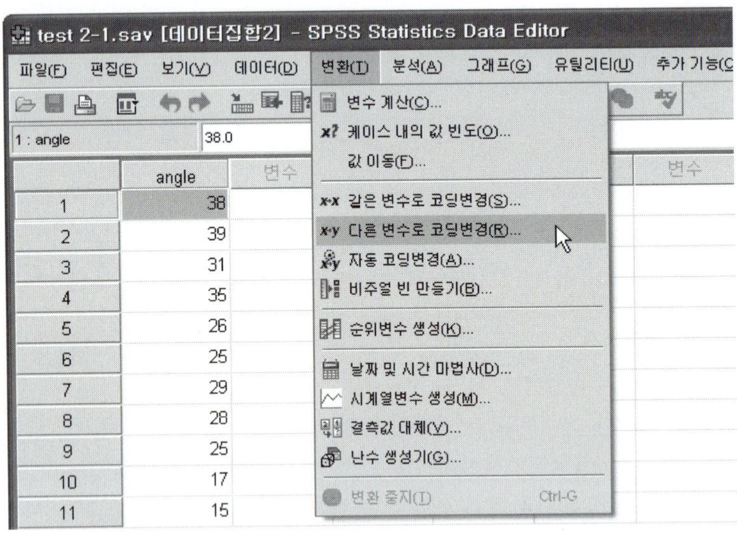

1) [변환]-[다른 변수로 코딩변경]을 선택한다.

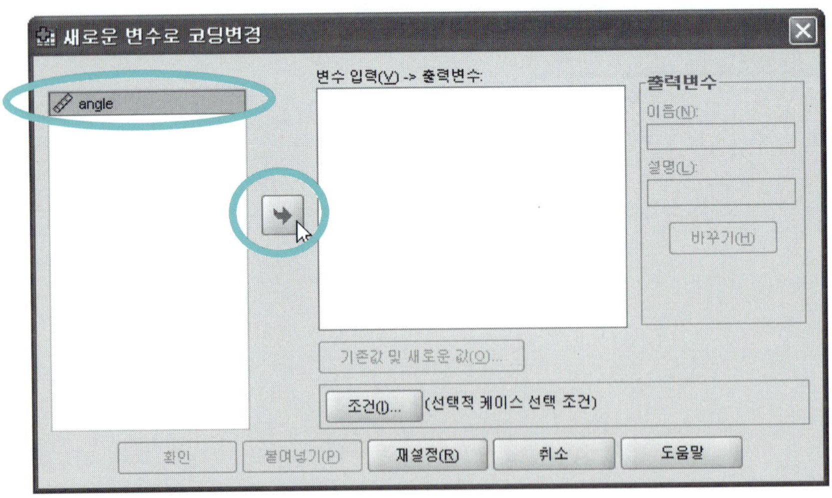

2) 변경할 변수를 선택하고 [→]를 눌러 오른쪽 칸으로 변수를 이동한다.

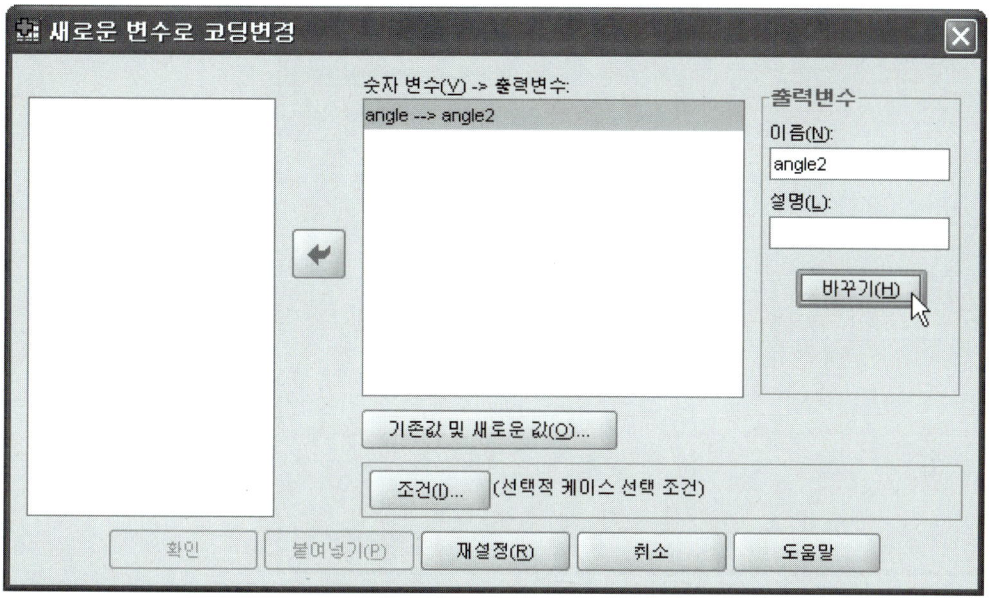

3) 출력변수 이름을 입력한 후 바꾸기(H) 를 누른다.

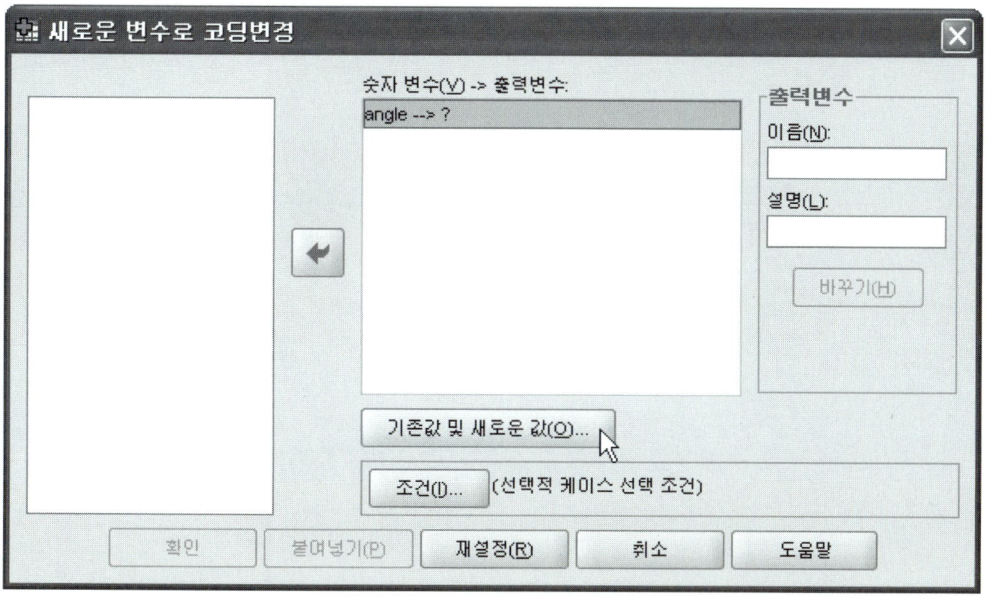

4) 기존값 및 새로운 값(O)... 을 누른다.

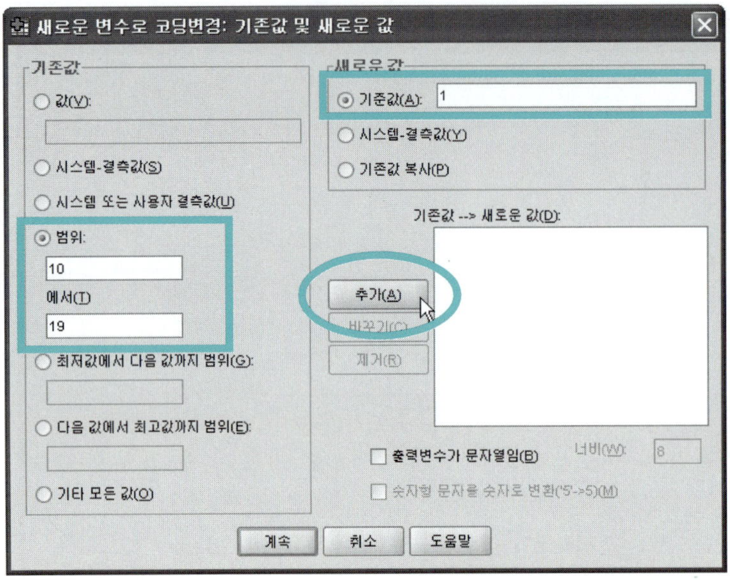

5) [범위]를 선택하고 구간을 설정한 후 기준값을 입력하고 추가(A) 를 누른다.
예) 10에서 19

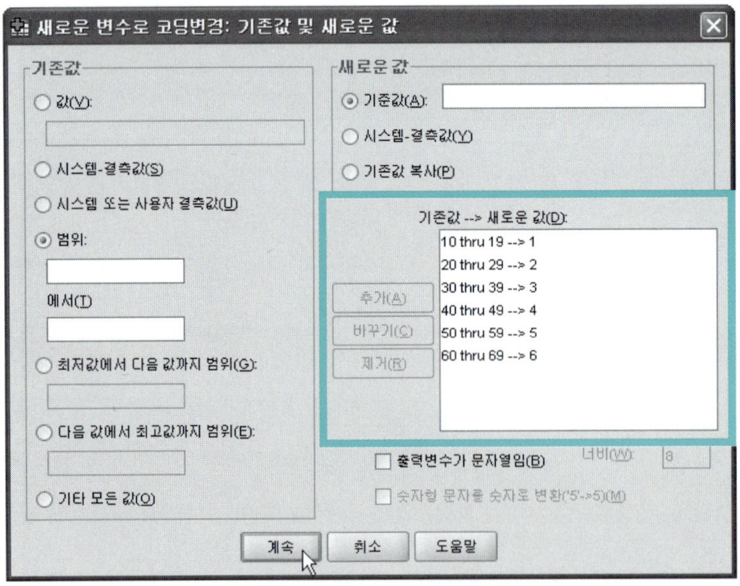

6) 구간 설정이 모두 끝나면 계속 을 누른다.

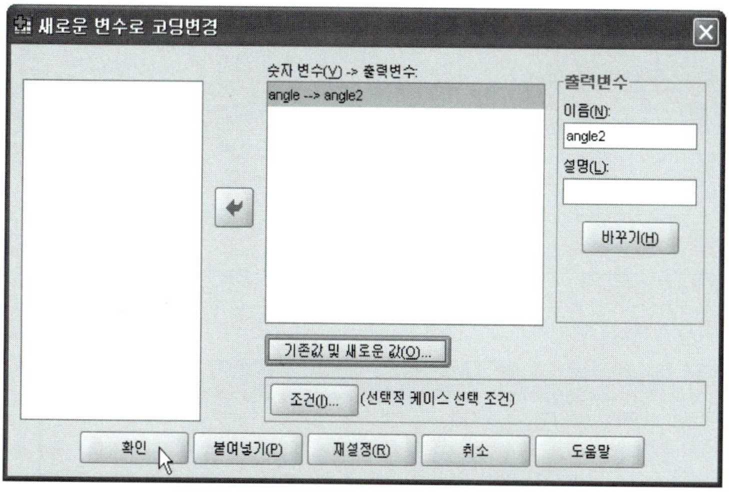

7) 변경을 마쳤으면 확인 을 누른다.

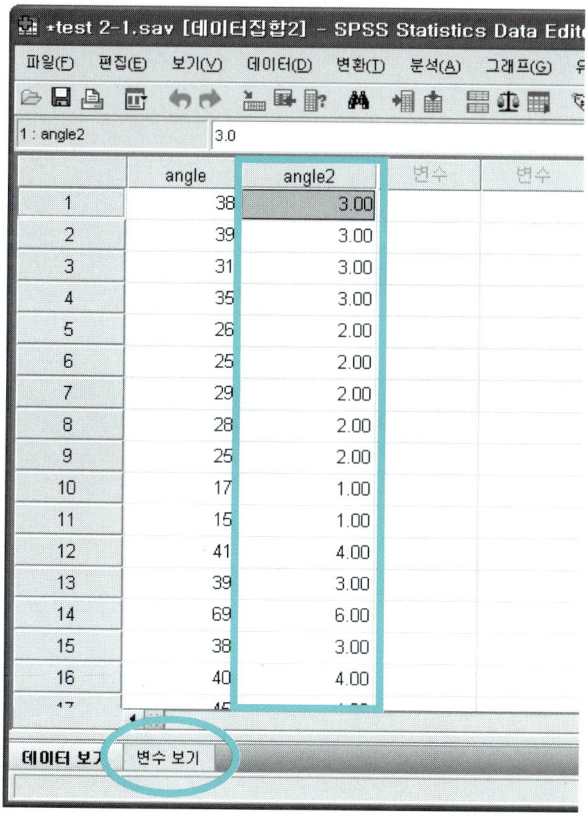

8) 변경된 새로운 변수의 내용을 확인한 후 [변수보기] 탭을 클릭한다.

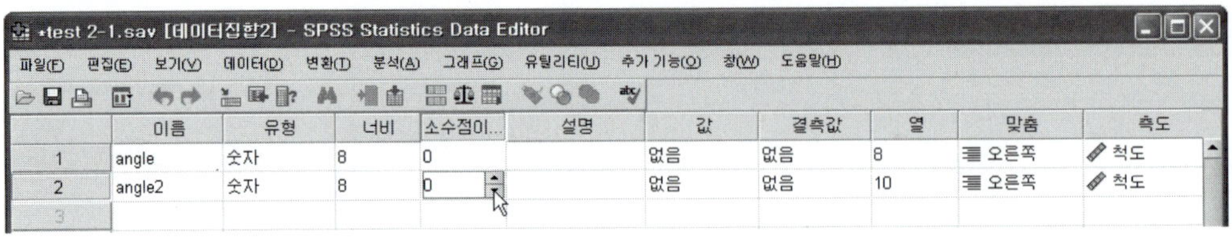

9) 소수점 이하 자리수를 [0]으로 변경한다.

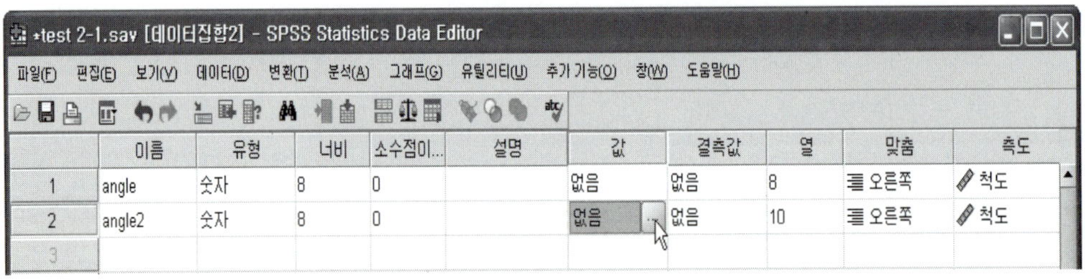

10) 값의 [...]을 눌러 [변수값 설명] 대화상자를 불러온다.

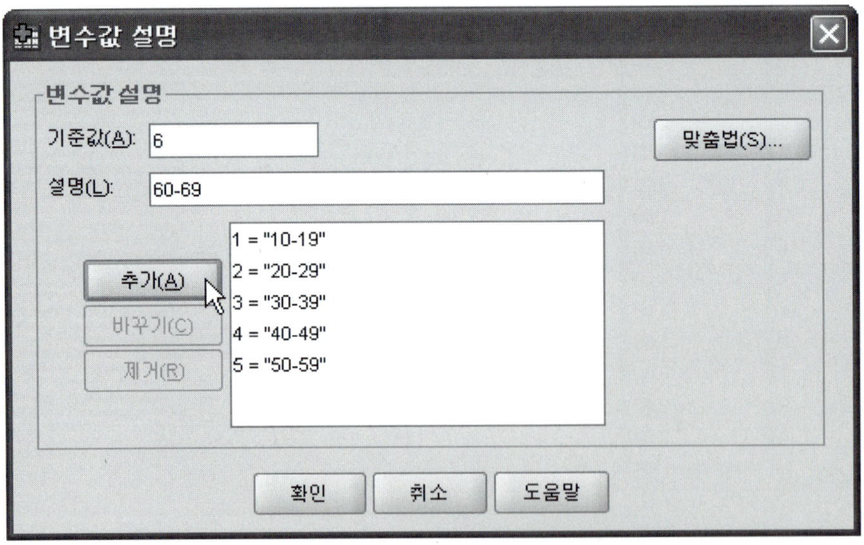

11) 변수값에 대한 설명을 기준값과 설명란에 입력한 후 [추가(A)]를 눌러 내용을 추가한 후 입력이 완료되면 [확인]을 누른다.

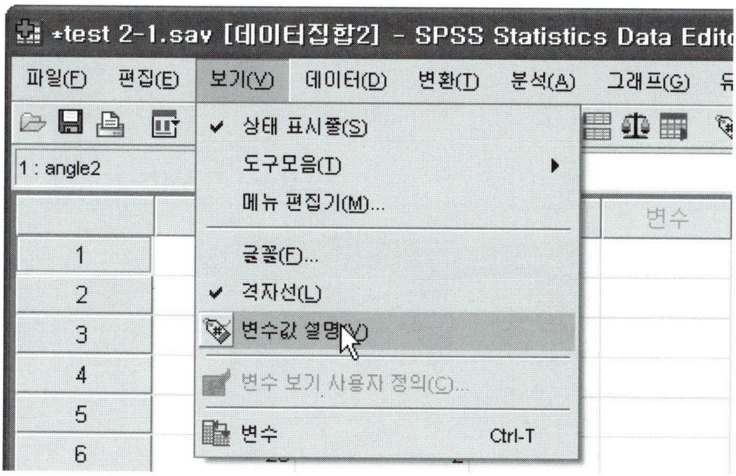

12) [보기] – [변수값 설명]을 선택한다.

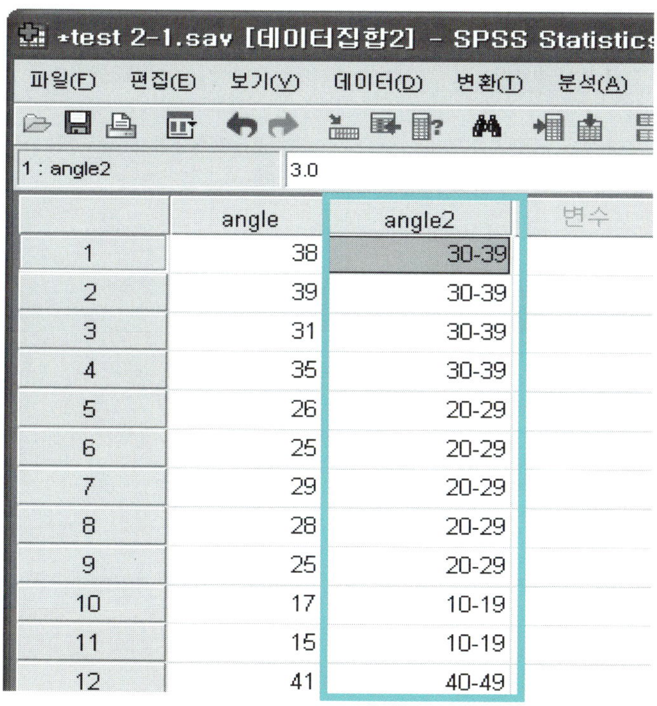

13) angle2 변수에 대한 변수값 설명을 확인한다.

[2-4] 빈도 분석하기

컴퓨터 활용하기

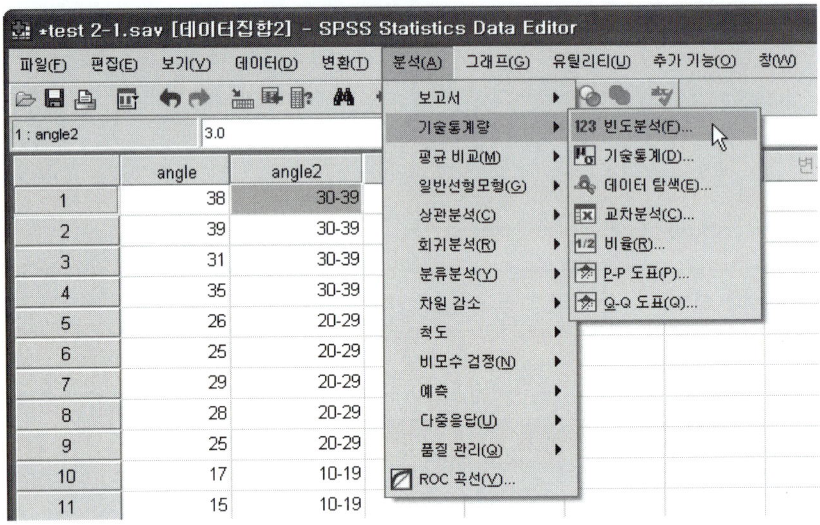

1) [분석] - [기술통계량] - [빈도분석]을 선택한다.

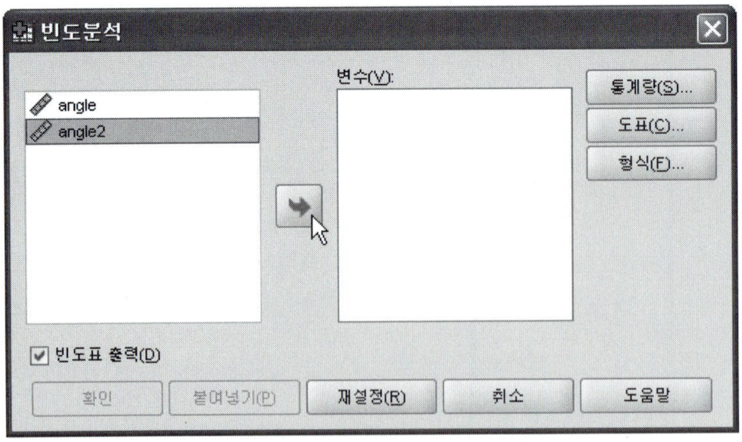

2) 원하는 변수를 선택한 후 [➡] 를 누른다.

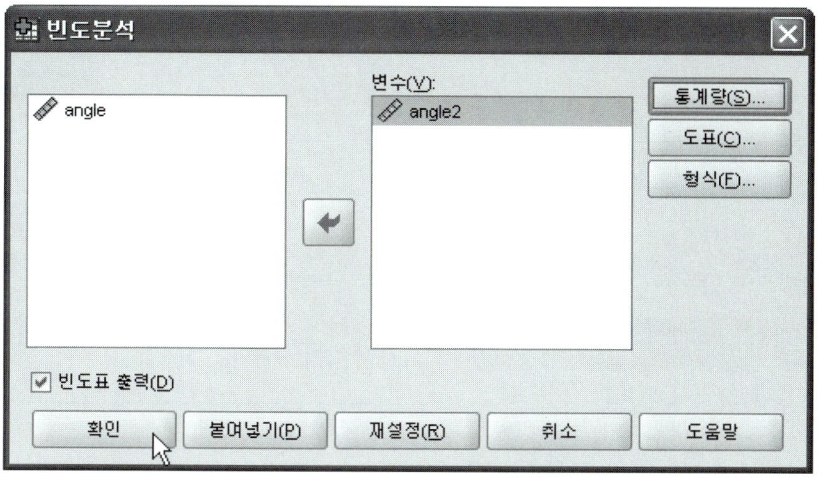

3) 확인 을 누른다.

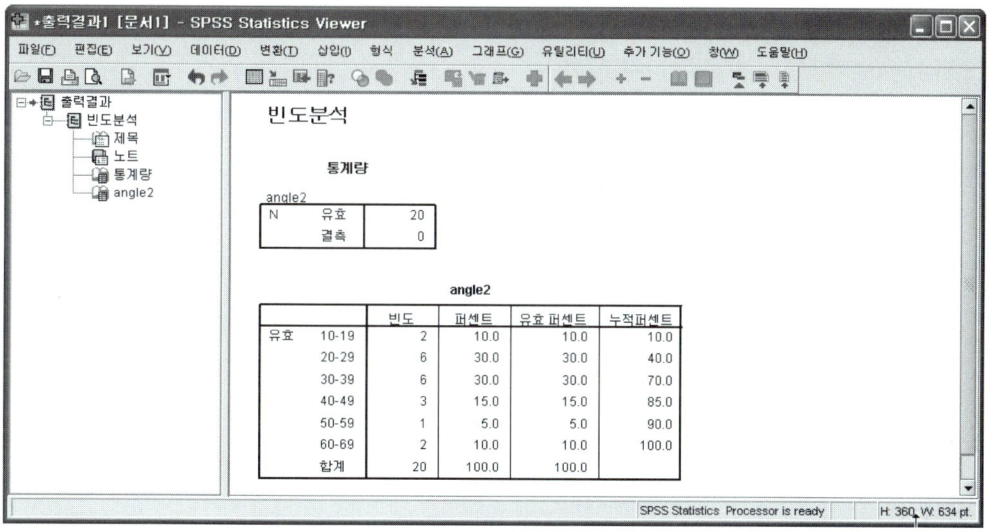

4) 빈도분석 결과를 확인한다.

- 통계량의 결측은 값이 기록되지 않은 것(무응답)을 의미한다.
- 빈도는 각 구간의 도수를 의미한다.
- 퍼센트는 결측값(missing value)을 포함한 각 구간의 백분율을 의미한다.
- 유효 퍼센트는 결측값(missing value)을 제외한 각 구간의 백분율을 의미한다.
- 누적 퍼센트는 각 구간 이하의 백분율(유효 퍼센트)을 더해서 얻은 결과이다.

[2-5] 빈도분석 결과를 한글로 옮기기

컴퓨터 활용하기

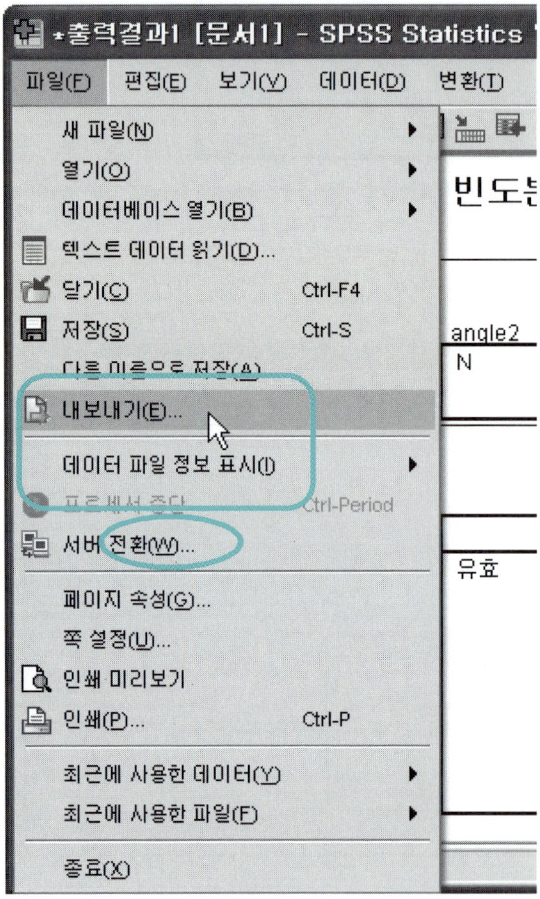

1) [파일] - [내보내기]를 선택한다.

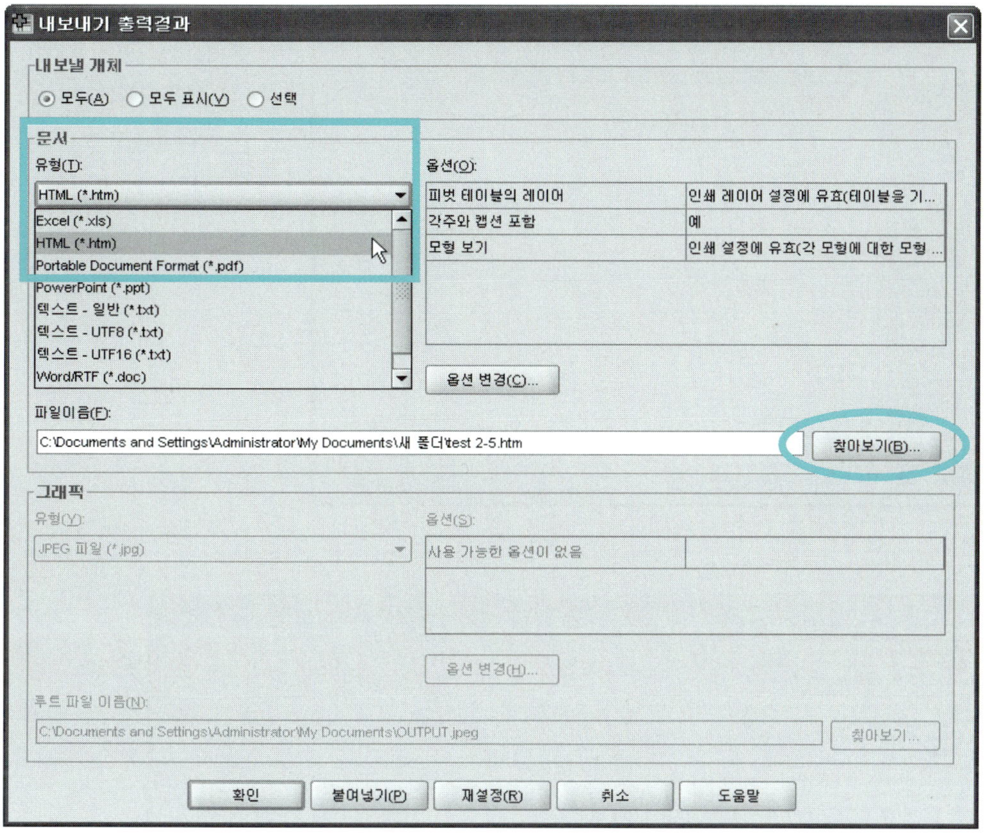

2) 한글 프로그램과 호환가능한 문서 유형을 선택하고 [찾아보기(B)...]를 누른다.

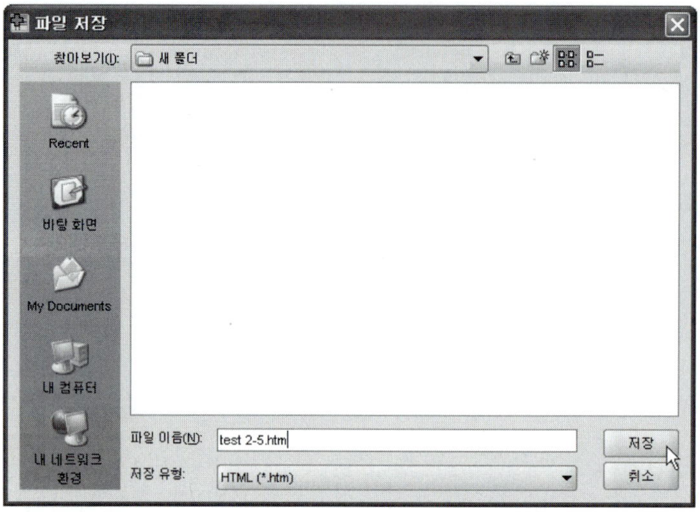

3) 저장할 파일의 위치와 이름을 지정한 후 저장 을 누른다.

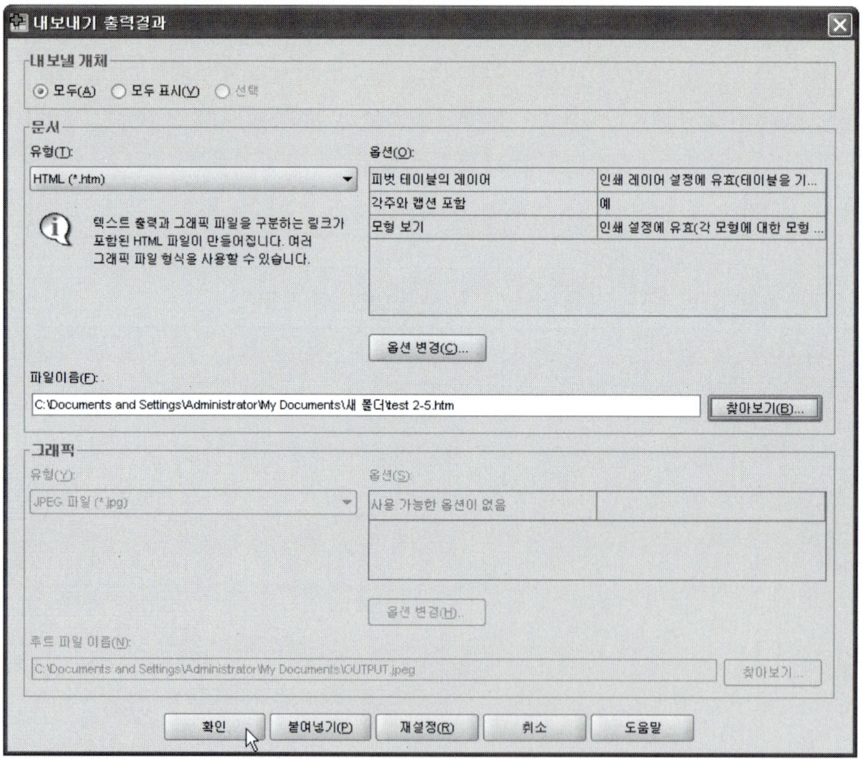

4) 확인 을 누른다.

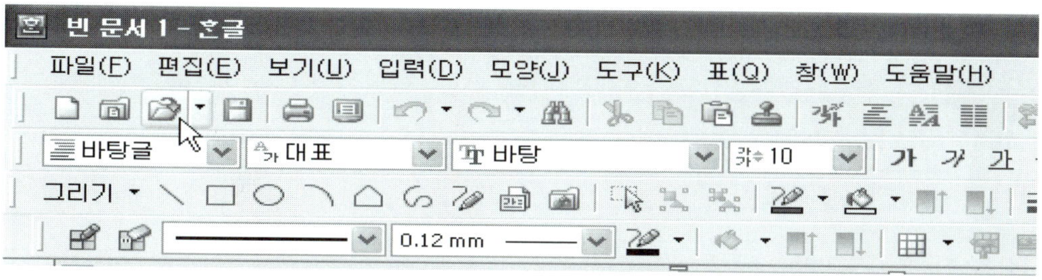

5) 한글을 실행하고 를 클릭하여 불러오기 대화상자를 불러온다.

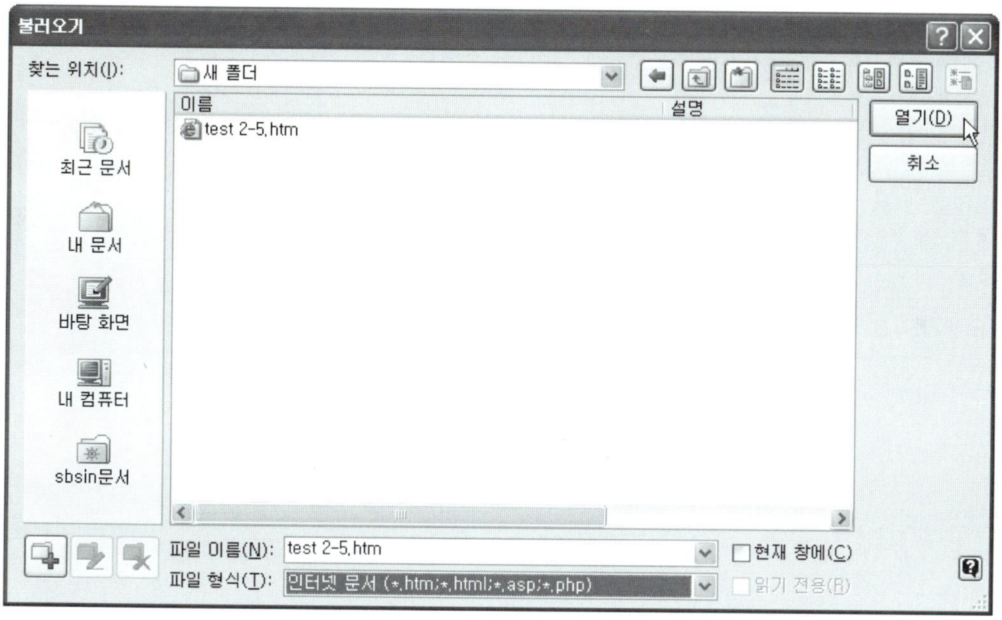

6) 앞서 저장한 파일을 찾아 불러올 파일을 선택한 후 열기(D) 를 누른다.

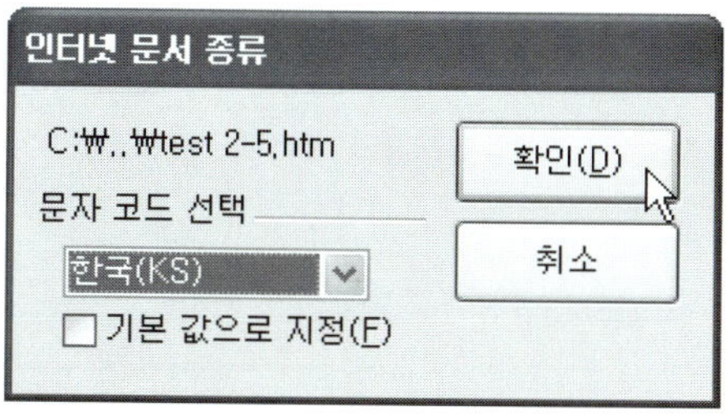

7) 읽어 올 인터넷 문서의 문자코드를 선택한 후 확인(D) 을 누른다.

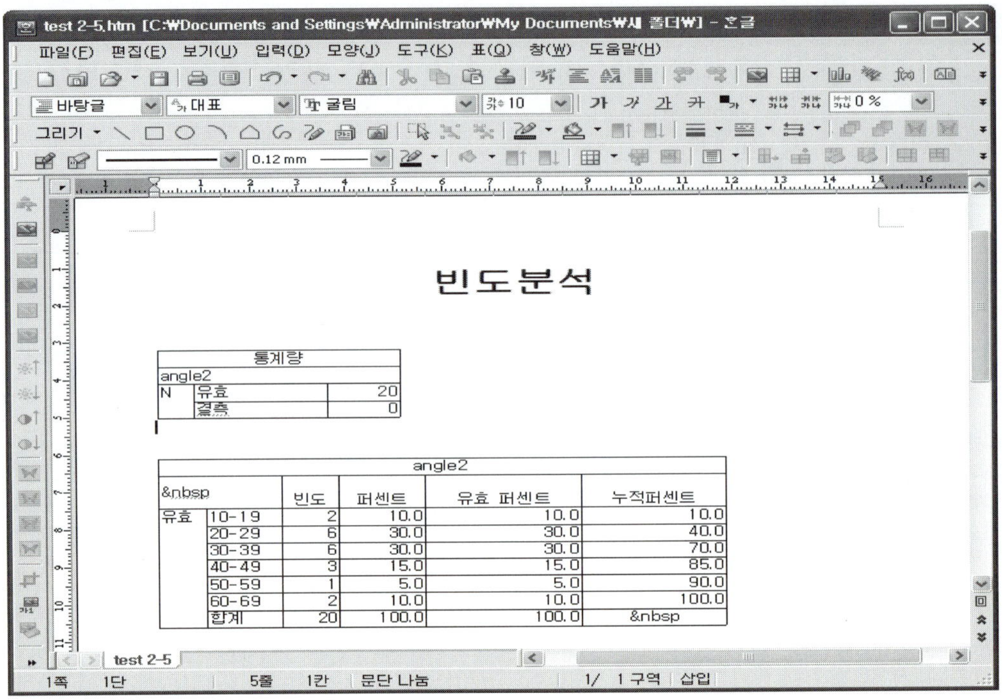

8) 변환된 결과를 확인한다.

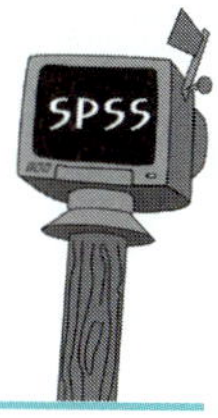

[2-6] 막대그래프 그리기

컴퓨터 활용하기

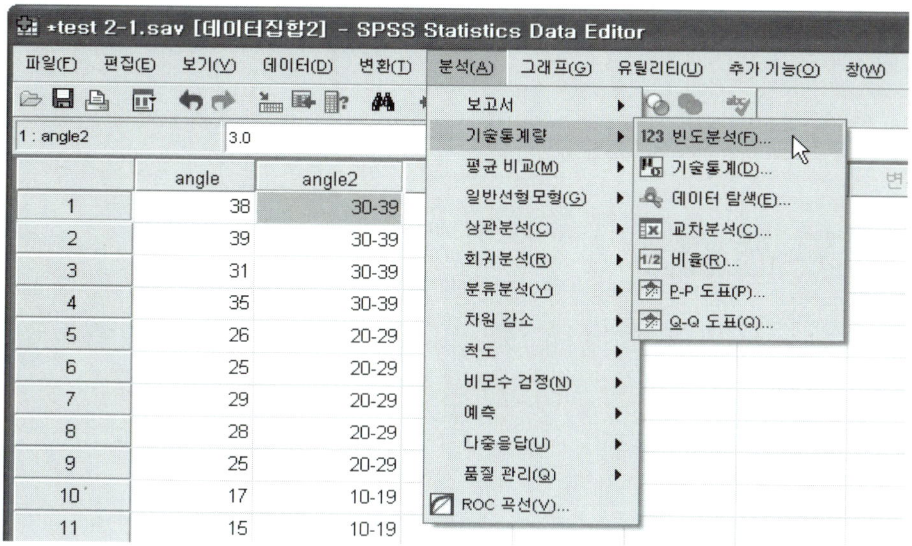

막대그래프는 명목척도와 서열척도에 사용되는 그래프이다. 그러므로 비율척도인 angle을 범주화한 angle2의 변수(질적변수)를 선택하여 막대그래프를 그린다.

1) [분석] - [기술통계량] - [빈도분석(F)]을 선택한다.

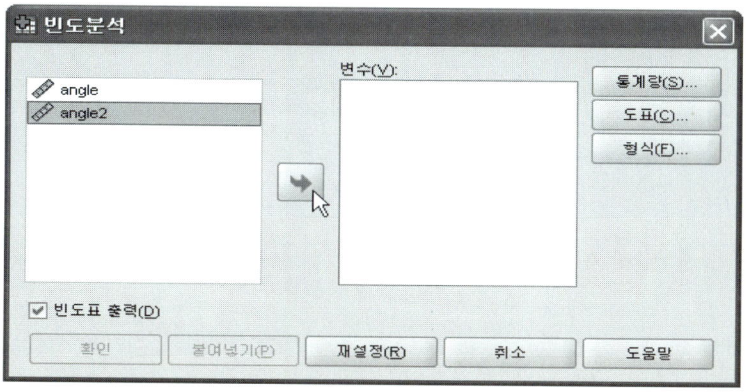

2) 원하는 변수(질적변수)를 선택한 후 ➔를 누른다.

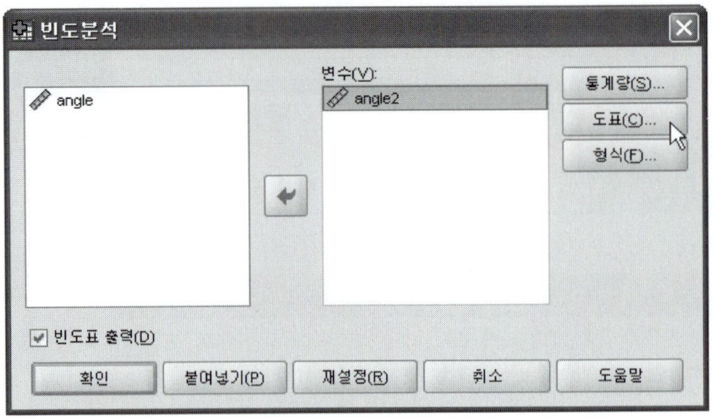

3) 도표(C)... 를 누른다.

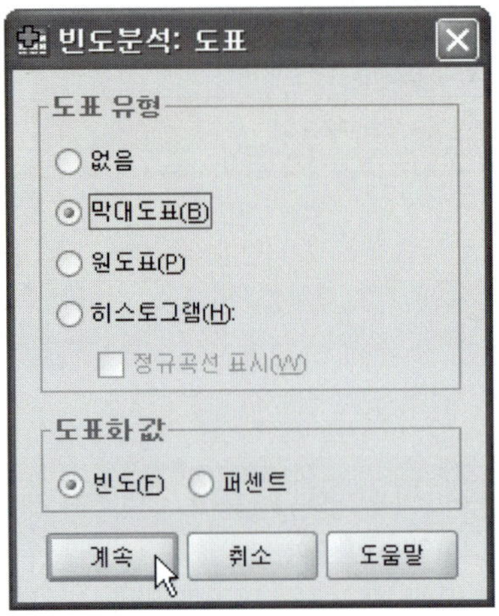

4) [도표 유형]-[막대도표]를 선택하고 [도표화 값]을 [빈도]나 [퍼센트] 중 원하는 값을 선택한 후 계속 을 누른다.

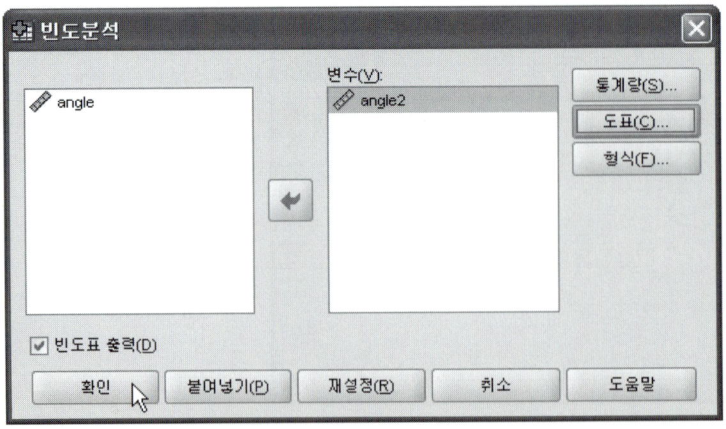

5) 확인 을 누른다.

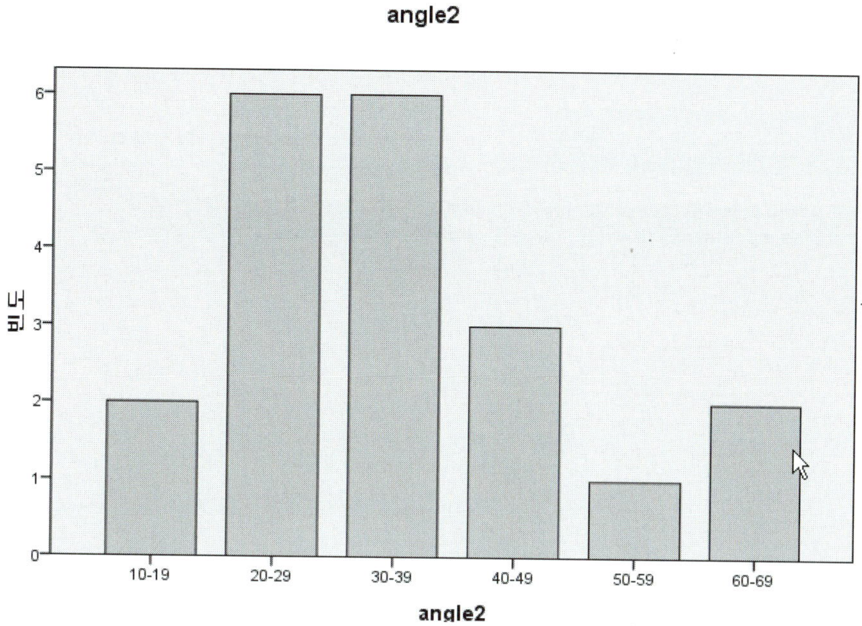

6) 뷰어창에 그려진 막대도표를 확인한다. 막대도표의 모양과 색은 도표를 더블클릭하면 나타나는 도표 편집기를 통해서 원하는 형태대로 변경할 수 있다.

[2-7] 히스토그램 그리기

컴퓨터 활용하기

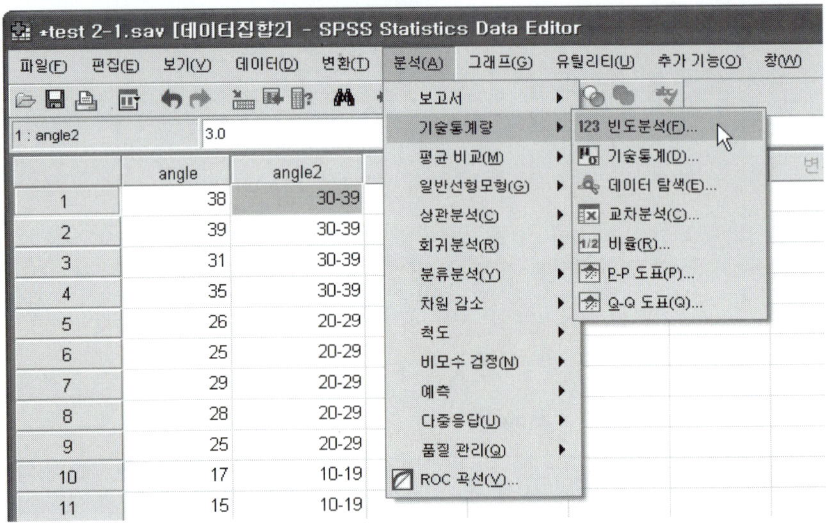

히스토그램은 간격척도와 비율척도에 사용되는 그래프이다. 그러므로 비율척도인 angle 변수(연속변수)를 선택하여 히스토그램을 그린다.

1) [분석] – [기술통계량] – [빈도분석(F)]을 선택한다.

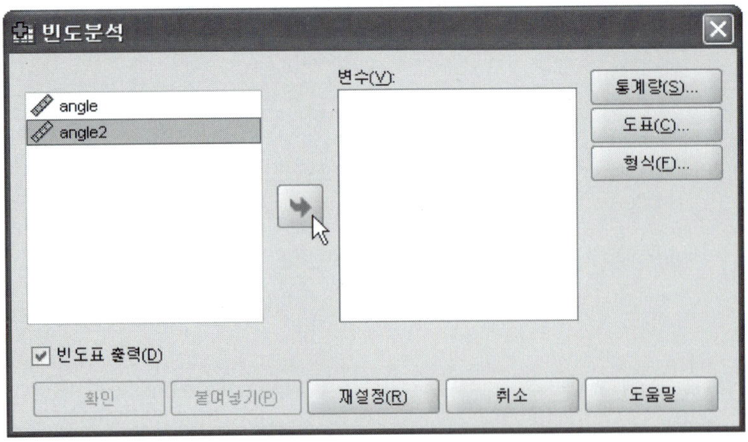

2) 원하는 변수를 선택한 후 [→]를 누른다.

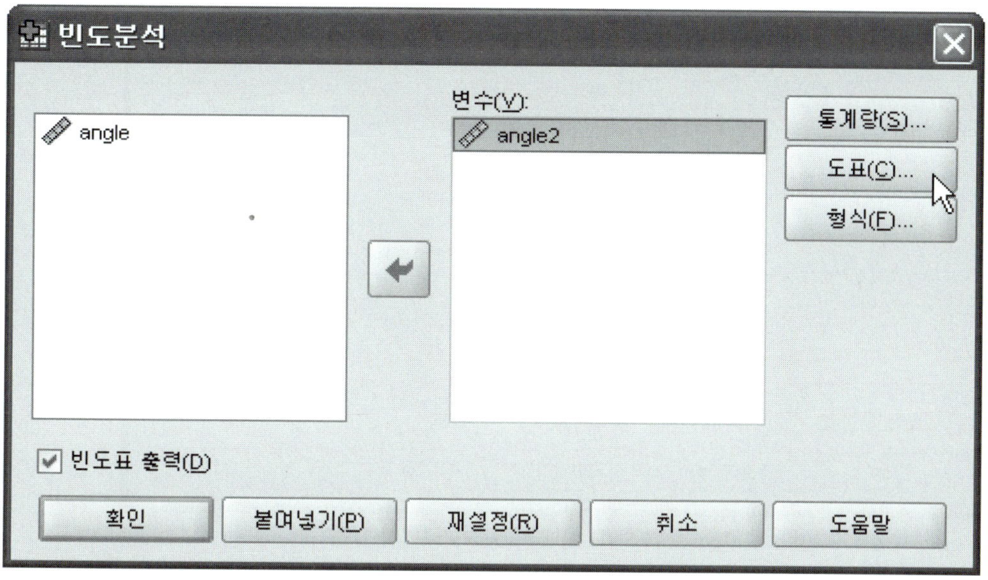

3) [도표(C)...]를 누른다.

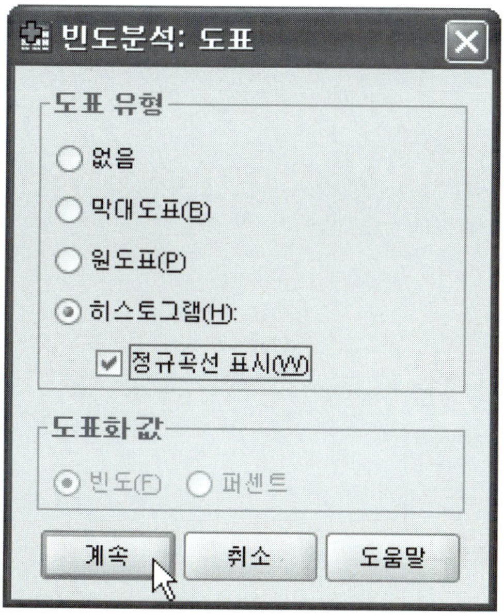

4) [히스토그램]을 선택하고 [계속]을 누른다. 히스토그램에서는 정규곡선 표시를 선택하여 나타낼 수 있다.

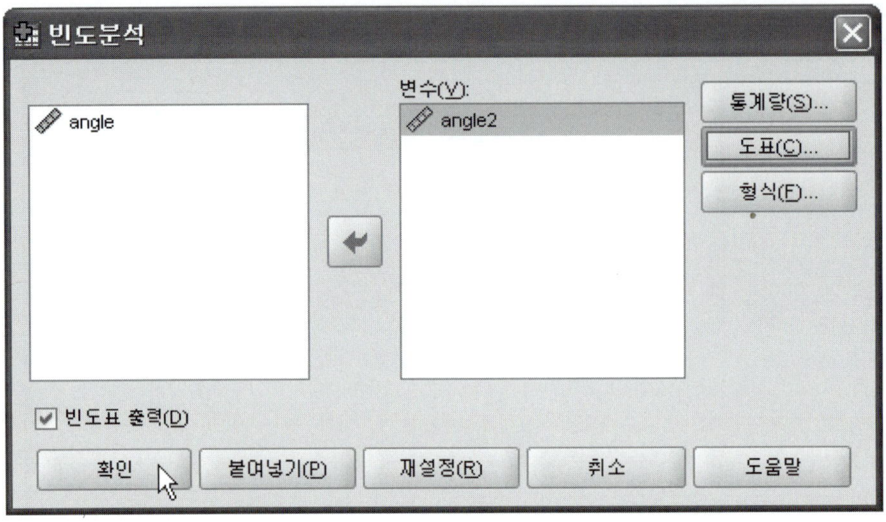

5) 확인 을 누른다.

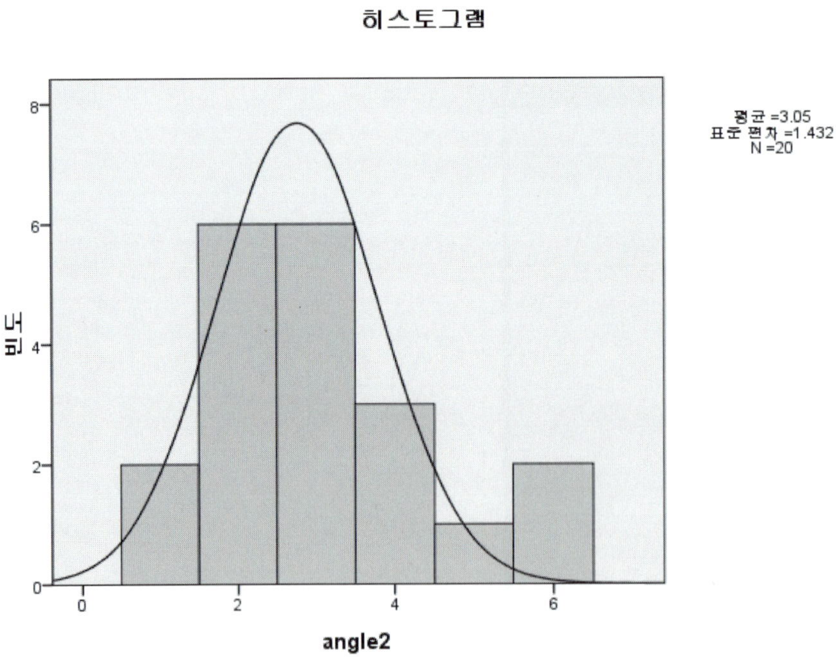

6) 히스토그램의 결과를 확인한다.

[2-8] 파이차트 그리기

컴퓨터 활용하기

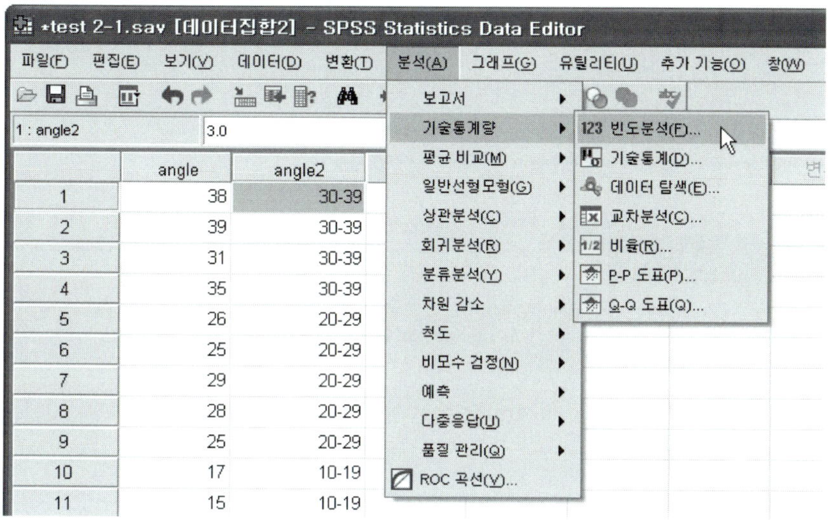

파이차트는 척도가 명목척도 혹은 서열척도인 경우에 사용되는 그래프이다.

1) [분석] - [기술통계량] - [빈도분석(F)]을 선택한다.

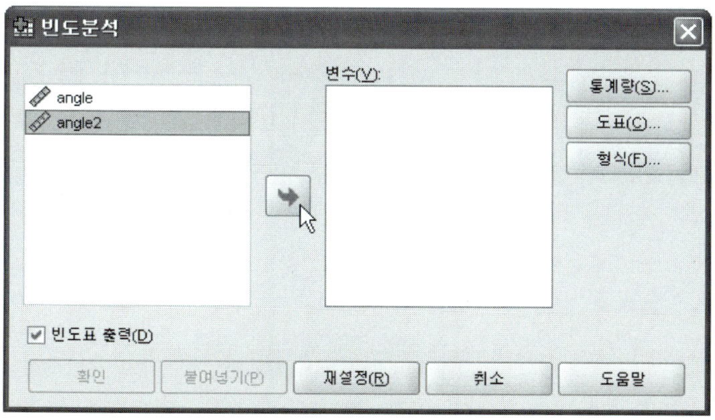

2) 원하는 변수를 선택한 후 [→]를 누른다.

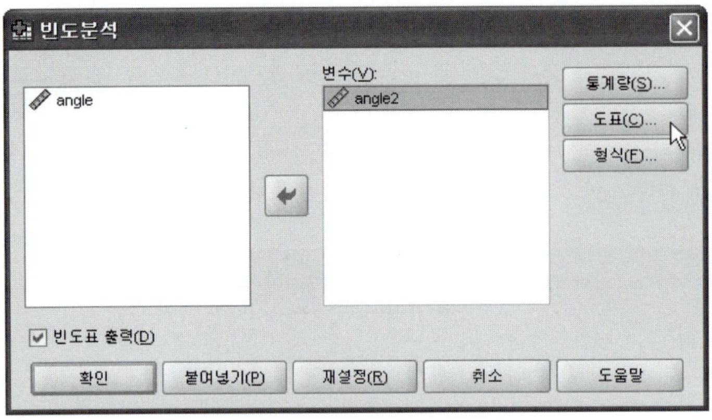

3) 도표(C)... 를 누른다.

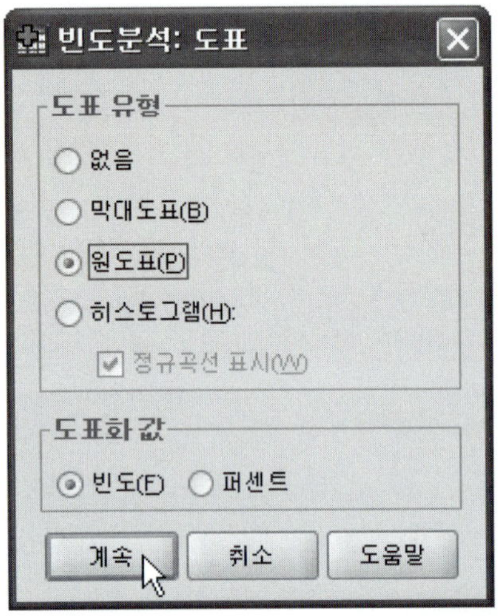

4) [원도표]를 선택하고 계속 을 누른다.

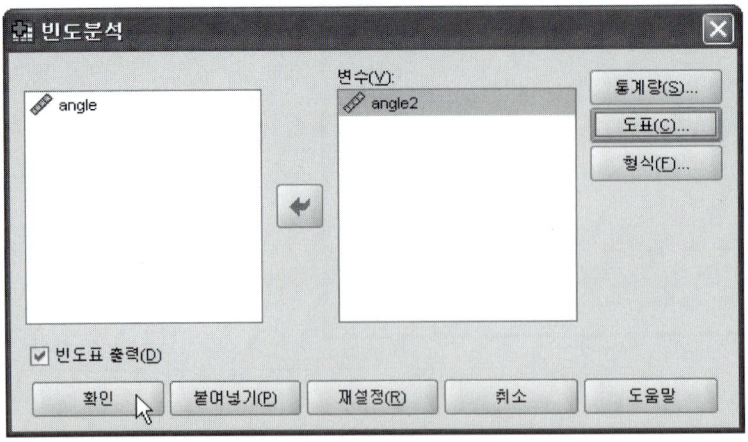

5) 확인 을 누른다.

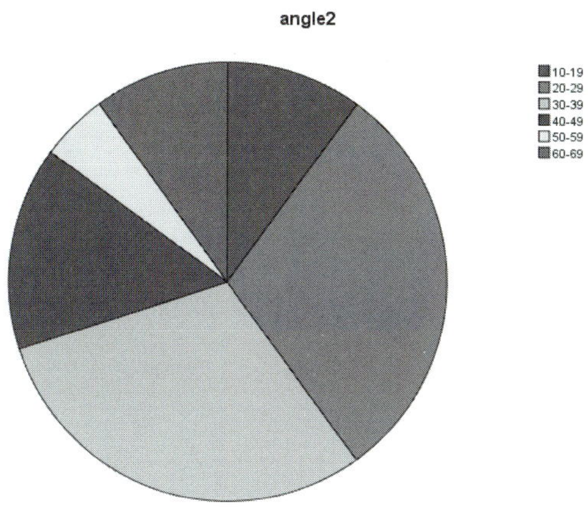

6) 파이차트(원도표)의 결과를 확인한다.

[2-9] 줄기와 잎그림 그리기

컴퓨터 활용하기

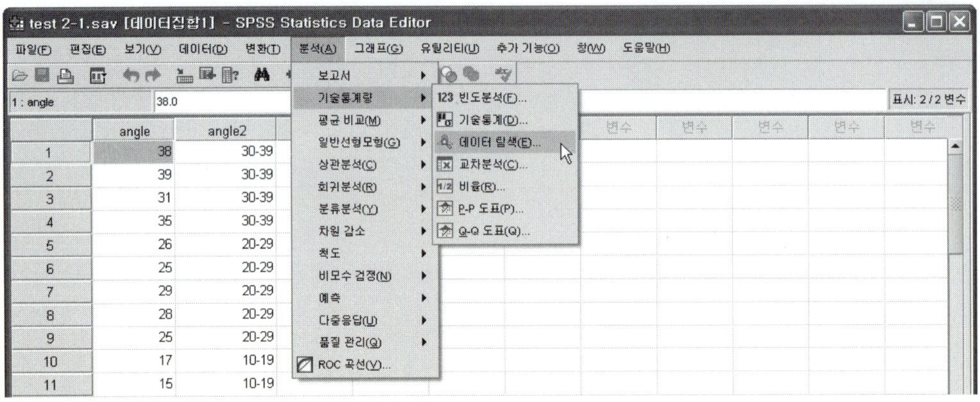

1) [분석]-[기술통계량] - [데이터 탐색(E)]을 선택한다.

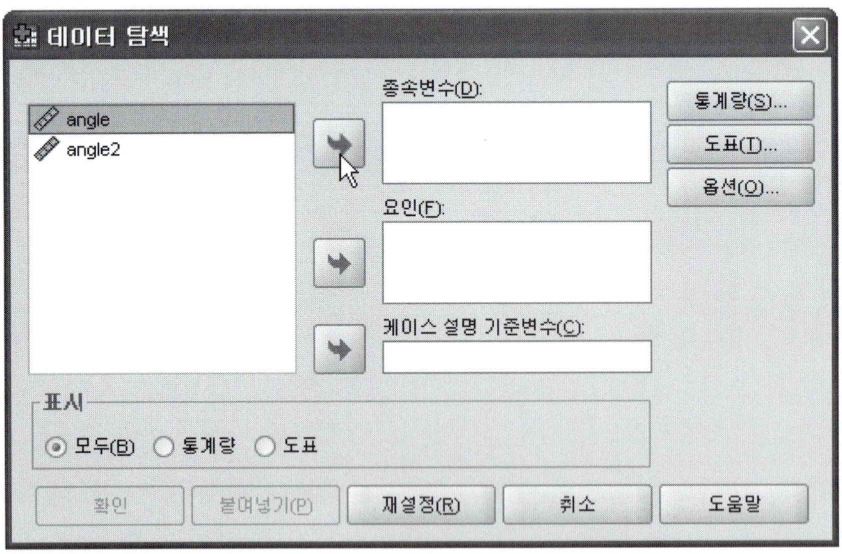

2) 원하는 변수(연속변수)를 선택하고 [→]를 눌러 종속변수로 옮긴다.

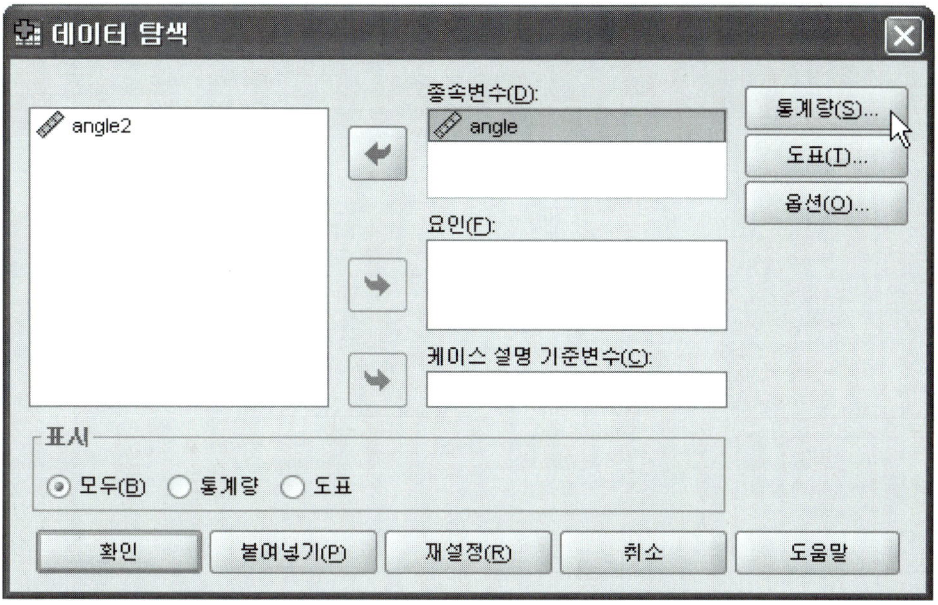

3) 도표(T)... 를 누른다.

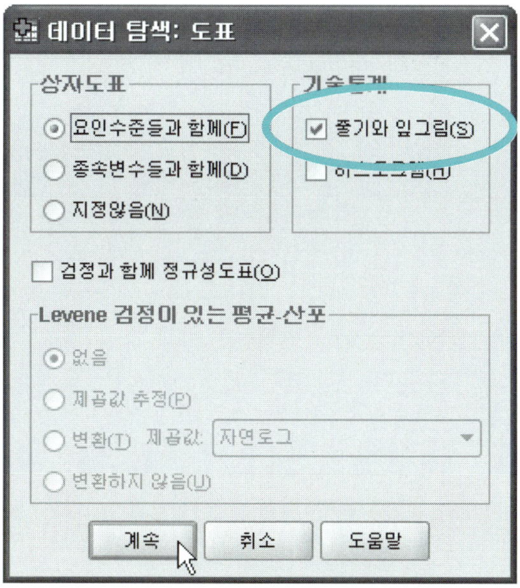

4) [줄기와 잎그림]을 선택하고 계속 을 누른다.

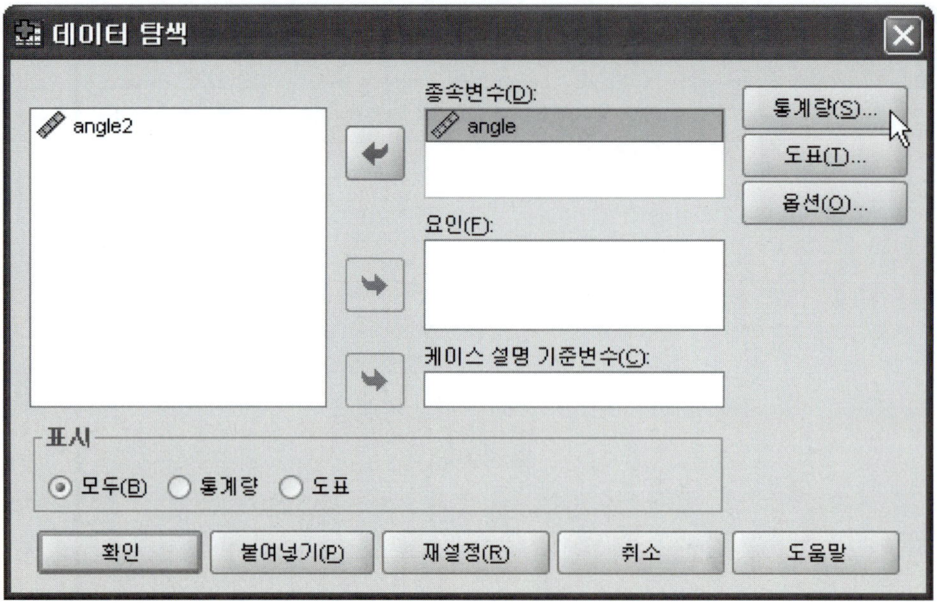

5) 확인 을 누른다.

angle

```
angle Stem-and-Leaf Plot

 Frequency    Stem &  Leaf

     2.00        1 .  57
     6.00        2 .  556889
     6.00        3 .  158899
     3.00        4 .  015
     1.00        5 .  8
     1.00        6 .  0
     1.00 Extremes    (>=69)

 Stem width:        10
 Each leaf:        1 case(s)
```

6) 줄기와 잎그림의 결과를 확인한다. 줄기의 단위는 10이며, 각각의 잎은 1개의 사례(case)를 의미한다.

연습문제

2.1 다음을 정의하시오.

(a) 줄기와 잎그림(Stem-and-leaf display)

(b) 상자도표(Box-and-whisker plot)

(c) 빈도/도수분포(Frequency)

(d) 상대도수분포(Relative frequency)

(e) 통계량(Statistic)

(f) 모수(Parameter)

(g) 도수다각형(Frequency polygon)

(h) 정확한계(True class limits)

(i) 히스토그램(Histogram)

2.2 히스토그램에서 각 계급의 사각형 면적은 무엇을 의미하는가?

① 누적도수 ② 도수 ③ 계급값 ④ 중앙값

2.3. 도수분포표를 작성하는 이유로 가장 타당한 것은?

① 조사된 자료의 효율적인 관리를 위해 작성한다.

② 간편한 계산을 위해 작성한다.

③ 모집단의 특성값을 계산하기 위해 작성한다.

④ 조사된 집단의 구조를 파악하기 위해 작성한다.

2.4. 다음 중 도수에 대한 설명으로 맞는 것은?

① 변량을 크기에 따라 적당히 분류한 것

② 계급의 중앙값

③ 각 계급에 속하는 자료의 수

④ 도수분포를 도표화한 것

2.5. 다음 설명 중 틀린 것은?

① 히스토그램의 전체 면적은 총 도수를 의미한다.

② 누적도수의 결과를 설명하는 것은 누적도수분포도이다.

③ 상대도수는 각 계급에 속하는 도수를 계급으로 나눈 것이다.

④ 해당 계급까지의 도수를 합한 것이 누적도수이다.

2.6 다음 자료는 첫 아이를 낳은 산모의 나이이며, 전체 모집단 286명 중에서 선택된 표본이다. 아래의 질문에 대하여 그래프와 표를 그리세요.

18	19	19	21	22	23	23	23	23	24
25	25	25	26	27	27	27	29	29	30
31	31	31	31	31	32	32	33	35	35

1) 도수분포표

2) 히스토그램과 도수다각형

3) 도수분포표를 이용하여 막대그래프로 파이차트

4) 줄기와 잎그림

2.7 다음 자료는 출생 시 신생아의 몸무게를 kg으로 측정한 것이다. 아래의 질문에 대하여 그래프와 표를 그리세요.

2.27	2.35	2.98	3.09	3.15	3.15	3.24	3.29	3.30	3.32
3.32	3.37	3.40	3.42	3.43	3.54	3.60	3.60	3.63	3.69
3.69	3.80	3.86	3.93	4.05	4.08	4.17	4.34	4.37	4.37

1) 도수분포표

2) 히스토그램과 도수다각형

3) 도수분포표를 이용하여 막대그래프로 파이차트

4) 줄기와 잎그림

Chapter 3

중심경향성과 산포도

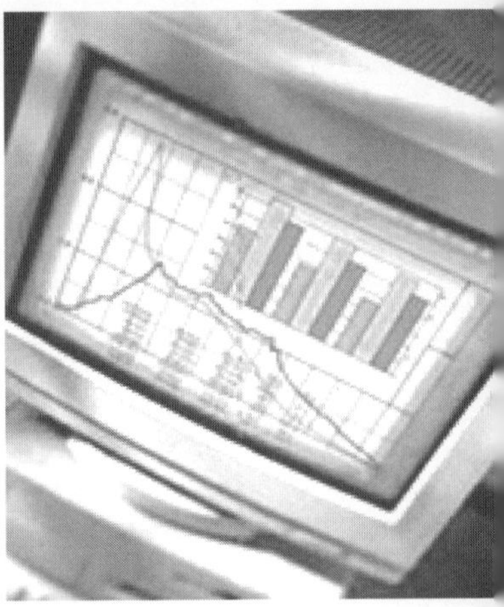

Statistics

3.1 중심경향성의 측정

3.2 산포성의 측정

3.3 왜도

3.4 첨도

제 3 장 중심경향성과 산포도

표나 그래프를 이용한 자료정리를 통하여 여러 가지 특성을 살펴볼 수 있으나 계급구간의 수에 따라 정리결과가 다를 수 있으므로 좀 더 객관적으로 자료를 정리해야 할 필요가 있다. 표본을 이용하여 얻은 자료의 분포상태를 좀 더 정확하게 파악하기 위하여 그림이나 표보다는 하나의 수량화한 측정치로 표시하는 여러 방법을 자료의 통계적 처리라고 한다. 이때 우리가 필요로 하는 것은 몇 가지 기술적(記述的)인 측정치(descriptive measures)를 이용하여 자료를 요약할 수 있으며, 이 측정치는 표본집단 또는 모집단의 자료를 이용하여 구한다.

일련의 자료로부터 산출될 수 있는 기술적인 측정치에는 여러 가지가 있는데, 이 장에서는 **중심경향성의 측정(Measure of central tendency)과 산포도의 측정(Measure of dispersion)**을 살펴보고자 한다. 중심경향성의 측정은 '자료를 대표하는 값'을 측정하는 것을 의미한다. 중심경향성을 측정하는 이유는 각 집단의 여러 자료를 한 값(단일 측정치)으로 나타내 자료의 특성을 잘 이해하고자 하는 데 있다. 또한 자료의 특성을 완전히 이해하기 위해서는 중심경향성의 측정뿐만 아니라 산포도에 대한 이해가 필요하다. 예를 들면, 두 학과의 시험의 평균이 70점이라고 하자. 그런데 A학과는 대부분의 학생들이 70점대에서 점수를 맞은 것이고, B학과는 80~90점대와 50~60점대의 점수가 많아서 평균이 70점이 되었다고 하자. 이때 자료를 대표하는 값인 70점만을 가지고는 그 집단의 특성을 잘 이해하기 어렵다. 따라서 자료의 산포도를 명시해주어야만 이 자료를 좀 더 잘 이해할 수 있다. 산포도는 간단히 말하면 '분포에 있는 측정값의 흩어진 정도'를 의미한다. 즉 산포도(dispersion)란 측정값들이 나타내는 수치들의 다양성을 일컫는다. 모든 수치가 동일하다면 산포성이 없다는 것이고 그렇지 않다면 산포성이 있다는 뜻이다. 비록 수치가 동일하지 않다 하더라도 서로 모여 있을 경우 산포도는 매우 작게 되며, 만일 수치가 광범위하게 흩어져 있으면 산포도는 크게 된다. 유사한 개념으로 사용되는 용어는 변이(variation), 산점성(scatter) 등이 있다.

본 장에서는 중심경향성과 산포도를 측정하는 방법은 여러 가지 것이 있으나 가장 흔히 사용되는 평균(平均 : mean), 중위수(中位數 : median), 최빈수(最頻數 : mode)와 산포도(dispersion)는 범위, 사분위편차, 분산과 표준편차 및 변이계수를 본 장에서 다루고자 한다.

3.1 중심경향성의 측정(Measure of Central Tendency)

3.1.1 산술평균

산술평균(算術平均 : **Arithmetic Mean**) 산술평균은 중심경향성을 나타내는 측정치로서 가장 익숙한 형태이다. 우리가 흔히 말하는 "평균"이 바로 이것을 뜻한다. 사실상 평균에도 여러 가지가 있는데 여기서는 가장 흔히 쓰이는 산술평균만을 다루고자 한다. 그러므로 이 책에서는 다른 평균치를 다루지 않기 때문에 편의상 산술평균을 평균이라고 부르겠다. 모집단 또는 표본집단에 나타나는 모든 값을 더해서 그 더한 개수로 나누면 평균을 얻을 수 있다. 표 2.1.1에 나타난 100명의 환자로 구성된 집단에서 연령의 평균을 얻는 방법은 다음과 같다.

$$\text{평균연령} = \frac{70+62+\cdots\cdots+70+49}{100} = \frac{5170}{100} = 51.70$$

우리가 그 평균치를 얻은 과정을 일반적으로 부호를 통하여 나타내면 아주 편리하다. 대문자 'X'로써 우리가 관찰하고자 하는 확률변수를 표시한다. 위에서 사용한 연령은 X로 표시하며, 이는 확률변수가 된다. 그 확률변수의 각 개체의 수치는 소문자 x로 표시한다. 각 x의 값들을 구별하기 위하여 X의 밑에 순서에 따라 1, 2, 3, ... 등의 숫자를 적어 준다. 표 2.1.1을 이용하여 예를 들면, $x_1 = 17, x_2 = 17, \ldots$ 그리고 $x_{100} = 87$이 된다. 일반적으로 확률변수의 어떤 값을 x_1로서 표기하고 주어진 모집단의 마지막 값은 x_N으로 표시한다. 모집단의 평균치를 산출하는 일반적인 공식은 다음과 같다

$$\text{모집단 평균} : \mu = \frac{\sum_{i=1}^{N} X_i}{N} \qquad \text{(공식 3.1.1)}$$

$\sum$ 부호는 변수의 첫 번째부터 마지막까지 모든 값을 더하라는 뜻이다. $\sum$ 부호는 합산부호로서 본 책자에서 많이 사용되는데 합산할 수치들의 개수가 명확한 경우에는 합산부호의 위와 아래에 표기되는 부호가 생략된다.

표본의 평균치를 계산할 때는 위에서 설명한 방법에서 부호를 약간 수정한다. 즉 표본 평균은 $\overline{x}$로, 표본 수는 n으로 표시한다. 따라서 표본 평균의 계산은 다음과 같다.

$$\text{표본 평균} : \overline{x} = \frac{\sum_{i=1}^{n} X_i}{n} \qquad \text{(공식 3.1.2)}$$

산술평균은 다음과 같은 몇 가지 장점과 단점이 있다.

① 유일성(唯一性 : uniqueness) : 주어진 자료에 대해서는 단지 하나의 산술평균치만이 존재한다.

② 간결성(簡潔性 : simplicity) : 산술평균의 의미는 쉽게 이해될 수 있는 것이며 산출하기가 쉽다.

③ 모든 값들이 산술평균의 산출에 사용되므로 산술평균은 각각의 값에 따라 영향을 받게 된다. 따라서 극단적인 값이 존재하면 그 평균치가 극단값에 영향을 받게 되어 집단을 대표하는 값, 다시 말하면 중심경향성을 제대로 파악하기 어렵게 된다.

이에 대한 예로서 다음과 같은 경우를 생각할 수 있다. 어느 회사의 중역이나 사업주가 전체 종업원의 평균 급여가 얼마라고 발표할 때는 그 숫자를 한 번 다시 생각해 볼 필요가 있다. 만약 사업주 한 사람의 수입이 평균 2억이고, 이를 기타 여러 종업원의 싼 월급과 더해 산술평균을 냈다고 하자. 이 경우 사업주 한 사람의 수입이 들어감으로써 종업원의 평균 월급은 실제로 그들이 받는 월급보다 훨씬 많아진다. 이때의 산술평균은 중심경향성을 나타내는 적절한 대표치라고 볼 수 없다. 이렇듯 단 하나의 극단적인 값이 전체 평균치를 증가시키거나 감소시키는 역할을 할 수 있을 경우 평균을 사용하는 것은 바람직하지 않다.

이처럼 평균은 대부분의 다른 자료 값보다 아주 크거나 작은 값, 즉 이상값(outlier)이 존재하는 경우에 이 값의 영향을 많이 받는다. 이러한 평균의 단점을 보완하기 위하여 자료를 순서대로 나열한 다음 양쪽에서 각각 $p\%$ **에 해당되는 극단값을 제외한 다음 나머지 자료에 대해서 구한 평균을 '$p\%$ 절삭평균'**이라고 한다. 절삭평균(trimmed mean)은 자료에 이상값이 존재하는 경우 평균보다 중심위치에 대한 측도로서 더 적절하다고 할 수 있다.

3.1.2 중위수

중위수(中位數 : **Median**) 유한집합으로 이루어진 측정치들의 중위수는 그 집합의 요소들을 순서대로 배열하여 두 부분으로 구분하는 중위수를 말하는 것으로, 이때 중위수보다 큰 값들의 수와 작은 값들의 수는 일치한다. 값들의 수가 홀수이면 모든 값을 크기의 순서대로 나열할 경우 가운데에 있는 값이 중위수이다. 짝수일 때는 가운데에 있는 관찰치는 하나가 아니고 두 개가 되므로 이 두 개 값의 평균을 구하면 중위수가 된다.

중위수 산출방법

자료의 수를 n이라 할 때

n이 홀수일 때 : $\frac{n+1}{2}$ 번째 자료값 (공식 3.1.3)

n이 짝수일 때 : $\frac{n}{2}$ 번째와 $\frac{n}{2}+1$ 번째 자료값의 평균

다음 자료의 n이 홀수인 경우와 n이 짝수인 경우 중위수를 구해보자.

① n이 홀수인 경우 중위수 산출방법

64	4	28	13	94	17	18	19	45	22
24	26	6	29	34	42	38	36	19	53
56	1	73	81	16					

제일 먼저 위의 자료를 서열화시켜야 한다. 서열화시키면 다음과 같다.

1	4	6	13	16	17	18	19	19	22
24	26	28	29	34	36	38	42	45	53
56	64	73	81	94					

자료의 수는 25개, 즉 홀수이므로 공식 3.1.3을 이용하면 중위수는 26/2 = 13번째 자료값인 28이 된다.

② n이 짝수인 경우 중위수 산출방법

위의 예에서 1개의 자료값인 105가 추가되었을 경우

64	4	28	13	94	17	18	19	45	22
24	26	6	29	34	42	38	36	19	53
56	1	73	81	16	105				

위의 자료를 서열화 시키면,

1	4	6	13	16	17	18	19	19	22
24	26	28	29	34	36	38	42	45	53
56	64	73	81	94	105				

자료의 수가 짝수이므로($n=26$), 공식 3.1.3에 의하여 중위수는 $\frac{n}{2}$ 번째와 $\frac{n}{2}+1$번째 값의 평균이므로 13번째와 14번째 값의 평균이다. 13번째 값은 28, 14번째 값은 29이므로 이 두 자료값의 평균은 $(28+29)\div 2=28.5$이다.

중위수의 특성은 다음과 같다.

① 유일성(唯一性 : uniqueness) : 평균치의 경우에서처럼 주어진 자료에는 오로지 한 개의 중위수가 존재한다.

② 평균치와는 달리 극단적인 값에 항상 영향을 받지 않는다.

3.1.3 최빈수

최빈수(最頻數 : **Mode**)는 관찰치 집단에서 가장 많이 발생하는 빈도를 가지는 값이다. 모든 값들이 서로 다를 때는 최빈수가 존재하지 않을 수도 있고, 또한 자주 발생하는 관찰치가 여러 개일 경우 하나 이상의 최빈수를 가질 수도 있다.

다음 A, B, C 자료의 최빈수를 구해보자.

자료 A. 1 1 2 5 5 7 7 8 9 9 9 10 15

자료 B. 1 2 4 6 8 9

자료 C. 1 1 1 2 2 4 6 6 6 8 8 9 9

자료 A의 경우 빈도수가 가장 많은 자료값은 9로서 빈도수는 3개이다. 따라서 최빈수는 9이다. 자료 C의 경우 자료값 1의 빈도수는 3개, 2의 빈도수는 2개, 6의 빈도수는 3개, 8의 빈도수는 2개, 9의 빈도수는 2개이다. 따라서 빈도수가 가장 많은 자료값인 최빈수는 1과 6으로 두 개가 된다. 최빈수가 하나가 아니라 두 개가 되는 자료의 분포를 특히 쌍봉분포(bimodal distribution)라고 한다.

이러한 특성으로 인하여 최빈수는 질적자료(質的資料 : qualitative data)를 표시하는 데 주로 사용된다. 예를 들면, 1년 동안 어떤 병원에서 진료 받은 환자들의 증세가 류마티스관절염, 가슴문증후군, 손목굴증후군으로 진단되었다고 하자. 이 중 이 집단에서 가장 흔하게 진단되는 병이 최빈수가 될 것이다.

3.2 산포성의 측정(Measure of dispersion)

자료의 중심과 더불어 자료를 요약할 때 꼭 필요한 사항은 바로 자료의 퍼짐 정도, 즉 산포도이다. 산포도를 측정하는 목적은 점수분포가 얼마 정도의 변량을 가졌는지를 결정하기 위해서이다. 즉, 점수가 자료의 중심(예를 들면, 평균)에 어느 정도 집중되어 있는지 아니면 얼마나 퍼져 있는지를 나타내는 산포도를 알면, 대략 그 자료가 어떠한 형태인지 짐작할 수 있다. 본 절에서는 범위, 사분위편차, 분산과 표준편차 및 변이계수의 산포도를 다룬다.

3.2.1 범위(範圍 : Range)

범위는 자료의 분산을 측정하는 가장 간단한 방법이다. 범위란 가장 작은 값과 가장 큰 값의 차이를 의미한다. 만일, 가장 큰 값을 $X_{\max}$(최대값) 그리고 가장 작은 값을 $X_{\min}$(최소값)라고 표시한다면 범위는 다음 식과 같다.

$$범위(R) = X_{\max} - X_{\min} \qquad (공식\ 3.2.1)$$

표 2.1.2의 자료를 이용할 경우 $R = 87 - 17 = 70$ 이 된다.

그러나 범위의 활용성은 제한되어 있다. 왜냐하면 이 범위는 단지 2개의 수치만을 활용하고 나머지 숫자는 고려하지 않으므로 자료의 퍼짐 정도를 나타내기 위한 매우 단순한 척도가 되며, 평균과 마찬가지로 자료에 이상값이 존재할 경우에 영향을 받는다는 단점이 있다.

3.2.2 사분위편차(Quartile Deviation)와 상자그림(Box Plot)

자료의 퍼짐 정도를 표현하는 다른 척도인 사분위범위(inter-quartile range)를 알기 위해서 사분위수에 대해서 알아야 한다. 사분위수(quartile)는 수집된 자료를 오름 크기순으로 배열하고 이를 4등분했을 경우에 각각의 4등분되는 위치의 값을 의미한다. 다시 말하면 $Q_1(first\ quartile)$은 제1사분위수로, 분포에서 하위 25%를 나머지와 분리시킨 값이다. $Q_2(second\ quartile)$는 제2사분위수로 50%를 갖는 값이고, 제2사분위수(Q_2)와 중위수는 같다고 할 수 있다. $Q_3(third\ quartile)$는 제3사분위수로 분포에서 하위 75%와 나머지를 분리시킨 값이다. 그러므로 백분위수의 관점에서 보면 제25백분위수(P_{25}), 제50백분위수(P_{50}), 제75백분위수(P_{75})로 표기할 수 있다. P_{25}는 제1사분위수로 Q_1로 표기하고, P_{50}은 제2사분위수로 Q_2으로 표기한다. P_{75}는 제3사분위수로 Q_3으로 표기한다. 즉, 누적된 도수를 전체 도수에 비교하여 25%, 50%, 75% 되는 점의 값을 말한다.

'사분위범위(inter-quartile range : IQR)'는 제1과 제3사분위수 간의 거리를 말하며, '사분위편차(quartile deviation)'는 사분위범위를 2로 나눈 값이며, Q_2(중위수)를 중심으로 한 분산도라고 할 수 있다. 만약, 사분위범위가 길 경우 비교적 많이 흩어진 분포일 것이며, 짧다면 밀집된 분포일 것이다.

$$Q_1 = \frac{n+1}{4}\text{번째 관찰치}$$

$$Q_2 = \frac{2(n+1)}{4} = \frac{n+1}{2}\text{번째 관찰치}$$

$$Q_3 = \frac{3(n+1)}{4}\text{번째 관찰치}$$

사분위범위(Inter-quartile Range : IQR) $= Q_3 - Q_1$

사분위편차(Quartile Deviation) $= \dfrac{Q_3 - Q_1}{2}$ *(공식 3.2.2)*

사분위편차와 사분위수에 따라 분포의 형태가 정규분포인지 좌비대칭형(negatively skewed) 혹은 우비대칭형(positively skewed)인지를 파악할 수 있다. 그림 3.2.1에서와 같이 정규분포일 경우는 제2사분위수, 즉 중위수를 중심으로 제1사분위수와 제3사분위수의 거리가 같음을 알 수 있다. 즉, 수식으로 표현하면 좌우대칭 분포를 이루기 위하여 $|Q_1 - Q_2| = |Q_3 - Q_2|$가 성립된다. 좌우대칭, 즉 정규분포가 아닌 편포의 경우는 그림 3.2.1의 (b), (c)와 같다.

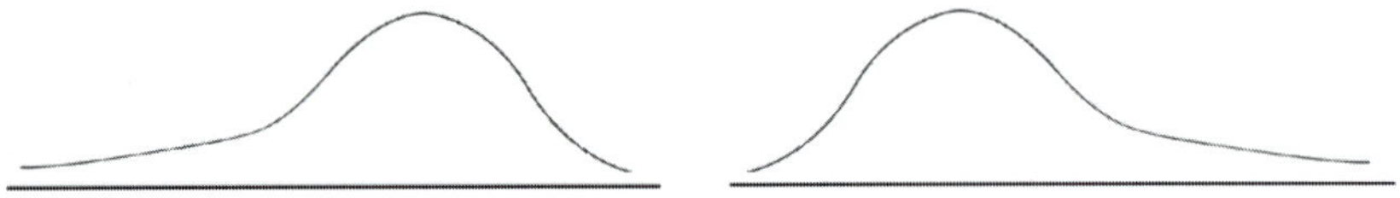

그림 3.2.1 좌비대칭형과 우비대칭형

좌비대칭형일 경우 제2사분위수인 중위수로부터 제1사분위수와 제3사분위수까지의 길이가 같지 않음을 알 수 있다. 좌비대칭형인 경우 중위수로부터 제1사분위수까지의 왼쪽의 길이가 중위수로부터 제3사분위수까지의 오른쪽 길이보다 길다. 그러므로 좌비대칭형을 이루기 위해서는 $|Q_1 - Q_2| > |Q_3 - Q_2|$ 가 성립되어야 한다.

우비대칭형인 경우는 좌비대칭형과 반대의 현상을 나타낸다. 중위수를 중심으로 제3사분위수까지의 오른쪽 길이가 제1사분위수 왼쪽까지의 길이보다 길다. 우비대칭형을 이루기 위해서는 $|Q_3 - Q_2| > |Q_1 - Q_2|$ 가 성립되어야 한다.

자료의 범위는 자료의 최대값과 최소값의 차이를 나타내기 때문에 간단하기는 하지만 극단적인 이상값(outlier)이 있을 경우에 심한 영향을 받는다. 그러나 사분위편차는 분포 중앙의 50%에 집중하므로 극단적인 이상값에 영향을 거의 받지 않는다. 따라서 이상값이 존재할 경우에는 범위보다 사분위편차를 많이 사용한다. 그럼에도 불구하고 사분위편차는 개별 점수 간의 실제 간격을 계산하지 못하므로 점수들이 얼마나 흩어져 있는지 혹은 모여 있는지에 대해서 알기가 어렵다. 범위와 마찬가지로 사분위편차도 불완전한 측정방법이라 할 수 있다.

다음 자료를 이용해서 사분위편차를 구하여 보면 다음과 같다.

1	4	6	13	16	17	18	19	19	22
24	26	28	29	34	36	38	42	45	53
56	64	73	81	94					

$Q_1 = \frac{(25+1)}{4} = 6.5$ 번째가 된다. 6번째 값은 17이며, 7번째 값은 18이다. 따라서 6.5번째 값은 $\frac{(17+18)}{2} = 17.5$ 이다.

$Q_2 = \frac{n+1}{2} = \frac{26}{2} = 13$ 번째이므로 28이다.

$Q_3 = \frac{3(25+1)}{4} = 19.5$, 19번째 값은 45이며, 20번째 값은 53이다. 따라서 19.5번째 값은 $\frac{(45+53)}{2} = 49$ 가 된다.

따라서 사분위범위$(Q_3 - Q_1) = 49 - 17.5 = 31.5$ 가 되며,

사분위편차 $\frac{31.5}{2} = 15.75$ 가 된다.

상자그림(Box Plot) 상자그림은 자료의 최소값, 최대값, 제1사분위수, 제2사분위수, 제3사분위수를 나타낸 그림이다. 자료의 분포형태를 종합적으로 표현하며, 이상값(outlier)에 대한 객관적인 기준을 제시한다. 두 개 이상 자료를 비교할 때 유용하다.

상자그림 작성법은 다음과 같다.

① 중위수를 수직선(혹은 수평선)으로 나타낸다.

② 좌우(혹은 상하)에 사분위수들로 막은 상자를 그린다. 즉, Q_1과 Q_3를 네모난 상자로 연결하고 중위수 (Q_2)를 표시한다.

③ $(Q_3 - Q_1) = IQR$ 을 계산한다. 안쪽 울타리(f_l, f_u)를 만든다.

$f_l = Q_1 - step;\ f_u = Q_3 + step$

$step = 1.5 \times IQR = 1.5 \times (Q_3 - Q_1)$

④ 안쪽 울타리 내에 있는 자료값 중에서 최소값과 최대값을 인접값(adjacent value)이라고 하고, 이를 상자와 연결한다.

⑤ 바깥쪽 울타리(F_L, F_U)를 만든다.

$F_L = Q_1 - 2 \times step;\ F_u = Q_3 + 2 \times step\ \ (step = 1.5 \times IQR)$

⑥ 안쪽 울타리와 바깥쪽 울타리 사이에 위치하는 자료를 이상값(outlier)라 하고, 'o'로 표시한다.

⑦ 바깥쪽 울타리 밖에 위치하는 자료를 극단적 이상값(extreme outlier)하며 '*'로 표시한다.

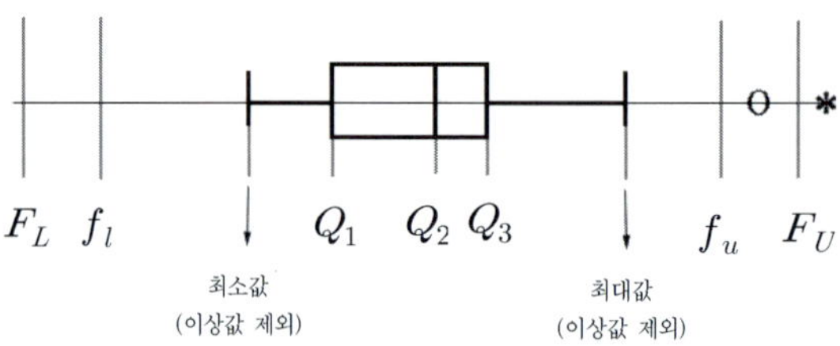

그림 3.5.1 상자그림

3.2.3 분산(Variance)과 표준편차(Standard Deviation)

관찰치들이 평균을 중심으로 가까이 놓여 있으면 광범위하게 놓여 있을 때보다 산포성의 정도는 덜하다. 이런 현상으로 볼 때 평균 주위로 수치들이 산포되어 있는 정도를 상대적으로 측정할 수 있다면 자료의 산포성을 이해하기 쉬울 것이다. 이러한 것을 측정하는 것이 분산이다.

분산을 계산함에 있어서 모집단의 분산(σ^2)과 표본의 분산(s^2)은 차이를 보인다. 모집단의 분산은 단순히 각 관찰치와 평균치와의 차이인 편차($X-\mu$)를 제곱(자승)하여 더한 뒤 더한 값을 전체 N으로 나누면 된다. 표본의 분산을 구할 경우 N으로 나누는 대신에 표본수보다 1이 적은 수($n-1$)로 나누어 주면 된다. σ^2을 유한 모집단 분산이라 할 경우 만약 관찰치의 수가 많아지면 (공식 3.2.3)에 의해 계산하기가 불편해지기 때문에 (공식 3.2.4)의 계산식을 활용하면 편리하다. 마찬가지로 표본의 분산(s^2)도 모집단의 분산을 구하는 경우처럼 정의용(공식 3.2.5), 산출용(공식 3.2.6)을 이용하여 구할 수 있다.

$$\sum(x_i-\overline{x})=0$$

$$\sum(x_i-\overline{x})=\sum x_i-\overline{x}=\sum x_i-n\overline{x}=\sum x_i-n\left(\sum\frac{x_i}{n}\right)$$
$$=\sum x_i-\sum x_i=0$$

여기서 보는 바와 같이 편차의 합은 항상 0이다. 이를 해결하기 위해서는 편차를 다음과 같이 제곱하며, 이를 계산공식으로 나타내면 다음과 같다.

$$\sum(x_i-\overline{x})^2=\sum(x_i^2-2\overline{x}x_i+\overline{x^2})=\sum x_i^2-\sum(2\overline{x}x_i)+\sum\overline{x}^2$$
$$=\sum x_i^2-2\overline{x}\sum x_i+n\overline{x^2}=\sum x_i^2-2\left(\sum\frac{x_i}{n}\right)\sum x_i+n\left(\sum\frac{x}{n}\right)^2$$
$$=\sum x_i^2-\frac{2\left(\sum x_i\right)^2}{n}+\frac{\left(\sum x_i\right)^2}{n}$$
$$=\sum x_i^2-\left(\frac{\sum x_i}{n}\right)^2$$

$$S^2=\frac{\sum x_i^2-\left(\frac{\sum x_i}{n}\right)^2}{n-1}=\frac{n\sum_{i=1}^{n}x_i^2-(\sum_{i=1}^{n}x_i)^2}{n(n-1)}$$

모집단 분산 정의공식 : $$\sigma^2 = \frac{\sum_{i=1}^{N}(x_i - \mu)^2}{N}$$ (공식 3.2.3)

모집단 분산 계산공식 : $$\sigma^2 = \frac{N\sum_{i=1}^{N}x_i^2 - (\sum_{i=1}^{N}x_i)^2}{N^2}$$ (공식 3.2.4)

표본 분산 정의공식 : $$s^2 = \frac{\sum_{i=1}^{n}(x_i - \overline{x})^2}{n-1}$$ (공식 3.2.5)

표본 분산 계산공식 : $$s^2 = \frac{n\sum_{i=1}^{n}x_i^2 - (\sum_{i=1}^{n}x_i)^2}{n(n-1)}$$ (공식 3.2.6)

분산은 편차제곱평균, 혹은 평균치로부터의 제곱평균 간격이라 할 수 있다. 그리고 표준편차는 이 분산의 제곱근이다. 표준편차는 가장 흔히 쓰이는 산포도이며 가장 신뢰할 수 있는 통계치이다. 왜냐하면, 표준편차는 분포의 평균을 고려해서 각 관찰치들과 평균과의 간격을 고려하여 산포도를 측정하기 때문이다. 그러므로 표준편차는 평균치로부터의 평균 간격에 가까운 것이다.

표본의 분산을 구할 때 n이 아니라 $n-1$로 나누어주는 이유는 자유도(自由度 : degrees of freedom) 때문이다. 분산을 계산할 때 우리는 $n-1$이라는 자유도를 갖는다고 한다. 그 이유를 설명하면 다음과 같다. 각 수치에서 평균치를 뺀 차이를 다 더하면 영(zero)이 된다. 따라서 우리는 $n-1$의 수치의 합을 알고 있다면 마지막 n번째의 값이 얼마가 될 것이라는 것은 자연히 알게 되기 때문이다. 그리고 n 대신 $n-1$을 사용해주는 것은 표본이 모집단에 비해 가변성이 적다는 전제로 하기 때문에 표본의 산포도 측정 시의 문제, 즉 편포된 추정치(biased estimate)가 발생될 수 있는데 이를 수정해 주는 역할을 한다. 즉

$n-1$로 나누는 것은 n으로 나눌 때보다 분모가 작아져서 결과적으로 더 큰 값이 나오기 때문에 표본의 산포도를 모집단의 산포도와 같이 정확하고 '**편포되지 않은 측정치**(unbiased estimate)'로 만들어 준다.

분산은 제곱의 형태로 나타나므로 측정단위에 비추어 볼 때 적절한 산포성의 측정이라고는 볼 수 없다. 이를 해결하기 위해서는 단순히 분산에 제곱근을 취하면 된다. 이것을 표준편차(標準偏差 : standard deviation)라고 한다. 모수치(모표준편차)로는 σ로 표시하며, 통계치(표본표준편차)로는 s로 표기한다.

모집단의 표준편차 : $\sigma = \sqrt{\sigma^2} = \sqrt{\dfrac{\sum_{i=1}^{n}(x_i-\mu)^2}{N}}$ *(공식 3.2.7)*

표본의 표준편차 : $s = \sqrt{s^2} = \sqrt{\dfrac{\sum_{i=1}^{n}(x_i-\bar{x})^2}{n-1}}$ *(공식 3.2.8)*

다음 자료를 이용하여 표본의 분산과 표준편차를 구하여 보면 다음과 같다.

예제 1 : 9, 10, 10, 10, 11 평균 = 10

예제 2 : 6, 8, 10, 12, 14 평균 = 10

예제 3 : 2, 6, 10, 14, 18 평균 = 10

표본의 분산을 구하는 것이므로 n이 아니라 $n-1$로 나누어 주는 것에 주의한다.

예제 1의 분산

x_i	$x_i-\bar{x}$	$(x_i-\bar{x})^2$
9	-1	1
10	0	0
10	0	0
10	0	0
11	1	1
Σ	0	2

$$s^2=\frac{2}{(5-1)}=0.5$$

$$s=\sqrt{0.5}=0.707$$

예제 2의 분산

x_i	$x_i-\bar{x}$	$(x_i-\bar{x})^2$
6	-4	16
8	-2	4
10	0	0
12	2	4
14	4	16
Σ	0	40

$$s^2=\frac{40}{(5-1)}=10$$

$$s=\sqrt{10}=3.162$$

예제 3의 분산

x_i	$x_i-\bar{x}$	$(x_i-\bar{x})^2$
2	-8	64
6	-4	16
10	0	0
14	4	16
18	8	64
Σ	0	160

$$s^2=\frac{160}{(5-1)}=40$$

$$s=\sqrt{40}=6.323$$

표 2.1.1의 자료를 이용하여 표본의 분산과 표준편차를 구하면 다음과 같다.

$$s^2=\frac{(70-51.7)^2+(62-51.7)^2+(34-51.7)^2+(42-51.7)^2+\cdots+(49-51.7)^2}{100-1}=325.28$$

$s=\sqrt{s^2}=18.04$가 된다.

3.2.4 변이계수(變異係數 : Coefficient of Variation)

주어진 자료 집단의 변화 정도를 측정할 때 표준편차는 아주 유용하게 쓰인다. 그러나 두 개의 자료 집단들의 산포정도를 비교하고자 할 때 단순히 두 개의 표준편차의 값만을 가지고 비교하게 되면 잘못된 해석을 내리기 쉽다. 만약, 비교하고자 하는 두 집단이 서로 다른 측정 단위를 사용하였을 경우와 서로 성격이 다른 집단에서 표준편차의 값이 얻어졌을 경우에 표준편차 값을 가지고 산포도를 비교하면 문제가 발생된다.

예를 들면, 어떤 한 집단에 있어서 몸무게가 파운드(pound)로 측정된 몸무게에서 나온 표준편차와 kg으로 측정된 몸무게에서 나온 표준편차의 경우 직접적으로 표준편차를 비교할 경우 해석을 잘못할 수 있다. 또한 두 변수가 동일한 단위로 측정되었다고 하더라도 두 개의 평균치가 판이하게 다를 때가 있다. 초등학교 1학년 아동들의 몸무게에 대한 표준편차와 고등학교 1학년 학생들의 몸무게의 표준편차를 비교할 때 같은 수치의 표준편차라고 하여 산포도가 같다는 결론을 내리는 데는 무리가 있다. 사실 초등학생은 고등학생보다 몸무게가 덜 나가기 때문에 같은 표준편차일 경우에는 초등학생의 표준편차가 크다고 할 수 있다.

이 같은 경우에 절대적인 변이가 필요한 것이 아니라 상대적인 변이가 필요하다. 변이계수(變異係數 : coefficient of variation ; C.V.)는 상대적인 변이를 나타내며, 이 계수는 표준편차가 평균에 비해 얼마나 차지하고 있느냐를 의미하며, 100을 곱할 경우 %로 나타낼 수 있다. 변이계수의 제곱을 상대분산이라 한다.

변이 계수 : $$C.V. = \frac{S}{x} \times 100$$ *(공식 3.2.9)*

두 집단의 산포도를 비교할 경우 변이계수는 평균치와 표준편차가 같은 측정 단위를 갖고 있기 때문에 그 계산과정에서 약분되어 버리므로 측정단위가 다르게 측정된 경우에 사용될 수 있다. 또한 집단의 특성이 다르다고 할지라도 변이계수는 각 집단의 평균에서 표준편차가 어느 정도를 차지하는지를 나타내는 값이므로 산포도를 비교할 수 있다.

두 남자 집단으로부터 다음과 같은 결과를 얻었다 하자. 다음 집단 1, 2 중 어떤 집단의 산포도가 더 큰지를 알아보면 다음과 같다.

	집단 1	집단 2
연령(세)	25세	12세
평균 몸무게	60kg	36kg
표준편차	4kg	4kg

여기에서 단순히 표준편차만을 비교할 경우 두 집단은 동일한 변이 정도를 갖고 있다고 할 수 있다. 그러나 변이계수를 산출하면 25세 집단의 경우 다음과 같다.

$$C.V. = \frac{4}{60} \times 100 = 6.7$$

그리고 11세 집단의 경우 다음과 같다.

$$C.V. = \frac{4}{36} \times 100 = 11.1$$

이 결과를 볼 때 우리는 전혀 다른 결론을 얻게 됨을 알 수 있다. 집단 2가 집단 1에 비하여 산포도가 크다는 결론을 내릴 수 있다. 변이계수의 또 다른 유익한 점은 동일한 변수를 또 다른 사람이 조사할 때 두 사람의 결과에 대한 비교를 할 수 있다는 점이다.

3.3 왜도(Skewness)

x의 평균($\overline{x}$)과 표준편차 (s)의 값만을 가지고 자료의 분포상태를 완전히 알 수는 없다. 왜냐하면, 평균과 표준편차가 같다고 해도 분포의 형태가 다를 수 있기 때문이다. 따라서 분포의 대칭이나 비대칭 정도를 알아야 하며, 이를 측정해 주는 것이 왜도이다.

비대칭도의 측정(measures of skewness), 즉 왜도는 자료의 중심경향성과 산포도 외에 분포의 모양이 대칭분포(symmetric distribution)로부터 얼마나 벗어나 있는지, 즉 자료 분포가 대칭을 이루고 있는지 어느 한 쪽으로 치우쳐 있는지를 측정하는 것이다. 비대칭 정도를 나타내는 척도인 왜도는 자료의 분포 모양이 어느 쪽으로 얼마만큼 기울어져 있는가를 나타낸다.

대칭을 이루는 정규분포(normal distribution)의 경우에는 최빈수와 함께 평균과 중위수가 중앙의 한 곳에 위치하여 동일하게 된다(그림 3.3.1 참조). 그러나 최빈수가 도수곡선(frequency curve)의 왼쪽이나 오른쪽에 위치할 경우 평균과 중위수는 최빈수의 위치와는 다른 곳에 위치하게 되며, 이 경우 도수곡선 모양의 한 쪽이 다른 쪽보다 더 길게 되며, 이를 비대칭이라고 한다. **왼쪽으로 긴 꼬리를 가지면 '좌비대칭형(skewed left)'이라 하고 이때에는 '음의 왜도(negative skewness) 값'을 갖는다. 오른쪽으로 긴 꼬리를 가지면 '양의 왜도(positive skewness) 값'을 가지며 '우비대칭형(skewed right)'이라 한다.**

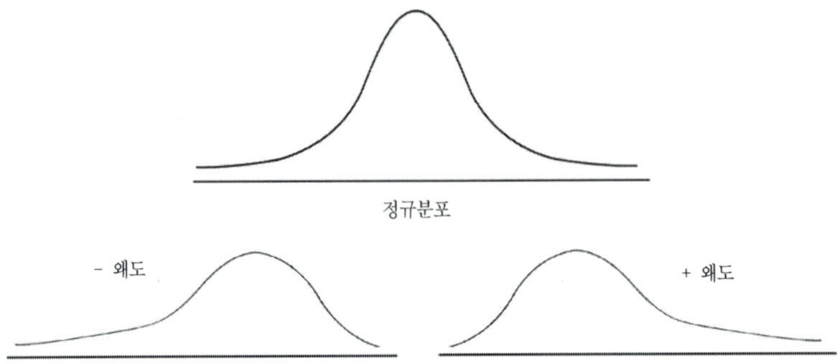

그림 3.3.1 자료의 분포 모양

왜도를 구하는 공식은 다음과 같다.

$$Skewness(Sk) = \frac{n}{(n-1)(n-2)} \sum_{i=1} \left(\frac{x_i - \overline{x}}{S_x}\right)^3$$

(S_x = 표준편차)

① $S_k = 0$이면 대칭분포이다. (예 : 정규분포, t 분포)

② $S_k > 0$이면 오른쪽으로 비대칭인 분포이다.

③ $S_k < 0$이면 왼쪽으로 비대칭인 분포이다.

④ $|S_k|$ 값이 클수록 비대칭의 정도가 심하다.

⑤ 피어슨(Pearson)의 왜도

$$\fallingdotseq \frac{\text{평균} - \text{최빈수}}{\text{표준편차}} \fallingdotseq \frac{3(\text{평균} - \text{중위수})}{\text{표준편차}}$$

(공식 3.3.1)

(공식 3.3.1)은 왜도를 나타내는 계수(S_k)가 0보다 크면 자료의 분포상태를 나타내는 도수곡선이 오른쪽으로 긴 꼬리를 가진 우비대칭형을 보이는 것이며(즉, 평균이 중위수보다 오른쪽에 위치), 0보다 작으면 왼쪽으로 긴 꼬리를 가진 좌비대칭형을 나타낸다(즉, 평균이

중위수보다 왼쪽에 위치). 계수가 0일 경우 좌우대칭인 정규분포를 하게 된다(즉, 중위수와 평균이 동일한 곳에 위치).

다음의 자료를 이용하여 비대칭계수 왜도를 구해 보자.

64	4	28	13	94	17	18	19	45	22
24	26	6	29	34	42	38	36	19	53
56	1	73	81	16					

공식 3.3.1을 이용하여 비대칭계수를 구하기 전에 자료 분포의 모양을 알기 위해 자료를 서열화 시키면 다음과 같다.

1	4	6	13	16	17	18	19	19	22
24	26	28	29	34	36	38	42	45	53
56	64	73	81	94					

자료를 서열화 된 줄기와 잎그림으로 나타내면 다음과 같다.

0	1	4	6			
1	3	6	7	8	9	9
2	2	4	6	8	9	
3	4	6	8			
4	2	5				
5	3	6				
6	4					
7	3					
8	1					
9	4					

자료의 분포는 정규분포를 이루지 않고 오른쪽으로 긴 꼬리를 가진 우비대칭형을 보이고 (즉, 평균이 중위수보다 오른쪽에 위치) 있으므로 왜도를 나타내는 계수가 0보다 클 것이

라는 것을 예측할 수 있다. 공식 3.3.1에 의하면 왜도(S_k)는 0.9229이다.

$$Pearson\text{의 왜도} = \frac{3(34.32-28)}{24.31} = 0.78$$

예를 들어, 산술평균이 80, 최빈수가 76, 표준편차 16일 때 왜도를 구해 보면 아래와 같다.

$$\text{왜도} \fallingdotseq \frac{\text{평균} - \text{최인수}}{\text{표준편차}} \fallingdotseq \frac{80-76}{16} = 0.25$$

3.4 첨도(Kurtosis)

첨도란 자료 분포 모양의 첨예(尖銳) 정도, 즉 도수 커브가 위로 뾰족한가 아니면 완만한가를 나타내는 측도이다. 첨도의 공식은 다음과 같다.

$$Kur(x) = \left[\frac{n(n+1)}{(n-1)(n-2)(n-3)}\right]\left(\frac{1}{n-1}\right)\sum_{i=1}^{n}\left(\frac{x_i - \overline{x}}{S_x}\right)^4 \qquad (공식\ 3.3.2)$$

$(S_x = 표준편차)$

공식 (3.3.2)에서 $Kur(x) = 0$일 때는 자료가 정규분포(중첨)를 이루고 있음을 나타낸다. 만약 $Kur(x) > 3$일 때는 자료의 분포가 정규분포보다 위로 뾰족한 급첨을 나타내고 $Kur(x) < -3$일 때는 자료의 분포가 정규분포보다 아래로 완만한 완첨을 나타낸다. 그림 3.3.2는 자료 분포 모양의 첨예 정도에 따라 급첨, 중첨, 완첨을 나타내고 있다.

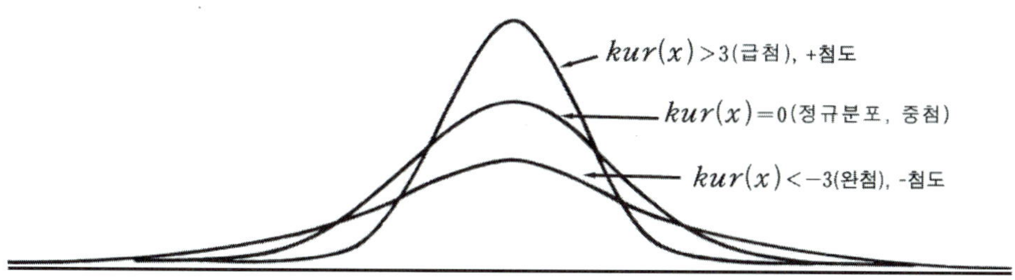

그림 3.3.2 첨예 정도에 따른 자료의 분포 모양

주요 공식 요약

	공식(fourmula)
스터지스의 계급구간의 수 및 계급구간 너비	$k = 1 + 3.322 \times \log N$ $w = \frac{R}{k}$
모집단의 평균	$\mu = \frac{\sum_{i=l}^{n} x_i}{N}$
표본의 평균	$\overline{x} = \frac{\sum_{i=l}^{n} x_i}{n}$
범위	$R = x_L - x_s$
표본의 분산	$s^2 = \frac{\sum_{i=l}^{n} (x_i - \overline{x})^2}{n-1}$
모집단의 분산	$\delta^2 = \frac{\sum_{i=l}^{n} (x_i - \mu)^2}{N}$
표본의 표준편차	$s = \sqrt{s^2} = \sqrt{\frac{\sum_{i=l}^{n} (x_i - \overline{x})^2}{n-1}}$
왜도	$Skewness(Sk) = \frac{n}{(n-1)(n-2)} \sum_{i=1} (\frac{x_i - \overline{x}}{S_x})^3$
첨도	$Kur(x) = \left[\frac{n(n+1)}{(n-1)(n-2)(n-3)}\right]\left(\frac{1}{n-1}\right)\sum_{i=1}^{n}\left(\frac{x_i - \overline{x}}{S_x}\right)^4$

[3-1] 중심경향값, 산포도, 왜도 및 첨도 구하기

컴퓨터 활용하기

다음 자료는 1일 평균 흡연량(N = 180)에 관한 자료이다.

1일 평균 흡연량

0	3	20	12	5	20	3	15	5
1	1	3	10	15	10	5	15	7
8	1	5	10	1	10	4	5	3
1	20	3	15	6	15	7	7	13
2	2	15	10	7	3	5	5	5
3	19	4	13	3	5	2	20	11
3	5	3	20	10	15	10	3	5
10	4	10	13	10	15	7	5	5
10	5	15	10	5	10	10	3	6
2	4	4	8	10	2	10	1	1
6	8	5	5	17	5	7	0	7
10	10	10	15	15	4	8	15	9
6	5	8	20	1	3	8	3	10
2	10	15	5	10	8	3	5	15
8	2	7	20	5	7	8	5	3
20	5	10	5	20	10	5	10	5
10	5	10	10	9	8	20	10	5
3	2	10	6	8	3	20	10	10
4	2	10	10	10	20	10	10	6
2	10	15	3	8	7	15	3	10

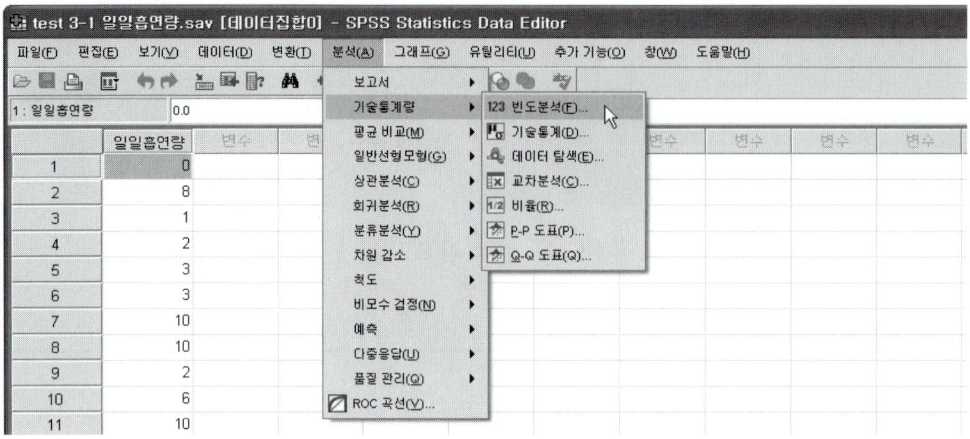

1) [분석] - [기술통계량] - [빈도분석(F)]를 선택한다.

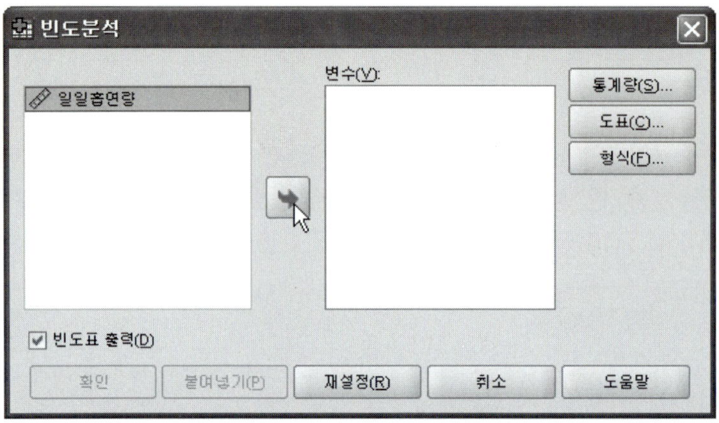

2) 버튼을 눌러 빈도분석 변수를 선택한다.

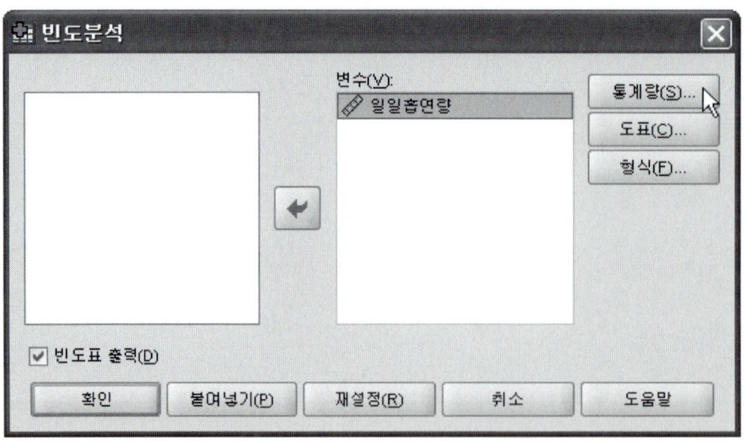

3) 변수가 선택되면 [통계량(S)...]을 눌러 [빈도분석: 통계량] 대화상자를 불러온다.

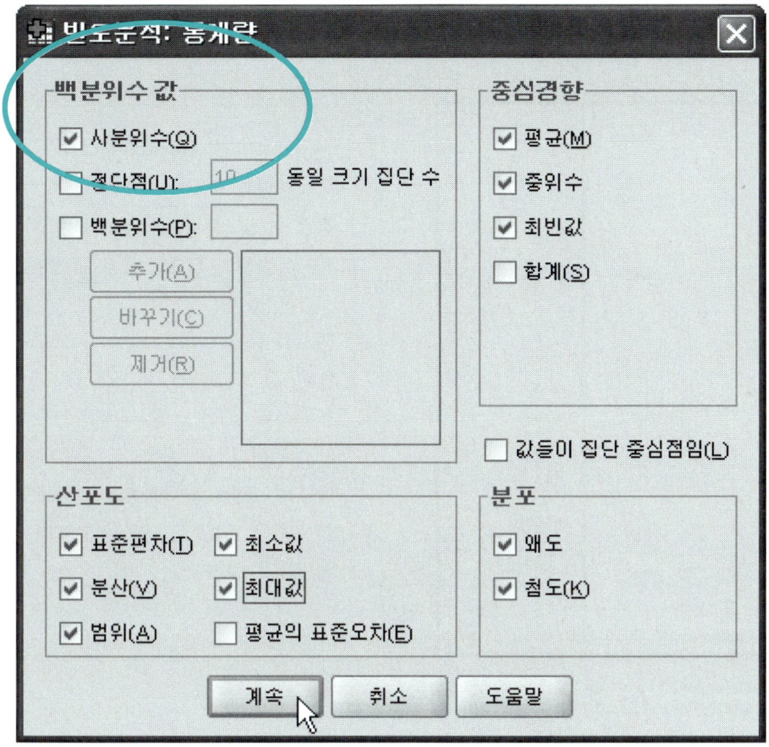

4) [빈도분석 : 통계량] 대화상자는 백분위수 값, 중심경향, 산포도, 분포의 4부분으로 구성되어 있다. 각 영역에 원하는 항목을 클릭하여 선택(☑)한 후 [계속]을 누른다.

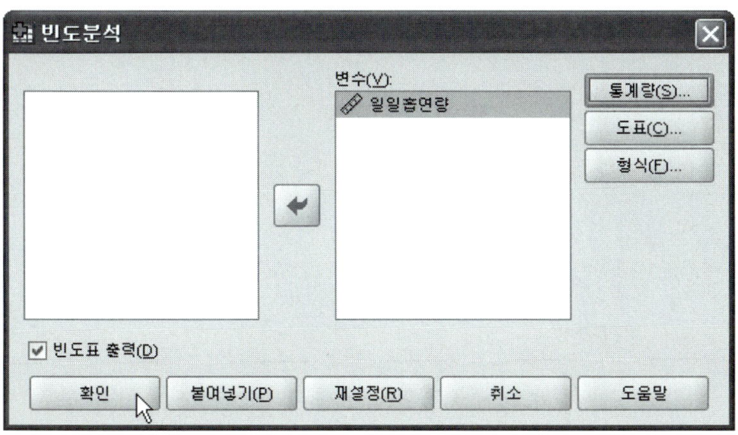

5) [확인]을 누른다.

통계량

일일흡연량

N	유효	180
	결측	0
평균		8.05
중위수		7.00
최빈수		10
표준편차		5.156
분산		26.584
왜도		.768
왜도의 표준오차		.181
첨도		-.071
첨도의 표준오차		.360
범위		20
최소값		0
최대값		20
백분위수	25	4.00
	50	7.00
	75	10.00

6) 빈도분석의 결과를 확인한다.
중심경향성 측도
평균 8.05, 중위수 7.00, 최빈수 10, 표준편차 5.156, 분산 26.584로 나타났다.
산포성 측도
범위 20, 최소값 0, 최대값 20, 사분위범위 10-4 = 6, 사분위편차 6/2 = 3이다.
왜도는 .768로 좌우대칭에 가까우며, 첨도 -.071로 정규분포보다 완만하게 나타났다.

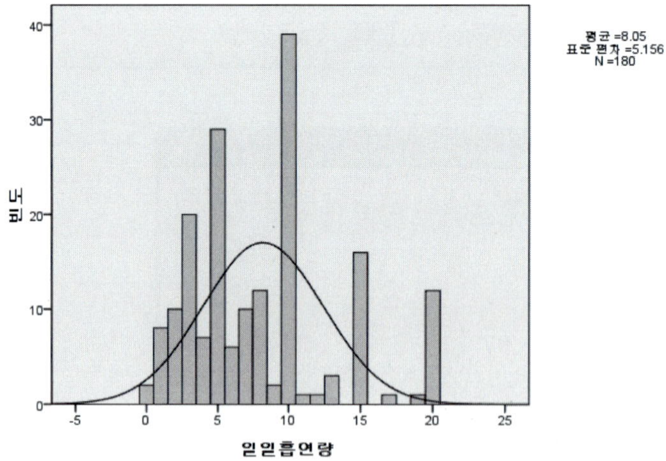

[3-2] 줄기와 잎그림과 상자그림을 통한 이상값

컴퓨터 활용하기

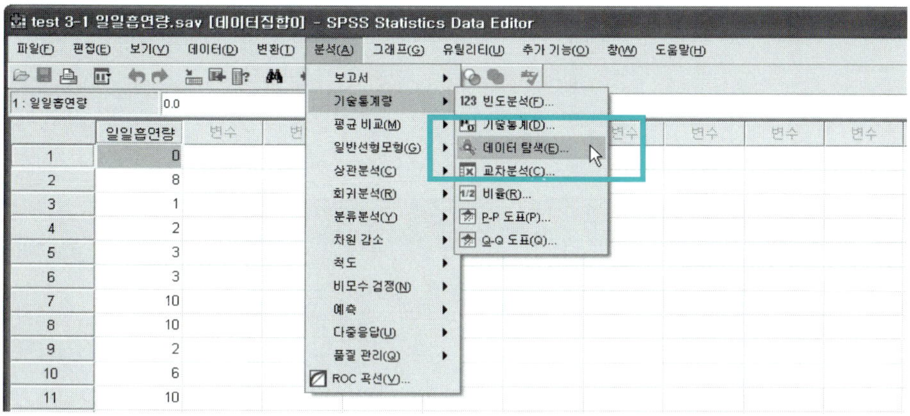

1) [분석] - [기술통계량] - [데이터 탐색]을 선택한다.

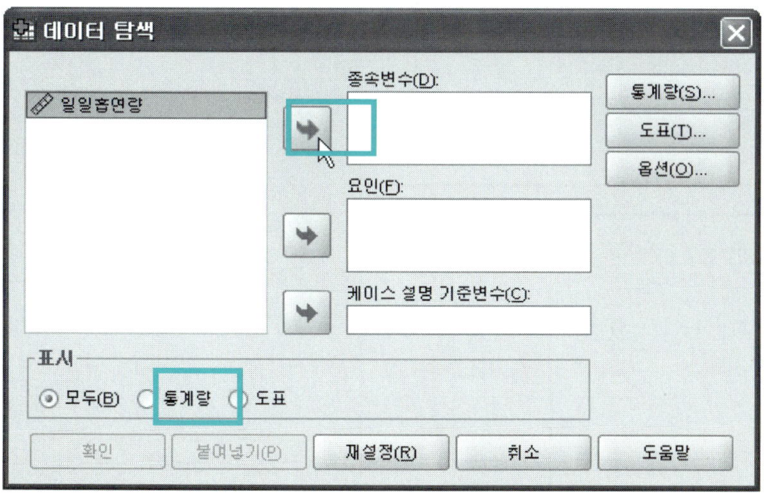

2) [데이터 탐색]에 사용할 변수를 선택하고 [➔]를 눌러 종속변수를 선택한 후 [통계량(S)...]을 눌러 [데이터 탐색 : 통계량] 대화상자를 불러온다.

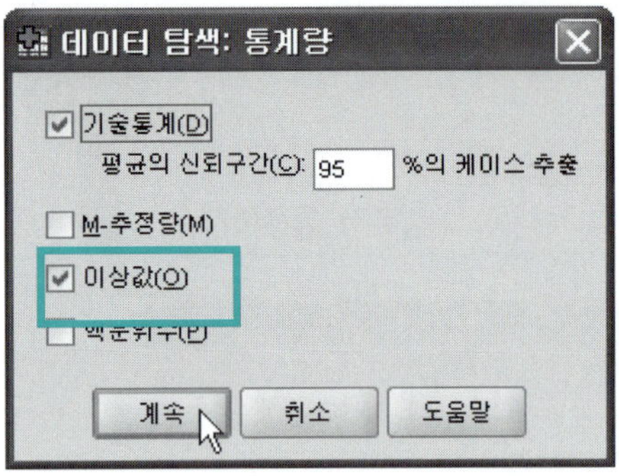

3) [데이터 탐색 : 통계량] 대화상자에서 [기술통계], [이상값]을 선택하고 계속 을 누른다.

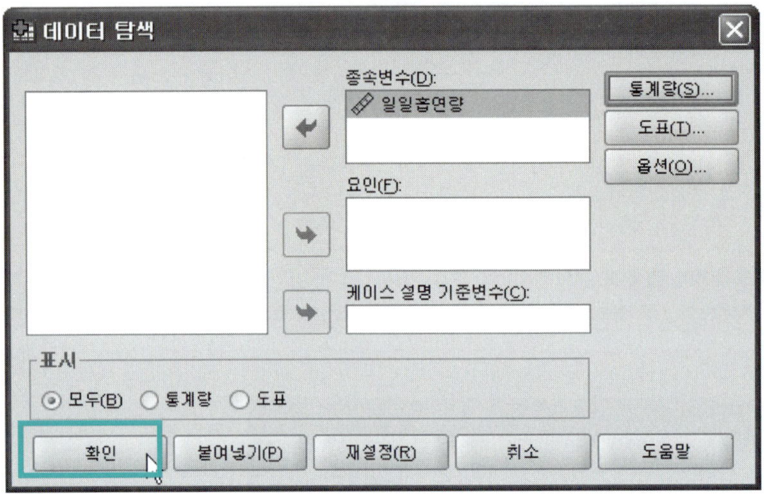

4) 확인 을 누른다.

기술통계

			통계량	표준오차
일일흡연량	평균		8.05	.384
	평균의 95% 신뢰구간	하한	7.29	
		상한	8.81	
	5% 절삭평균		7.79	
	중위수		7.00	
	분산		26.584	
	표준편차		5.156	
	최소값		0	
	최대값		20	
	범위		20	
	사분위수 범위		6	
	왜도		.768	.181
	첨도		-.071	.360

5) 기술통계의 결과이다.

일일흡연량

```
일일흡연량 Stem-and-Leaf Plot

 Frequency    Stem &  Leaf

     2.00        0 .  00
     8.00        1 .  00000000
    10.00        2 .  0000000000
    20.00        3 .  00000000000000000000
     7.00        4 .  0000000
    29.00        5 .  00000000000000000000000000000
     6.00        6 .  000000
    10.00        7 .  0000000000
    12.00        8 .  000000000000
     2.00        9 .  00
    39.00       10 .  000000000000000000000000000000000000000
     1.00       11 .  0
     1.00       12 .  0
     3.00       13 .  000
      .00       14 .
    16.00       15 .  0000000000000000
      .00       16 .
     1.00       17 .  0
      .00       18 .
     1.00       19 .  0
    12.00 Extremes    (>=20.0)

 Stem width:         1
 Each leaf:        1 case(s)
```

6) 줄기와 잎그림의 결과이다.
Stem은 일일흡연량이고, Leaf는 '0'으로 표시되어 있다.

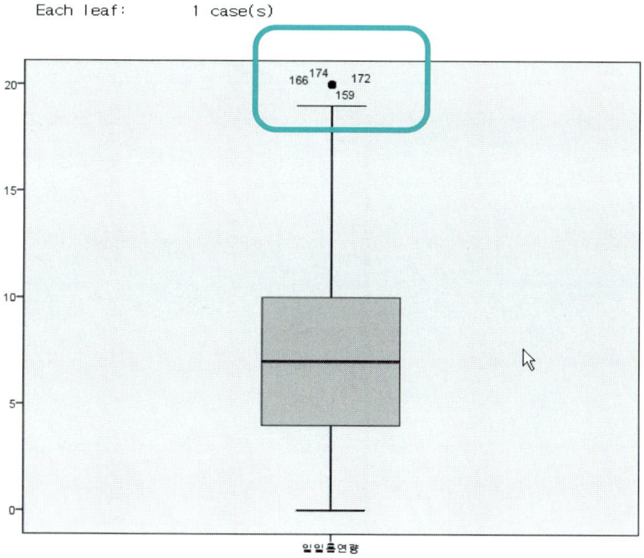

7) 상자그림의 결과이다.
상자그림 위에 이상값이 보인다.
159, 166, 172, 174번째 자료가 이상값임을 알려준다.

[3-3] 이상값을 제외한 후 분석하기

컴퓨터 활용하기

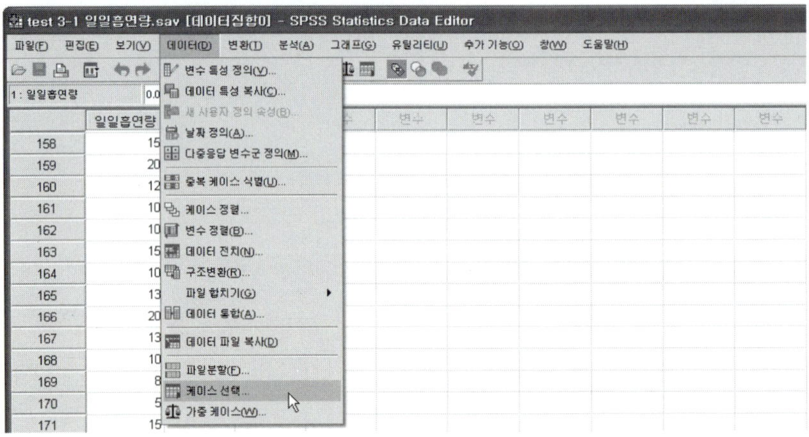

1) 이상값을 제외하기 위하여 [데이터] - [케이스 선택]을 선택한다.

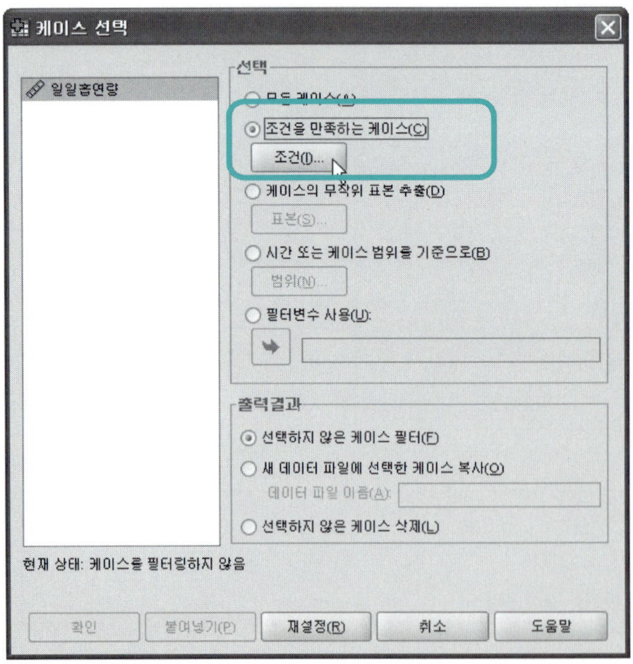

2) 변수를 선택하고 [조건을 만족하는 케이스]를 클릭하고 [조건(I)...]을 누른다.

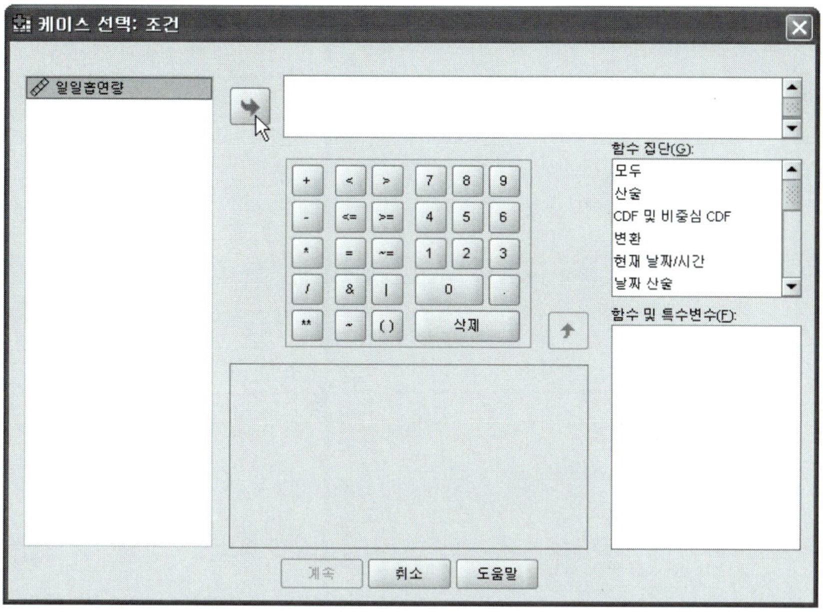

3) 변수를 선택하고 [➜]를 눌러 연산식 표시영역으로 변수를 옮긴다.

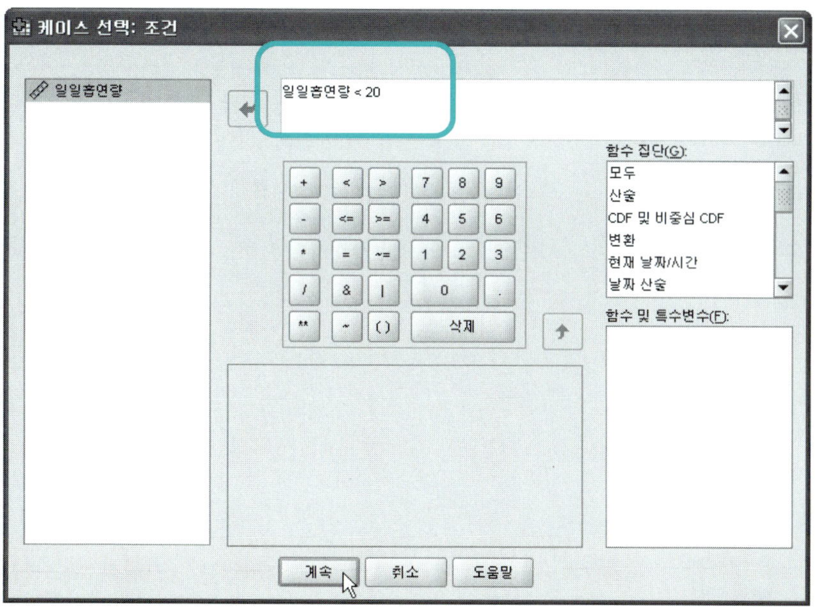

4) [케이스 선택 : 조건] 대화상자의 숫자패드나 키보드를 이용하여 원하는 수식을 완성한 후 [계속]을 누른다.

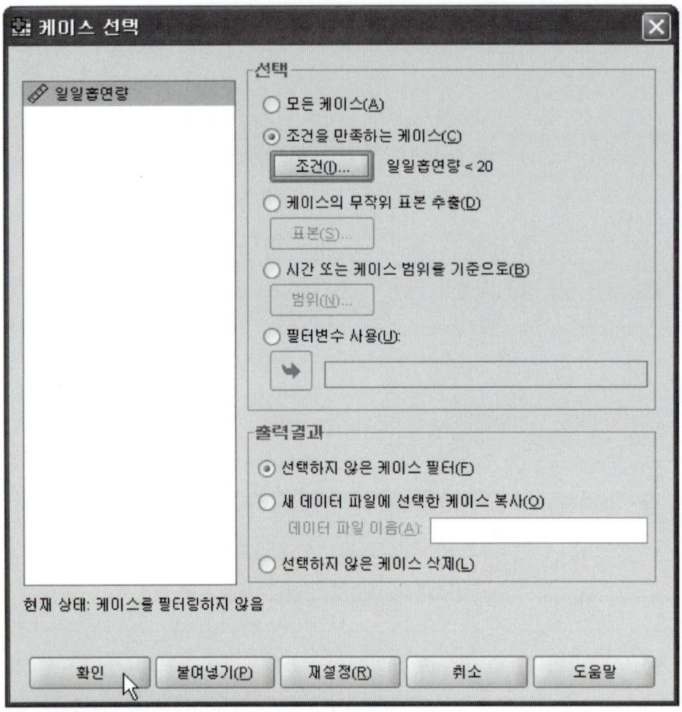

5) [확인]을 누른다.

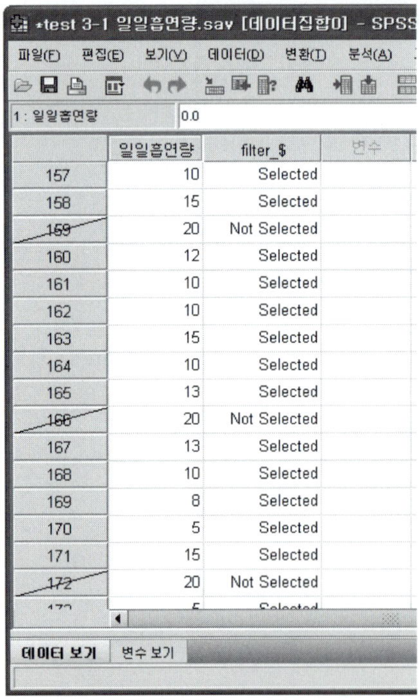

6) 이상값을 제외하기 위한 필터 변수가 생성되었으며, 이상값에 해당하는 자료가 Not Selected 되었음을 알 수 있다.

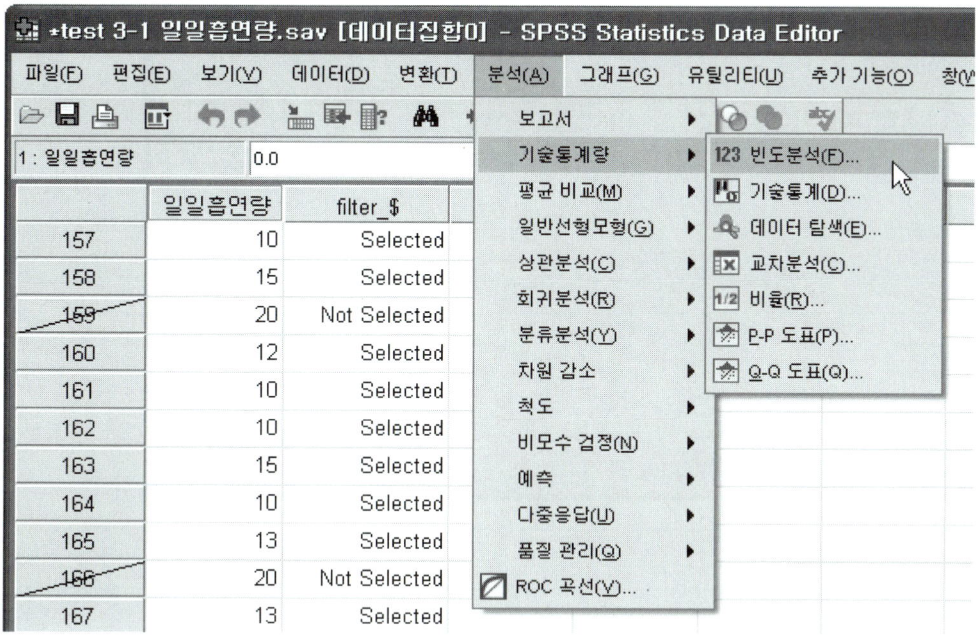

7) [분석] – [기술통계량] – [빈도분석]을 선택한다.

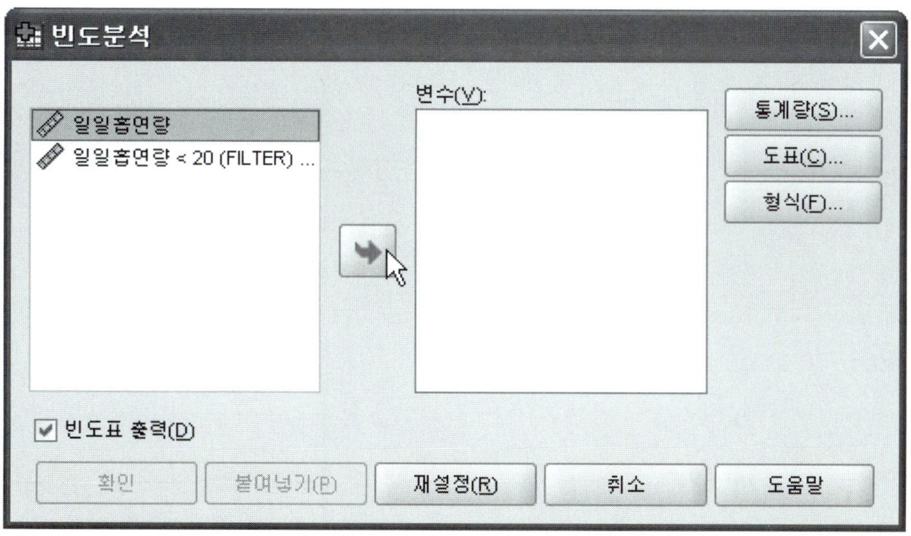

8) 빈도분석을 할 변수를 선택하고 [➔] 누른다.

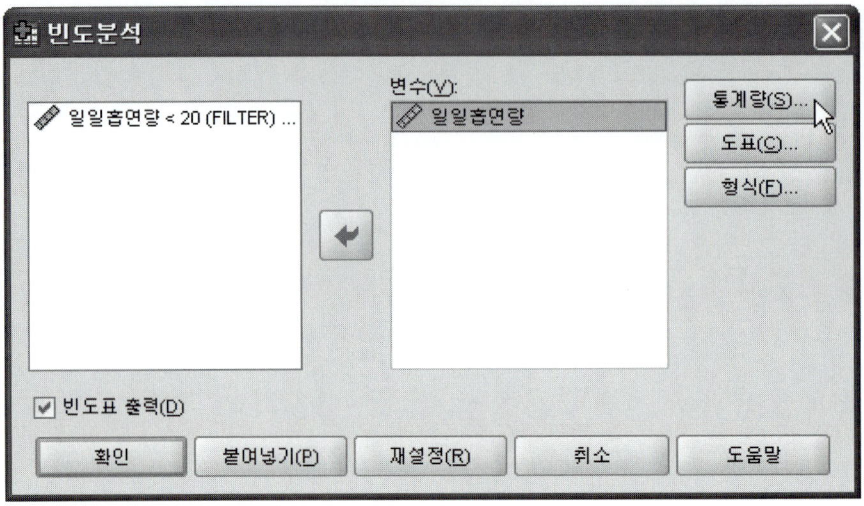

9) [통계량(S)...] 을 누른다.

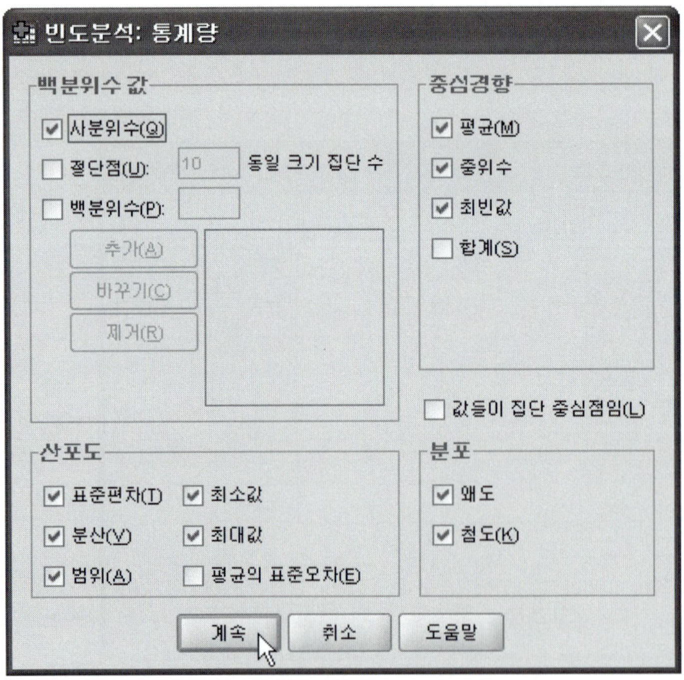

10) [빈도분석 : 통계량] 대화상자에서 원하는 통계량을 선택하고 [계속] 을 누른다.

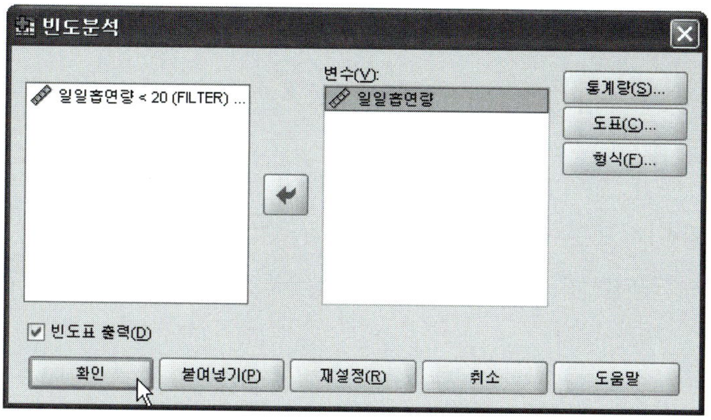

11) [확인]을 누른다.

통계량

일일흡연량

N	유효	180
	결측	0
평균		8.05
중위수		7.00
최빈값		10
표준편차		5.156
분산		26.584
왜도		.768
왜도의 표준오차		.181
첨도		-.071
첨도의 표준오차		.360
범위		20
최소값		0
최대값		20
백분위수	25	4.00
	50	7.00
	75	10.00

(필터 사용 전) ⇨ (필터 사용 후)

통계량

일일흡연량

N	유효	168
	결측	0
평균		7.20
중위수		7.00
최빈값		10
표준편차		4.183
분산		17.500
왜도		.475
왜도의 표준오차		.187
첨도		-.488
첨도의 표준오차		.373
범위		19
최소값		0
최대값		19
백분위수	25	4.00
	50	7.00
	75	10.00

12) 이상값을 제외한 빈도분석 결과를 확인한다.

이상값이 제외되어 유효수가 180 → 168로 감소하였다.
평균은 8.05 → 7.20으로
중위수와 최빈값은 각각 7, 10으로 변함이 없고,
표준편차는 5.156 → 4.183으로
분산은 26.584 → 17.500으로
왜도는 .768 → .475로
첨도는 -.071 → -.488로 변화되었다.

연습문제

3.1 다음 문장을 읽고 옳으면 '○'표, 틀리면 '×'표를 한 후 틀린 곳을 지적하시오.

(a) 중위수를 구할 경우 자료의 모든 값들을 고려해야 한다.

(b) 자료의 분포형태가 오른쪽이나 왼쪽으로 치우쳐 있을 경우 자료의 중심을 중위수로 나타내는 것이 좋을 때가 많다.

(c) 어떤 구간들에 대한 빈도수로 이루어진 자료에서는 최빈수가 자료의 중심을 나타내는데 많이 쓰인다.

(d) 자료에서 매우 크거나 작은 값이 있을 경우 중위수에 큰 영향을 미친다.

(e) 표본분산은 자료의 관찰값과 같은 척도를 갖는다.

(f) 표본분산은 자료의 모든 관찰값과 그 평균 사이의 거리의 평균을 의미한다.

(g) 자료의 퍼짐 정도를 범위로 나타낼 경우 단점은 거의 모든 관찰치의 값들이 무시된다는 점이다.

(h) 사분위범위는 자료로부터 택하여진 두 개의 값으로 정해진다.

3.2 다음 표본의 자료에 대하여 답하시오.

64	76	78	90	60	50	72	92	70	60
80	62	82	70	82	90	84	54	90	

(a) 도수분포표, 막대그래프를 그리고 줄기와 잎그림을 그리시오.

(b) 평균, 최빈수 및 중위수를 구하시오.

(c) 사분위범위와 상자그림을 구하시오.

(d) 표본 분산과 표본 표준편차를 계산하시오.

3.3 어떤 종합병원에서 요일별로 오후 1시에서 6시 사이의 외래환자를 조사한 결과가 다음과 같다. 자료의 퍼짐 정도를 알기 위하여 산포도를 측정하여라.

요일	월	화	수	목	금	토	일
평균 고객수	851	428	569	756	854	329	200

확률분포

Chapter 4

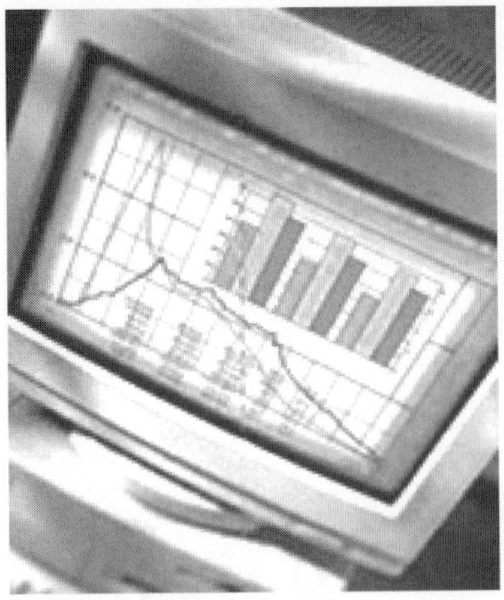

Statistics

4.1 확률과 관련된 개념

4.2 확률변수와 확률분포

4.3 이산확률분포

4.4 이항분포

4.5 연속확률분포

4.6 정규분포

제 4 장 확률분포

통계학에서 주어진 확률변수에 대한 확률분포를 구하는 것은 매우 중요하다. 본 장에서는 확률분포를 이해하기 위해 기본이 되는 확률과 관련된 개념을 이해하고, 확률의 개념을 확장하여 확률변수와 확률분포에 대하여 설명하고자 한다. 확률변수란 표본공간의 모든 결과나 사상들을 숫자로 표시하여 계량화한 것이다. 확률분포는 확률변수의 모든 가능한 값에 대한 확률을 구하는데 사용되는 방정식, 표 혹은 그래프를 의미한다. 확률변수 형태에 따라 이산확률분포(離散確率分布 : discrete probability distribution)와 연속확률분포(連續確率分布 : continuous probability distribution)로 나누어지며, 그 대표적인 예를 소개하고자 한다. 확률분포에는 여러 가지 분포가 있다. 본 장에서는 이산확률분포의 대표적인 예로 '이항분포', 연속확률분포의 대표적 예로 '정규분포'를 알아보고자 한다.

4.1 확률과 관련된 개념

4.1.1 확 률

확률을 통계학에서 의사결정을 하는데 중요한 기준이 된다. 어떤 사건(event)이 일어날 가능성을 수리적으로 표현한 것이 확률이다. 이 값이 크면 사건이 일어날 가능성이 크고, 확률이 작으면 일어날 가능성이 적다고 판단한다.

확률(Probability : p)은 어떤 사건(일반적으로 관찰의 결과를 말한다)의 발생여부가 확실하지 않을 때, 그 사건이 일어나는 '확실함'을 수량적으로 정하는 값이며, 어떤 특정

한 사건이 일어날 가능성을 0과 1 사이의 값으로 나타낸 것이다. 확률이 0에 가까우면 어떤 사건이 일어날 가능성이 거의 없는 것이며, 1에 가까우면 어떤 사건이 일어날 가능성이 매우 높음을 의미한다.

정확하게 만들어진 주사위라면 1의 눈이나 2의 눈이나 …… 6의 눈이나 모두 같은 비율, 즉 1/6로 나올 것이다. 일어날 수 있는 경우는 1, 2, 3, 4, 5, 6의 여섯 가지이다. 만약 6의 눈을 나오게 하려고 할 경우 여섯 개의 눈 중 바라는 눈(6)은 하나이므로 6의 눈이 나오는 비율은 1/6이다. 이때 "주사위를 던져서 6의 눈이 나오는 확률 p는 1/6이다"라고 말한다. 이것은 6회 던지면 1회는 반드시 6의 눈이 나온다는 의미가 아니고, 여러 번 시행을 할 경우 6의 눈이 대략적으로 1/6이 나올 것이라고 하는 의미이다. 어떤 일이 일어나는 확률을 p로 나타낸다. 6의 눈이 나오지 않는 확률은 6가지의 눈 중 1, 2, 3, 4, 5가 나오는 것이므로 5/6이다. 어떤 일이 일어나지 않는 확률은 q로 표시한다. 이 경우, $p=1/6$, $q=5/6$이므로 $p+q=1$이다.

$$p+q=1 \quad 즉\ q=1-p \qquad \text{(공식 4.1.1)}$$

(공식 4.1.1)을 확률의 기본정리라고 말한다. $p+q$라는 것은 6의 눈이 나와도 좋고 안 나와도 좋다는 것이므로 전체 경우의 수이다. 반대로 7의 눈이 나오는 일은 있을 수 없으므로 7의 눈이 나오는 확률은 0이다. 반드시 일어날 경우의 확률은 1, 결코 일어나지 않을 경우의 확률은 0이다.

- **A인 동시에 B인 확률**

주사위를 2회 던져서 제1회에 6의 눈이 나오고, 제2회에도 6의 눈이 나오는 확률은 얼마일까?

우선 일어날 수 있는 모든 경우를 생각해 보자. 제1회에 1이 나왔다고 하면 이에 대해 제2회에 1이 나오는 경우, 2가 나오는 경우, ……, 6이 나오는 경우는 6가지가 있다. 또 제 1회에 2가 나왔다고 하면 이에 대해 제2회에 1이 나오는 경우, 2가 나오는 경우, ……, 6이 나오는 경우는 6가지가 있으며, 그 이하도 마찬가지이다. 지금 제1회에 1, 제2회에 1이 나왔을 때를 (1, 1), 제1회에 1, 제2회에 2가 나왔을 때를 (1, 2) ……등으로 표시하기로 하면 다음과 같이 전부 36가지의 경우가 있다.

$$\begin{matrix} (1,1) & (1,2) & \cdots\cdots & (1,6) \\ (2,1) & & & \vdots \\ \vdots & & & \vdots \\ (6,1) & \cdots\cdots & \cdots\cdots & (6,6) \end{matrix}$$

이에 대해 지금 구하고 있는 것은 (6, 6)의 단 한 가지 경우이다. 따라서 주사위를 2회 던져서 6이 2회 계속해서 나오는 확률은 1/36이다. 이것을 다음과 같이 생각할 수 있을 것이다. 제1회에 6이 나왔을 때 1/6, 제2회에도 6이 나오는 확률은 또 그의 1/6이므로 (1/6) × (1/6) = 1/36이다. 즉 둘 또는 둘 이상의 서로 독립적인 사건이 동시에(또는 계속해서) 일어나는 확률은 각 확률의 곱이 된다. 이것을 승법정리라고 하며, 다음과 같은 공식으로 표현될 수 있다.

$$P_r(A \cdot B) = P_r(A) \cdot P_r(B) \qquad \text{(공식 4.1.2)}$$

- **A나 B일 확률**

주사위를 던져서 5나 6이 나올 확률은 얼마일까? 일어날 수 있는 경우는 1, 2, ……, 6의 6가지이며, 구하려고 하는 것은 5나 6으로 두 가지이다. 따라서 구하고 있는 확률은 2/6 = 1/3이다.

또한 다음과 같이 생각할 수도 있다. 5가 나오는 확률은 1/6, 6이 나오는 확률도 1/6이다. 5, 6 중 어느 것도 좋으므로 구하고자 하는 확률은 1/6 + 1/6 = 1/3이다. 따라서 둘 또는 둘 이상의 배반사건(동시에 일어날 수 없는 사건)이 일어나는 확률은 각 확률의 합이다. 이것을 가법정리라고 하며, 다음과 같은 공식으로 표현될 수 있다.

$$P_r(A+B) = P_r(A) + P_r(B) \qquad \text{(공식 4.1.3)}$$

[주의] 동시에 일어날 수 있는 사상에 가법정리를 사용하지 않도록 하여야 한다.

예를 들어, 남아의 출생 확률을 1/2이라고 하자. A, B 양가의 어느 쪽엔가에 남아가 출생할 확률을 구하여 보면 다음과 같다.

A, B가에 남아가 출생할 확률은 1/2이며 여아가 출생할 확률도 1/2이다.

(A 남, B 여)의 확률은 $\frac{1}{2} \times \frac{1}{2} = \frac{1}{4}$

(A 여, B 남)의 확률은 $\frac{1}{2} \times \frac{1}{2} = \frac{1}{4}$

(A 남, B 남)의 확률은 $\frac{1}{2} \times \frac{1}{2} = \frac{1}{4}$

이 중 어느 것이라도 좋으므로 구하는 확률은

$$\frac{1}{4}+\frac{1}{4}+\frac{1}{4}=\frac{3}{4}$$ 이다.

다음으로, 주사위를 4회 던져서 그 중 적어도 1회는 6이 나오는 확률을 구하여 보면 다음과 같다.

4회 주사위를 던졌을 때에 나오는 눈의 조합을 생각하는 것은 어려우므로 반대로 "주사위를 4회 던져서 1, 2, 3, 4회 모두 6의 눈이 나오지 않는 확률은 얼마인가"로 한다. 주사위의 눈 6의 눈이 나오지 않는 확률은 $\frac{5}{6}$이다. 4회 모두 6의 눈이 나오지 않는 확률은 승법정리에 의해 다음과 같다.

$$\frac{5}{6}\times\frac{5}{6}\times\frac{5}{6}\times\frac{5}{6}=(\frac{5}{6})^4=\frac{625}{1296}$$

따라서 구하는 확률은 1에서 4회 모두 6의 눈이 나오지 않을 확률을 빼주면 된다.

$$1-\frac{625}{1296}=\frac{671}{1296}=0.5177$$

만약, 남녀 각각 25%가 근시라고 하고, 남녀가 우연히 결혼을 한다면(근시끼리 좋아서 결혼한다는 일이 없다면), 근시인 사람과 정시인 사람이 결혼할 확률은 얼마이고, 또 근시끼리 결혼할 확률이 얼마인지를 구하여 보면 다음과 같다.

근시자의 비율 $p=0.25$

정시자의 비율 $q=1-p=0.75$

다음 그림에서 보는 바와 같이 근시인 사람과 정시인 사람이 결혼할 확률은 37.50%, 근시끼리 결혼할 확률은 6.25%이다.

(□○) $q \times q = (0.75)^2 = 0.5625$

(■○) $p \times q = 0.25 \times 0.75 = 0.1875$

(□●) $q \times p = 0.75 \times 0.25 = 0.1875$

(■●) $p \times p = (0.25)^2 = 0.0625$

정시자끼리의 결혼	56.25%
정시자와 근시자의 결혼	37.50%
근시자끼리의 결혼	6.25%
계	100.00%

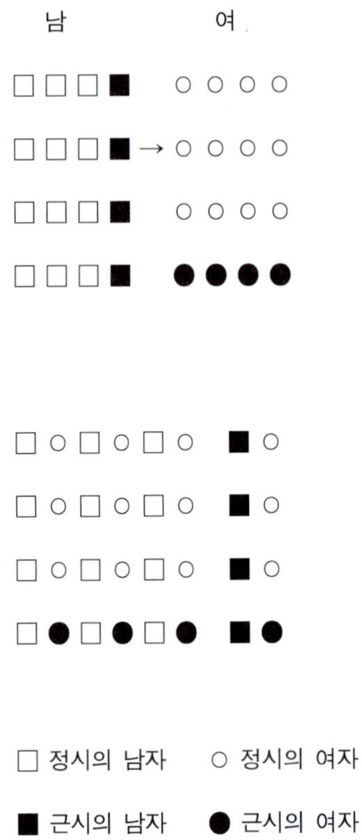

4.1.2 순열과 조합

10명의 어린이가 있을 때 이 중에서 5명을 골라 일렬종대로 배열시키는 방법을 생각해 보자. 어린이를 a, b, c, d, e, f, g, h, i, j라 하면 첫 번째에 배치할 수 있는 어린이는 a로부터 j까지의 어느 어린이를 골라도 되므로 선택방법은 10가지가 있다. 그 10가지 중 임의의 한 경우에 있어서 2번째에 배치되는 어린이는 나머지 9명 중 어느 어린이라도 좋으므로 9가지이다. 따라서 첫 번째의 10가지 선택방법의 하나하나에 대해서 2번째의 선택방법은 9가지이므로 첫 번째와 2번째의 결정방법은 10 × 9가지이다. 같은 방법으로 생각해서 1, 2,

3, 4, 5번째까지를 결정하는 방법은 10 × 9 × 8 × 7 × 6가지가 된다. 이와 같이 순서를 고려한 결합을 **순열**(permutation)이라 하며, 순서를 문제 삼지 않는 결합을 **조합**(combination)이라고 한다.

일반적으로 서로 다른 n개 중에서 r개를 끄집어내어 배열하는 방법의 수를 ${}_nP_r\,(n \geq r)$라 쓰고, n개로부터 r개를 끄집어내는 것을 순열이라고 하며, 다음과 같이 표현될 수도 있다.

$${}_nP_r = n(n-1)(n-2)\cdots\cdots(n-r+1)$$

만약, $r=n$인 경우 ${}_nP_n = n(n-1)\cdots\cdots 3{\cdot}2{\cdot}1 = n!$이 된다.

여기서, $n!$은 n의 계승(factorial)이라고 말하며 다음과 같이 표현될 수 있다.

$${}_nP_r = \frac{n(n-1)\cdots\cdots 3{\cdot}2{\cdot}1}{(n-r)(n-r-1)\cdots\cdots 3{\cdot}2{\cdot}1} = \frac{n!}{(n-r)!}$$

$${}_nP_r = \frac{n!}{(n-r)!} \qquad \text{(공식 4.1.4)}$$

또한, 조합의 공식은 다음과 같다.

$${}_nC_r = \frac{n(n-1)\cdots\cdots(n-r+1)}{1{\cdot}2\cdots\cdots r} = \frac{n!}{(n-r)!r!} \qquad \text{(공식 4.1.5)}$$

위에서 말한 바와 같이 조합에 있어서는 순서를 고려하지 않으므로 전체 경우의 수가 훨씬 줄어든다. 일반적으로 n개로부터 r개를 끄집어내는 조합은 ${}_nC_{n-r}$이라고 쓴다. 이 식을 써서 ${}_nC_{n-r}$을 계산하면 다음과 같다.

$$ {}_nC_{n-r} = \frac{n!}{(n-r)!\ [n-(n-r)]\ !} = \frac{n!}{(n-r)!r!} = {}_nC_r $$

즉 ${}_nC_{n-r} = {}_nC_r$이 되며, ${}_nC_0 = 1$이 됨을 알 수 있다.

예를 들어, 1에서 9까지의 숫자 중에서 다른 4개의 숫자를 골라 만들 수 있는 4자리의 수를 구하여 보면 다음과 같다.

구하는 4자리의 수를 만드는 방법은 ${}_9P_4 = 9 \times 8 \times 7 \times 6 = 3{,}024$가지가 된다.

또한, 20개의 역을 가지는 철도는 몇 종류의 차표를 만들면 되는지를 구하여 보면 다음과 같다. 단, A역과 B역 사이의 차표는 A↔B라고 인쇄하여 두 역에서 공통으로 파는 것으로 한다.

A→B, B→A의 차표는 동일하므로 20에서 2개 끄집어내는 조합이 된다.

${}_{20}C_2 = \frac{20 \cdot 19}{2} = 190$이 된다.

4.2 확률변수와 확률분포

4.2.1 확률변수

앞 절에서는 확률의 기본적인 개념과 확률의 계산방법에 대하여 알아보았다. 그러나 실제로 통계적 추론에 자주 쓰이는 것은 확률변수와 확률분포의 개념이다.

동전 던지기에서 동전 하나를 던진다면 결과는 앞면과 뒷면 중 어느 하나가 될 것이다. 이와 같이 발생 가능한 개개의 사건, 즉 앞면과 뒷면을 근원사상(根源事象)이라 하면, 근원사상의 집합을 표본공간(標本空間)이라 한다. 동전 하나를 던질 때의 사상은 앞면(H)과 뒷면(T)의 근원사상으로 구성되며, 표본공간 S는 S = {앞면(H), 뒷면(T)}로 표시한다. 그러나 이 경우 앞면(H), 뒷면(T) 등의 글자 대신에 앞면을 '1', 뒷면을 '0'과 같은 숫자로도 부여할 수 있다.

이처럼 일정한 확률을 가지고 발생하는 사상에 여러 가지 값이 부여되는 변수를 확률변수(確率變數 : random variable)라 한다. 수학적으로 말해서 표본공간의 각 원소에 실수를 대응시켜 주는 함수이다. 확률변수는 보통 X로 표시한다. 다시 말하면, 확률변수는 표본공간 내의 사상들을 실수(real number)로 변환시킨 함수를 간단하게 표현하면 사상(event)들을 수치적인 표현으로 바꾼 것이다.

확률 변수는 아래의 보기를 가지고 설명하면 다음과 같다.

하나의 동전을 2번 던지는 시행에서 앞면이 나오는 횟수를 x라 하자. 이 경우 나올 수 있는 모든 결과로 구성되는 표본공간 Ω에 대한 확률변수 X를 만들어라. 또한 확률변수 Y를 앞면이 출현한 횟수라고 정의할 때 이에 의하여 정의되는 새로운 표본공간 Ω'을 구하시오.

이 경우 표본공간 Ω와 새로운 표본공간 Ω'는 다음과 같다.

$$\Omega = (HH, HT, TH, TT) \rightarrow \Omega'(2,1,0)$$

이 표본공간의 결과에 따라 숫자를 대응시켜 x가 취할 수 있는 값들은 표 4.2.1과 같이 나타낼 수 있다.

표 4.2.1 동전을 두 번 던질 때의 시행결과와 확률변수

표본공간 (Ω) 시행의 결과(근원사상)	새로운 표본공간 (Ω) 대응되는 x 값(확률변수)
HH	2
HT	1
TH	1
TT	0

시행을 하기 전에는 x가 어떤 값을 갖게 되리라는 예측이 불가능하다. 따라서 x는 하나의 확률변수라 할 수 있다.

이 시행에서 동전의 앞면이 두 번 모두 나올 확률은 $P_{(x=2)} = \frac{1}{4}$이고, 앞면이 한 번 나올 확률은 $P_{(x=1)} = \frac{1}{2}$이며, 한 번도 나오지 않을 확률 $P_{(x=0)} = \frac{1}{4}$이다.

4.2.2 확률분포

시행의 결과 확률변수 x가 취할 수 있는 모든 가능한 값, 즉 표본공간의 모든 결과들이 각각 발생할 확률에 대한 분포를 확률분포(確率分布 : probability distribution)라 한다. 확률분포를 기술하는 방법에는 표, 그래프, 수식이 있으며, 다음의 표 4.2.2처럼 나타낼 수 있다. 표 4.2.2는 동전을 두 번 던질 때의 확률분포표이다.

표 4.2.2 동전을 두 번 던질 때의 확률분포표

확률변수(x)	확률 $P(x)$
0	$\frac{1}{4}$
1	$\frac{1}{2}$
2	$\frac{1}{4}$

확률변수에는 앞의 동전 던지기 예처럼 셀 수 있는 값들을 갖는 이산확률변수(離散確率變數 : discrete random variable)와 어떤 연속적인 구간 내의 모든 값을 갖는 연속확률변수(連續確率變數 : continuous random variable)가 있다. 만일 사람의 체온을 x라 표현하면, 사람마다 취하게 되는 x의 값은 다르게 나타난다. 확률변수 x가 취하는 범위는 36.5℃ 주변의 한 구간이 될 것이다. 이와 같이 어떤 범위 내에서 연속적인 값을 가질 수 있는 확률변수가 연속확률변수이고 시간, 거리, 몸무게 등이 이에 속한다.

4.3 이산확률분포

4.3.1 이산확률분포의 개념

이산확률변수는 동전이나 주사위의 경우처럼 취할 수 있는 값이 유한하거나 또는 셀 수 있는 변수이다. 이산확률변수의 확률분포를 이산확률분포(離散確率分布 : discrete probability distribution)라 하는데, 이는 이산확률변수 x가 취할 수 있는 값들과 그에 대응하는 확률을 나타낸다. 확률변수의 모든 값에 대응하는 확률을 일일이 나열하는 것은 번거롭기 때문에 확률분포의 특징을 찾아서 간단하게 함수로 표시하면 편리할 것이다. 따라서 확률변수 x가 취하는 확률을 $P(x)=f(x)$로 나타내면 $f(x)$가 확률분포를 대표하게 된다. 이 확률을 가리켜 확률밀도(確率密度 : probability density)라고 하고, 이를 함수관계인 확률변수값 하나하나에 특정한 확률을 대응시켜 주는 어떤 수식을 확률밀도함수(確率密度函數 : probability density function) 또는 확률함수라 한다. 이산확률변수의 경우에 확률밀도함수의 특성은 다음과 같다.

이산확률밀도함수의 특성

① *모든* x *값에 대해* $0 \le f(x) \le 1$ *(공식 4.3.1)*

② $\sum f(x) = 1$

앞의 동전 던지기의 확률분포를 확률함수로 나타내면 다음과 같다.

$$f(x) = \begin{cases} \frac{1}{4}, & (x = 0, 2) \\ \frac{1}{2}, & (x = 1) \end{cases}$$

세 확률은 아래에서 보는 것처럼 모두 0보다 크고 1보다 작으며, 세 확률을 합하면 1이 된다.

$$P(x=0)+P(x=1)+P(x=2)=\frac{1}{4}+\frac{1}{2}+\frac{1}{4}=1 \text{이 된다.}$$

확률분포를 시각적으로 알아보기 쉽게 표현하는 방법으로는 확률 히스토그램과 확률 막대그래프가 있다. 확률 히스토그램은 확률을 직사각형의 넓이로 나타내며, 따라서 전체 면적은 1이 된다. 일반적으로 확률 막대그래프를 많이 사용하는데, 이는 확률을 막대의 길이로 나타낸다.

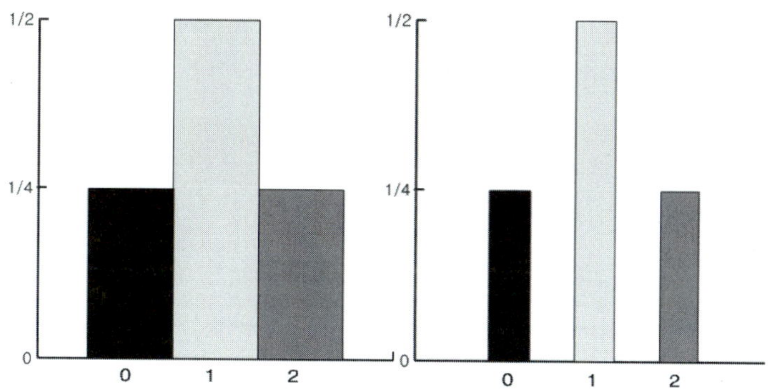

그림 4.2.2 보기 4.2.1의 확률 히스토그램과 막대그래프

4.3.2 이산확률변수의 평균(기대값)

확률분포는 도수분포의 일종이라 할 수 있다. 도수분포는 변수값에 대하여 빈도수를 나타내며, 확률분포는 확률변수값에 대하여 확률로 나타낸다. 따라서 확률분포의 중심위치와 산포경향은 도수분포와 유사하게 구한다. 확률변수는 여러 가지 값을 가질 수 있는데, 이 값들의 평균(mean)을 기대값(expectation)이라 부른다. 따라서 이산확률변수의 평균은 확률변수의 값과 그에 대응하는, 즉 가중치인 확률을 각각 곱한 후에 더하면 된다. 평균은 기댓값(E[x])과 같게 된다.

이산확률변수의 평균(기대값)

$$\mu = \sum x_i \cdot p(x_i) = \sum x_i \times f(x_i)$$

(공식 4.3.2)

두 개의 동전을 던져 앞면이 나오는 수에 대한 확률분포표를 작성하고, 평균을 구하여 보면 다음과 같다.

확률변수(x_i)	확률 $f(x_i)$	$x_i \cdot f(x_i)$
0	$\frac{1}{4}$	0
1	$\frac{1}{2}$	$\frac{1}{2}$
2	$\frac{1}{4}$	$\frac{1}{2}$
계	1.0	1.0

$$\text{평균} : \mu = \sum x_i \times f(x_i) = 1$$

평균이 1이라는 의미는 2개의 동전을 던질 때 둘 중의 하나는 앞면이 나온다는 것을 뜻한다.

4.3.3 이산확률변수의 분산

확률분포의 퍼짐 정도를 나타내는 수치로 분산 또는 표준편차가 있다. 분산은 확률변수의 값이 평균으로부터 벗어난 편차를 제곱한 것에 확률을 곱하여 모두 더한다. 즉 편차의 제곱을 가중한 것이다.

이산확률변수의 분산

$$\sigma^2 = \sum (x_i - \mu)^2 \times f(x_i)$$

(공식 4.3.3)

이산확률변수의 표준편차

$$\sigma = \sqrt{\sum (x_i - \mu)^2 \times f(x_i)}$$

앞의 보기 4.3.1을 이용하여 분산 및 표준편차를 구하여 보면 다음과 같다.

확률변수(x_i)	확률 $f(x_i)$	$(x_i - \mu)^2$	$(x_i - \mu)^2 \times f(x_i)$
0	$\frac{1}{4}$	1	$\frac{1}{4}$
1	$\frac{1}{2}$	0	0
2	$\frac{1}{4}$	1	$\frac{1}{4}$
계	1.0		$\frac{1}{2}$

평균 : $\mu = \sum x_i \times f(x_i) = 1$

분산 : $\sigma^2 = \sum (x_i - \mu)^2 \times f(x_i) = \frac{1}{2}$

표준편차 : $\sigma = \sqrt{\frac{1}{2}} = 0.71$

4.4 이항분포

확률변수의 분포 모양은 확률변수의 성격에 따라 달라진다. 따라서 많은 종류의 확률분포가 있게 된다. 이산확률분포에는 이항분포(二項分布 : binomial distribution), 포아송분포(Poisson distribution) 등이 있으나 이 절에서는 가장 널리 이용되는 확률분포 중의 하나인 이항분포에 대해서만 알아보기로 한다.

4.4.1 베르누이 시행

이항분포는 베르누이 시행이라는 확률과정에서 유도된 것이다. 우리 주위에는 사람의 성별이라든가, 동전을 던질 때의 결과나, 건강하다든가 아프다든가 등과 같이 사건의 결과가 두 가지로만 나타내는 경우가 많다. 이처럼 어떤 시행의 결과가 오직 두 가지 사건으로만 구성되어 있을 때, 일반적으로 기대하던 사건이 나올 때를 성공(success, S)이라 하고, 그 반대사건이 나올 때를 실패(failure, F)라고 한다. 이와 같이 실험의 결과가 두 가지(관심이 있는 사건과 기타)로 나타내는 결과만을 기대하는 시행을 베르누이 시행(Bernoulli trial)이라 한다.

베르누이 시행에서 성공확률을 보통 p로 표시하고, '실패'라는 사건은 '성공'이라는 사건의 여사건이므로 실패확률은 $1-p$가 된다. **실패확률 $1-p$를 보통 q로 표시한다.** 베르누이 시행에서 성공확률이 p일 때 성공(x)에 대한 확률함수 $f(x)$는 다음과 같으며 이를 베르누이 분포라 한다

베르누이 시행의 확률함수

$$f(x) = p^x q^{1-x} \quad (x=0 \text{ 또는 } 1)$$

(공식 4.4.1)

■ 베르누이 시행의 조건

베르누이 시행은 다음 세 가지 조건을 만족하여야 한다.

① 각 시행의 결과는 성공(S) 혹은 실패(F) 중의 하나이다.

② 각 시행에서 성공확률 p는 일정하다. 그리고 성공확률 p와 실패확률 q를 합하면 1이 된다.

③ 모든 시행은 독립적이다.

이산확률분포에서 평균은 $\mu = \sum x_i \times f(x_i)$이므로 베르누이 시행에서 평균 μ는 언제나 베르누이 확률변수의 성공확률 p와 같게 된다. 분산 및 표준편차를 구하는 공식은 다음과 같다. 베르누이 시행은 단 한 번의 실험으로 성공(S) 또는 실패(F)의 확률을 알고자 하는 경우이다.

베르누이 시행의 평균 및 분산

평　　균 : $\mu = p$

분　　산 : $\sigma^2 = pq$

표준편차 : $\sigma = \sqrt{pq}$

(공식 4.4.2)

예를 들어, 주사위를 한번 던질 때 3의 숫자가 나오면 성공이고, 그 외의 숫자가 나오면 실패라고 하자. 이 시행에서 평균, 분산, 표준편차를 구하면 다음과 같다.

$$\mu = p = \frac{1}{6} = 0.17, \qquad \sigma^2 = \frac{1}{6} \times \frac{5}{6} = 0.14, \qquad \sigma = \sqrt{0.14} = 0.37$$

4.4.2 이항분포

베르누이 시행은 단 한 번의 실험으로 성공(S) 또는 실패(F)의 확률을 알고자 하는 것이나, 우리는 베르누이 시행을 여러 번하여 각 시행의 성공확률을 알고 싶은 경우가 많이 있다. 일반적으로 **n회의 독립적인 베르누이 시행을 이항실험(二項實驗)**이라 한다. 예를 들어, 주사위를 네 번 던지는 시행에서 1의 숫자가 한 번 나올 확률이라든지, 또는 두 번 나오는 확률을 알고 싶다고 가정해 보자. 여기서 1의 숫자가 나오는 것은 성공이며, 1 이외의 숫자가 나오는 것은 실패로 간주한다. 총 시행 중 성공의 사건이 일어난 시행의 횟수를 성공횟수라 하며, 이 성공횟수는 이항확률변수(二項確率變數)라고 한다. 이항확률변수의 확률분포를 이항확률분포(binomial probability distribution) 또는 간단히 이항분포(binomial distribution)라 한다. 성공확률이 P인 베르누이 시행을 독립적으로 여러 번(n번) 시행했을 때 관심이 있는 사건이 나온 횟수를 x라 한다면 이는 모수 n, p를 갖는 이항분포라고 한다. 즉 **이항분포란 서로 독립적인 베르누이 시행을 n회 반복했을 때 성공한 횟수의 분포이다.** 따라서 n회의 베르누이 시행에서 x회의 성공횟수가 나왔다면 실패횟수는 $n-x$가 되고, 이때의 확률은 상호 독립적인 사건이므로 확률의 승법정리에 의하여 $p^x q^{n-x}$가 된다. 그런데 x의 성공이 어떤 순서로 나타나더라도 각 경우에 대한 확률은 동일하다. 따라서 n회의 시행에서 순서에 관계없이 성공횟수가 x인 경우의 수는 nCx이므로 이때의 이항확률함수 $f(x)$는 공식 4.4.3과 같다.

이항분포의 특성

① 실험결과가 두 가지, 즉 성공과 실패와 같이 어느 한 가지로 나타남

② 시험은 n번의 시행으로 이루어지는 데, 각 시행에서 성공이 나올 확률 p는 항상 같음

③ 각 시행은 서로 독립적임

④ 확률변수 X는 n번의 시행에서 성공한 횟수임

이항확률함수

$$P(x) = f(x) = B(n, p) = {}_nC_x\ p^x q^{n-x}$$

n : *총 시행횟수* x : *성공횟수*

p : *성공확률* q : *실패확률*

$${}_nC_x = \frac{n!}{x!(n-x)!} \qquad \text{(공식 4.4.3)}$$

예를 들어, 출생 시 남아와 여아가 태어날 확률을 각각 $1/2$이라 하자. 5명의 아이가 태어날 때 3명이 여아일 확률은 얼마인지를 구하여 보면 다음과 같다.

여아가 태어날 확률 : $p = \frac{1}{2}$

남아가 태어날 확률 : $q = \frac{1}{2}$이므로 이항확률함수 $P(x) = {}_nC_x\ p^x\ q^{n-x}$공식에 의하여

${}_5C_3(\frac{1}{2})^3(\frac{1}{2})^2 = \frac{10}{32} = 0.3125$가 된다.

또한, 동전을 4회 던져서 앞면이 나타날 이항분포를 구하여 보면,

$n = 4$이고, 앞면이 나올 확률 $p = \frac{1}{2}$, 나오지 않을 확률 $q = \frac{1}{2}$이므로

$P(x) = {}_nC_x(\frac{1}{2})^x(\frac{1}{2})^{n-x}$에 의하여 표 4.4.1과 같이 이항분포표를 작성할 수 있다.

표 4.4.1 이항분포표

확률변수(x)	확 률(p)
0	${}_nC_0\, p^0 q^n = {}_4C_0 (\frac{1}{2})^0 (\frac{1}{2})^4 = \frac{1}{16}$
1	${}_nC_1 p^1 q^{n-1} = {}_4C_1 (\frac{1}{2})^1 (\frac{1}{2})^3 = \frac{4}{16}$
2	${}_nC_2 p^2 q^{n-2} = {}_4C_2 (\frac{1}{2})^2 (\frac{1}{2})^2 = \frac{6}{16}$
3	${}_nC_3 p^3 q^{n-3} = {}_4C_3 (\frac{1}{2})^3 (\frac{1}{2})^1 = \frac{4}{16}$
4	${}_nC_4 p^4 q^{n-4} = {}_4C_4 (\frac{1}{2})^4 (\frac{1}{2})^0 = \frac{1}{16}$
계	1

4.4.3 이항분포의 평균과 분산

이항분포의 평균이란 같은 일이 반복될 때 확률변수의 평균이 기대값(期待値 : expected value)이라 할 수 있다. 즉, 이항분포는 여러 번의 베르누이 시행을 한 결과이다. 따라서 베르누이 시행은 이항분포의 기초가 된다. 앞에서 우리는 베르누이 확률변수의 분포에서 평균(기대값)과 분산을 구하였다. 이를 이용하여 이항분포의 평균(기대값)과 분산을 계산하면 다음과 같다.

동일한 성공확률 p를 가지는 확률변수 x를 n회 베르누이 시행을 할 때 $x_1, x_2, \cdots, x_n$이라 하면 이들의 기대값은 다음과 같다.

$E[X_1 + X_2 + \cdots + X_n] = E[X_1] + E[X_2] + \cdots + E[X_n] = n \times p$

왜냐하면 $E(X_i) = p$이기 때문이다.

그리고 이 시행은 모두 독립적이므로 분산도 다음과 같이 표현될 수 있다.

$$\sigma^2(X_1+X_2+\cdots+X_n)=\sigma^2(X_1)+\sigma^2(x_2)+\cdots+\sigma^2(x_n)=n\times p(1-p)$$
$$=np(1-p)$$

왜냐하면, $\sigma^2(X_i)=p(1-p)$이기 때문이다.

따라서 이항분포 평균(기대값)과 분산의 공식은 다음과 같다.

이항분포의 평균, 분산 및 표준편차

평　균 : $\mu=E(X)=n\times p$

분　산 : $\sigma^2=npq \rightarrow (q=1-p)$　　(공식 4.4.4)

표준편차 : $\sigma=\sqrt{npq}$

예를 들어, 동전을 2번 던질 때 앞면이 나오는 횟수에 대한 평균(기대값)과 분산을 구하여 보면 다음과 같다.

$n=2,\quad p=\frac{1}{2},\ q=\frac{1}{2}$ 이므로

평균 : $E[X]=n\times p=2\times\frac{1}{2}=1$

분산 : $\sigma^2=npq=2\times\frac{1}{2}\times\frac{1}{2}=\frac{1}{2}$

4.5 연속확률분포

4.5.1 연속확률변수와 확률밀도함수

일반적으로 어떤 범위 내에서 연속적인 모든 값을 가질 수 있는 확률변수를 연속확률변수(continuous random variable)라 하며, 예를 들면, 신생아의 몸무게가 키와 같이 어떤 범위 연속적인 실수 값을 갖는 경우이다.

연속확률변수는 이산확률변수와 달리 확률변수 x가 취할 수 있는 값을 일일이 셀 수 없기 때문에 변수값 각각에 대해 확률을 대응시켜 주는 확률함수로 표현할 수 없다. 그러므로 일정한 구간의 변수값들에 대한 확률을 대응시켜야 한다. 다시 말하면, 확률변수 x가 일정범위의 값을 취할 확률을 확률함수 $f(x)$가 나타내는 곡선 밑부분의 면적을 이용하여 표시하는 것이다.

연속확률변수의 경우에는 이산확률변수처럼 확률함수 $f(x)$가 확률변수 x일 때의 확률을 바로 의미하는 것이 아니라, 면적(밀도, density)을 계산하여 확률변수 x의 확률로 나타낸다. 확률변수 x값에서의 높이를 확률밀도(probability density)라 한다. 따라서 연속확률변수에서는 확률함수라고 부르기보다는 확률밀도함수(確率密度函數 : probability density function)라고 한다.

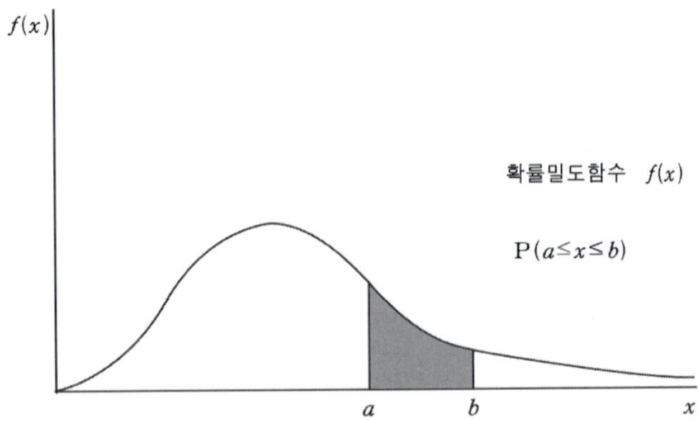

그림 4.5.1 확률밀도함수와 확률

4.5.2 연속확률분포

연속확률함수가 이루는 분포를 연속확률분포(continuous probability distribution)라고 한다. 연속확률분포에서의 확률은 확률밀도함수와 x축 사이의 구간 넓이로 계산된다. 연속밀도함수 $f(x)$는 단지 분포의 겉모양을 나타내는 식이지 그 자체가 확률은 아니다.

연속확률변수의 확률

$$P_{(a \le x \le b)} = \int_a^b f(x)dx \qquad \text{(공식 4.5.1)}$$

연속확률변수의 경우에 확률밀도함수 $f(x)$가 나타내는 곡선 밑부분의 면적은 1이 되는데, 이는 확률에서 상호배반적일 때 모든 가능한 사건에 대한 확률의 합은 1이기 때문이다. 그리고 연속확률분포의 높이가 아닌 면적으로 확률을 나타내므로, 확률변수의 값이 특정한 값이면 적분을 할 경우 0이 된다. 즉, $P_{(a \le x \le b)}$에서 $a = b$이면 확률은 0이 된다.

$$P_{(a \le x \le b)} = \int_a^b f(x)dx = 0$$

연속확률변수에서의 확률밀도함수의 성질은 다음과 같다.

연속확률변수의 확률밀도함수 성질

① 특정한 값 x가 발생할 확률 $p(x) = 0$ 이다.

② 모든 x값에 대하여 $f(x) \ge 0$ 이다.

③ 확률밀도함수 아래 면적은 1이다. (공식 4.5.2)

즉 $\int_{-\infty}^{\infty} f(x)dx = 1$ 이다.

연속확률변수의 평균

연속확률변수의 평균, 즉 기대값 계산은 이산확률변수의 경우와 유사하다.

확률변수 x의 기대값(평균)

이산확률변수 : $E[X] = \sum x_i \times f(x_i)$ (공식 4.5.3)

연속확률변수 : $E[X] = \int_{-\infty}^{\infty} x \times f(x)dx$

연속확률변수의 분산

확률변수의 분포 모양은 평균값 이외에도 분산에 따라 달라진다. 이산확률변수와 연속확률변수를 비교하면 다음과 같다.

확률변수의 분산

이산확률변수 $\sigma^2 = \sum (x_i - \mu)^2 \times f(x_i)$ (공식 4.5.4)

연속확률변수 $\sigma^2 = \int_{-\infty}^{\infty} (x - \mu)^2 \times f(x)dx$

확률변수의 평균(기대값), 분산을 구하는 공식에 대하여 알아보았다. 연속확률분포에는 여러 종류가 있다. 이에는 정규분포, t 분포, F 분포, χ^2 분포 등이 있다. 그러나 본 교재에서는 연속확률분포 중 하나인 가장 중요하고 대표적인 정규분포(正規分布), t 분포에 대해서만 알아보기로 한다.

4.6 정규분포

4.6.1 정규분포

통계학의 모든 분야에서 가장 중요한 분포인 정규분포(正規分布 : normal distribution)의 공식은 1733년 11월 12일 Abraham De Moiver(1667~1754)에 의해 발표되었다. 수많은 다른 수학자들이 정규분포 이론에 대한 역사에서 등장하고 있는데 그 중에는 Carl Friedrich Gauss(1777~1855)도 있다. 이 분포는 그의 업적을 기리는 뜻에서 가우스 분포(Gaussian distribution)라고 하기도 하며, 혹은 종 모양의 분포(bell shaped distribution) 등으로 불리기도 한다. 많은 통계자료를 가지고 도수분포를 정리한 후에 이를 히스토그램(histogram)으로 옮기면 한가운데에는 많이 모이고 양쪽 가장자리에는 적게 모이는, 마치 종을 엎어놓은 것 같은 모양의 분포를 볼 수 있다. **즉, 평균 근처에서 확률변수 값이 나타날 확률이 높고, 평균에서 멀어질수록 그 확률이 점차 감소하는 종 모양의 분포이며, 좌우가 대칭인 분포를 정규분포(normal distribution)라고 한다.** 또 정규분포를 나타내는 곡선을 정규곡선(normal curve)이라고 하며, 이 곡선은 평균과 분산에 의해 그 모양이 결정된다. 정규밀도함수 혹은 정규곡선은 다음과 같은 공식으로 표시된다.

정규분포의 확률밀도함수

$$f(x)=\frac{1}{\sigma\sqrt{2\pi}}\,e^{-\frac{1}{2}\left(\frac{X-\mu}{\sigma}\right)^2},\quad -\infty<x<\infty \qquad \text{(공식 4.6.1)}$$

$$X\sim N(\mu,\sigma^2),\ -\infty< X<\infty$$

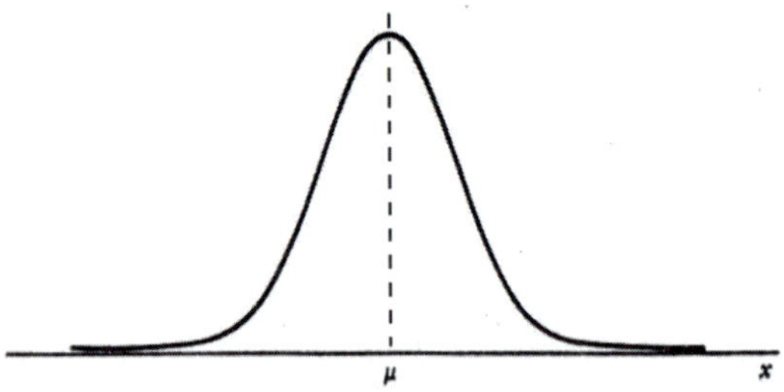

그림 4.6.1 정규분포

(공식 4.6.1)에서 π와 e는 상수로서 각각 3.14159와 2.71828을 나타내는 것으로 수학에서는 상당히 많이 사용되는 것이다. 이 분포에서 두 개의 모수는 평균인 μ와 표준편차 σ이다. 정규분포는 추정이나 가설검정, 회귀분석 등 대부분의 통계기법에서 활용되며, 그 특성은 다음과 같다.

① 평균 μ에 관하여 좌우가 대칭이다.

② 평균, 중위수, 최빈수는 동일하다.

③ x축과 곡선 밑의 전체 면적은 1이다. 이는 정규분포가 확률분포라는 사실에 기초한다. 대칭성 때문에 이 면적의 50%는 μ에서의 수직선 오른쪽에, 다른 50%는 왼쪽에 위치한다.

④ 평균으로부터 $\mu \pm 1\sigma$는 전체 면적의 68.26%, $\mu \pm 2\sigma$는 전체 면적의 95.44%, $\mu \pm 3\sigma$는 전체 면적의 99.73%를 각각 차지한다(그림 4.6.2).

$P(\mu - \sigma < X < \mu + \sigma) = 0.683$

$P(\mu - 2\sigma < X < \mu + 2\sigma) = 0.954$

$P(\mu - 3\sigma < X < \mu + 3\sigma) = 0.997$

⑤ 정규분포는 μ와 σ의 두 가지 값에 의해서 결정된다(그림 4.6.3, 그림 4.6.4). 즉 분포가 서로 다르다는 것은 이 도수의 값들이 서로 다르다는 의미가 된다. 평균(μ)이 달라지

면 분포의 위치가 그림 4.6.3에서 보는 것처럼 x축을 따라 이동한다. 표준편차(σ)가 달라지면 그림 4.6.4에서 보는 것처럼 분포가 퍼져 있다든가 또는 뾰족한 모양을 결정하게 된다.

⑥ 또 $\mu \pm 3\sigma$ 내에 전체의 대부분이 포함되므로 최대값과 최소값을 뺀 값이 범위(range)가 되므로 이 범위의 1/6이 대략적인 표준편차가 됨을 알 수 있다(표준편차 $= \frac{Range}{6}$).

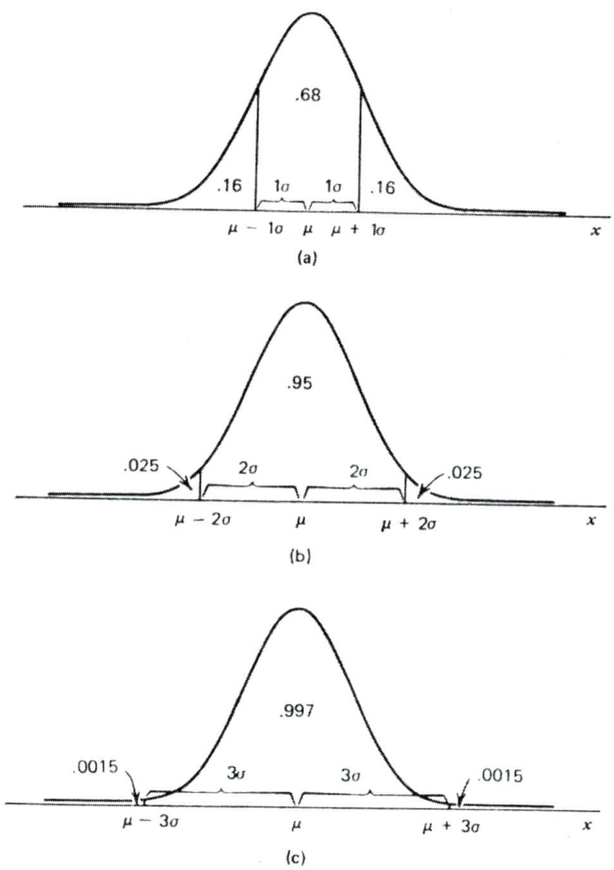

그림 4.6.2 표준편차에 따른 정규곡선 밑의 면적의 구분

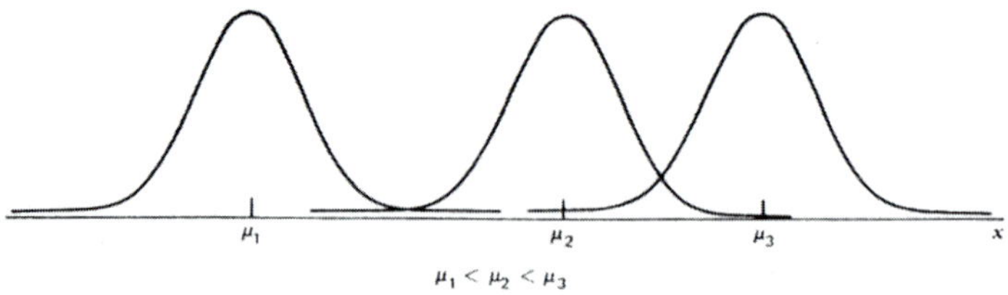

그림 4.6.3 서로 다른 평균치를 가진 3개의 정규분포($\sigma_1 = \sigma_2 = \sigma_3$)

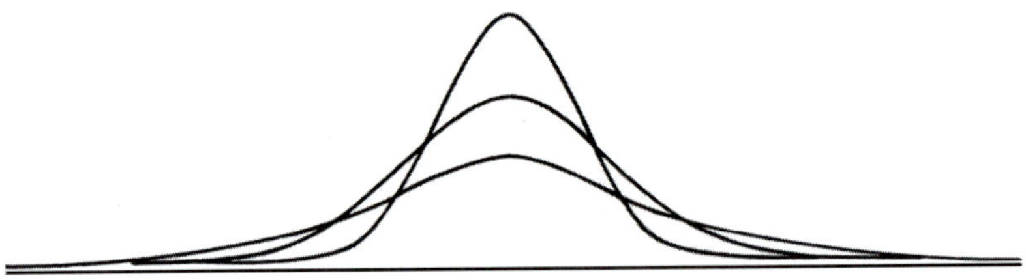

그림 4.6.4 서로 다른 분산을 가진 3개의 정규분포($\mu_1 = \mu_2 = \mu_3$)

4.6.2 표준정규분포

표준정규분포(Standard Normal Distribution) 표준정규분포는 평균(μ)이 0이고 표준편차(σ)가 1일 때, 즉 $N(0, 1^2)$인 정규분포이다. (공식 4.6.1)에 $\mu = 0$, $\sigma = 1$을 대입하면 이 분포의 공식을 구할 수 있다. 여기에서 생겨나는 $\dfrac{(X-\mu)}{\sigma}$는 확률변수 Z로 표시된다. 따라서 표준정규분포를 간략히 Z 분포라고도 한다.

표준정규분포의 확률밀도함수

$$f(Z) = \frac{1}{\sqrt{2\pi}} exp(-\frac{Z^2}{2}) = N(0, 1)$$

표준정규분포의 전환식

$$Z = X \sim N(\mu, \sigma^2) \Rightarrow Z = \frac{(X-\mu)}{\sigma} \Rightarrow Z \sim N(0,1) \qquad \text{(공식 4.6.2)}$$

(평균이 0이고, 분산이 1인 정규분포로 전환)

그림 4.6.5는 표준정규분포의 그림이다. Z가 Z축 상의 어느 두 점, 가령 Z_0 와 Z_1 사이의 값을 취할 확률을 구하기 위해서는 곡선, 수평선, 그 두 점에서 그은 수직선에 의해 둘러싸인 면적을 구해야 한다. 앞에서 이미 언급하였듯이 연속변수 곡선하의 면적은 그 변수의 함수를 두 점 사이를 적분하여 얻는다. 표준정규분포의 경우에는 Z_0 와 Z_1 사이의 면적을 얻기 위하여 적분을 구해야 하지만, 편리하게도 수학적 계산을 하지 않고 표준정규분포에 대하여 만들어 놓은 부록의 <부표 4>를 이용하여 면적을 구할 수 있다. 빗금 친 부분은 -∞부터 Z_1의 면적에서 -∞로부터 Z_0의 면적을 빼면 된다.

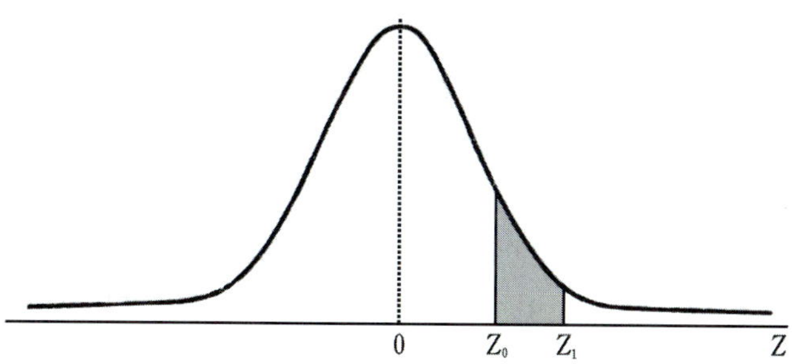

그림 4.6.5 표준정규분포

예를 들어, 물리치료사의 Manual Dexterity 검사 결과 평균이 10 점이고 표준편차가 2.5점인 것으로 알려져 있다. 어떤 사람이 확률적으로 추출되어 검사를 받았을 때 15점 이상을 받을 확률이 얼마인지를 구하여 보면 다음과 같다.

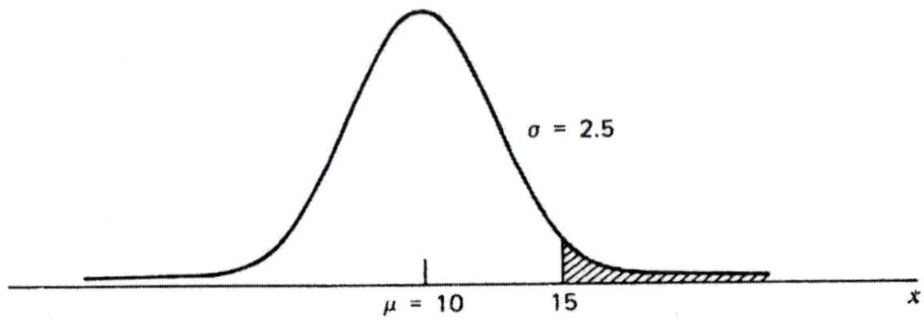

그림 4.6.5 Manual dexterity 검사 점수의 근사적인 정규분포

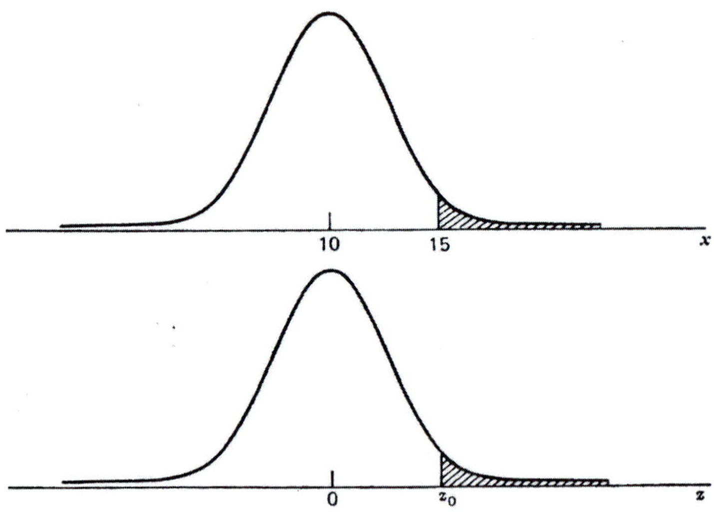

그림 4.6.6 Manual dexterity 점수(x)와 표준정규분포(Z)의 분포

우선 문제에서 제시된 확률을 그림으로 그려보면 그림 4.6.5와 같이 그릴 수 있다. 그림 4.6.5는 표준정규분포가 아니므로 평균이 0이고 표준편차가 1인 표준정규분포로 바꾸어야

할 것이다. 표준정규분포로 바꾸는 이유는 <부표 4>를 이용하여 확률의 쉽게 구할 수 있기 때문이다. 어떤 정규분포라도 표준정규분포로 쉽게 변환할 수 있다. 즉 모든 **x**의 값을 Z의 값으로 변환하는 방법으로, **x** 값의 평균은 0, 즉 Z의 평균으로 변환을 하는 것이다.

그림 4.6.6에는 두 개의 분포가 나타나 있다. x값의 평균인 10은 Z 값이 0이 된다. 그리고 $x = 15$라는 값에 해당하는 Z 값, Z 값으로 변환하는 (공식 4.6.2)를 이용할 경우 쉽게 구할 수 있으며, 그 과정은 다음과 같다.

$$Z_0 = \frac{X-\mu}{\sigma} = \frac{15-10}{2.5} = \frac{5}{2.5} = 2$$

Z_0값은 2가 되었다. 이 관계에 대해서 좀 더 자세히 살펴보면, 이 자료의 경우 평균은 10이고 x값은 15이므로 평균과 x값까지의 거리는 15 - 10 = 5이다. 즉 표준편차 값인 2.5의 2배의 거리에 해당되는 값이다. 이상과 같이 x값을 Z 값으로 변환될 때, Z는 평균과 x값까지의 거리를 표준편차로 나눈 값이 된다. Z의 값으로부터 얻은 거리는 앞에서 본 바와 같이 2배의 표준편차와 같다. Z분포에서 표준편차는 1이고 0으로부터 2 표준편차 거리에 있는 점을 Z값으로 표시하면 Z = 2가 되어 공식에 의해 얻어진 결과와 같다. <부표 4>에 따르면 Z = 2의 왼쪽 넓이는 0.9772이므로 오른쪽 부분의 넓이는 1 - .9772 = .0228이 된다.

$$P(x \geq 15) = P\left(\frac{X-\mu}{\sigma} \geq \frac{15-10}{2.5}\right) = P(Z \geq 2) = 1 - .9772 = 0.0228$$

즉 Manual Dexterity 검사를 받은 어떤 사람을 확률적으로 추출하였을 때 그 사람이 15점 이상의 점수를 받을 확률은 .0228이라는 것을 의미한다.

다음으로, $X \sim N(100, 15^2)$일 때 다음 확률을 구하여 보자. (여기서 $X \sim N(\mu, \sigma^2)$은 정규분포하며 평균이 μ이고, 분산이 σ^2임을 의미한다.)

① $P(x \geq 120)$

② $P(85 \leq x < 120)$

③ $P(x \leq 135)$

<풀이>

① $Z = \dfrac{120-100}{15} = 1.33 \Rightarrow P(Z \geq 1.33) = 1-0.9082 = 0.0918$

② $Z = \dfrac{85-100}{15} = -1$, $Z = \dfrac{120-100}{15} = 1.33$
$\Rightarrow P(-1 \leq Z \leq 1.33)$ $0.9082 - 0.1587 = 0.7495$

③ $Z = \dfrac{135-100}{15} = 2.33 \Rightarrow P(Z \leq 2.33) = 0.9901$

$Z \sim N(0,1)$일 때, 다음을 만족하는 Z_1, Z_2, Z_3, Z_4를 구하여 보면 다음과 같다.

① $P(Z \geq Z_1) = 0.20$

② $P(Z \geq Z_2) = 0.05$

③ $P(Z \geq Z_3) = 0.025$

④ $P(Z \geq Z_4) = 0.005$

<풀이>

① $P = 1-0.2 = 0.8 \Rightarrow Z_1 = 0.84$

② $P = 1-0.05 = 0.95 \Rightarrow Z_2 = 1.645$

③ $P = 1-0.025 = 0.975 \Rightarrow Z_3 = 1.96$

④ $P = 1-0.005 = 0.995 \Rightarrow Z_4 = 2.575$

4.6.3 표준점수

아홉 살의 영제는 어른들이 매우 놀랄 정도로 많은 상식과 논리력이 뛰어나다. 말하는 것을 보면 아홉 살이라는 것이 믿어지지 않는다. 영제의 부모가 이렇게 생각하는 데는 영제 나이의 다른 또래와 비교해서 판단한 결과일 것이다. 그러나 중학생과 비교했을 경우 영제가 더 많이 잘 한다고 할 수 없을 것이다. 아홉 살짜리의 영제는 어떤 집단과 비교하느냐에 따라 더 똑똑하다고 할 수 도 있고 더 못할 수도 있다. 이와 같은 예에서 보듯이 전체 집단 중에서 어디쯤 위치하는지 알아야 더 잘 한다거나 더 못한다거나 하는 판단을 할 수 있다.

만약 대학을 진학할 준이가 80점을 맞았다면 준이가 전체 고교 3학년 학생들 중 어디에 위치하는지 알고자 할 것이다. 왜냐하면, 우리의 대학진학은 상대적 서열에 의해 입학이 결정되는 준거참조평가(norm-referenced evaluation)를 따르므로, 이처럼 원점수(raw score) 80점만을 가지고는 어느 정도 잘했는지 판단할 수 없다.

정확성이 떨어져 많이 사용되지 않지만 사분위편차에 의하여 상대적 서열을 예측할 수 있다. 만약, 어떤 점수가 제2사분위수보다는 크고 제3사분위수보다 작으면 50%에서 75% 사이에 위치함을 알 수 있으며, 제3사분위수 위에 위치하면 상대적 서열은 75% 이상임을 쉽게 알 수 있다.

검사나 조사에서 얻은 원점수는 절대영점이 없거나 있다고 하여도 실제상의 영점과 다르다. 원점수만을 가지고는 측정단위가 다르기 때문에 가감승제를 할 수 없고 비교할 수도 없다. 그러므로 원점수를 분포 상에서 상대적 위치로 표시하면 비교가 가능해진다. 이와 같이 **원점수(raw score)의 상대적 위치를 알려주는 점수를 표준점수(standard score)**라 하고, 종류로 Z 점수, T 점수 등이 있다. 가장 흔히 쓰이는 표준점수는 Z 점수이다.

Z 점수 개인의 점수가 평균으로부터 떨어진 거리를 편차(deviation)라 설명하였다. 앞에서 배웠듯이 Z 점수란 편차를 표준편차로 나눈 값을 말한다. Z **점수는 분포가 정규분포**

라는 가정 하에서 원점수의 평균을 0으로 하고 표준편차를 1로 하는 변환점수를 말한다. 평균이 70점이고 표준편차가 10점인 통계학 점수 분포에서 지영이가 70점을 맞았다면 지영이 Z 점수는 0이며, Z 점수가 0일 경우는 정아의 수학성적의 상대적 위치가 50%에 있음을 쉽게 알 수 있다. 준이는 80점을 맞았으므로 Z 점수는 1이다. 이는 분명 50% 이상에 위치하며 정확한 상대적 서열은 부록에 있는 <부표 4>에 의하여 84.13%에 있음을 알 수 있다.

T 점수 표준점수의 다른 종류로 T 점수가 있다. Z 점수의 참조점(referenced point)은 평균을 0으로 하고 표준편차를 1로 하기 때문에 Z 점수는 음수도 나오며 소수점을 지닌다. 이와 같은 번거로움을 피하기 위하여 **평균점수를 50점으로 그리고 1 표준편차를 10점으로 하는 변환된 표준점수를 T 점수라 한다.** 즉, Z 점수의 0점은 T 점수 50점이 되고, Z 점수 1점은 50점에 10점을 더한 60점이 된다. T 점수를 구하는 공식은 다음과 같다.

표준점수 T

$$T = 50 + 10Z \qquad \text{(공식 4.6.3)}$$

이와 같이 산포도 중 하나인 표준편차는 원점수의 상대적 위치를 나타내기 위하여 사용되고 표준점수를 계산하는 데 중요하다.

[4-1] 이항분포

컴퓨터 활용하기

SPSS를 이용하여 다음 확률을 구하여라.

$X \sim B(5, 0.3)$일 때, 즉 $n=5$회, $P=0.3$인 이항분포일 때

$P(x \leq 3)$을 구하여라.

$P(x=2)$을 구하여라.

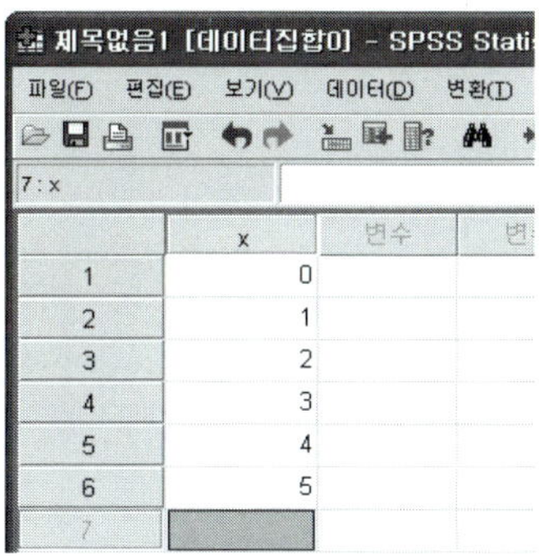

1) x라는 변수를 만들고 0 ~ 5까지 입력한다.

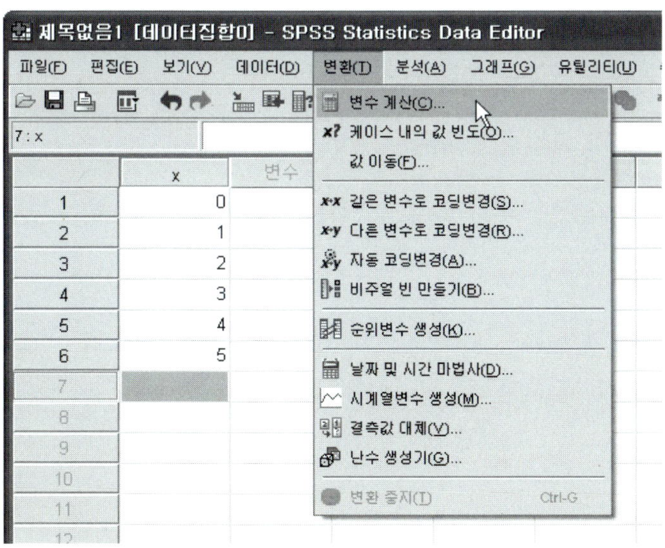

2) [변환] - [변수계산]을 선택한다.

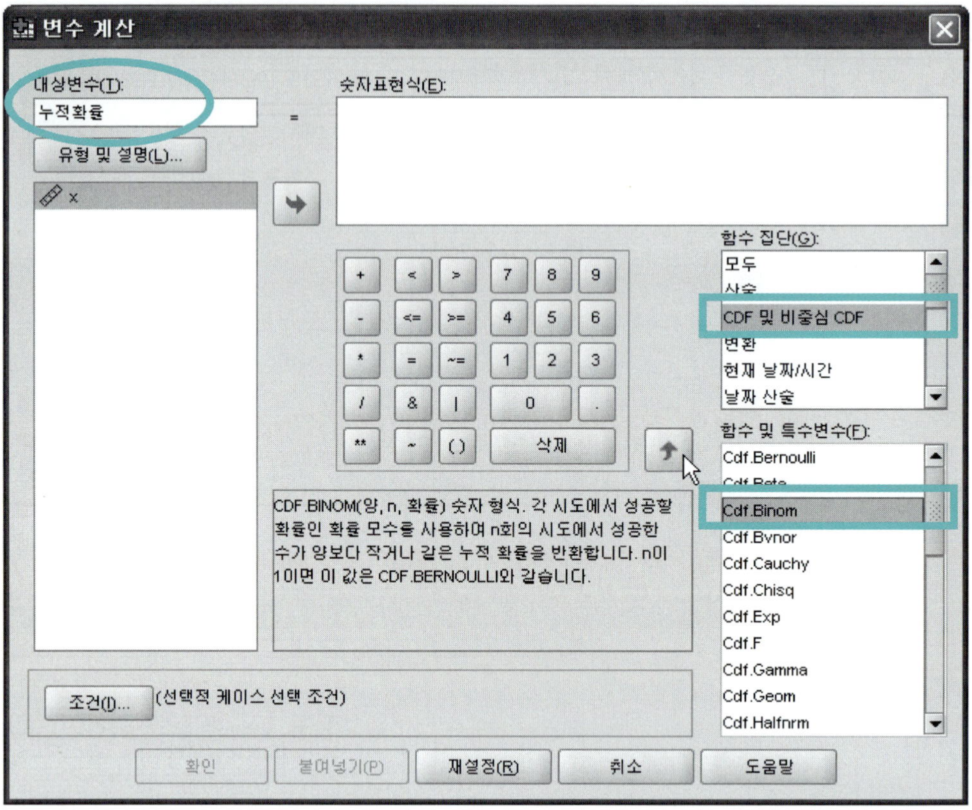

3) [변수 계산] 대화상자에서 대상변수명을 입력한다. 함수집단에서 [CDF 및 비중심 CDF] 를 선택하면 해당 함수집단의 함수 및 특수변수들이 하단에 표시된다. 이 중 Cdf.Binom 함수를 선택하고 [↑]를 누른다.

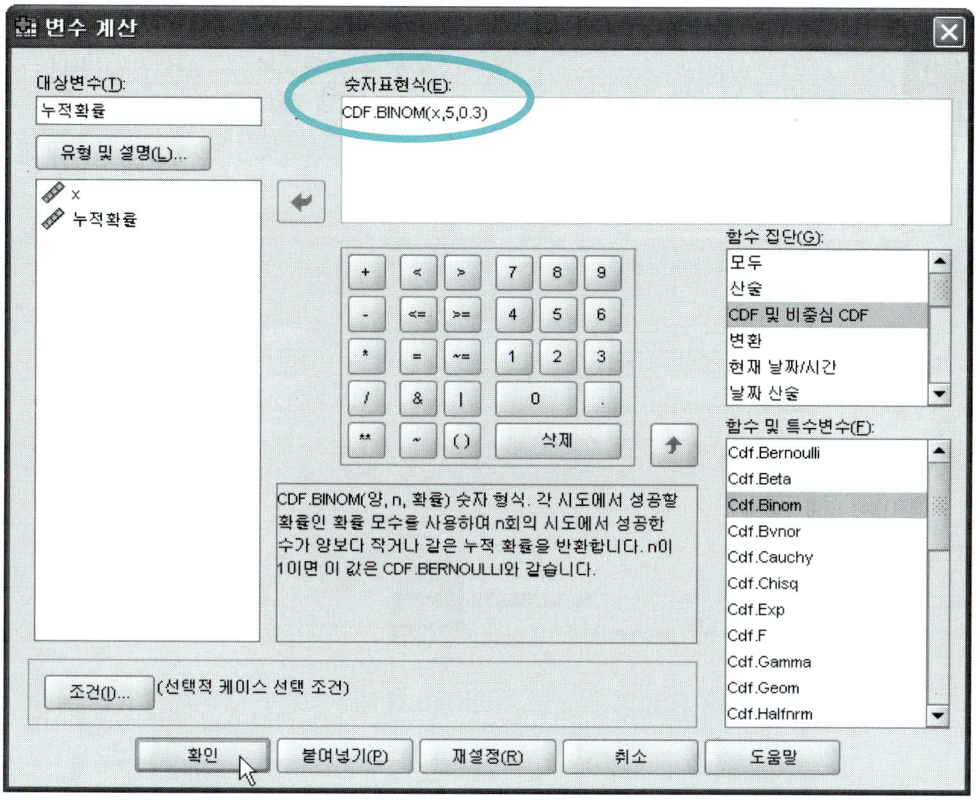

4) 숫자표현식에 나타난 CDF.BINOM(?,?,?)에 각각 x, 5, 0.3을 입력한 후 확인을 누른다.

- Cdf 함수는 누적분포함수로 분포를 지정한 확률변수가 첫 번째 인수인 양보다 작은 확률을 얻고자 할 때 사용한다. 연속되는 인수는 분포의 모수가 된다.
- Cdf.Binon(양, n, 확률) : 각 시도에서 성공할 확률인 확률 모수를 사용하여 n회의 시도에서 성공한 수가 양보다 작거나 같은 누적확률을 반환한다. n이 1이면 이 값은 CDF.BERNOULLI와 같게 된다.

- 이 분석에서는 양은 x, n은 5, 확률은 0.3 값을 각각 입력하게 된다.

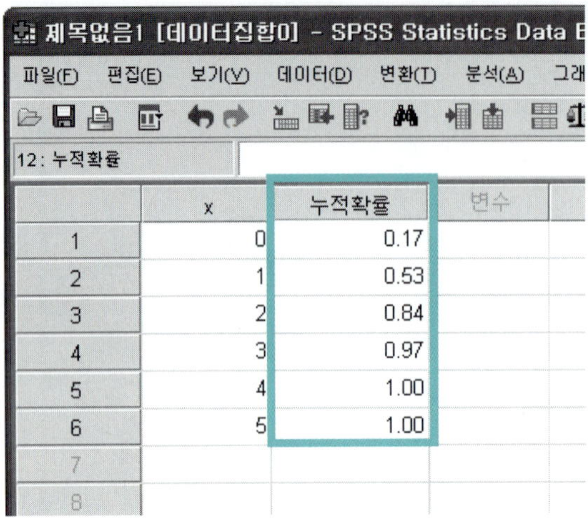

5) 누적확률이라는 새로운 변수와 변수값이 생성되었다.

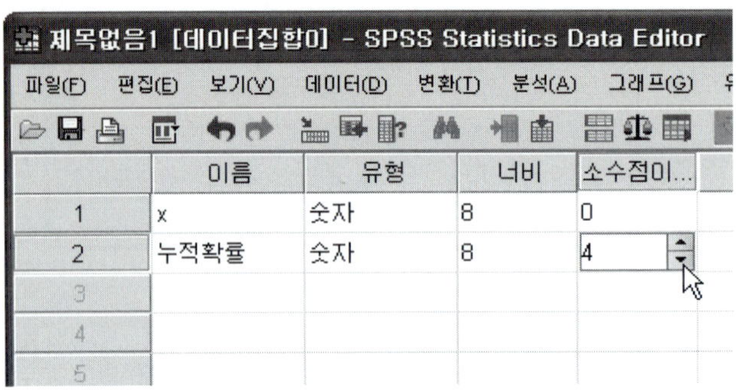

6) [변수보기] 탭을 클릭하여 [소수점 이하 자리수]를 '4'로 변경한다.

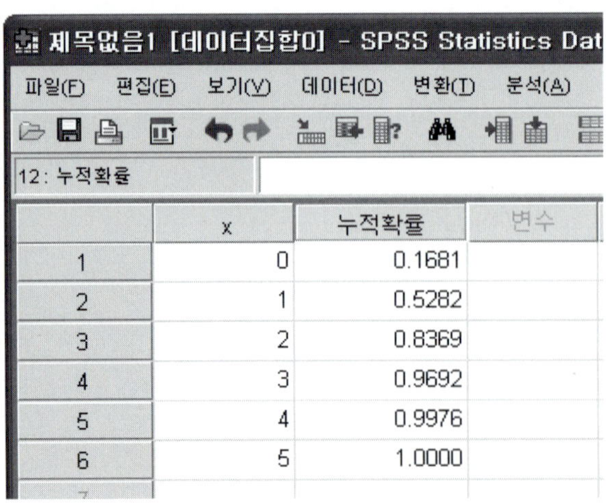

7) 다시 창 하단의 [데이터 보기] 탭을 클릭하여 [누적확률] 변수의 소수점 이하 자리수를 확인한다.

SPSS를 이용하여 다음 확률을 구하여라.

$X \sim B(5, 0.3)$일 때, 즉 $n = 5$회, $P = 0.3$인 이항분포일 때

$P(x \leq 3)$을 구하여라. 답 : 0.9692

$P(x = 2)$을 구하여라. 답 : 0.8369 - 0.5282 = 0.3087

[4-2] 정규분포

컴퓨터 활용하기

SPSS를 이용하여 다음 확률을 구하여라.

$X \sim N(100, 15^2)$일 때, 즉 평균(μ)이 100 이고, 분산(σ)dl 15^2인 정규분포일 때

$P(x \geq 130)$을 구하여라.

$P(85 \leq x \leq 100)$을 구하여라.

$P(x \leq 116)$을 구하여라.

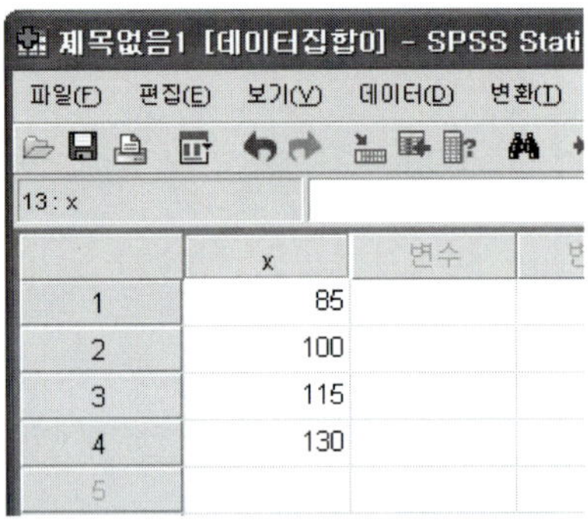

1) x라는 변수를 만들고 필요한 수치를 입력한다.
- 85, 100, 115, 130

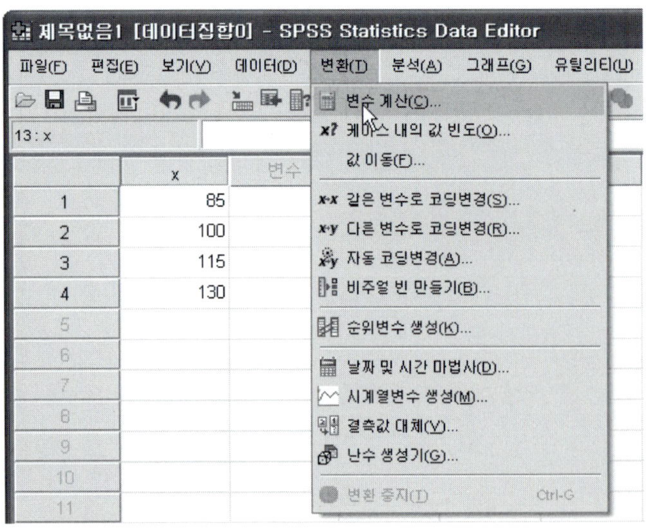

2) [변환] - [변수계산]을 선택한다.

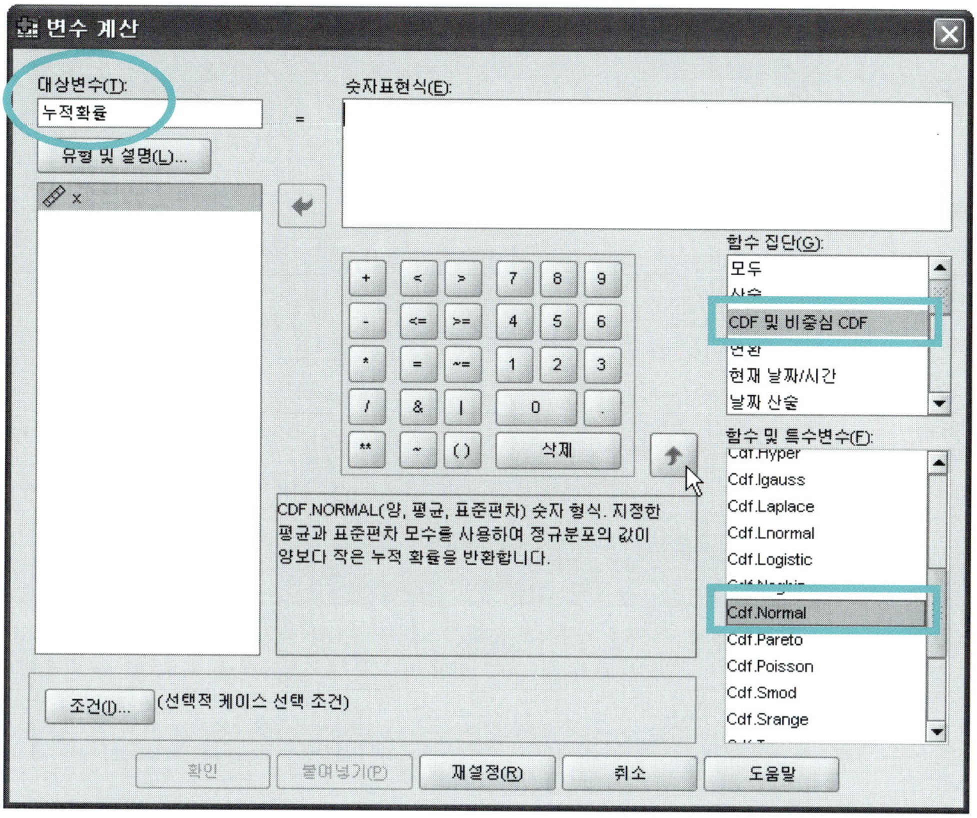

3) [변수 계산] 대화상자에서 대상변수명을 입력한다. 함수집단에서 [CDF 및 비중심 CDF] 를 선택하면 해당 함수집단의 함수 및 특수변수들이 하단에 표시된다. 이 중 Cdf.Normal 함수를 선택하고 [↑]를 누른다.

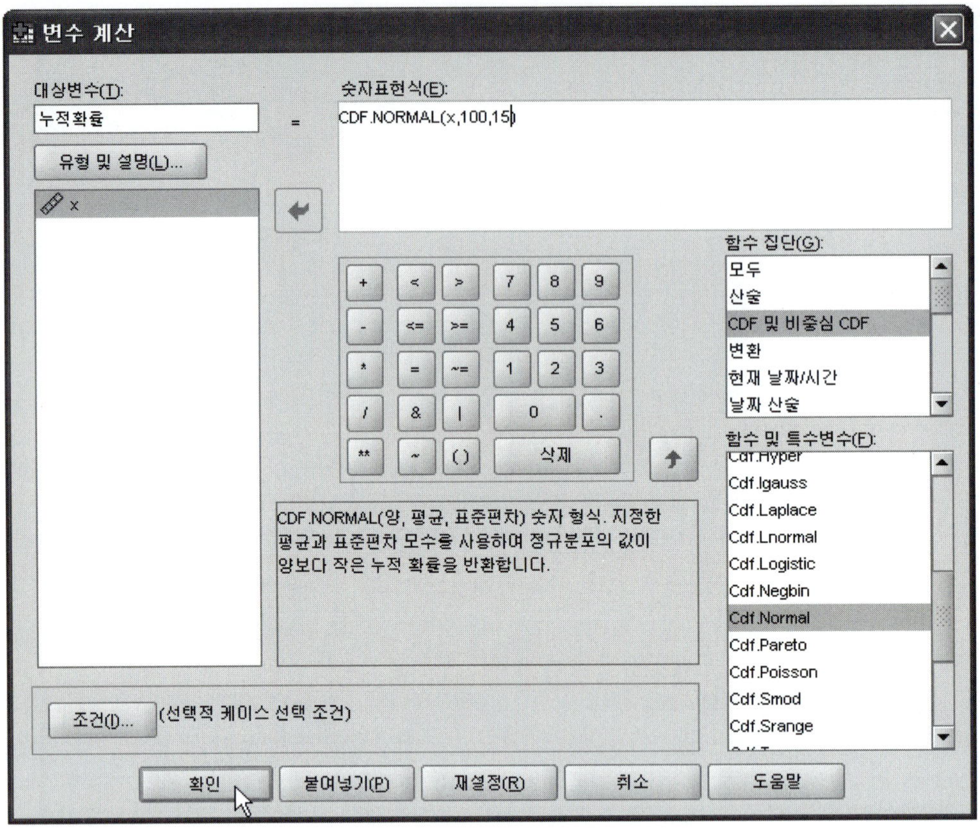

4) [숫자표현식]에 나타난 CDF.NORMAL(?,?,?)에 각각 x, 100, 15를 입력한 후 확인 을 누른다.

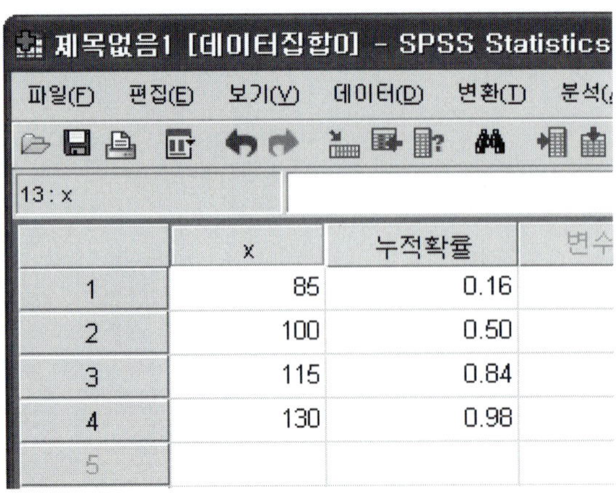

5) 누적확률이라는 새로운 변수와 변수값이 생성되었다.

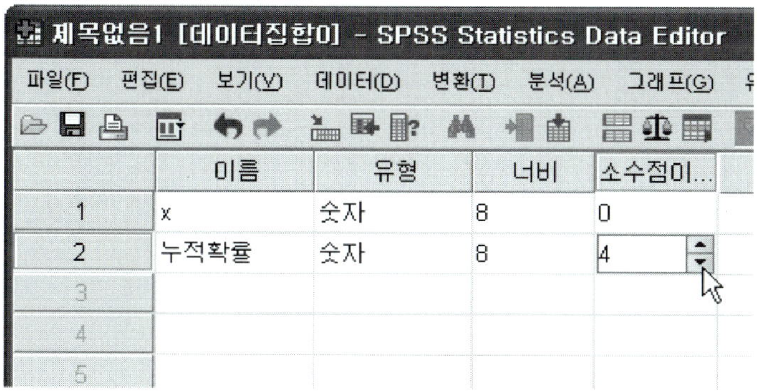

6) [변수 보기]탭을 클릭하여 [소수점이하 자리수]를 '4'로 변경한다.

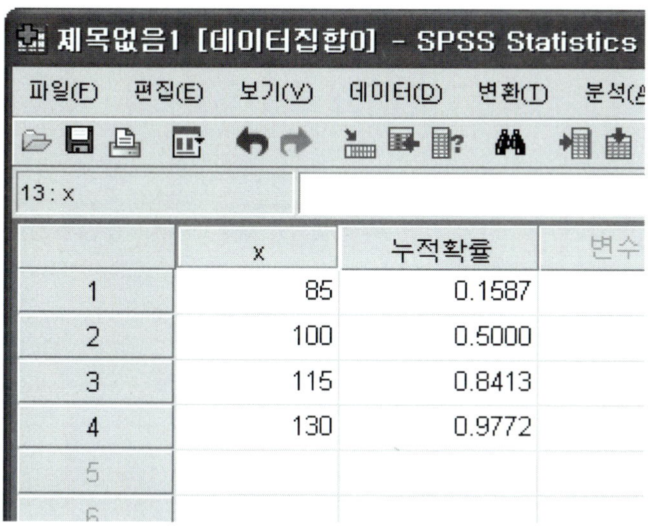

7) 다시 창 하단의 [데이터보기] 탭을 클릭하여 [누적확률] 변수의 소수점이하 자리수를 확인한다.

SPSS를 이용하여 다음 확률을 구하여라.

$X \sim N(100, 16^2)$일 때, 즉 평균(μ)이 100 이고, 분산(σ)이 16^2인 정규분포일 때

$P(x \geq 130)$을 구하여라. 답 : 1 - 0.9772 = 0.0228

$P(85 \leq x \leq 100)$을 구하여라. 답 : 0.5 - 0.1587 = 0.3413

$P(x \leq 116)$을 구하여라. 답 : 0.8413

연습문제

4.1 다음 문제의 경우 N이 n에 비하여 충분히 크기 때문에 이항분포로 원하는 확률을 계산할 수 있다고 가정을 하자. 만약, 어떤 집단에서 B형인 사람의 비율은 24%라고 할 경우 이 집단으로부터 20명을 뽑았을 때 다음에서 제시하는 확률을 구하여라.

(a) 꼭 3명이 B형일 확률

(b) 3명 이상이 B형일 확률

(c) 3명 미만이 B형일 확률

(d) 꼭 5명만이 B형일 확률

4.2 어떤 질병에 걸렸을 때 회복되는 확률이 0.3이며, 15명이 이 질병에 걸렸을 때 다음 질문에 대한 확률을 구하여라.

(a) 3명 이상이 회복될 확률

(b) 4명 이상이 회복될 확률

(c) 5명 이상이 회복될 확률

(d) 3명 미만이 회복될 확률

4.3 편두통을 앓고 있는 어떤 A라는 회사의 약을 복용하여 치유되는 확률이 0.9라고 하자. 편두통을 앓고 있는 네 사람을 확률적으로 추출하여 치유될 확률을 구하여라.

(a) 아무도 치유되지 않음

(b) 한 사람만 치유됨

(c) 한 사람 이상이 치유됨

(d) 두 명 이하의 사람이 치유됨.

(e) 2명 혹은 3명이 치유됨

(f) 3명만이 치유됨

4.4 표준정규분포표를 이용하여 다음 문제를 풀어라.

(a) $Z=0$에서 $Z=1.43$ 사이의 곡선 이하의 면적

(b) $P(Z \geq .55)$

(c) $P(Z \geq 2.33)$

(d) $P(-1.96 \leq Z \leq 1.96)$

(e) $P(-1.65 \leq Z \leq 1.65)$

다음은 확률이 다음과 같을 때, Z_1의 값을 구하라.

(f) $P(Z \leq Z_1)=0.0055$

(g) $P(Z \geq Z_1)=0.0384$

(h) $P(-Z_1 \leq Z \leq Z_1)=0.8132$

4.5 어떤 환자가 특정한 만성질환으로 입원을 할 경우 평균 입원기간이 40일이고 표준편차가 10일이라고 가정하자. 만일, 입원기간의 분포가 대략적으로 정규분포 한다고 가정할 때 다음의 확률은 얼마인가?

(a) 50일 이상일 경우

(b) 30일 미만일 경우

(c) 30일에서 60일 사이일 경우

(d) 90일 이상일 경우

4.6 평균 $\mu=75$와 분산 $\sigma^2=625$인 정규분포 모집단, 즉 $N(75, 25^2)$일 때 다음의 확률을 구하여라.

(a) $P(50 \le x \le 100)$

(b) $P(x > 90)$

(c) $P(x < 60)$

(d) $P(x \ge 85)$

(e) $P(30 \le x \le 110)$

4.7 다음을 정의하여라.

(a) 이산확률변수(discrete random variable)

(b) 연속확률변수(continuous random variable)

(c) 이산확률분포(discrete probability distribution)

(d) 연속확률분포(continuous probability distribution)

(e) 누적확률분포(cumulative probability distribution)

(f) 베르누이 시행(Bernoulli trials)

(g) 이항분포(binomial distribution)

(h) 이항분포에 따르는 확률변수의 예를 들어라.

(i) 정규분포(normal distribution)

(j) 표준정규분포(standard normal distribution)를 정의하고 어떻게 사용되는지 설명하여라.

(k) 정규분포(normal distribution)에 가깝다고 생각하는 확률변수의 예를 들어라.

Chapter 5

표본분포

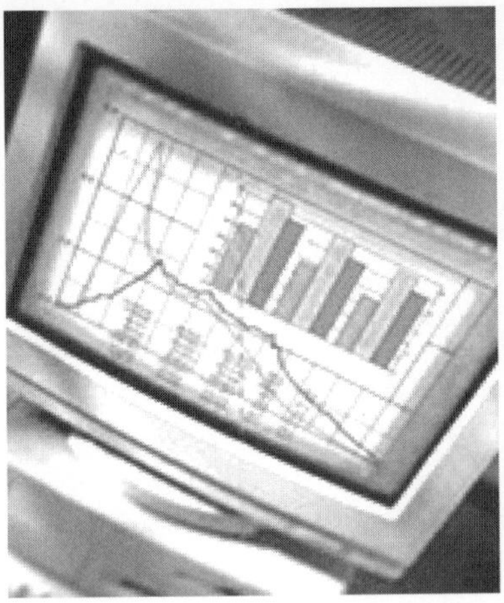

Statistics

제 5 장 표본분포

통계학의 가장 중요한 역할은 모집단에서 추출된 표본으로부터 우리가 관심 있는 모집단의 특성을 추론해 내는 일이다.

모집단의 특성을 나타내는 수치를 모수(母數 : parameter)라 하는데, 이에는 모집단의 중심위치를 나타내는 값인 모평균(μ), 산포성을 나타내는 모분산(σ^2), 또는 모표준편차(σ), 모집단에서 어떤 특성을 갖는 비율인 모비율(p) 등이 있다.

이런 모수의 참값을 정확히 찾아내기 위해서는 모집단 전체를 조사하는 방법(전수조사)이 가장 정확한 것이나, 모집단 전체를 조사한다는 것은 불가능한 경우도 있고, 가능하더라도 너무 많은 시간, 경비, 노력을 요하는 경우가 많다. 따라서 모집단의 일부만을 조사(표본조사)한 결과로 전체를 유추하여 해석하는 방법이 적당할 것이다. 이러한 경우에는 모집단으로부터 추출된 표본에서 계산된 표본통계량(標本統計量 : sample statistic)인 표본평균($\overline{x}$), 표본분산(s^2), 표본표준편차(s), 표본비율($\hat{p}$)을 이용하여 모수를 추정하게 된다.

지금까지는 모집단에서 확률표본을 추출한 후, 이 표본으로부터 변수의 값을 측정하고, 표본통계량을 계산한 후 그 뜻을 설명하였으나 이 장부터는 표본통계량의 분포가 모집단의 분포와 어떤 관련성을 갖고 있는지를 살펴보고, 표본의 통계량으로부터 모수를 추정하고 모집단을 설명하는 과정을 다룬다. 모수를 추정하는 방법을 이해하기 위해서는 먼저 표본분포의 특성을 이해하는 것이 중요하다.

5.1 표본분포

모수는 흔히 우리가 모르고 있는 어떤 고정된 상수이지만, 표본통계량인 표본평균, 표본분산, 표본비율 등은 추출된 표본마다 여러 가지 다른 값을 가진다. 따라서 표본통계량은 확률변수로서 일정한 확률분포를 이루게 되는데, 이러한 **표본통계량의 확률분포를 표본분포**(標本分布 : sampling distribution)라 한다. 다시 말하면, **표본분포란 모집단에서 일정한 크기의 표본을 모두 뽑았을 때 각 표본의 표본통계량으로 이루어지는 확률분포이**다. 표본분포에는 평균의 표본분포, 분산의 표본분포, 비율의 표본분포 등이 있다.

표본분포(標本分布) 표본분포란 모집단에서 일정한 크기의 표본을 모두 뽑았을 때 각 표본의 표본통계량으로 이루어지는 확률분포를 의미한다. 표본통계량은 그 자체가 확률변수이다. 표본이 달라짐에 따라 표본통계량은 여러 가지 다른 값을 가지며, 따라서 상이한 확률분포를 가진다. 이와 같은 표본통계량의 확률분포가 표본분포인 것이다.

표본의 산술평균으로 이루어지는 표본분포의 특성을 설명하기 위하여 예를 들어 보자. 모집단의 크기 $N=4$이고, 변수값이 각각 2, 4, 6, 8인 모집단이 있다. 이 모집단의 모수인 평균(μ), 분산(σ^2), 표준편차(σ)를 계산하면 다음과 같다.

표 5.1.1 모집단 평균과 분산의 계산

구 분	x_i	$x_i-\mu$	$(x_i-\mu)^2$
1	2	-3	9
2	4	-1	1
3	6	1	1
4	8	3	9
계	20	0	20

모평균 : $\mu = \frac{\sum x_i}{N} = \frac{20}{4} = 5.0$

모분산 : $\sigma^2 = \frac{\sum (x_i - \mu)^2}{N} = \frac{20}{4} = 5.0$

이 모집단으로부터 중복을 허락하는 방법(복원추출)으로 표본의 크기 $n = 2$인 확률표본을 추출한다면 추출가능한 표본의 수는 모집단의 크기가 $N = 4$이고, 표본의 크기가 $n = 2$이므로 $N^2 = 4^2 = 16$이다. 일반적으로 복원표본추출 방법으로 가능한 모든 표본의 수는 N^n이 된다.

표 5.1.2 복원추출로 N = 4인 모집단에서 n = 2의 표본을 뽑은 결과(괄호 속은 표본의 평균 $\bar{x}$을 의미함)

		2차 추출			
		2	4	6	8
1차 추출	2	2,2 (2)	2,4 (3)	2,6 (4)	2,8 (5)
	4	4,2 (3)	4,4 (4)	4,6 (5)	4,8 (6)
	6	6,2 (4)	6,4 (5)	6,6 (6)	6,8 (7)
	8	8,2 (5)	8,4 (6)	8,6 (7)	8,8 (8)

표 5.1.3의 첫 번째 열은 16개의 모든 표본을 표시한 것이고, 두 번째 열은 각 표본의 산술평균을 구한 것이고, 세 번째 열은 각 표본의 분산을 구한 것이고, 네 번째 열은 각 표본이 선택될 확률을 나타낸 것이다.

첫 번째 표본 (2,2)의 표본통계량

$$표본평균 : \overline{x_1} = \frac{\sum x_i}{n} = \frac{2+2}{2} = 2$$

$$표본분산 : S^2 = \frac{\sum (x_i - \overline{x})^2}{n-1} = \frac{(2-2)^2 + (2-2)^2}{2-1} = 0$$

표 5.1.3 각 표본의 표본평균, 표본분산, 표본이 선택될 확률

표 본	표본평균($\overline{x}_i$)	표본분산($s_i{}^2$)	확률(p_i)
(2,2)	2	0	1/16
(2,4)	3	2	1/16
(2,6)	4	8	1/16
(2,8)	5	18	1/16
(4,2)	3	2	1/16
(4,4)	4	0	1/16
(4,6)	5	2	1/16
(4,8)	6	8	1/16
(6,2)	4	8	1/16
(6,4)	5	2	1/16
(6,6)	6	0	1/16
(6,8)	7	2	1/16
(8,2)	5	18	1/16
(8,4)	6	8	1/16
(8,6)	7	2	1/16
(8,8)	8	0	1/16
계	80	80	1

두 번째 표본(2,4)의 표본통계량

$$표본평균 : \overline{x_2} = \frac{\sum x_i}{n} = \frac{2+4}{2} = 3$$

$$표본분산 : S^2 = \frac{\sum (x_i - \overline{x})^2}{n-1} = \frac{(2-3)^2 + (4-3)^2}{2-1} = 2$$

이 16개의 표본평균 및 표본분산이 이루는 분포를 표본분포라 하는데, 각 표본의 평균으로 이루어지는 분포를 평균의 표본분포(平均의 標本分布)라고 하며, 각 표본의 분산으로 이루어지는 분포를 분산의 표본분포(分散의 標本分布)라고 한다.

표 5.1.3의 표본평균 및 표본분산의 값들을 살펴보면 동일한 값들이 반복되는 경우가 있다. 그런데 (2,2)라는 표본이 추출되었다면 (2,4)라는 표본은 동시에 추출될 수 없으므로 각 표본이 추출되는 사건은 서로 배타적이다. 한편, 각 경우에 대한 확률이 주어져 있으므로 동일한 표본평균 및 표본분산에 대하여 각각의 확률을 더하면, 표본평균과 표본분산의 값에 따라 일정한 확률을 부여할 수 있다.

표 5.1.4 표본평균 $\overline{x}$ 의 확률분포표

$\overline{x}$	2	3	4	5	6	7	8	계
$p(\overline{x})$	$\frac{1}{16}$	$\frac{2}{16}$	$\frac{3}{16}$	$\frac{4}{16}$	$\frac{3}{16}$	$\frac{2}{16}$	$\frac{1}{16}$	1

표 5.1.5 표본분산 s^2 의 확률분포표

s^2	0	2	8	18	계
$p(s^2)$	$\frac{4}{16}$	$\frac{6}{16}$	$\frac{4}{16}$	$\frac{2}{16}$	1

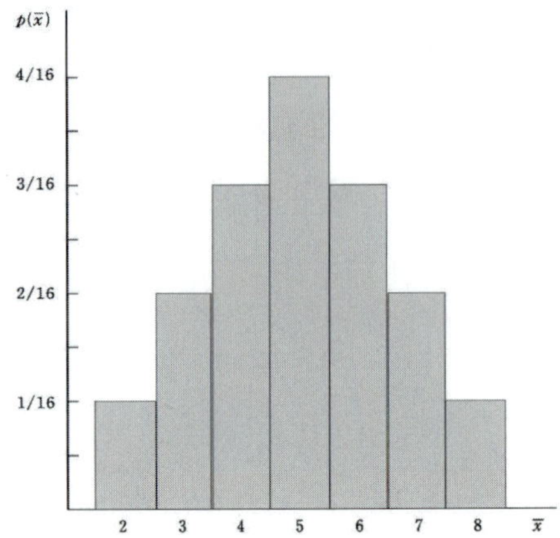

그림 5.1.1. 표본평균 $\bar{x}$의 확률 히스토그램

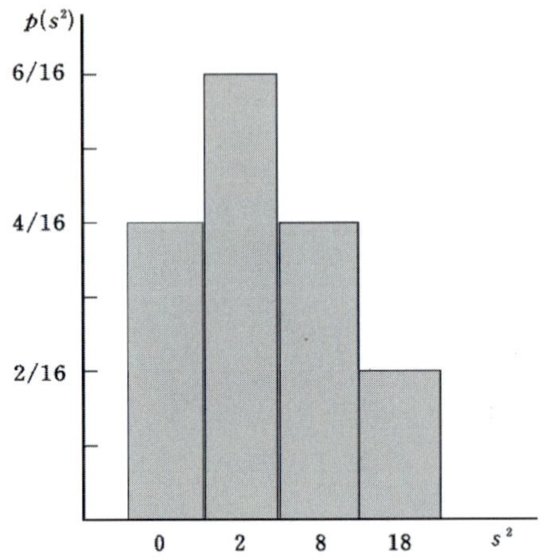

그림 5.1.2 표본분산 s^2의 확률 히스토그램

그림 5.1.1과 그림 5.1.2는 표본평균과 표본분산의 확률 히스토그램을 나타낸 것이다. 앞의 표와 그림의 표본평균이나 표본분산과 같은 표본통계량은 어떤 표본이 추출되었는가에 따라 각각 다른 값을 갖는데, 이러한 현상을 표본추출변동이라고 한다. 비록 표본에 따

라 표본통계량은 다른 값을 가지나 표본통계량 각각의 값에 대한 확률을 계산할 수 있다. 따라서 표본통계량은 일종의 확률변수이고 표본통계량의 분포는 확률분포가 되며 이를 곧 표본분포라고 한다. 따라서 표본통계량은 확률변수이므로 표본통계량에 대한 기대값을 구할 수 있다.

표본평균들의 산술평균 즉 $E[\overline{x}]$ 또는 $\mu_{\overline{x}}$와 표본분산들의 산술평균 즉 $E[s^2]$ 또는 μ_{s^2}을 구하면 다음과 같다.

표본평균들의 산술평균 :

$$
\begin{aligned}
E[\overline{x}] \text{ 또는 } \mu_x &= \sum[(\text{표본평균}) \times (\text{확률})] \\
&= 2(\frac{1}{16}) + 3(\frac{2}{16}) + 4(\frac{3}{16}) + 5(\frac{4}{16}) \\
&\quad + 6(\frac{3}{16}) + 7(\frac{2}{16}) + 8(\frac{1}{16}) \\
&= \frac{80}{16} \\
&= 5.0
\end{aligned}
$$

표본분산들의 산술평균 :

$$
\begin{aligned}
E(s^2) \text{ 또는 } \mu_{s^2} &= \sum[(\text{표본분산}) \times (\text{확률})] \\
&= 0(\frac{4}{16}) + 2(\frac{6}{16}) + 8(\frac{4}{16}) + 18(\frac{2}{16}) \\
&= \frac{80}{16} = 5.0
\end{aligned}
$$

앞의 표 5.1.1에서 보듯이 모평균은 $\mu = 5.0$이고, 모분산 $\sigma^2 = 5.0$이었다. 이 값은 우연히 같은 값을 가졌다고 여겨질 수 있으나, 사실 표본평균들의 산술평균은 모평균과 같고 표본분산들의 산술평균은 모분산과 동일하게 됨을 알 수 있다. 이러한 사실은 표본의 표본통계량으로부터 모수에 대한 통계적 추론이 가능함을 보여주고 있다.

5.2 표준오차

표본분포의 표준편차를 "표준오차(標準誤差 : standard error)"라 한다. 표준오차는 표본통계량으로부터 모수를 추정하는 데 중요한 역할을 한다. 그러면 앞의 표 5.1.3로부터 표준오차를 구하여 보자.

표 5.1.6 표본평균의 분포로부터 표준오차의 계산

표 본	표본평균 $(\bar{x}_i)$	편차 $(\bar{x}_i - \mu_{\bar{x}})$	편차의 제곱 $(\bar{x}_i - \mu_{\bar{x}})^2$
(2,2)	2	-3	9
(2,4)	3	-2	4
(2,6)	4	-1	1
(2,8)	5	0	0
(4,2)	3	-2	4
(4,4)	4	-1	1
(4,6)	5	0	0
(4,8)	6	1	1
(6,2)	4	-1	1
(6,4)	5	0	0
(6,6)	6	1	1
(6,8)	7	2	4
(8,2)	5	0	0
(8,4)	6	1	1
(8,6)	7	2	4
(8,8)	8	3	9
계	80	0	40

표본평균들의 산술평균 $\mu_{\bar{x}}$는 앞에서는 기대값 계산에 의하여 E[$\bar{x}$]=$\mu_{\bar{x}}$ =∑[(표본평균) × 확률]로 구하였다. 그러나 다음과 같이 계산할 수도 있다.

$$\mu_{\bar{x}} = \frac{\sum \bar{x}_i}{N} = \frac{80}{16} = 5.0 \quad (\text{N : 표본의 수})$$

다음은 편차($\bar{x}_i - \mu_{\bar{x}}$)와 편차의 제곱($\bar{x}_i - \mu_{\bar{x}}$)²을 계산한 후 분산을 구하는 공식에 의하여 표본평균값들의 분산은 다음과 같다

$$\sigma_{\bar{x}}^2 = \frac{\sum (x_i - \mu_{\bar{x}})^2}{N} \quad (\text{N : 표본의 수})$$

$$\sigma_{\bar{x}}^2 = \frac{40}{16} = 2.5$$

모집단의 분산은 표 5.1.1에서 $\sigma^2 = 5.0$이었다. 모집단의 분산 σ^2을 표본의 크기 n으로 나누면 다음과 같이 된다.

$$\frac{\sigma^2}{n} = \frac{5.0}{2} = 2.5$$

이 값은 $\sigma_{\bar{x}}^2$의 값과 동일함을 알 수 있다. 따라서 평균의 표본분포의 분산 ($\sigma_{\bar{x}}^2$)은 다음과 같이 정의할 수 있다.

표본평균의 분산	$\sigma_{\bar{x}}^2 = \dfrac{\sigma^2}{n}$	*(공식 5.2.1)*

다시 말하면, 평균의 표본분포의 분산 $\sigma_{\bar{x}}^2$은 모집단의 분산 σ^2을 표본의 크기 n으로 나누어 준 것이다. $\sigma_{\bar{x}}^2$이 표본평균의 분산이므로 이 분포의 표준편차는 $\sigma_{\bar{x}}$가 된다.

표본평균의 표준편차 = 표준오차 $\sigma_{\bar{x}} = \dfrac{\sigma}{\sqrt{n}}$ *(공식 5.2.2)*

이때의 표준편차, 즉 표본평균의 표준편차를 **표준오차**라 한다. 표준오차는 한 모집단으로부터 같은 크기의 모든 확률표본을 추출하여 표본통계량을 계산할 때 이 표본통계량으로부터 이루어지는 **표본분포의 표준편차를 표준오차라 한다. 표준오차는 $\bar{x}$와 μ 사이에 평균적으로 얼마나 많은 오차가 나타나는지를 알려주기 때문에 중요한 측정치이다.** 우리는 모평균을 추정할 때 표본평균을 이용한다. 이때 우리가 표본평균이 모평균과 같을 것이라고 기대하지 않을지라도 모평균과 비슷한 추정치를 제공하고 싶을 것이다. 표준오차는 표본평균과 모평균과의 오차를 알려주는 추정치이므로 표본평균이 얼마나 정확한 추정치인지를 알려주는 값이라고 할 수 있다. (공식 5.2.2)에서 알 수 있듯이 표준오차는 두 수치, 즉 ① 모집단의 표준편차(σ), ② 표본의 크기(n)에 의해서 결정된다. 그러므로 표본의 크기(n)가 클수록 표준오차는 줄어들게 되며, 모집단의 표준편차(σ)가 클수록 표준오차는 커지는 경향을 보인다.

유한모집단 수정계수 어떤 유한모집단에서 같은 크기의 확률표본을 추출할 때 중복을 허락하지 않고 추출하면 산술평균의 표준오차 공식은 다음과 같다.

유한모집단 표본평균의 표준오차

$$\sigma_{\bar{x}} = \frac{\sigma}{\sqrt{n}} \sqrt{\frac{N-n}{N-1}} \qquad \textit{(공식 5.2.3)}$$

N=모집단의 크기, n=표본의 크기

위의 공식에서 $\sqrt{\frac{N-n}{N-1}}$ 을 유한모집단 수정계수(finite population correction coefficient)라 한다. 유한모집단에서 추출된 평균의 표준오차는 무한모집단의 표준오차인 $\frac{\sigma}{\sqrt{n}}$에 수정계수를 곱한 것이 된다. 모집단이 작고 복원추출을 할 경우 무한모집단의 효과를 얻을 수 있어 수정계수가 필요 없으나, 모집단이 작으므로 비복원추출을 할 경우에는 수정계수가 필요하다. 그러나 모집단의 크기 N이 표본크기 n에 비하여 상대적으로 클 때에는 모집단 크기 N이 큰 경우 $N-1$은 N과 같다고 볼 수 있기 때문에 유한모집단 수정계수는 거의 1이 된다.

$$\sqrt{\frac{N-n}{N-1}} = \sqrt{1-\frac{n-1}{N-1}} = \sqrt{1-\frac{n}{N}}$$

여기서 $\frac{n}{N}$은 모집단에서 얻어진 표본의 비율이며, 이 비율이 낮을 경우 수정계수를 무시해도 괜찮다. 예를 들어, N=10,000이고, 표본 크기 $n=10$일 때 $\frac{n}{N}$은 0.001이 된다. 이 경우에 수정계수는 $\sqrt{1-0.001} \simeq 1$이라고 할 수 있다. 그러므로 모집단의 크기가 유한하지만 상당히 크고 표본의 크기가 작은 경우 표준오차 $\sigma_{\bar{x}}$는 실질적으로 $\frac{\sigma}{\sqrt{n}}$의 값과 같다. 일반적으로 **표본의 크기가 모집단 크기의 5% 이상일 때에는 유한모집단 수정계수를 적용한다.**

5.3 표본평균의 분포

정규분포 모집단에서의 표본추출 시 표본평균의 분포의 특성은 다음과 같이 세 가지로 요약할 수 있다.

첫째, 표본평균($\overline{x}$)은 정규분포를 한다. 정규분포를 하는 모집단에서 뽑은 표본들의 평균의 표본분포는 정규분포를 한다. 비록 모집단이 정규분포를 하지 않더라도 표본의 크기 n을 크게 할수록 ($n \geq 30$) 정규분포에 접근하게 된다는 중심극한정리에 의하여 표본의 평균의 표본분포는 정규분포의 경향을 나타낸다.

둘째, 표본평균($\overline{x}$)의 평균 ($\mu_{\overline{x}}$)은 모집단의 평균(μ)과 같다($\mu_{\overline{x}} = \mu$).
표 5.1.3에서 보는 바와 같이 표본의 평균은 모평균 ($\mu = 5.0$)과 같을 때도 있고 같지 않을 때도 있다. 그러나 이들 평균의 산술평균은 모평균과 같다.

$$\mu_{\overline{x}} = \frac{\sum \overline{x_i}}{N} = \frac{80}{16} = 5.0 \quad (N: \text{표본의 수})$$

이러한 상황은 표본분포에서 구한 표본통계량의 평균이 모수와 일치하는 경우로서 이때 표본통계량은 모수를 평균으로 하는 표본분포를 이루게 된다. 이처럼 표본통계량의 평균이 추정하려는 모수가 될 때, 이를 불편추정통계량(不偏推定統計量 : unbiased estimator)이라 한다.

셋째, 표본평균($\overline{x}$)의 분산 ($\sigma^2_{\overline{x}}$)은 모집단의 분산을 표본의 크기로 나누어 준 것과 동일하며 $\left(\sigma^2_{\overline{x}} = \dfrac{\sigma^2}{n}\right)$, 표본평균의 표준편차(표준오차 : $\sigma_{\overline{x}}$)는 $\dfrac{\sigma}{\sqrt{n}}$ 이다.

5.4 중심극한정리(中心極限整理 : Central limit theorem)

정규분포를 이루고 있는 모집단에서 뽑은 표본들의 평균의 표본분포는 정규분포를 한다. 그러나 모집단의 분포가 정규분포가 아닐지라도 표본의 크기 n이 증가함에 따라 모집단의 분포유형에 상관없이 표본평균의 분포는 평균이 μ 분산이 $\frac{\sigma^2}{n}$인 정규분포에 접근하는데, 이를 중심극한정리(中心極限整理 : central limit theorem)라고 한다. 정리(整理)란 여러 가지 복잡한 수식과 증명의 과정을 거쳐 도출된 결과를 말한다. 중심극한정리에 대하여 좀 더 자세히 설명하면, 모집단의 분포가 연속분포 또는 이산분포이든지 아니면 대칭적이든 비대칭적이든지 간에 표본의 크기가 충분히 크다면(일반적으로 $n \geq 30$) 표본평균들의 분포는 정규분포에 가까워진다는 것이다. 일반적으로 표본의 크기가 30 이상일 경우 정규분포에 가까워지나 분포가 심하게 왜곡되어 있지 않을 경우 15~20개의 표본평균의 분포도 정규분포에 근사한다. 표본본포가 정규분포를 한다는 사실은 통계적 추론을 하는 데 있어 매우 유익하고 중요한 특성이며, 다음과 같이 정의할 수 있다.

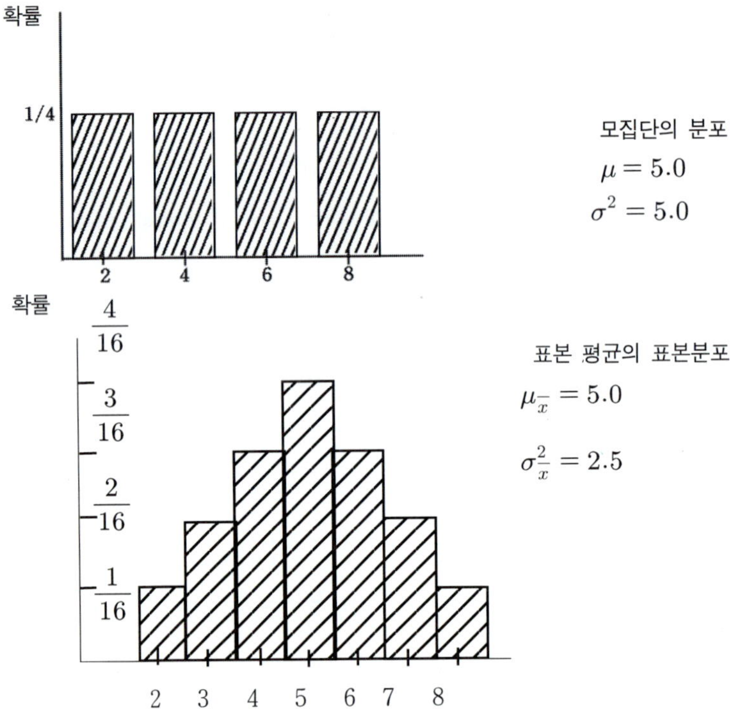

그림 5.4.1 모집단분포와 표본의 크기 n = 2인 표본분포

중심극한정리(中心極限整理 : Central limit theorem) 평균이 μ이고 분산이 σ^2인 정규분포를 하지 않는 어떤 모집단에서 표본의 크기(n)가 충분히 클 경우, 표본평균의 분포는 평균이 μ이고 분산이 $\frac{\sigma^2}{n}$인 정규분포에 접근한다.

앞의 보기 5.1.1에서 4개의 측정값으로 구성된 모집단에서 표본의 크기가 2인 표본을 복원추출(sampling with replacement)하는 예제를 보면 모집단을 각 측정값이 하나씩만 존재하는 균등분포이고 명백히 정규분포는 아니다. 그러나 그림 5.4.1에서 보듯이 표본평균 $\bar{x}$의 분포는 대칭적이고 비교적 정규분포에 가까운 모양을 하고 있다. 표본평균의 분포는 표본의 크기가 단 둘만 되어도 이처럼 정규분포에 가까워짐을 알 수 있으며, 만일 표본이 더 커진다면 정규분포에 훨씬 접근하게 될 것이다.

예를 들어, 어느 실험실에서 실험동물들의 평균 무게가 500g이고 표준편차는 45g이라 한다. 표본의 크기 $n=2$로 하여 표본을 뽑을 때, 그리고 $n=9$와 $n=25$로 하여 표본을 뽑을 때, 그 표본들의 평균의 표준오차를 구하여 보면 다음과 같다.

$$\text{n = 2일 때 표준오차} : \sigma_{\bar{x}} = \frac{\sigma}{\sqrt{n}} = \frac{45}{\sqrt{2}} = 31.8(g)$$

$$\text{n = 9일 때 표준오차} : \sigma_{\bar{x}} = \frac{\sigma}{\sqrt{n}} = \frac{45}{\sqrt{9}} = 15(g)$$

$$\text{n = 25일 때 표준오차} : \sigma_{\bar{x}} = \frac{\sigma}{\sqrt{n}} = \frac{45}{\sqrt{25}} = 9(g)$$

이 예제에서 보면 표본의 크기가 증가함에 따라 $\bar{x}$의 표준오차는 반대로 감소하고 있다. 이것은 표본의 크기가 커지면 $\bar{x}$의 분포는 모평균 μ를 중심으로 모이고 있음을 의미한다. 이를 그림으로 나타내면 그림 5.4.2와 같다.

모집단이 정규분포를 할 때 표본평균들의 산술평균($\mu_{\bar{x}}$)은 모평균(μ)과 같고 모분산을 표본의 크기로 나눈 값$\left(\frac{\sigma^2}{n}\right)$을 분산으로 하는 정규분포를 한다.

모집단이 정규분포를 하지 않는 경우에는 표본의 크기 n이 충분히 크다면($n \geq 30$) 표본평균들의 산술평균은 마찬가지로 모평균을 평균으로 하고 모분산을 표본의 크기로 나눈 값을 분산으로 하는 정규분포를 근사적으로 따르게 된다. 표본평균 $\bar{x}$가 정규분포 또는 근사적으로 정규분포를 한다면, $\bar{x}$를 표준화한 Z 역시 표준정규분포 또는 근사적으로 표준정규분포를 하게 된다. (공식 5.4.1)은 $\bar{x}$를 Z로 표준화하는 것이다.

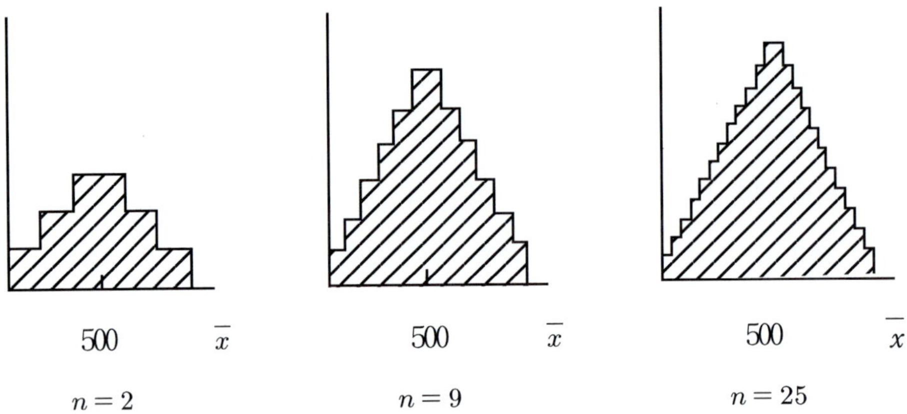

그림 5.4.2 표본의 크기에 따른 표본분포의 모양

표본 평균의 분산

$$\sigma_{\bar{x}}^2 = \frac{\sigma^2}{n}$$

표본평균의 표준편차 = 표준오차

$$\sigma_{\bar{x}} = \frac{\sigma}{\sqrt{n}} \qquad \text{(공식 5.4.1)}$$

표본평균의 표준화 변수 Z

$$Z = \frac{\bar{x} - \mu_{\bar{x}}}{\frac{\sigma}{\sqrt{n}}} = \frac{\bar{x} - \mu}{\frac{\sigma}{\sqrt{n}}}$$

다음으로, 건강한 남자들의 혈청 내 철분의 함유량이 평균 100mL당 120μg고 표준편차가 14μg인 오른쪽꼬리 분포(우비대칭 분포)를 한다고 한다. 49명씩 표본으로 뽑는다면 이들의 철분함유량은 어떤 분포를 보이는지 구해 보면, $\mu = 120\mu g$, $\sigma = 14\mu g$ 그리고 $n = 49$로 표본의 크기가 30보다 크므로 중심극한정리에 의하여 $\bar{x}$의 평균 $\mu_{\bar{x}} = 120$, 표준오차 $\sigma_{\bar{x}} = \frac{14}{\sqrt{49}} = 2$인 정규분포에 접근한다.

위의 문제에서 확률표본의 평균이 100mL당 115μg과 125μg 사이에 있을 확률은 얼마인지 구해 보면, 혈청 내 철분함유량의 분포가 오른쪽꼬리 분포를 하고 있으나 표본의 크기가 30보다 크므로 중심극한정리를 이용하여 평균 120, 표본평균의 표준편차(표준오차) $\frac{14}{\sqrt{49}}=2$를 갖는 $\bar{x}$의 근사정규분포를 표준정규분포로 변화시킨다. 따라서 값을 구해 보면 98.76%가 된다.

$$
\begin{aligned}
P(115 \le \bar{x} \le 125) &= P\left(\frac{115-120}{2} \le Z \le \frac{125-120}{2}\right) \\
&= P(-2.5 \le Z \le 2.5) \\
&= 0.9938 - 0.0062 \\
&= 0.9876
\end{aligned}
$$

5.5 두 표본평균의 차이에 대한 표본분포

우리는 두 모집단을 대상으로 이들 집단의 평균의 차이가 어느 정도 되는지 알고 싶어하는 경우가 많다. 예를 들어, 남성의 키와 여성의 키를 비교하고자 할 때 우리는 성별에 따라서 키가 차이가 난다고 결론짓기를 원한다. 두 모집단에서 각각 표본들을 추출하는 경우 두 표본의 산술평균의 차이($\bar{x}_1-\bar{x}_2$)들로 이루어지는 표본분포는 다음과 같은 특성을 지닌다.

① **두 표본의 산술평균의 차이($\bar{x}_1-\bar{x}_2$)는 정규분포를 한다.** 하나의 산술평균으로 이루어지는 표본분포는 정규분포를 하므로 두 표본의 평균의 차이로 이루어지는 표본분포도 역시 정규분포를 한다. 모집단이 두 개가 있다고 하자. 이들 두 모집단에서 뽑은 표본의 평균들로 이루어지는 표본분포는 앞에서 설명한 바와 같이 정규분포를 한다. 다

시 이들 표본분포에서 각각 대응하는 평균의 차이를 구하여 분포를 그려보면 역시 정규분포를 한다.

② 두 표본의 산술평균의 차이($\overline{x}_1 - \overline{x}_2$)에 대한 표본분포의 산술평균은

$\mu_{x_1 - x_2} = \mu_1 - \mu_2$ 이다.

그러므로 두 모집단의 평균 μ_1과 μ_2의 차이가 없다면 표본의 평균의 차이 $\overline{x}_1 - \overline{x}_2$의 값은 0에 가까운 것이 많을 것이며, 반대로 모집단 평균의 차이가 많다면 표본평균의 차이의 값은 0으로부터 많이 떨어진 값일 것이다.

③ 두 표본의 산술평균의 차이($\overline{x}_1 - \overline{x}_2$)에 대한 표본분포의 표준편차(평준오차)는 한 표본의 산술평균들로 이루어지는 표본분포의 표준편차보다 크다.

실제로 이 두 표본 산술평균들의 차이로 이루어지는 표본분포의 분산과 표준편차인 표준오차는 두 표본이 독립적일 때 다음의 식으로 계산된다.

두 표본 평균의 차이에 대한 분산

$$\sigma^2_{\bar{x}_1 - \bar{x}_2} = \sigma^2_{\bar{x}_1} + \sigma^2_{\bar{x}_2}$$

$$= \frac{\sigma_1^2}{n_1} + \frac{\sigma_2^2}{n_2}$$

두 표본평균의 차이에 대한 표준오차

$$\sigma_{\bar{x}_1 - \bar{x}_2} = \sqrt{\sigma^2_{\bar{x}_1} + \sigma^2_{\bar{x}_2}}$$

$$= \sqrt{\frac{\sigma_1^2}{n_1} + \frac{\sigma_2^2}{n_2}} \qquad \text{(공식 5.5.1)}$$

두 표본평균의 차이에 대한 표준화 변수 Z

$$Z = \frac{(\bar{x}_1 - \bar{x}_2) - (\mu_1 - \mu_2)}{\sqrt{\frac{\sigma_1^2}{n_1} + \frac{\sigma_2^2}{n_2}}}$$

예를 들어, 물리치료사가 노인 환자를 위해 소비하는 하루 평균 시간은 45분, 표준편차가 10분이라 하고, 또 젊은 환자의 재활을 위해 소비하는 하루 평균 시간은 30분, 표준편차가 15분이라고 하자. 노인 환자 집단에서 임의로 30명을 뽑고 젊은 환자집단에서 40명을 뽑았다. 이 때 두 집단의 평균 치료 소요시간이 20분 이상 차이가 날 확률을 구해 보면 다음과 같다.

두 집단의 함수형태에 대해서는 언급이 없다. 따라서 이 특성이 알려져 있지 않거나 그 모집단이 정규분포를 하고 있지 않다고 가정하자. 표본 수가 모두 30보다 크므로 문제에 답하기 위해 중심극한정리를 적용한다. 두 표본평균의 차이는 다음과 같은 평균과 분산을 가지고 근사적 정규분포를 한다.

$$\mu_{\bar{x}_1 - \bar{x}_2} = \mu_1 - \mu_2 = 45 - 30 = 15$$

$$\sigma^2_{\bar{x}_1 - \bar{x}_2} = \frac{\sigma_1^2}{n_1} + \frac{\sigma_2^2}{n_2} = \frac{10^2}{30} + \frac{15^2}{40} = 8.958$$

$$Z = \frac{(\overline{x_1} - \overline{x_2}) - (\mu_1 - \mu_2)}{\sqrt{\frac{\sigma_1^2}{n_1} + \frac{\sigma_2^2}{n_2}}} = \frac{20 - 15}{\sqrt{8.958}} = 1.67$$

$$P(Z \le 1.67) = 0.9525$$

$$P(Z > 1.67) = 1 - 0.9525 = 0.0475$$

5.6 비율의 표본분포

앞에서 우리는 모집단으로부터 추출되는 표본의 평균 또는 분산들의 표본분포에 대하여 살펴보았다. 그러나 표본의 특정비율에 관심을 두는 경우도 많이 있다. 이 비율은 평균의 경우와 마찬가지로 표본을 어떻게 선택하는가에 따라 달라진다. 어떤 표본비율은 모집단 비율과 같기도 하고, 다른 표본비율은 모집단의 것보다 크거나 또는 작은 경우도 있을 것이다.

비율의 표본분포(比率의 標本分布 : sampling distribution of proportion)는 동일한 모집단에서 일정한 크기로 가능한 모든 표본을 뽑아서 얻어진 비율의 분포를 말한다. 비율의 표본분포에서는 평균값 대신에 비율들의 분포를 나타내기 때문에 평균의 표본분포 개념과 동일한 것이라고 할 수 있다.

표본비율의 표본분포는 산술평균과 두 평균치 사이의 차이에서 제시된 것과 똑같은 방법을 이용하여 관련 자료를 토대로 작성할 수 있다. 어느 유한 모집단으로부터 주어진 크기의 표본 중 가능한 모든 것을 다 뽑고 각각의 표본에 대하여 표본비율 $\hat{p}$를 산출한다. 그 다음에는 $\hat{p}$에 따른 발생도수의 값을 각각 구하고 $\hat{p}$의 도수분포를 만든다. 이 도수분포가 바로 $\hat{p}$의 표본분포가 된다. **표본수가 클 때에는 표본비율의 분포는 중심극한정리에 따라서 대체로 정규분포를 한다.** 그 분포의 평균($\mu_{\hat{p}}$), 즉 가능한 모든 표본비율의 평균은 진정한 모집단의 비율(p)와 같고 그 부호의 분산($\sigma^2_{\hat{p}}$)은 $\dfrac{p(1-p)}{n}$가 된다.

따라서 표본의 비율($\hat{p}$)들로 이루어지는 표본분포는 다음과 같은 특성을 지닌다.

① 표본의 비율 $\hat{p}$는 표본의 크기 n이 클 때 정규분포를 한다.

(단, $np > 5$이고, $n(1-p) > 5$)

여기에서 생기는 의문점은 정규근사법(normal approximation)이 되기 위해서는 표본수가 어느 정도가 되어야 하는지이다. **대체로 널리 통용되고 있는 기준은** np**와** $n(1-p)$**가 5보다 커야 한다**는 것이며, 이 책에서는 이 법칙을 따르기로 한다.

② 표본의 비율 $\hat{p}$에 대한 표본분포의 평균은 $\mu_{\hat{p}} = p$ 이다.

③ 표본의 비율 $\hat{p}$에 대한 표본분포의 분산은 $\dfrac{p(1-p)}{n} = \dfrac{pq}{n}$이며, 표본분포의 표준편차(표준오차)는 $\sqrt{\dfrac{pq}{n}}$ 이다.

p에 관한 확률에 대한 질문에 답하려면 다음과 같은 공식을 사용한다.

표본비율의 분산

$$\frac{p(1-p)}{n} = \frac{p\,q}{n}$$

표본비율의 표준편차= 표준오차

$$\sqrt{\frac{p(1-p)}{n}} = \sqrt{\frac{p\,q}{n}}$$

(공식 5.6.1)

표본비율에 대한 표준화 변수 Z

$$Z = \frac{\hat{p} - p}{\sqrt{\frac{p(1-p)}{n}}}$$

$$= \frac{\hat{p} - p}{\sqrt{\frac{pq}{n}}}$$

가령, 어떤 인구집단에 있어 0.08이 색맹이라고 하자. 모집단의 비율을 p라고 표시한다면 이 보기에서는 $p = 0.08$이라고 말할 수 있다. 우리가 이 모집단으로부터 150명을 확률적으로 추출한다면 그 표본에서 색맹일 확률이 0.15보다 클 확률을 구해보면 다음과 같다.

150 × 0.08 = 12와 150 × 0.92 = 138(np와 $n(1-p)$가 5보다 큼)이므로 정규분포를 한다.

$\hat{p}$는 평균 $\mu_{\hat{p}} = p = 0.08$과 $\sigma^2_{\hat{p}} = \frac{p(1-p)}{n} = \frac{(0.08)(0.92)}{150} = 0.00049$

우리가 구하는 확률은 0.15의 오른쪽이 되는 $\hat{p}$곡선의 아랫부분 면적이므로

$$Z = \frac{\hat{p} - p}{\sqrt{\frac{p(1-p)}{n}}} = \frac{.15 - .08}{\sqrt{.00049}} = \frac{.07}{.0222} = 3.15$$ 의 오른쪽에 해당하는 면적이 된다.

부록의 <부표 4>에서 $Z = 3.15$ 의 오른쪽의 면적이 $1 - 0.9992 = 0.0008$ 이다.

따라서 $p = 0.08$ 인 모집단으로부터 $n = 150$ 확률표본에서 $\hat{p} \geq 0.15$ 를 얻게 될 확률은 0.0008 이라고 말할 수 있다.

정규근사법은 **연속성의 보정**(correction for continuity)에 의해 더 나은 결과를 가질 수 있다. 이는 이산분포를 연속분포로서 근사적으로 얻을 수 있도록 고안된 방법이다. 비율이 $\hat{p}$ 일 때 관심이 되는 특성을 지닌 수를 $x = n\hat{p}$ 로 표시한다고 하자. 연속성의 보정을 하는 경우 다음 공식에 넣고 계산한다.

$$Z_c = \frac{\frac{x + .5}{n} - \hat{p}}{\sqrt{\frac{pq}{n}}},\ (\text{단},\ x < np) \quad \text{혹은}\ Z_c = \frac{\frac{x - .5}{n} - \hat{p}}{\sqrt{\frac{pq}{n}}},\ (\text{단},\ x > np)$$

여기에서 $q = 1 - p$ 이다. 연속성의 보정은 n 이 클 때 그리 클 경우 큰 차이가 없다.

위의 보기에서 $n\hat{p} = 150(0.15) = 22.5$ 이며,

$$Z_c = \frac{\frac{22.5 - .5}{150} - .08}{\sqrt{.00049}} = 3.01$$ 이 된다.

따라서 $P(\hat{p} \geq 0.15) = 1 - 0.9987 = 0.0013$ 로 나타나 연속성의 보정을 하지 않았을 때와 거의 비슷하다.

예를 들어, 어떤 여성 집단에서 임신기간의 마지막 1/3기에 들어서는 90%의 임신부가 산전관리를 받는다고 가정하자. 표본의 크기가 200인 확률표본을 이 집단으로부터 뽑는다면 산전관리를 받는 그 비율이 0.85보다 작을 확률을 구하면 다음과 같다.

$200 \times 0.9 = 180$

$200 \times 0.1 = 20$은 5보다 크므로 정규분포를 한다.

$\hat{p}$의 표본분포가 $\mu_{\hat{p}} = 0.90$과 $\sigma_{\hat{p}} = \frac{(0.1)(0.9)}{200} = 0.00045$로서 근사 정규분포를 하고 있다고 가정하자. 그러면 우리는 다음을 구한다.

$$Z = \frac{.85 - .90}{\sqrt{.00045}} = \frac{-.05}{.0212} = -2.36$$

$P(\hat{p} \le 0.85) = P(Z \le -2.36) = 0.0091$이 된다.

5.7 두 표본 비율 간 차이의 분포

가끔 두 개의 모집단으로부터 얻게 되는 두 표본 간 비율들의 차이에 관한 확률을 평가하고 싶을 때가 있다. 필요한 표본분포는 두 표본비율 간의 차이의 분포이다. 이 표본분포의 특성은 다음과 같이 요약된다. 이항변수(dichotomous variable)를 갖는 모집단으로부터 크기가 각각 n_1과 n_2인 독립의 확률표본으로부터 구한 그 분석대상이 되는 특성을 지닌 관찰치의 비율이 각각 $\hat{p_1}$, $\hat{p_2}$라고 할 때 표본의 크기 n_1과 n_2가 클 때 두 표본의 비율의 차이 $\hat{p}_1 - \hat{p}_2$들로 이루어지는 표본분포는 다음과 같은 특성을 지닌다.

① 두 표본의 비율의 차이$(\hat{p}_1 - \hat{p}_2)$에 대한 분포는 정규분포를 한다.

② 두 표본의 비율의 차이$(\hat{p}_1 - \hat{p}_2)$에 대한 표본분포의 평균은 $\mu_{\hat{p}_1 - \hat{p}_2} = p_1 - p_2$이다.

③ 두 표본의 비율의 차이$(\hat{p}_1 - \hat{p}_2)$에 대한 표본분포의 표준편차는 한 표본의 비율들로 이루어지는 표본분포의 분산보다 크다. 표본비율의 분산은 $\frac{p_1 q_1}{n_1} + \frac{p_2 q_2}{n_2}$, 표

본 비율의 차이에 대한 표준편차(표본오차)는 $\sqrt{\frac{p_1\,q_1}{n_1}+\frac{p_2\,q_2}{n_2}}$ 이다.

$$\sigma^2_{\hat{p}_1-\hat{p}_2}=\frac{p_1(1-p_1)}{n_1}+\frac{p_2(1-p_2)}{n_2}$$

$$=\frac{p_1\,q_1}{n_1}+\frac{p_2\,q_2}{n_2}$$

실제로 두 표본비율 간 차이의 표본분포를 작성하려면 두 평균치 차이의 표본분포를 작성한 것과 똑같은 방법으로 처리한다. 두 개의 충분히 작은 모집단이 주어졌을 때 제1모집단으로부터 크기가 n_1인 모든 가능한 단순확률표본을 뽑아서 각각의 표본으로부터 표본비율 $\hat{p}_1$을 계산한다. 제2모집단으로부터는 크기가 n_2인 가능한 모든 독립적인 단순확률표본을 뽑아 표본비율 $\hat{p}_2$을 계산한다. $\hat{p}_1$의 값 하나와 $\hat{p}_2$의 값 하나로 짝을 이루는 식으로 모든 가능한 짝을 만들고 그 차이를 계산하며, 차이가 일어날 도수(또는 상대도수)도 함께 표시한다. 대규모의 유한 모집단 또는 무한 모집단에 대해 두 표본비율 간의 차이에 관한 확률문제에 답하기 위해서는 다음과 같은 공식을 사용한다.

두 표본비율의 분산

$$\sigma_{\hat{p}_1 - \hat{p}_2} = \frac{p_1(1-p_1)}{n_1} + \frac{p_2(1-p_2)}{n_2}$$

두 표본비율의 차이에 대한 표준오차

$$\sigma_{\hat{p}_1 - \hat{p}_2} = \sqrt{\frac{p_1(1-p_1)}{n_1} + \frac{p_2(1-p_2)}{n_2}}$$

두 표본비율의 차이에 대한 표준화 변수 Z

$$Z = \frac{(\hat{p}_1 - \hat{p}_2) - (p_1 - p_2)}{\sqrt{\frac{p_1(1-p_1)}{n_1} + \frac{p_2(1-p_2)}{n_2}}}$$

$$= \frac{(\hat{p}_1 - \hat{p}_2) - (p_1 - p_2)}{\sqrt{\frac{p_1 q_1}{n_1} + \frac{p_2 q_2}{n_2}}} \qquad \text{(공식 5.7.1)}$$

예를 들면, 첫 번째 집단에서 약물을 오용하는 사람들의 비율이 0.5이고, 두 번째 집단에서는 0.33이라고 하자. 각각의 모집단으로부터 크기가 100인 표본을 뽑았을 때 두 표본비율의 차이($\hat{p}_1 - \hat{p}_2$)가 0.3 이상이 될 확률을 구하면 다음과 같다.

$\hat{p}_1 - \hat{p}_2$의 표본분포의 평균이 $\mu_{\hat{p}_1 - \hat{p}_2} = .50 - .33 = .17$이고,

분산이 $\sigma^2_{\hat{p}_1-\hat{p}_2} = \frac{(.5)(.5)}{100} + \frac{(.33)(.67)}{100}$

$= .004711$

로서 조사정규분포를 하고 있다고 가정한다. 우리가 구하는 확률에 해당하는 면적은 $\hat{p}_1 - \hat{p}_2$의 곡선에서 0.30의 오른쪽이 된다. 표준정규분포로 변환하면 다음과 같다.

$$Z = \frac{(\hat{p}_1 - \hat{p}_2) - (p_1 - p_2)}{\sqrt{\frac{p_1(1-p_1)}{n_1} + \frac{p_2(1-p_2)}{n_2}}} = \frac{.30 - .17}{\sqrt{\frac{0.5 \times 0.5}{100} + \frac{0.33 \times 0.67}{100}}} = \frac{.30 - .17}{\sqrt{.004711}} = 1.89$$

부록 <부표 4>를 살펴보면 $Z = 1.89$의 오른쪽에 해당하는 표준정규곡선의 면적은 $1 - 0.9706 = 0.0294$이다. 따라서 그 차이가 0.30 정도가 될 확률은 0.0294가 된다.

$$P(\hat{p}_1 - \hat{p}_2 \geq 0.30) = P(Z \geq 1.89) = 1 - 0.9706 = 0.0294$$

다음으로, 어느 고등학생 모집단에서 남학생의 10%가 비만이라고 한다. 같은 집단의 여학생의 10%가 역시 비만이라고 할 경우, 남학생 250명과 여학생 200명의 확률표본이 $\hat{p}_1 - \hat{p}_2 \geq 0.06$을 갖게 될 확률(6% 이상이 비만일 확률)을 구해 보면 다음과 같다.

$\hat{p}_1 - \hat{p}_2$의 표본분포가 대략 정규분포를 한다고 가정한다. 비만증의 비율이 두 집단에서 같다면 그 차이의 분포에서 평균은 0이고 분산은 아래와 같다.

$\sigma_{\hat{p}_1-\hat{p}_2} = \frac{p_1(1-p_1)}{n_1} + \frac{p_2(1-p_2)}{n_2} = \frac{(.1)(.9)}{250} + \frac{(.1)(.9)}{200}$

$= .00081$

$\hat{p}_1 - \hat{p}_2$의 곡선의 우리가 원하는 면적은 0.06의 오른쪽이 되며 이에 해당하는 값은 $Z = \frac{.06 - 0}{\sqrt{.00081}} = 2.11$이 된다. 부록의 <부표 4>를 이용하면 $Z = 2.11$의 오른쪽의 면적은 $1 - 0.9826 = 0.0174$임을 알 수 있다.

$$P(\hat{p}_1 - \hat{p}_2 \geq 0.06) = P(Z \geq 2.11) = 1 - 0.9826 = 0.0174$$

연습문제

5.1 다음 자료는 남성들의 콜레스테롤 값이다.

모집단	연령	평균	표준편차
A	20~24	180	43
B	25~34	199	49

각각의 모집단에서 50개의 표본을 뽑는다고 가정할 때 표본들의 평균의 차이가 25 이상 날 확률은 얼마인가?

5.2 두 집단의 평균은 같고 분산이 $\sigma^2 = 1001$과 $\sigma^2 = 802$인 두 개의 정규분포하는 집단을 주었을 때, 표본의 크기가 $n_1 = 25$, $n_2 = 16$일 때 $\overline{x}_1 - \overline{x}_2$가 8보다 클 확률 $P(\overline{x_1} - \overline{x_2} > 8)$를 구하여라.

5.3 17세의 남학생과 17세의 여학생의 subscapular skinfolds thickness 값이 남자는 평균 9.7, 표준편차 6.0이고, 여자는 평균 15.6, 표준편차 9.5이었다. 확률적으로 표본을 추출하여 남자 40명과 여자 35명을 뽑았을 때 표본평균의 차이($\overline{x}_{girls} - \overline{x}_{boys}$)가 10 이상이 날 확률 $P(\overline{x_{girls}} - \overline{x_{boys}} \geq 10)$는 얼마인가?

5.4 통계청에서 조사한 자료에서는 40세 이상의 여성의 33.2%가 유방암 검진을 받았다. 이 모집단에서 표본을 200명을 뽑았을 경우 유방암 검진을 한 여성의 비율이 .28%에서 .37%로 나올 확률 $P(0.28 \leq \hat{p} \leq 0.37)$는 얼마인가?

5.5 1990년에 통계청에서 조사한 자료에서는 18세 이상의 응답자 중 19%가 AIDS 바이러

스인 HIV에 대해 들어본 적이 없다고 말했다. 이 모집단에서 175명의 표본을 뽑았을 경우 25% 이상이 AIDS 바이러스인 HIV에 대해 들어본 적이 없다고 말할 확률 $P(\hat{p} \geq 0.25)$은 얼마인가?

5.6 잘 사는 지역의 어린이에 관한 특정한 모집단에서 hyperactive가 나타나는 비율이 0.40으로 알려졌다. 이 집단에서 120명의 단순확률표본을 뽑고, 못 사는 지역의 어린이에 대한 다른 모집단에서 단순확률표본 100명을 뽑았다. 만약에 두 모집단의 hyperactive가 나타나는 비율이 같다면 두 표본의 차이$(\hat{p}_1 - \hat{p}_2)$가 0.16 이상 차이가 날 확률 $P(\hat{p}_1 - \hat{p}_2 \geq 0.16)$는?

5.7 통계청에서 조사한 자료에서는 20~74세의 남성의 14%와 여성의 23.8%가 자신이 원하는 이상적인 몸무게에서 20% 이상 차이가 나는 것으로 조사되었다. 각각 남성 120명과 여성 130명의 확률표본을 추출하여 두 표본 간 비율의 차이$(\hat{p}_f - \hat{p}_m)$가 0.04에서 0.20이 될 확률 $P(\hat{p}_f - \hat{p}_m)$는 얼마인가?

5.8 다음을 정의하여라.

(a) 중심극한정리(Central Limit Theorem)

(b) 두 표본의 평균 간의 차이에 대한 표본분포

(c) 표본의 크기가 클 때 표본의 비율에 대한 표본분포

(e) 표본의 크기가 클 때 두 표본의 비율의 차이에 대한 표본분포

5.9 1976~1980년도에 국민건강·영양조사에 의하면 20~74세의 미국 남성들의 콜레스테롤 값이 평균 211, 표준편차는 대략 90이라고 조사하였다. 50명의 표본을 추출할 경우 표본분포의 평균과 표준오차는 얼마인가?

5.10 보통 성인 남성의 요산 값이 평균 $5.7mg$, 표준편차가 $1mg$으로 정규분포할 때 표본의 크기가 9인 경우 다음의 확률을 구하면? ($\mu = 5.7$. $\sigma = 1$, 표본의 크기 $= 9$)

(a) 6 초과

(b) 5 이상 6 이하

(c) 5.2 미만

5.11 평균 100이고, 표준편차 20인 정규분포를 하는 모집단에서 표본의 크기가 16을 추출하였을 경우 표본평균의 값이 다음과 같을 경우의 확률을 구하여라.

(a) $P(\overline{x} \geq 100)$

(b) $P(96 \leq \overline{x} \leq 108)$

(c) $P(\overline{x} \leq 110)$

5.12 모집단이 1, 3, 5, 7, 9로 구성되었다고 가정한다. 복원추출로 2개의 표본을 뽑을 경우 $\overline{x}$에 대한 표본분포를 만들고, 그 표본분포의 평균과 분산을 구하여라.

5.13 17세 남자 아이를 모집단으로 어깨 밑의 피부가 겹치는 두께 평균이 9.7 mm이고 표준편차가 6.0mm이었다. 이 모집단에서 확률표본을 40명을 뽑았을 경우 다음 표본 평균의 확률을 구하라.

(a) 11 초과

(b) 7.5 이하

(c) 7 이상 10.5 이하

Chapter 6

추 정

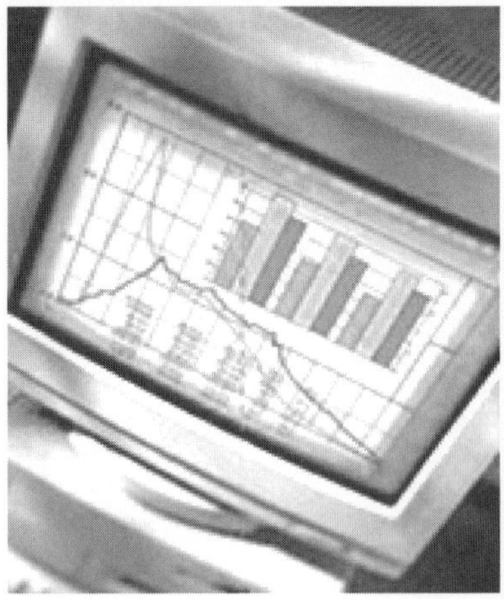

Statistics

6.1 통계적 추정

6.2 점추정

6.3 구간추정

6.4 모집단 평균의 신뢰구간

6.5 두 모평균의 차이에 대한 신뢰구간

6.6 단일 모집단 비율에 대한 신뢰구간

6.7 두 모집단 비율의 차이에 대한 신뢰구간

6.8 평균을 추정시 표본수의 결정

제 6 장 추 정

통계학의 궁극적인 목적은 표본을 통하여 모집단의 확실하지 않은 어떤 특성을 추론하는 것이라고 해도 과언이 아닐 것이며, 이러한 과정이 통계적 추론이다. 통계적 추론의 목적은 표본에서 얻어진 정보를 근거로 하여 모집단의 모수에 대하여 예측하는 것이다. 모수를 예측하는 방법에는 **통계적 추정**(統計的 推定 : statistical estimation)과 **가설검정**(假說檢定 : hypothesis test)의 두 가지 방법이 있다.

예를 들면, 우리나라의 한 가구당 연간 평균 의료비를 조사하는 경우처럼, “모수의 값이 얼마인가?”에 대한 답을 표본을 이용하여 구하는 것이 통계적 추정이고, 가설검정이란 모수에 대한 특정 가설을 세운 후에 표본에서 계산된 통계량을 기초로 하여 “모수는 특정한 값과 일치하는가?”라는 가설의 채택 여부를 결정하게 된다. 예를 들어, 어느 회사에서 새로운 약을 개발하였을 때, 그 약의 효과를 검사하려면 기존 제품의 효과와 비교할 것이다. 그래서 새로운 약의 효과가 기존의 것보다 좋다는 사실을 증명하는 과정, 즉 가설검정 후 이 새로운 명제가 증명이 되면 그 약은 사용되어질 것이다. 이와 같이 통계적 추론(統計的 推論 : statistical inference)은 통계적 추정과 가설검정의 두 가지로 나눌 수 있다. 지금까지는 통계적 추론을 위한 기초로서 모집단에 대한 확률변수, 확률분포 등을 다루었으며, 이 장에서는 앞에서 배운 내용들을 응용하는 과정으로서 모수에 대한 추정을 취급하고자 한다.

6.1 통계적 추정

통계적 추론 통계적 추론이란 표본이 갖고 있는 모집단의 모수에 관한 정보를 분석함으로써, 그 모수에 관한 결론을 유도하여 내거나, 또는 모수에 관한 결론의 진위 여부를 검정하는 것으로서 통계적 추정과 가설검정의 두 가지 방법에 의하여 이루어진다.

통계적 추정(統計的 推定 : statistical estimation) 통계적 추정이란 표본의 특성을 분석함으로써 모집단의 특성을 추정하는 것을 말한다. 다시 말하면, 표본통계량을 이용하여 모수를 추론하는 것이다. 일례로 우리나라 한 가구당 연간 평균 의료비를 조사한다고 할 때, 가구를 일일이 조사한다면 시간, 노력, 비용이 상당히 많이 들게 될 것이다. 그런데 통계적 추정방법을 이용하면 어느 정도 정확하게 모집단의 모수에 대한 추정치를 얻을 수 있다. 모집단의 특성을 가장 잘 나타내는 추정치를 발견하기 위해서는 모집단 추정치로서 가장 좋은 단일 수치를 찾는 것이다.

예를 들어, 가구당 연간 평균 의료비를 알아보기 위하여 무작위로 추출된 표본에서 계산된 표본평균 $\overline{x}$를 이용하여 모평균 μ를 추정하게 된다. 이처럼 표본통계량으로부터 모수를 짐작하거나 예측하는 것을 통계적 추정 또는 추정(推定 : estimation)이라 한다. 추정을 위하여 사용된 표본통계량을 추정통계량(推定統計量 : estimator) 또는 추정량(推定量)이라 한다.

추정량(estimator) 추정량은 특정 모수를 추정하기 위하여 사용되는 표본통계량($\overline{x}$)을 말하며, 추정치(estimate)는 모수를 구체적으로 추정한 값이다. 위에서 표본평균 $\overline{x}$는 모평균 μ의 추정통계량(또는 추정량)이다. 그리고 모수를 구체적으로 추정한 값은 추정치(推定値 : estimate)라 한다. 만약, 표본조사 결과 가구당 연간 의료비의 표본평균이 200,000원이 나왔다면 이 수치는 모평균의 추정치가 되는 셈이다.

모집단의 모수를 추정하는 방법에는 점추정(點推定 : point estimation)과 구간추정(區間

推定 : interval estimation)이 있다.

점추정(點推定 : **point estimation**) 점추정은 알려져 있지 않은 모수를 추정할 때 모수의 참 값이라고 예측되는 값을 단일 수치로 나타내는 것을 말한다.

구간추정(區間推定 : **interval estimation**) 구간추정은 모수의 참 값이 포함되는 값을 구간으로 나타내는 것을 의미한다.

예를 들어, 우리나라 대학생들의 평균 키를 알고자 하여, 전체를 조사(전수조사)한다면 많은 시간, 노력, 경제적 비용이 많이 들게 된다. 이러한 어려움을 해결해 주는 것이 표본조사이다. 우리나라 대학생들 중에서 일부를 선택하여 이들 표본으로부터 우리나라 대학생 전체의 키를 추정해내야 한다. 모집단의 모수 추정은 앞서 말한 대로 두 가지로 나누어지는데, 표본으로부터 평균값을 계산하여 "우리나라 남자 대학생들의 평균 키가 $173cm\,(\mu = 173cm)$이다."와 같이 하나의 값(여기서는 $173cm$)으로 모수 μ를 추정하는 것이다. 이와 같이 미지의 모수를 하나의 값으로 추정하는 것을 점추정이라 한다.

이와는 달리 "우리나라 남자 대학생들의 평균 키는 171~175cm 사이이다 $(171 \le \mu \le 175cm)$."와 같이 구간으로 추정하는 것을 구간추정이라 한다.

그런데 점추정의 결과가 과연 모수를 얼마나 정확히 추정했는지의 여부는 모집단을 다 조사해보기 전에는 결코 알 수 없는 일이다. 즉 점추정만으로는 추정의 결과를 얼마나 믿을 수 있는지, 또한 이러한 추정에는 어느 정도의 오차가 발생할 수 있는지를 알 방법이 없다. 따라서 표본으로부터 모수를 추정할 때 점추정의 결과만을 제시하는 것은 모집단에 대해 보다 많은 정보를 얻고자 하는 우리의 목적에 충분하지 못할 수 있다. 이러한 문제를 해결하기 위하여 모수를 점추정치 하나만을 제시하기보다는 모수가 위치할 어떤 구간을 제시하되, 이러한 구간이 모수를 포함하리라는 믿음의 정도를 보조적으로 제시함으로써 점추정의 불확실성을 보완한 방법이 구간추정이라 할 수 있다. 이러한 구간을 신뢰구간(信賴區間 : confidence interval)이라 한다.

6.2 점추정

점추정은 표본에서 얻은 정보를 근거로 하여 모집단에 대한 모수를 하나의 값으로 추정하는 것이다. 고급통계학에서는 추정대상이 다양하고 추정방법도 복잡하지만, 여기에서는 가장 기초적인 모수라고 할 수 있는 평균, 분산 및 비율에 대해서만 다루고자 한다. 추정량을 임의적으로 선택할 수는 없다. 주어진 상황에서 가장 좋은 추정량을 선택하여야 한다.

모평균의 점추정 표본평균 $\overline{x}$는 어떠한 모양의 모집단 분포에 대해서도 μ의 불편추정량(unbiased estimator)이다. 이것은 모집단이 정규분포일 때에는 표본평균의 분포 역시 정규분포한다. 비록 모집단이 정규분포가 아닐지라도 표본의 크기가 크면 표본평균은 가장 효율적인 추정량이다. 왜냐하면, 표본의 크기가 충분히 크면($n \geq 30$) 평균의 표본분포는 중심극한정리에 의하여 정규분포를 이루기 때문이다. 비정규분포를 하는 모집단으로부터 추출된 소표본의 경우를 제외하고는 표본평균이 모평균을 추정하는 데 쓰이는 가장 좋은 추정량이다.

모분산의 점추정 분산은 편차의 제곱의 산술평균이다. 모집단의 분산을 구하는 식은 다음과 같다.

$$\sigma^2 = \frac{\sum(x_i - \mu)^2}{N}$$

그리고 표본의 분산을 구하는 식은 다음과 같다.

$$s^2 = \frac{\sum(x_i - \overline{x})^2}{n-1}$$

모분산을 추정하기 위하여 표본 측정값들의 편차의 제곱의 합을 $n-1$로 나눈 경우에 그

추정량은 불편추정통계량이 됨을 분산의 표본분포 특성에서 설명한 바 있다. 일반적으로 모집단 분산 σ^2의 추정량은 편차의 제곱의 합을 $n-1$로 나눈 s^2을 사용한다.

비율의 점추정 비율은 평균의 특수한 경우이다. 표본의 총수를 n이라 하고 이 중에서 성공횟수를 x라 하면 표본비율 $\hat{p}=\dfrac{x}{n}$이다. 이 비율 $\hat{p}$는 $\overline{x}$의 경우와 마찬가지로 모집단 비율 p의 불편추정량이다. 따라서 $\hat{p}$는 p를 추정하는 데 가장 보편적으로 사용되는 추정량이다.

6.3 구간추정

구간추정 구간추정이란 모수의 진정한 값이 포함되는 구간으로 나타내는 추정을 말한다.

신뢰구간(信賴區間 : confidence interval) 신뢰구간은 모수를 포함할 가능성이 있는 구간이라고 정의할 수 있다. 이 구간의 크기는 연구목적에 따라 조정할 수 있고 구간에 모수가 포함될 가능성을 계산할 수 있다.

그림 6.3.1에서 빗금 친 부분은 모집단 평균 μ를 중심으로 분포의 95%를 차지하고 있다. 이 면적은 표본자료의 95%를 포함하고 있음을 의미한다. 표본이 정규분포를 이루고 그 평균이 모평균 μ와 같다고 하자. 모평균 μ를 중심으로 하여 95%의 반인 47.5%의 면적을 가질 때 Z값은 1.96이라는 것을 알고 있다. 따라서 이 영역의 각 측정값은 모평균의 1.96 표준편차거리 안에 있다.

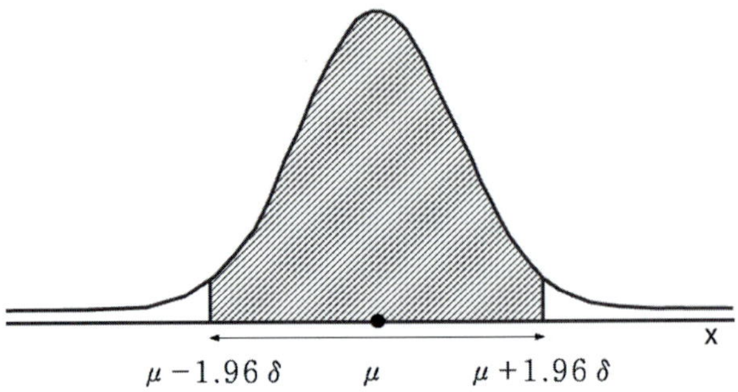

그림 6.3.1 모평균 μ를 중심으로 한 95% 신뢰구간

이제는 정규분포를 하는 모집단에서 개별적으로 표본을 추출하는 대신에 표본의 크기가 n 인 가능한 모든 표본을 뽑는다고 하자. 예를 들어, 어느 제약회사에서 생산하는 마취제의 마취지속시간이 평균 $\mu=30$시간이고, 표준편차가 $\sigma=8$시간인 정규분포를 한다고 하자. 여기에서 표본의 크기 $n=4$인 가능한 모든 표본을 뽑았다고 할 때, 평균의 표본분포는 평균 $\mu_{\bar{x}}=30$시간, 표준편차 $\sigma_{\bar{x}}=\dfrac{8}{\sqrt{4}}=4$시간인 정규분포를 하게 된다. 가능한 모든 표본 가운데서 표본평균 5개를 뽑아보니 표본 1($\bar{x}_1 = 34$), 표본 2($\bar{x}_2 = 22$), 표본 3($\bar{x}_3 = 28$), 표본 4($\bar{x}_4 = 32$), 표본 5($\bar{x}_5 = 39$)이였다. 그림 6.3.2에서 빗금 친 부분은 가능한 모든 표본평균들의 95%를 포함하고 있다. 어떤 표본평균 $\bar{x}$가 이 영역 안에 포함될 확률이 95%인 것이다. 그림에는 예를 들어, 다섯 개의 표본평균이 나타나 있다. $\bar{x}_1$, $\bar{x}_3$, $\bar{x}_4$는 빗금 친 영역 안에 포함되어 있으나 $\bar{x}_2$와 $\bar{x}_5$는 그렇지 못하다. 이 다섯 개의 표본평균들은 모두 모평균 μ의 점추정치이다. 다음은 평균을 중심으로 하여 양쪽으로 $1.96 \times$ 표준오차($\sigma_{\bar{x}}$) 만큼씩 더하거나 뺀 경우를 5개 점추정치에 적용하여 구간을 설정하여 보자.

$$\text{신뢰구간} = \bar{x} \pm 1.96\ \sigma_{\bar{x}} = \bar{x} \pm 1.96 \times \frac{6}{\sqrt{n}}$$

$$\text{표준오차} = \sigma_{\bar{x}} = \frac{\sigma}{\sqrt{n}} = \frac{8}{\sqrt{4}} = 4$$

$$\bar{x}_1 = 34,\ \bar{x}_2 = 22,\ \bar{x}_3 = 28,\ \bar{x}_4 = 32,\ \bar{x}_5 = 39$$

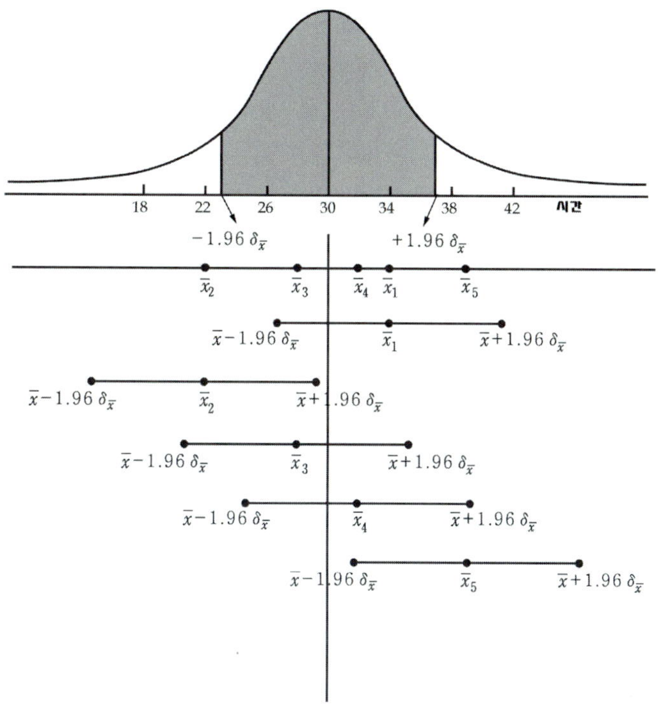

표본 1: $\bar{x}_1$=34 : 34 ± 1.96 × 4 = $26.16 \le \mu \le 41.84$ (O)

표본 2: $\bar{x}_2$=22 : 22 ± 1.96 × 4 = $14.16 \le \mu \le 29.84$ (X)

표본 3: $\bar{x}_3$=28 : 28 ± 1.96 × 4 = $20.16 \le \mu \le 35.84$ (O)

표본 4: $\bar{x}_4$=32 : 32 ± 1.96 × 4 = $24.16 \le \mu \le 39.84$ (O)

표본 5: $\bar{x}_5$=39 : 39 ± 1.96 × 4 = $31.16 \le \mu \le 46.84$ (X)

그림 6.3.2 $\bar{x}$ 의 표본분포와 95% 신뢰구간

위의 다섯 개의 표본평균 중 빗금 친 영역에 있는 평균들 표본 1($\bar{x}_1$ = 34), 표본 3($\bar{x}_3$

= 28), 표본 4($\bar{x}_4$ = 32)의 구간은 모평균 $\mu = 30$을 포함하고 있으나 표본 2($\bar{x}_2$ = 22)와 표본 5($\bar{x}_5$ = 39)의 구간은 모평균 $\mu = 30$을 포함하고 있지 않다.

표본을 선택하기 전에 표본평균이 빗금 친 영역에서 나올 확률은 95%이다. 이와 마찬가지로 평균을 중심으로 설정한 구간이 모평균 μ를 포함할 확률이 95%인 것이다. 즉 100개의 구간 중에서 95개는 모평균 μ를 포함하나, 나머지 5개는 모평균 μ는 포함하지 않는다는 것을 의미한다. 이와 같이 모수를 포함할 가능성이 있는 구간을 신뢰구간(confidence interval)이라 한다.

앞의 예를 종합하면, 모집단평균 추정을 위한 95%의 신뢰구간은 한 모집단으로부터 표본 크기가 n인 가능한 모든 표본을 뽑을 때, 각 표본의 평균으로부터 표준오차의 1.96배를 더하고 뺀 신뢰구간을 모두 작성하면 전체 신뢰구간의 95%는 모평균을 포함한다는 뜻이다.

즉 모수는 변하는 값이 아닌 어떤 불변의 값일 것이다. 그러나 이를 추정하기 위하여 표본을 추출한다면, 매번 추출할 때마다 그 표본에 의한 통계량의 값은 달라질 것이다. 앞에서 제시한 그림 6.3.2의 예는 **표본에 따라 신뢰구간이 달라지는 예를 보여준다.** 이와 같이 신뢰구간은 표본에 따라 달라질 수 있지만 모수의 값은 변하는 것이 아니기 때문에 '모수가 신뢰구간에 포함될 확률'이 아니라 **'신뢰구간이 모수를 포함할 확률'**이며, 이 확률이 바로 **신뢰수준**인 것이다.

신뢰수준(信賴水準 : confidence level) 신뢰구간은 하한값과 상한값으로 표기되며, 이 '신뢰구간이 추정하고자 하는 모수를 포함할 확률'을 신뢰수준(信賴水準 : confidence level) 또는 신뢰도(信賴度)라 하며 $100(1-\alpha)\%$로 나타낸다. 여기서 α는 오차(유리수준)로서 100%에서 신뢰수준을 뺀 값으로 나타내기도 한다. 예를 들어, 95% 신뢰수준이란 신뢰구간을 100개 만든다고 할 때에 그 중에서 95개는 μ를 포함하리라고 기대할 수 있다는 것이다.

신뢰수준(信賴水準 : confidence level)의 설정 신뢰수준의 설정은 연구목적에 따라 다르다. 연구목적에 따라 오차를 α로 정했을 때 모수 μ를 포함할 가능성이 $100(1-\alpha)\%$인 구간을 구하면 이것이 $100(1-\alpha)\%$ 신뢰구간이다. 일반적으로 흔히 많이 사용되는 신뢰도는 95%이다. 이 경우에 오차는 5%이다. 그리고 연구목적에 따라 99% 또는 90%의 신뢰도를 이용할 수 있다.

바람직한 신뢰구간은 신뢰구간의 폭이 좁아야 하고 또 이 좁은 구간에 모집단의 평균이 들어갈 신뢰도는 높아야 할 것이다. 신뢰구간을 좁게 하려면 신뢰구간의 계산식에서 보는 바와 같이

① 신뢰도의 값 $Z_{(1-\frac{\alpha}{2})}$를 작게 하거나 또는 ② 표준오차 $\sigma_{\bar{x}}$를 작게 하거나 또는 ③ 이 두 값을 함께 작게 해야 한다. $Z_{(1-\frac{\alpha}{2})}$의 값을 작게 하려면 $Z_{(1-\frac{\alpha}{2})}$의 값이 신뢰도의 크기에 의하여 결정되므로 신뢰도의 크기에 따라 $Z_{(1-\frac{\alpha}{2})}$ 값의 변화를 살펴보아야 한다.

신뢰구간 = 추정치 ± (신뢰수준 × 표준오차) (공식 6.3.1)

모평균 μ에 대한 신뢰구간 $= \bar{x} \pm Z_{(1-\frac{\alpha}{2})} \dfrac{\sigma}{\sqrt{n}}$ (공식 6.3.2)

표 6.3.1 신뢰도와 $Z_{(1-\frac{\alpha}{2})}$의 값

신뢰도	$Z_{(1-\frac{\alpha}{2})}$
68%	1.000
90%	1.645
95%	1.960
99%	2.576

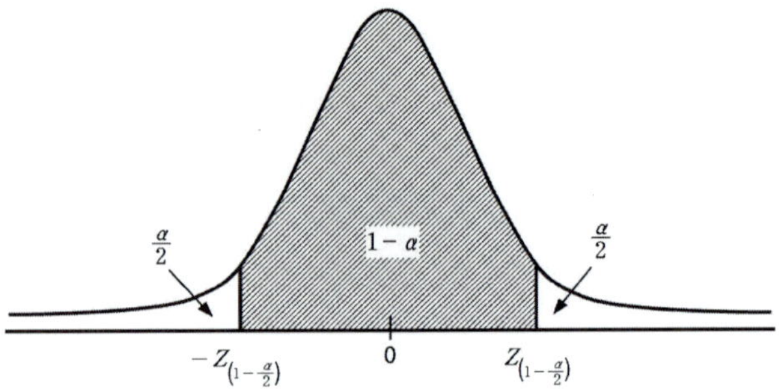

그림 6.4.1 표준정규분포의 신뢰구간과 $Z_{(1-\frac{\alpha}{2})}$의 위치

신뢰도의 크기는 큰 것이 바람직한데, 신뢰도의 크기가 크면 $Z_{(1-\frac{\alpha}{2})}$의 값은 커지므로 신뢰구간의 폭은 커지게 마련이다. 즉 **구간의 폭이 좁고 신뢰도가 높은 구간이 바람직한데 신뢰도를 높이려니까 폭이 넓어지는 모순**이 있다. 그러나 신뢰구간의 폭을 줄이기 위하여 신뢰도를 작게 할 수는 없으므로 일정한 크기의 신뢰도를 정하고 표준오차를 줄여야 한다.

표준오차를 작게 하려면 표준오차의 계산식이 $\sigma_{\bar{x}} = \frac{\sigma}{\sqrt{n}}$이므로 이 식에서 σ는 모집단의 표준편차로서 이 값은 모집단이 결정됨에 따라 결정되므로 크게 하거나 작게 할 수 없다. 따라서 표준오차를 작게 하려면 분모의 값을 크게 하여야 하는데, 분모는 $\sqrt{n}$이므로 표본의 크기를 크게 하여야 한다. 바람직한 신뢰구간의 계산에는 표본의 크기를 크게 하는 것이 제일 좋은 방법이다.

6.4 모집단 평균의 신뢰구간

6.4.1 모집단의 분산 σ^2이 알려져 있을 때 모평균 μ에 대한 신뢰구간

모집단의 분산 σ^2을 알고 모평균을 추정할 때는 Z분포를 이용한다. 정규분포를 하는 모집단에서 $x_1, x_2, \cdots, x_n$을 표본 추출하였다고 하자. 모분산 σ^2은 알고 있으나 모평균 μ를 모르기 때문에 신뢰구간을 통하여 추정하기로 한다면, 표본의 크기가 n인 평균의 표본분포는 평균 $\mu_{\bar{x}}$와 분산 $\sigma^2_{\bar{x}}$인 정규분포를 하게 된다. 따라서 표본의 통계치 $\bar{x}$를 표준화 공식 6.4.1에 의하여 표준화 변수로 환산한다.

신뢰도가 $100(1-\alpha)\%$로 주어졌을 때, 표준정규분포의 신뢰구간은 그림 6.4.1과 같다

표본평균 $\bar{x}$의 표준화 공식

$$Z = \frac{\bar{x} - \mu_{\bar{x}}}{\sigma_{\bar{x}}} = \frac{\bar{x} - \mu}{\frac{\sigma}{\sqrt{n}}} \qquad \left(\mu_{\bar{x}} = \mu,\ \sigma_{\bar{x}} = \frac{\sigma}{\sqrt{n}}\right) \qquad \text{(공식 6.4.1)}$$

그림 6.4.1에서 빗금 친 영역은 $1-\alpha$이다. 예를 들어, $\alpha = 0.1$, 즉 90%의 신뢰도로 신뢰구간을 구한다고 하면 Z값은 1.645이다. 이것을 확률로 표시하면 다음과 같다.

$$P(-Z_{(1-\frac{\alpha}{2})} \le Z \le Z_{(1-\frac{\alpha}{2})}) = 1-\alpha$$

$$P\left(-Z_{(1-\frac{\alpha}{2})} \le \frac{\bar{x} - \mu}{\frac{\sigma}{\sqrt{n}}} \le Z_{(1-\frac{\alpha}{2})}\right) = 1-\alpha$$

$\alpha=0.1$ 일 때 그림 6.4.1에서 신뢰구간을 확률로 나타내면 0.90이 된다.

$$P(-1.645 \le Z \le 1.645) = 0.90$$

신뢰구간 $\bar{x} \pm 1.645 \times \sigma_{\bar{x}}$ 가 μ 포함할 확률이 90% 라는 뜻이다. 공식 6.4.1를 이용하여 신뢰구간을 구하는 공식을 만들면 다음과 같다.

$$P\left(\bar{x} - Z_{(1-\frac{\alpha}{2})}\sigma_{\bar{x}} \le \mu \le \bar{x} + Z_{(1-\frac{\alpha}{2})}\sigma_{\bar{x}}\right) = 1-\alpha$$

따라서 $100(1-\alpha)\%$ 신뢰도로 모평균 μ에 대한 신뢰구간 공식은 다음과 같다.

σ^2 을 알고 있을 때의 신뢰구간 = 추정치± (신뢰수준× 표준오차)

$$\bar{x} - Z_{(1-\frac{\alpha}{2})}\frac{\sigma}{\sqrt{n}} \le \mu \le \bar{x} + Z_{(1-\frac{\alpha}{2})}\frac{\sigma}{\sqrt{n}}$$

(공식 6.4.2)

90% 신뢰도일 때 $Z_{(1-\frac{\alpha}{2})}=1.645$

95% 신뢰도일 때 $Z_{(1-\frac{\alpha}{2})}=1.960$

99% 신뢰도일 때 $Z_{(1-\frac{\alpha}{2})}=2.576$

예를 들어, 어느 한 학교에서 학생 100명을 표본으로 뽑아서 혈압을 측정해 보니 평균혈압이 130.5mmHg이었고, 모집단의 표준편차는 5mmHg이었다고 한다. 90% 95%, 99% 의 신뢰도로 모평균을 추정하여 보면 다음과 같다.

표본수 n = 100, 표본평균 $\bar{x} = 130.5$, 모표준편차 $\sigma = 5$

표준오차 $\sigma_{\bar{x}} = \frac{\sigma}{\sqrt{n}} = \frac{5}{\sqrt{100}} = 0.5$

90%의 신뢰도일 때 $Z_{(1-\frac{\alpha}{2})} = Z_{.a5} = 1.645$, 95%의 신뢰도일 때 $Z_{(1-\frac{\alpha}{2})} = Z_{.975} = 1.96$이므로 신뢰구간 공식 6.4.2에 의하여 모평균이 있을 신뢰구간은 다음과 같다.

90% 신뢰구간 :

$$130.5 - (1.645)(0.5) \le \mu \le 130.5 + (1.645)(0.5)$$

$$129.68 \le \mu \le 131.32$$

95% 신뢰구간 :

$$130.5 - (1.96)(0.5) \le \mu \le 130.5 + (1.96)(0.5)$$

$$129.52 \le \mu \le 131.48$$

99% 신뢰구간 :

$$130.5 - (2.576)(0.5) \le \mu \le 130.5 + (2.576)(0.5)$$

$$129.21 \le \mu \le 131.79$$

이상과 같이 신뢰도가 커질수록 신뢰구간의 폭이 넓어짐을 볼 수 있다.

또한, 어느 학교 학생 중 임의로 400명을 뽑아서 혈압을 측정해 보니 평균혈압이 $130.5mmHg$이었고, 모집단의 표준편차는 $5mmHg$이었다고 한다. 95%의 신뢰도로 모평균을 추정하여 보면 다음과 같다.

표본수 $n=400$, 표본평균 $\bar{x}=130.5$, 모표준편차 $\sigma=5$

표준오차 $\sigma_{\bar{x}}=\dfrac{\sigma}{\sqrt{n}}=\dfrac{5}{\sqrt{400}}=0.25$

95%의 신뢰도일 때 $Z_{(1-\frac{\alpha}{2})}=Z_{.975}=1.96$이므로 신뢰구간 공식 6.4.2에 의하여 모평균이 있을 신뢰구간은 다음과 같다.

$$130.5-(1.96)(0.25)\le\mu\le130.5+(1.96)(0.25)$$

$$130.5-0.49\le\mu\le130.5+0.49$$

$$130.01\le\mu\le130.99$$

즉 95%의 신뢰도로 모평균이 있을 신뢰구간은 130.01~130.99mmHg이다.

위의 보기를 비교해 보면 다음과 같은 사항을 알 수 있다. 보기 6.4.1의 95%의 신뢰구간과 보기 6.4.2에서 95%로 같은 신뢰도를 비교하여 보자. 보기 6.4.2에서 표본의 크기 $n=400$일 때 95%의 신뢰구간은 130.01 ~ 130.99로 신뢰구간의 폭이 0.98이지만 보기 6.4.1에서 $n=100$일 때 95% 신뢰구간은 129.52 ~ 131.48로 신뢰구간의 폭이 1.96이 된다. 따라서 같은 신뢰도라고 할지라도 표본의 크기가 커질수록 신뢰구간의 폭이 좁아진다는 것을 알 수 있다.

6.4.2 모집단의 분산 σ^2을 모르는 경우

우리가 어떤 조사를 행할 때 실제로 모집단의 분산을 알고 있는 경우는 매우 드물다. 표본에서 조사한 변수의 모집단 분산을 알면, 표본평균들이 이루는 표본분포에서 정규분포를 이용하여 다음 식에 의하여 표준정규분포로 환산할 수 있다.

$$Z = \frac{\bar{x} - \mu}{\frac{\sigma}{\sqrt{n}}}$$

이 식에서 분모는 모집단의 표준편차인 σ를 이용하게 되어 있어 표본의 평균들로 이루어지는 표본분포가 정규분포를 하여도 모표준편차 σ를 모르면 표준정규분포로 환산할 수 없다. **표본조사에서 모표준편차를 모르는 경우가 더 많으므로 모표준편차의 추정값으로 표본에서 계산된 표본의 표준편차인 s를 대신 사용할 수밖에 없다.** 이때 t 분포를 따르게 되며 이에 대한 설명을 다음에서 하기로 하겠다.

t 통계량

$$Z = \frac{\bar{x} - \mu}{\frac{\sigma}{\sqrt{n}}} \Rightarrow t = \frac{\bar{x} - \mu}{\frac{s}{\sqrt{n}}} \qquad \text{(공식 6.4.3)}$$

t 분포 표본통계량 $\frac{\bar{x} - \mu}{\frac{s}{\sqrt{n}}}$를 t 통계량(공식 6.4.3)이라 하며, t 통계량은 자유도가 $n-1$인 t분포를 한다.

$$\frac{\bar{x} - \mu}{\frac{s}{\sqrt{n}}} \sim t\,(n-1)$$

t 분포는 'Student'라는 가명을 사용한 W. S. Gosset의 연구에 의하여 발표된 Student's t-distribution을 말하며, 흔히 간략하게 t 분포라 부른다. t 분포는 종모양의 좌우 대칭인 분포로서 자유도(自由度 : degree of freedom)에 따라 모양이 결정된다. 자유도는 df로 나타내며, 표본의 크기 $n-1$을 뺀 것이다.

$$df = n-1, \quad df = \text{자유도}$$

자유도의 의미를 설명하면 다음과 같다. 수학적으로 볼 때 자유도의 크기는 t 분포 공식에 나타나 있는 모수이다. 그러나 모표준편차(σ)를 추정하기 위하여 사용되는 추정량 (s)은 편차 제곱의 합을 $n-1$로 나눈 값의 제곱근이다. 자유도 $n-1$은 편차들($x_i - \overline{x}$)의 독립적인 개수를 의미한다. n개의 표본 측정값이 있을 때 편차의 총합은 $\sum(x_i - \overline{x}) = 0$이므로 이 중에서 하나만 제외하고 나머지 편차들은 자유롭게 독립적인 숫자를 가질 수 있다. 그러나 마지막 n번째 관찰치는 편차의 총합이 0이라는 조건에 의하여 자동적으로 결정된다. 따라서 모분산을 추정할 때에 그 추정량의 분모가 $n-1$이라면, $n-1$의 자유도가 있다는 것을 의미한다.

t분포와 정규분포와의 관계를 나타내면 그림 6.4.2와 같다. t **분포의 특성**을 요약하면 다음과 같다.

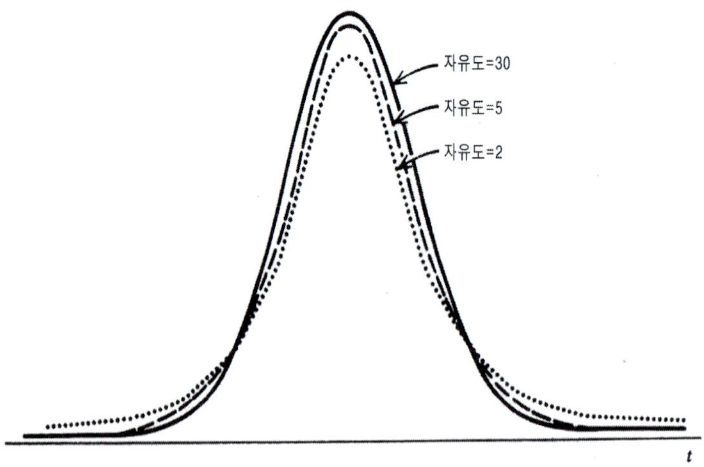

그림 6.4.2 t 분포와 정규분포의 관계

① $t=0$을 중심으로 좌우 대칭이다.

② t 분포의 곡선은 정규곡선보다 낮다.

③ t 분포는 자유도에 따라 분포 모양이 달라진다.

④ 표본의 크기가 커질수록 정규분포에 가까워진다.

모집단의 분산을 모를 때 t 분포를 이용하여 $100(1-\alpha)\%$ 신뢰구간을 추정하려면 (공식 6.4.2)에서 Z값 대신에 t 값을 σ대신에 s를 대입하면 다음과 같다.

모집단의 분산(σ^2)을 모르는 경우의 신뢰구간 = 추정치± (신뢰수준 × 표준오차)

$$\bar{x}-t_{(1-\frac{\alpha}{2})}\frac{s}{\sqrt{n}} \le \mu \le \bar{x}+t_{(1-\frac{\alpha}{2})}\frac{s}{\sqrt{n}} \qquad \text{(공식 6.4.4)}$$

유의할 것은 t 값은 신뢰수준 이외에 자유도를 고려해야 한다. t 통계량을 이용한 신뢰구간은 (공식 6.4.4)와 같다. $t_{(1-\frac{\alpha}{2}),(n-1)}$은 자유도가 $n-1$인 t 분포에서 분포의 양 끝에 $\frac{\alpha}{2}$씩의 확률을 갖는 t 값이다. 부록의 <부표 5>에 있는 t 분포 면적표는 자유도에 따라 t 분포에 대한 구간별 면적을 계산한 것이다. 그러면 t 분포의 표를 보는 방법에 대해 알아보기로 하자. t 분포표에서 $-\infty$에서 $t_{(1-\frac{\alpha}{2})}$까지의 면적을 나타내는 행에서 0.975라는 열의 자유도 9인 곳을 보면 2.2622이다. 이것은 자유도 9인 t 분포에서 97.5%의 면적은 t의 값 $t=2.2622$ 이하에 포함되어 있음을 의미하며 $t_{0.975,9}=2.2622$로 표시한다.

다음은 모분산을 모를 경우에 95%의 신뢰구간을 구한다고 하자. 95%신뢰구간은 t 곡선 이하 면적의 0.05를 남기되 양쪽 꼬리부분에 동등하게 분리되기 때문에 $t_{\frac{\alpha}{2}}$ 이상의 면적이 0.025에 해당하는 오른쪽 꼬리의 t 값을 알아야 한다. 즉 2번째 행에서 0.975라고 되어 있는 열을 찾아야 한다. 그래야만 $t_{\frac{\alpha}{2}}$ 이상의 면적이 0.025가 되고, $-t_{\frac{\alpha}{2}}$ 이하의 면적 역시 0.025가 되어 이 둘을 합하면 $\alpha=0.05$가 된다.

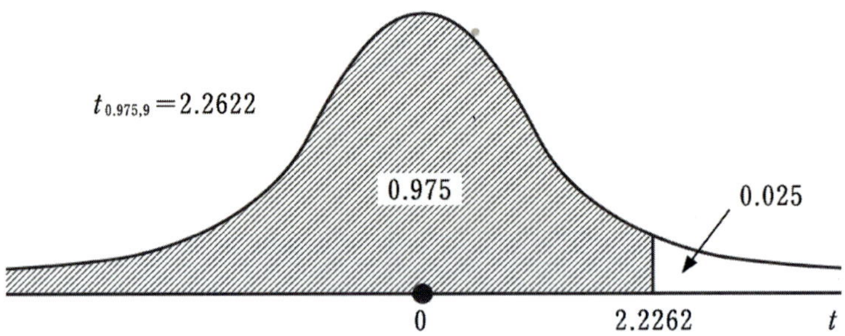

그림 6.4.3 t 분포의 면적

예를 들면, 자유도가 29인 t 분포에서 99%의 신뢰구간을 구하기 위해서 t 분포표에서 $t_{\frac{\alpha}{2}}$ 이상의 면적이 0.005, 즉 $1-0.005=0.995$와 자유도 29가 만나는 곳을 읽으면 $t_{0.995,29}=2.7564$이다. 그러므로 t분포에서 $t=2.7564$ 이상의 면적은 0.005가 되고, $t=-2.7564$ 이하의 면적도 0.005가 된다. 따라서 자유도가 29인 t 분포의 99%는 $-2.7564\sim2.7564$ 사이에 포함되어 있다(그림 6.4.4). 원칙적으로 모집단의 분포가 정규분포를 하고 모분산 σ^2이 알려지지 않았을 때에는 t 분포를 사용한다. 그러나 표본의 크기가 $n\geq30$이면 Z 분포를 이용할 수도 있다.

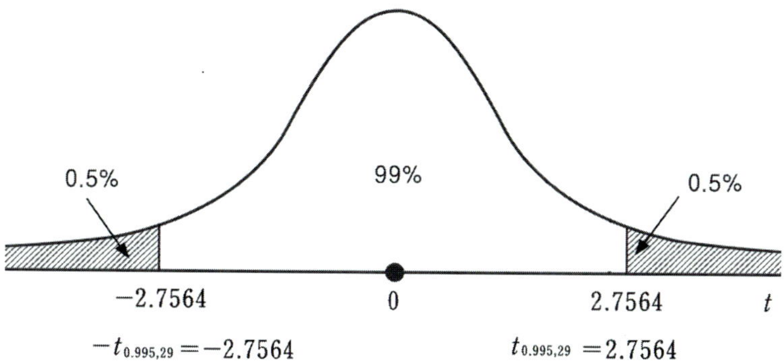

그림 6.4.4 t 분포의 면적의 합

예를 들어, 신생아 16명을 뽑아 몸무게를 측정한 결과 평균 몸무게가 3,100g이고 표준편차가 140g이었다. 모평균 95% 신뢰구간을 구하라. 같은 방법으로 90%, 99%의 신뢰구간을 구하여 보면 다음과 같다.

표본수 $n = 16$, 표본평균 $\bar{x} = 3,100\text{g}$, 표본표준편차 $s = 140\text{g}$

표준오차 : $s_{\bar{x}} = \dfrac{s}{\sqrt{n}} = \dfrac{140}{\sqrt{16}} = 35$

자 유 도 : $df = n - 1 = 16 - 1 = 15$

95%의 $t_{(1-\frac{\alpha}{2})(n-1)}$: $t_{0.975,(16-1)} = 2.1315$

95% 신뢰구간 : $\bar{x} - t_{(1-\frac{\alpha}{2})} s_{\bar{x}} \le \mu \le \bar{x} + t_{(1-\frac{\alpha}{2})} s_{\bar{x}}$

$$3100 - (2.1315)(35) \le \mu \le 3100 + (2.1315)(35)$$

$$3100 - 74.60 \le \mu \le 3100 + 74.60$$

$$3025.40 \le \mu \le 3174.60$$

같은 방법으로 90%, 99%의 신뢰구간을 구하면 다음과 같다

90% 의 신뢰구간 : $t_{0.95,15} = 1.7530$

$3100 - (1.7530)(35) \le \mu \le 3100 + (1.7530)(35)$

$3038.65 \le \mu \le 3161.36$

99% 의 신뢰구간 : $t_{0.995,15} = 2.9467$

$3100 - (2.9467)(35) \le \mu \le 3100 + (2.9467)(35)$

$2996.87 \le \mu \le 3203.13$

다음 자료는 미국의 남녀 대학생에 관한 자료이며, 측정된 변수를 설명하면 다음과 같다. 'PULSE1'은 달리기를 하기 전에 측정한 맥박 수이며, 'PULSE2'는 달리기를 한 후에 측정한 맥박수이다. RUN은 달리기 유무(달리기를 한 사람 1, 달리기를 하지 않은 사람 2)의 명목척도에 의한 범주형 변수이다. SMOKE는 흡연유무(흡연 1, 비흡연 2)를 말하고, SEX는 성별(남자인 1, 여자 2)을 의미한다. HEIGHT는 inch(약 2.54cm)로 측정된 키를 말하며, WEIGHT는 파운드(약 0.453kg)로 측정된 몸무게이다. ACTIVITY는 활동성을 의미하며 낮은 경우에 1, 보통인 경우에 2, 높은 경우에 3으로 코딩되었다. 이 자료에서 달리기 하기 전의 맥박 수(PULSE1)를 95% 모평균의 신뢰구간을 구해보고, 같은 방법으로 90%, 99% 의 신뢰구간을 구하여 보자.

ID	PULSE1	PULSE2	RUN	SMOKE	SEX	HEIGHT	WEIGHT	ACTIVITY
1	64	88	1	2	1	66.00	140	2
2	58	70	1	2	1	72.00	145	2
3	62	76	1	1	1	73.50	160	3
4	66	78	1	1	1	73.00	190	1
5	64	80	1	2	1	69.00	155	2
6	74	84	1	2	1	73.00	165	1
7	84	84	1	2	1	72.00	150	3
8	68	72	1	2	1	74.00	190	2
9	62	75	1	2	1	72.00	195	2
10	76	118	1	2	1	71.00	138	2
11	90	94	1	1	1	74.00	160	1
12	80	96	1	2	1	72.00	155	2
13	92	84	1	1	1	70.00	153	3
14	68	76	1	2	1	67.00	145	2
15	60	76	1	2	1	71.00	170	3
16	62	58	1	2	1	72.00	175	3
17	66	82	1	1	1	69.00	175	2
18	70	72	1	1	1	73.00	170	3
19	68	76	1	1	1	74.00	180	2
20	72	80	1	2	1	66.00	135	3
21	70	136	1	2	1	71.00	170	2
22	74	76	1	2	1	70.00	157	2
23	66	102	1	2	1	70.00	130	2
24	70	94	1	1	1	75.00	185	2
25	96	140	1	2	2	61.00	140	2
26	62	100	1	2	2	66.00	130	2
27	78	104	1	1	2	68.00	185	2
28	82	100	1	2	2	68.00	138	2
29	100	115	1	1	2	63.00	121	2
30	68	112	1	2	2	70.00	125	2
31	96	116	1	2	2	68.00	116	2
32	78	118	1	2	2	69.00	145	2
33	88	110	1	1	2	69.00	150	2
34	62	98	1	1	2	62.75	112	2
35	80	128	2	2	2	68.00	125	2
36	62	62	2	2	1	74.00	190	1
37	60	62	2	2	1	71.00	155	2
38	72	74	2	1	1	69.00	170	2
39	62	66	2	2	1	70.00	155	2
40	76	76	2	2	1	72.00	215	2
41	68	66	2	1	1	67.00	150	2
42	54	56	2	1	1	69.00	145	2
43	74	70	2	2	1	76.00	155	3
44	74	74	2	2	1	76.00	155	2
45	68	68	2	2	1	71.00	150	3
46	72	74	2	1	1	68.00	155	3

ID	PULSE1	PULSE2	RUN	SMOKE	SEX	HEIGHT	WEIGHT	ACTIVITY
47	68	64	2	2	1	69.50	150	3
48	82	84	2	1	1	76.00	180	2
49	64	62	2	2	1	75.00	160	3
50	58	58	2	2	1	66.00	135	3
51	54	50	2	2	1	69.00	160	2
52	70	62	2	1	1	66.00	130	2
53	62	68	2	1	1	73.00	155	2
54	48	54	2	1	1	68.00	150	2
55	76	76	2	2	1	74.00	148	3
56	88	84	2	2	1	73.50	155	2
57	70	70	2	2	1	70.00	150	2
58	90	88	2	1	1	67.00	140	2
59	78	76	2	2	1	72.00	180	3
60	70	66	2	1	1	75.00	190	2
61	90	90	2	2	1	68.00	145	1
62	92	94	2	1	1	69.00	150	2
63	60	70	2	1	1	71.50	164	2
64	72	70	2	2	1	71.00	140	2
65	68	68	2	2	1	72.00	142	3
66	84	84	2	2	1	69.00	136	2
67	74	76	2	2	1	67.00	123	2
68	68	66	2	2	1	68.00	156	2
69	84	84	2	2	2	66.00	130	2
70	61	70	2	2	2	65.50	120	2
71	64	60	2	2	2	66.00	130	3
72	94	92	2	1	2	62.00	131	2
73	60	66	2	2	2	62.00	120	2
74	72	70	2	2	2	63.00	118	2
75	58	56	2	2	2	67.00	125	2
76	88	74	2	1	2	65.00	135	2
77	66	72	2	2	2	66.00	125	2
78	84	80	2	2	2	65.00	118	1
79	62	66	2	2	2	65.00	122	3
80	66	76	2	2	2	65.00	115	2
81	80	74	2	2	2	64.00	102	2
82	78	73	2	2	2	67.00	115	2
83	68	68	2	2	2	69.00	150	2
84	72	68	2	2	2	68.00	110	2
85	82	80	2	2	2	63.00	116	1
86	76	76	2	1	2	68.00	108	3
87	87	84	2	2	2	63.00	95	3
88	90	91	2	1	2	64.00	125	1
89	78	80	2	2	2	68.00	133	1
90	68	68	2	2	2	62.00	110	2
91	86	84	2	2	2	67.00	150	3
92	76	76	2	2	2	61.75	108	2

표본수 $n = 92$, 표본평균 (달리기 전의 맥박수) $\overline{x} = 72.87$, 표본표준편차 $s = 11.01$

표준오차 : $s_{\overline{x}} = \dfrac{s}{\sqrt{n}} = \dfrac{11.01}{\sqrt{92}} = \dfrac{11.01}{9.59} = 1.148$

자 유 도 : $df = n - 1 = 92 - 1 = 91$

95%의 $t_{(1-\frac{\alpha}{2})(n-1)}$: $t_{0.975,(92-1)} = 1.9867$

95% 신뢰구간 : $\overline{x} - t_{(1-\frac{\alpha}{2})} s_{\overline{x}} \le \mu \le \overline{x} + t_{(1-\frac{\alpha}{2})} s_{\overline{x}}$

$$72.87 - (1.9867)(1.148) \le \mu \le 72.87 + (1.9867)(1.148)$$

$$72.87 - 2.281 \le \mu \le 72.87 + 2.281$$

$$70.59 \le \mu \le 75.15$$

같은 방법으로 90%, 99%의 신뢰구간을 구하면 다음과 같다.

90%의 신뢰구간 : $t_{0.95,91} = 1.6602$

$72.87 - (1.6602)(1.148) \le \mu \le 72.87 + (1.6602)(1.148)$

$70.96 \le \mu \le 74.78$

99%의 신뢰구간 : $t_{0.995,91} = 2.6316$

$72.87 - (2.6316)(1.148) \le \mu \le 72.87 + (2.6316)(1.148)$

$69.85 \le \mu \le 75.89$

6.5 두 모평균의 차이에 대한 신뢰구간

본 절에서는 두 표본을 뽑아서 두 모집단 평균의 차이를 어떻게 추정하는가를 다루고자 한다. 두 모평균의 차이($\mu_1 - \mu_2$)의 추정은 두 모집단에서 뽑은 표본의 평균의 차이($\bar{x}_1 - \bar{x}_2$)로 이루어지는 표본평균의 차이의 표본분포(sampling distribution of difference between two means)를 기초로 하고 있다.

두 표본의 산술평균의 차이로 이루어지는 표본분포는 정규분포와 표준오차를 제5장에서 알아보았으므로 두 표본에서 얻어지는 표본의 산술평균의 차이로부터 두 모평균의 차이에 대한 신뢰구간을 구할 수 있다. 두 모집단 산술평균의 차이에 대한 신뢰구간은 모집단이 하나일 때와 마찬가지로 모분산(σ^2)을 알고 있을 경우와 모분산(σ^2)을 모르는 경우로 나누어 구한다.

6.5.1 모집단의 분산 σ^2을 알고 있을 경우

모집단의 분포가 정규분포를 이루고, 모표준편차를 알고 있을 때 두 모집단 평균 차이의 신뢰구간은 표본의 크기와 상관없이 (공식 6.5.1)과 같이 구한다.

두 모평균 차이에 대한 신뢰구간(모분산 σ^2을 알 경우)= 추정치 ±(신뢰수준 × 표준오차)

$$(\bar{x}_1 - \bar{x}_2) - Z \times \sigma_{\bar{x}_1 - \bar{x}_2} \le \mu_1 - \mu_2 \le (\bar{x}_1 - \bar{x}_2) + Z \times \sigma_{\bar{x}_1 - \bar{x}_2}$$

$$\text{표준오차} = \sigma_{\bar{x}_1 - \bar{x}_2} = \sqrt{\frac{\sigma_1^2}{n_1} + \frac{\sigma_2^2}{n_2}}$$

(공식 6.5.1)

예를 들어, 어느 노인 전문병원에 입원한 질병 A의 환자 100명을 표본으로 입원기간을 조사하였더니 평균 입원기간이 35일이었고, 질병 B의 환자 100명은 30일이었다. 모분산은 각각 100과 125라 한다. 두 모평균의 차이에 대한 95% 신뢰구간을 구하여 보면 다음과 같다.

$n_1 = 100,\ \overline{x}_1 = 35,\ \sigma_1^2 = 100,\ n_2 = 100,\ \overline{x}_2 = 30,\ \sigma_2^2 = 125$

표준오차 : $\sigma_{\overline{x}_1 - \overline{x}_2} = \sqrt{\frac{{\sigma_1}^2}{n_1} + \frac{{\sigma_2}^2}{n_2}} = \sqrt{\frac{100}{100} + \frac{125}{100}} = 1.5$

신뢰도 95%의 Z값 : $Z = 1.96$

신뢰구간 :

$$(\overline{x}_1 - \overline{x}_2) - Z \times \sigma_{\overline{x}_1 - \overline{x}_2} \le \mu_1 - \mu_2 \le (\overline{x}_1 - \overline{x}_2) + Z \times \sigma_{\overline{x}_1 - \overline{x}_2}$$

$$(35 - 30) - (1.96)(1.5) \le \mu_1 - \mu_2 \le (35 - 30) + (1.96)(1.5)$$

$$5 - 2.94 \le \mu_1 - \mu_2 \le 5 + 2.94$$

$$2.06 \le \mu_1 - \mu_2 \le 7.94$$

6.5.2 모집단의 분산 σ^2은 모르지만 두 모분산이 같은 경우

대부분의 조사에서 일반적으로 변수의 모분산은 알 수 없는 경우가 많이 있다. 만일, 변수의 모분산을 알고 있을 때는 모집단 전체를 조사한 결과이므로 모평균도 마찬가지로 아는 경우일 것이다.

표본의 한 평균으로부터 모평균에 대한 신뢰구간을 추정할 때 모분산을 모르는 경우 표본의 표준편차를 이용하여 t 분포에 따라 신뢰구간을 구하였다. 두 표본의 산술평균의 차이로부터 모평균 차이에 대한 신뢰구간 추정에 있어서도 **모분산을 모르면 두 표본의 표준편차를 이용하여 t 분포에 따라 신뢰구간을 구한다.**

두 모평균 차이의 신뢰구간(모분산 σ^2 을 모르는 경우)= 추정치 ± (신뢰수준 × 표준오차)

$$(\overline{x}_1-\overline{x}_2)-t_{(1-\frac{\alpha}{2})}\cdot s_{\overline{x}_1-\overline{x}_2}\le \mu_1-\mu_2\le(\overline{x}_1-\overline{x}_2)+t_{(1-\frac{\alpha}{2})}\cdot s_{\overline{x}_1-\overline{x}_2}$$

$$(\overline{x}_1-\overline{x}_2)-t_{(1-\frac{\alpha}{2})}\cdot\sqrt{\frac{s_p^2}{n_1}+\frac{s_p^2}{n_2}}\le \mu_1-\mu_2\le(\overline{x}_1-\overline{x}_2)+t_{(1-\frac{\alpha}{2})}\cdot\sqrt{\frac{s_p^2}{n_1}+\frac{s_p^2}{n_2}}$$

t 분포의 자유도 $df=(n_1-1)+(n_2-1)=n_1+n_2-2$

합동표본분산

$$s_p^2=\frac{(n_1-1){s_1}^2+(n_2-1){s_2}^2}{(n_1-1)+(n_2-1)}$$

$$=\frac{(n_1-1){s_1}^2+(n_2-1){s_2}^2}{n_1+n_2-2} \qquad \text{(공식 6.5.2)}$$

모분산의 값이 서로 동일하다는 가정을 이용하여 σ^2의 추정량으로 합동표본분산(pooled sample variance, s_p^2)을 구한다. 이 합동표본분산은 두 표본분산의 가중평균으로 얻어진다. 그리고 표본분산은 각각의 자유도에 따라 가중된다.

여기서,

$$s_1^2=\frac{\sum(x_1-x)^2}{(n_1-1)},\ s_2^2=\frac{\sum(x_2-x)^2}{(n_2-1)}$$

S_p^2는 모집단의 분산을 대신하는 것이므로 다음과 같이 된다.

$$s_{\overline{x}_1-\overline{x}_2}=\sqrt{\frac{s_p^2}{n_1}+\frac{s_p^2}{n_2}}$$

이때 t분포의 자유도는 $(n_1-1)+(n_2-1)=n_1+n_2-2$이다.

예를 들어, 비타민결핍증의 실험동물 24마리를 두 군으로 나누었다. 한 군은 비타민이 함유된 식사요법으로 처리하고, 다른 군은 아무 처리도 하지 않았다. 실험이 끝나고 혈청 칼슘량을 측정한 결과 다음과 같았다. 모평균의 차이에 대한 95% 신뢰구간을 구하여 보자. 이때 두 모집단의 모분산은 동일하다고 가정한다.

표 6.5.1 두 표본의 혈청 칼슘량 (단위 : mg/100mL)

구 분	실 험 군	대 조 군
표본의 크기 (n)	12	12
표본평균 $(\bar{x})$	10.4	8.2
표본분산 (s^2)	4.0	2.0

합동표본분산 : $s_p^2=\dfrac{(n_1-1){s_1}^2+(n_2-1){s_2}^2}{(n_1-1)+(n_2-1)}$

$$=\frac{(12-1)(4)+(12-1)(2)}{12+12-2}$$

$$=3$$

자유도 : $df=n_1+n_2-2=12+12-2=22$

95% 신뢰도 : $t_{0.975,(12+12-2)}=t_{0.975,22}=2.0739$

95% 신뢰구간 :

$$(\bar{x}_1-\bar{x}_2)-t_{(1-\frac{\alpha}{2})}\cdot\sqrt{\frac{s_p^2}{n_1}+\frac{s_p^2}{n_2}}\le\mu_1-\mu_2\le(\bar{x}_1-\bar{x}_2)+t_{(1-\frac{\alpha}{2})}\cdot\sqrt{\frac{s_p^2}{n_1}+\frac{s_p^2}{n_2}}$$

$$(10.4-8.2)-(2.0739)\sqrt{\frac{3}{12}+\frac{3}{12}}\le\mu_1-\mu_2\le(10.4-8.2)+(2.0739)\sqrt{\frac{3}{12}+\frac{3}{12}}$$

$$=2.2-1.47\le\mu_1-\mu_2\le2.2+1.47$$

$$=0.73\le\mu_1-\mu_2\le3.67$$

따라서 95% 신뢰구간은 $0.73\sim3.67mg$이다.

앞에서 제시된 보기 6.4.4의 자료를 가지고 미국 남자 대학생과 여자 대학생의 모평균의 차이를 구하여 보자. 미국 남자 대학생과 여자 대학생의 평균 키는 각각 70.91 inch, 65.57 inch였으며, 분산은 7.849 inch, 6.395 inch였다. 두 모평균의 차이에 대한 95% 신뢰구간을 구하면 다음과 같다. 이때 두 모집단의 모분산은 동일하다고 가정한다.

구 분	남 자	여 자
표본의 크기 (n)	57	35
표본평균 ($\overline{x}$)	70.91	65.57
표본분산 (s^2)	7.849	6.395

합동표본분산 : $s_p^2 = \dfrac{(n_1-1){s_1}^2+(n_2-1){s_2}^2}{(n_1-1)+(n_2-1)}$

$$= \frac{(57-1)(7.849)+(35-1)(6.395)}{57+35-2} = \frac{656.974}{90} = 7.30$$

$$s_p^2 = 7.30$$

자유도 : $df = n_1 + n_2 - 2 = 57 + 35 - 2 = 90$

95% 신뢰도 : $t_{0.975,(57+35-2)} = t_{0.975,90} = 1.9867$

95% 신뢰구간 :

$$(\overline{x}_1 - \overline{x}_2) - t_{\left(1-\frac{\alpha}{2}\right)} \cdot \sqrt{\frac{s_p^2}{n_1}+\frac{s_p^2}{n_2}} \le \mu_1 - \mu_2 \le (\overline{x}_1 - \overline{x}_2) + t_{\left(1-\frac{\alpha}{2}\right)} \cdot \sqrt{\frac{s_p^2}{n_1}+\frac{s_p^2}{n_2}}$$

$$(70.91-65.57)-(1.9867)\sqrt{\frac{7.30}{57}+\frac{7.30}{35}} \le \mu_1-\mu_2 \le (70.91-65.57)+(1.9867)\sqrt{\frac{7.30}{57}+\frac{7.30}{35}}$$

$$5.34 - 1.9867 \times 0.58 \le \mu_1 - \mu_2 \le 5.34 + 1.9867 \times 0.58$$

$$4.18 \le \mu_1 - \mu_2 \le 6.49$$

따라서 95% 신뢰구간은 4.18～6.49 inch이다.

6.6 단일 모집단 비율에 대한 신뢰구간

표본비율에 의한 모집단 비율추정은 표본평균을 갖고 모평균의 신뢰구간을 추정하는 방법과 동일하다. 모비율 모집단 전체 수 중에서 관심의 대상이 되는 어떤 특성을 지니고 있는 수에 대한 비율로, 0과 1사이의 값을 취한다. 모비율(p)을 추정하기 위해서 n명의 표본을 추출하여 조사한 결과 요통을 호소하는 사람의 수가 X라면, 모비율의 점추정량 표본 비율($\hat{p}$)은 다음과 같다.

$$\hat{p}=\frac{X}{n}, \quad X=0,\ 1,\cdots n$$

위의 식에서 표본크기 n이 커진다면 확률변수 X는 근사적으로 정규분포를 따르게 된다.

$$X \dot{\sim} N(np,\ npq)$$

$$Z=\frac{\hat{p}-p}{\sigma_p}=\frac{\hat{p}-\mu_{\hat{p}}}{S_{\hat{p}}}=\frac{\hat{p}-p}{\sqrt{\hat{p}\frac{(1-\hat{p})}{n}}}=\frac{\hat{p}-p}{\sqrt{\frac{\hat{p}\hat{q}}{n}}}$$

우리가 추정하려는 모수 p는 알려져 있지 않으므로 $\hat{p}$를 추정치로 사용하여야 한다. 따라서 s_p는 $\sqrt{\frac{\hat{p}(1-\hat{p})}{n}}=\sqrt{\frac{\hat{p}\hat{q}}{n}}$로 추정하고 p의 $100(1-\alpha)\%$ 신뢰구간은 다음과 같다.

모집단 비율의 신뢰구간 = 추정치 ± (신뢰수준 × 표준오차)

$$\hat{p}-Z_{(1-\frac{\alpha}{2})}\sqrt{\frac{\hat{p}\hat{q}}{n}} \le p \le \hat{p}+Z_{(1-\frac{\alpha}{2})}\sqrt{\frac{\hat{p}\hat{q}}{n}} \qquad \text{(공식 6.6.1)}$$

예를 들어, 어느 도시 성인 집단을 대상으로 구강검사에 관한 조사를 실시하였다. 성인 300명을 조사한 결과 120명이 정기적으로 1년에 1번씩 구강검사를 받는다고 한다. 전체 도시 성인집단의 구강검사 비율에 대한 95% 신뢰구간을 구하여 보면 다음과 같다.

모비율의 점추정치는 $\hat{p}=\dfrac{120}{300}=0.4$이다. 그러나 구간추정을 위하여 σ_p의 불편추정치 $s_{\hat{p}}=\sqrt{\dfrac{\hat{p}\hat{q}}{n}}=\sqrt{\dfrac{(0.4)(0.6)}{300}}=0.028$이다. 95%의 신뢰도일 때 Z값(표본의 크기가 클 경우 이항분포는 정규분포를 따르므로 Z 값을 이용)은 1.96이다.

95% 신뢰구간 :

$$0.4-(1.96)(0.028)\le p\le 0.4+(1.96)(0.028)$$

$$0.4-0.05\le p\le 0.4+0.05$$

$$0.35\le p\le 0.45$$

따라서 모집단 비율 p의 참값이 0.35와 0.45 사이에 놓여 있을 사실에 대해 95% 신뢰할 수 있다.

또한, 앞에서 제시된 보기 6.4.4의 자료에서 미국의 대학생 92명을 조사한 결과 흡연한다고 응답한 학생은 28명으로 나타났다. 미국의 전체 대학생의 흡연율에 대한 95% 신뢰구간을 구하면 다음과 같다.

비율의 점추정치는 $\hat{p}=\dfrac{28}{92}=0.3$이다. 그러나 구간추정을 위하여 σ_p의 불편추정치 $s_{\hat{p}}=\sqrt{\dfrac{\hat{p}\hat{q}}{n}}=\sqrt{\dfrac{(0.3)(0.7)}{92}}=0.048$이다. 95%의 신뢰도일 때 Z값은 1.96이다.

95% 신뢰구간 :

$$0.3-(1.96)(0.048) \leq p \leq 0.3+(1.96)(0.048)$$

$$0.3-0.094 \leq p \leq 0.3+0.094$$

$$0.21 \leq p \leq 0.40$$

따라서 모집단 비율 p의 참값이 0.21와 0.40 사이에 놓여 있을 사실에 대해 95% 신뢰할 수 있다.

6.7 두 모집단 비율의 차이에 대한 신뢰구간

모비율이 각각 p_1과 p_2인 두 모집단의 표본에서 관찰한 수를 X_1과 X_2라고 하자. 두 모비율 p_1과 p_2의 차이에 대한 불편추정량은 다음과 같다.

$p_1-p_2=\hat{p}_1-\hat{p}_2=\dfrac{X_1}{n_1}-\dfrac{X_2}{n_2}$ 이며, 여기서 $n_{1,}\,n_2$가 충분히 클 때 정규분포를 따른다.

두 모집단 비율의 차이에 대한 신뢰구간은 다음과 같이 구한다.

두 모집단 비율 차이의 신뢰구간 = 추정치 ±(신뢰수준 ×표준오차)

$$(\hat{p}_1-\hat{p}_2)-Z\times S_{\hat{p}_1-\hat{p}_2} \leq p_1-p_2 \leq (\hat{p}_1-\hat{p}_2)+Z\times S_{\hat{p}_1-\hat{p}_2}$$ *(공식 6.6.2)*

$$s_{\hat{p}_1-\hat{p}_2}=\sqrt{\frac{\hat{p}_1\hat{q}_1}{n_1}+\frac{\hat{p}_2\hat{q}_2}{n_1}}$$

예를 들어, 어떤 질병으로 고생하는 환자의 평균 회복시간이 두 가지 치료법에 따라 차이가 있는지 보려고 한다. 환자 100명 씩 두 집단으로 구분하여, 한 집단에게는 표준형의 치료법을 사용한 결과 80명이 5일 이내에 회복하였고, 다른 집단 100명에게는 새로운 치료법을 이용하여 90명이 5일 이내에 회복하였다. 두 치료법의 평균 회복시간 차이에 대한 95%의 신뢰구간을 구하여 보면 다음과 같다.

새로운 치료법에 의한 환자의 회복비율을 $\hat{p}_1$이라 할 때 $\hat{p}_1 = 0.9$, 표준형의 치료법 $\hat{p}_2 = 0.8$이라 하자. 표준오차 $s_{\hat{p}_1 - \hat{p}_2}$를 위의 공식을 이용하면,

$$
\begin{aligned}
s_{\hat{p}_1 - \hat{p}_2} &= \sqrt{\frac{\hat{p}_1 \hat{q}_1}{n_1} + \frac{\hat{p}_2 \hat{q}_2}{n_2}} \\
&= \sqrt{\frac{(0.9)(0.1)}{100} + \frac{(0.8)(0.2)}{100}} \\
&= 0.05
\end{aligned}
$$

95%의 신뢰구간:

$$(0.9 - 0.8) - (1.96)(0.05) \le p_1 - p_2 \le (0.9 - 0.8) + (1.96)(0.05)$$

$$0.1 - 0.098 \le p_1 - p_2 \le 0.1 + 0.098$$

$$0.002 \le p_1 - p_2 \le 0.198$$

모비율 차이의 참값이 0.002와 0.198 사이에 있다는 것을 95%신뢰도를 가지고 말할 수 있다.

6.8 모평균을 추정 시 표본수의 결정

지금까지 모수를 추정하는 데 사용된 신뢰구간인 $\bar{x} \pm Z \times \sigma_{\bar{x}}$와 $\bar{x} \pm t \times \sigma_{\bar{x}}$은 모수 그 자체를 알아보는 데 사용되지만, 실제로 표본을 추출할 때 문제가 되는 표본의 크기를 결정

할 경우에도 이용될 수 있다. 즉 $\bar{x} \pm Z \times \sigma_{\bar{x}}$에서 신뢰구간의 한쪽 폭을 오차 e라 한다면 $Z \times \sigma_{\bar{x}} = e$이므로 $Z \times \frac{\sigma}{\sqrt{n}} = e$가 성립된다. 이 식에서 Z 신뢰도를 결정하고 모집단의 분산을 알며, 연구자가 원하는 e를 결정하게 되면 표본의 크기 n은 다음과 같이 표현될 수 있다.

모분산을 알 경우 표본의 크기

(공식 6.8.1)

$$n = \frac{Z^2 \times \sigma^2}{e^2}$$

또한, 한강의 오염도를 조사하는 데, 강물에 포함되어 있는 인산염의 평균량에 대해 관심을 갖고 있다. 지난 수년 동안의 자료에 의하면 표준편차 $\sigma = 5$라 한다. 신뢰수준을 90%로 하며 오차가 0.7을 넘지 않도록 하려면 표본의 크기를 얼마로 하여야 하는지를 구하여 보면 다음과 같다.

$$n = \frac{(1.645)^2 (5)^2}{(0.7)^2} = 138.06$$

표본의 크기는 정수이어야 하므로 표본의 크기는 139(올림)로 하여야 한다.

※ 다음의 자료는 Test 6.sav 입력자료이다.

번호	성별	연령	소속	성적	부모동거	현재흡연	일일 흡연량	월흡연일수	음주상태	월음주일수	평균주량
1	1	17	3	3	1	2	1	1	2	1	7
2	1	13	1	3	1	1	7	8	2	0	3
3	1	14	1	2	1	4	.	.	2	0	4
4	1	15	2	3	1	2	2	8	3	2	5
5	1	15	2	3	1	1	5	4	2	1	8
6	1	15	2	3	2	1	6	13	2	0	8
7	1	15	2	2	1	4	.	.	2	1	3
8	1	13	1	2	1	4	.	.	2	0	8
9	2	14	2	2	1	4	.	.	2	1	4
10	2	14	2	3	2	4	.	.	2	0	8
11	2	15	2	2	2	4	.	.	2	1	3
12	2	14	2	2	1	2	2	13	3	3	4
13	2	14	2	2	1	4	.	.	2	1	3
14	2	14	2	2	1	4	.	.	3	2	6
15	2	15	2	2	1	4	.	.	3	4	8
16	2	15	2	2	1	4	.	.	2	0	5
17	2	14	2	2	1	3	.	1	2	1	4
18	2	15	2	3	2	4	.	.	2	1	7
19	2	14	1	3	1	4	.	.	2	1	8
20	2	15	2	2	2	4	.	.	2	0	3
21	2	15	2	3	1	2	1	10	2	1	5
22	2	15	2	3	2	4	.	.	2	0	8
23	2	15	2	2	2	4	.	.	2	1	5
24	2	13	1	2	1	2	1	4	2	0	6
25	2	13	1	3	1	3	.	.	3	3	7
26	1	13	1	1	1	1	11	4	2	0	4
27	2	13	1	3	2	2	1	4	2	0	3
28	2	13	1	2	1	3	.	.	3	3	4
29	2	13	1	2	1	4	.	.	2	0	5
30	1	12	1	3	1	2	2	4	4	9	3
31	1	13	1	1	1	2	1	5	2	0	4
32	1	13	1	2	1	2	2	5	2	0	6
33	2	15	3	2	1	2	3	3	4	8	8
34	2	14	1	2	1	1	8	23	3	2	4
35	2	15	3	2	1	2	2	8	3	4	8
36	1	15	1	2	2	3	.	.	3	4	8
37	1	15	1	3	1	4	.	.	3	3	4
38	2	15	3	3	1	2	2	2	3	4	7
39	1	15	1	2	1	3	.	.	3	4	7
40	2	14	1	2	2	4	.	.	2	1	5
41	1	15	1	2	1	2	1	20	2	0	1
42	1	15	1	2	1	3	.	2	2	0	8
43	2	14	2	2	2	2	2	1	2	0	8
44	2	14	2	2	1	4	.	.	3	3	2
45	2	14	2	1	1	4	.	.	3	2	2
46	1	14	2	3	2	3	.	.	2	0	6
47	1	14	2	2	1	4	.	.	2	0	4
48	2	15	2	2	1	3	.	1	2	0	4
49	2	15	2	2	1	3	.	.	3	4	8
50	2	13	2	3	2	2	1	17	3	4	8

번호	성별	연령	소속	성적	부모동거	현재흡연	일일 흡연량	월 흡연일수	음주상태	월 음주일수	평균주량
51	2	14	2	1	1	3	.	1	2	1	8
52	1	13	2	2	2	4		.	3	4	8
53	1	14	1	2	1	3	.	.	3	1	4
54	1	14	2	2	1	1	4	15	5	15	8
55	2	14	2	3	1	1	3	22	3	1	5
56	2	14	1	2	1	3	.	1	2	1	8
57	1	15	1	3	1	1	2	20	2	0	1
58	2	16	3	3	1	2	1	3	2	1	8
59	1	15	2	2	1	4	.	.	2	1	8
60	1	14	1	2	1	4	.	.	2	1	5
61	2	15	3	2	1	4	.	.	2	1	3
62	1	15	2	2	2	4	.	.	2	1	3
63	1	15	2	3	1	4	.	.	2	0	3
64	2	15	3	1	1	4	.	.	2	0	4
65	2	15	3	1	1	4	.	.	2	0	3
66	2	16	3	2	2	4	.	.	2	0	3
67	2	15	3	1	1	4	.	.	2	1	7
68	1	15	2	3	1	4	.	.	2	0	3
69	2	14	1	1	1	4	.	.	2	0	3
70	2	15	3	3	3	2	1	5	2	1	8
71	2	15	3	2	1	4	.	.	2	1	4
72	1	14	1	3	1	4	.	.	3	3	7
73	2	12	1	3	2	3	.	1	2	1	5
74	2	13	1	3	2	2	1	13	2	0	1
75	1	14	1	3	1	1	10	20	3	4	8
76	1	14	2	1	1	3	.	.	2	1	4
77	2	14	2	2	1	3	.	.	2	1	4
78	2	14	2	3	1	2	1	15	2	1	5
79	2	15	2	2	1	4	.	.	2	1	6
80	2	14	2	3	2	4	.	.	2	1	3
81	1	15	1	1	1	3	.	.	2	1	8
82	1	15	2	2	1	3	.	.	2	1	8
83	1	16	3	2	1	4	.	.	2	0	6
84	1	15	2	3	1	4	.	.	2	1	8
85	2	14	2	2	1	3	.	.	2	1	6
86	1	14	2	3	1	4	.	.	2	0	3
87	1	15	2	2	1	4	.	.	2	1	7
88	2	14	1	3	1	4	.	.	3	3	5
89	2	16	3	3	1	2	1	3	2	1	6
90	1	15	2	3	1	1	10	25	4	7	8
91	1	14	1	1	1	4	.	.	3	3	7
92	1	14	2	1	1	4	.	.	3	2	2
93	1	14	2	3	2	4	.	.	3	2	4
94	2	15	3	3	2	4	.	.	2	1	6
95	2	14	1	2	1	4	.	.	2	1	6
96	2	16	3	2	1	4	.	.	2	1	5
97	1	14	1	1	1	4	.	.	3	4	8
98	1	15	2	1	1	4	.	.	2	1	5
99	1	15	2	2	1	4	.	.	2	1	6
100	1	15	2	2	1	4	.	.	2	1	5

[6-1] 단일 모평균의 신뢰구간 구하기

컴퓨터 활용하기

SPSS를 이용하여 test6 파일의 [일일흡연량]에 대하여 95% 신뢰구간으로 구하라. 같은 방법으로 90%, 99%의 신뢰구간을 구하라.

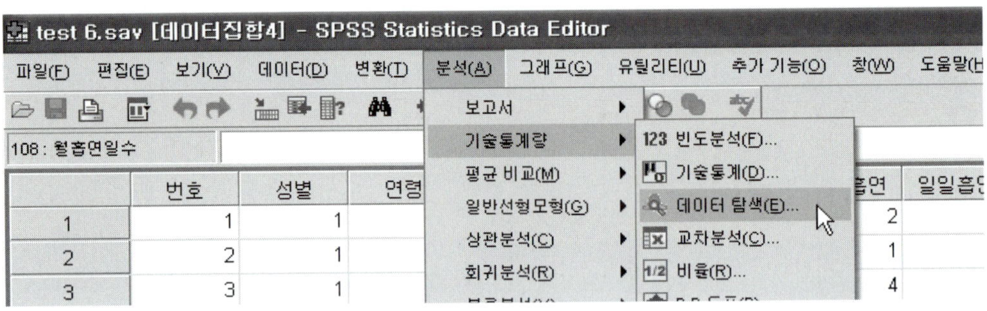

1) [분석] - [기술통계량] - [데이터 탐색]을 선택한다.

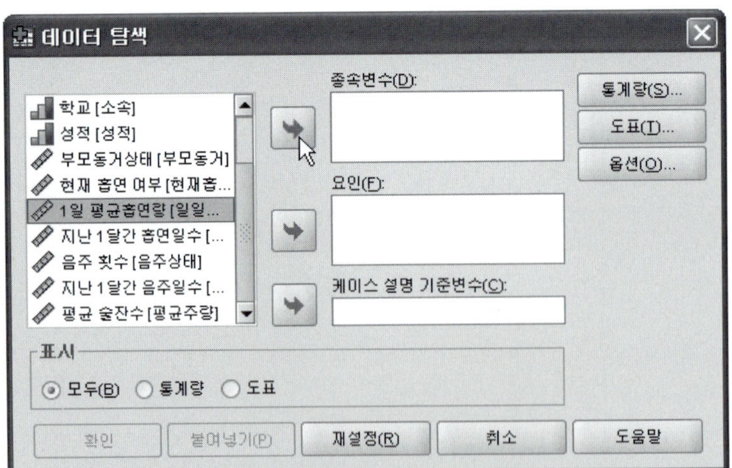

2) 분석할 변수를 선택하고 [➔]를 누른다.

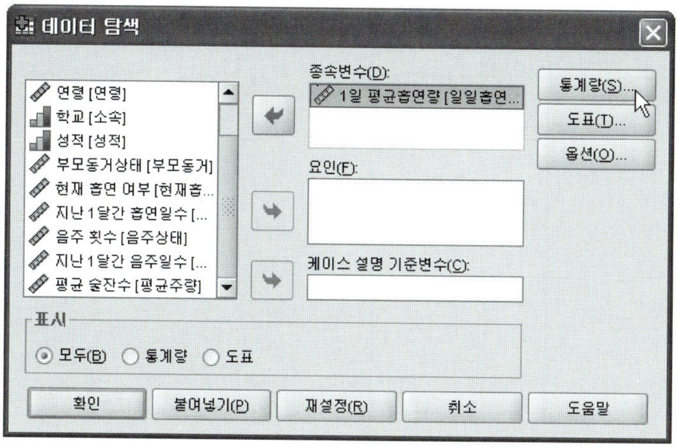

3) 종속변수가 선택되면 통계량(S)... 을 눌러 [데이터 탐색 : 통계량] 대화상자를 불러온다.

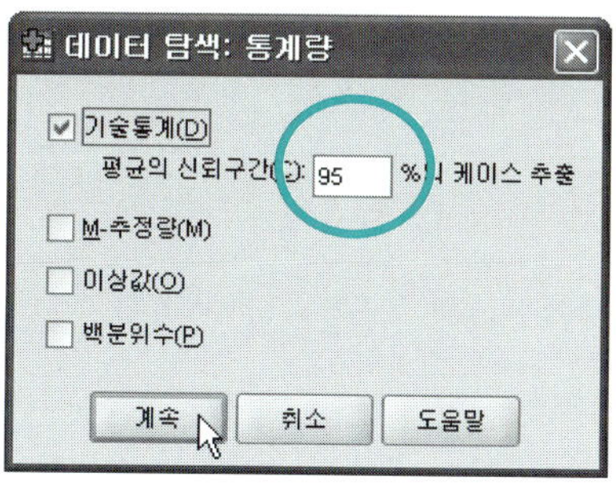

4) 평균의 신뢰구간란에 '95'를 입력한 후 계속 을 누른다.

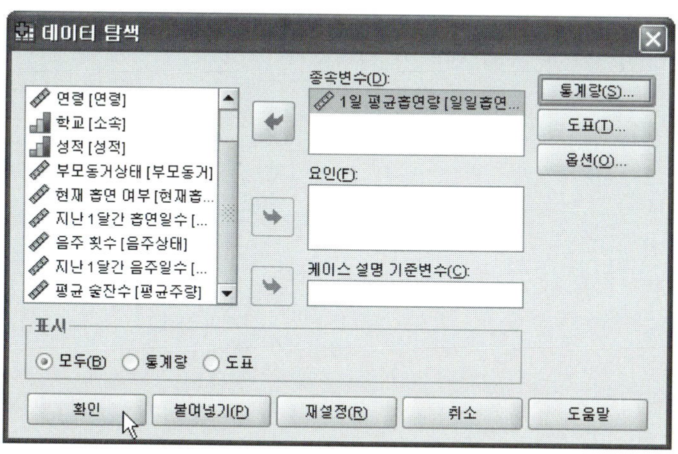

5) 확인 을 누른다.

기술통계

			통계량	표준오차
1일 평균흡연량	평균		3.17	.559
	평균의 95% 신뢰구간	하한	2.02	
		상한	4.31	
	5% 절삭평균		2.87	
	중위수		2.00	
	분산		9.385	
	표준편차		3.064	
	최소값		1	
	최대값		11	
	범위		10	
	사분위수 범위		3	
	왜도		1.520	.427
	첨도		1.114	.833

6) 데이터 탐색의 결과이다. 평균의 95% 신뢰구간의 결과인 하한값과 상한값이 각각 2.02와 4.31로 나타났다.

따라서 모평균의 95%, 신뢰구간은 $2.02 \le \mu \le 4.31$임을 알 수 있다.

※ 90%, 99%의 신뢰구간 역시 [데이터 탐색 : 통계량] 대화상자에서 [평균의 신뢰구간(C)] 항목에 원하는 수치를 입력함으로써 구할 수 있다.

[6-2] 두 모평균 차이에 대한 신뢰구간 구하기

컴퓨터 활용하기

SPSS를 이용하여 test6.sav 파일의 성별과 일일흡연량을 사용하여 성별 일일흡연량의 차이에 대한 95% 신뢰구간으로 추정하여라.

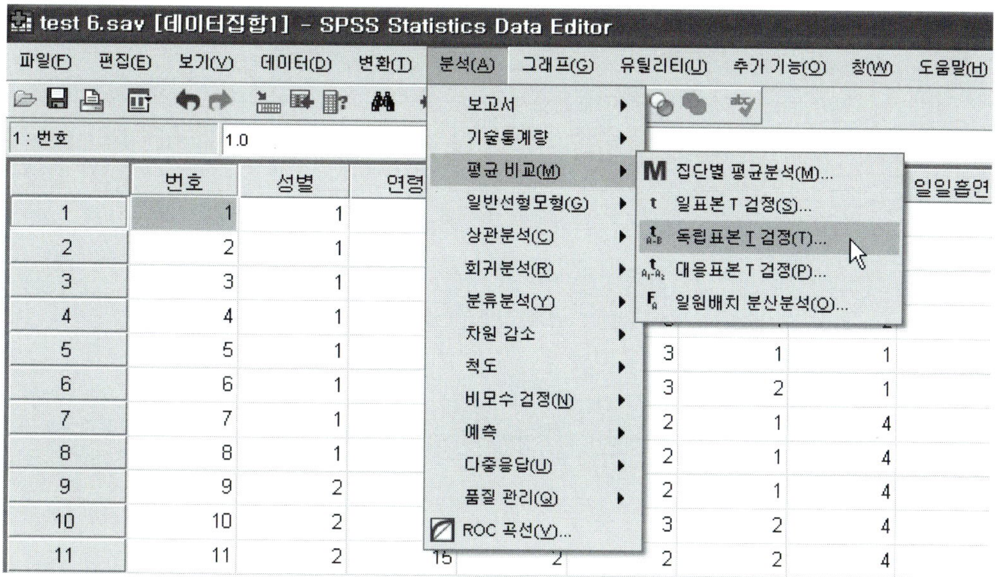

1) [분석] – [평균 비교] – [독립표본 T 검정]을 선택한다.

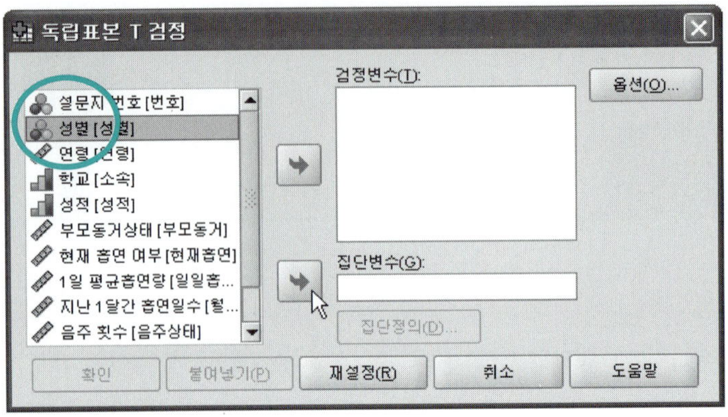

2) 분석대상 집단변수를 택하고 두 번째 [➔]를 눌러 [집단변수]란으로 옮긴다.

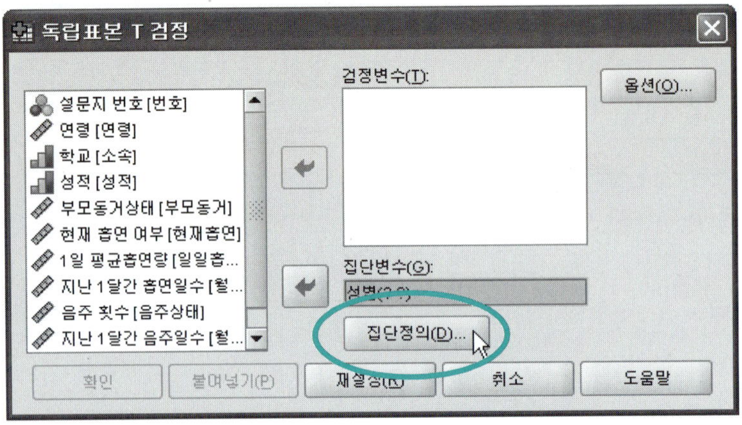

3) [집단정의(D)...]를 누른다.

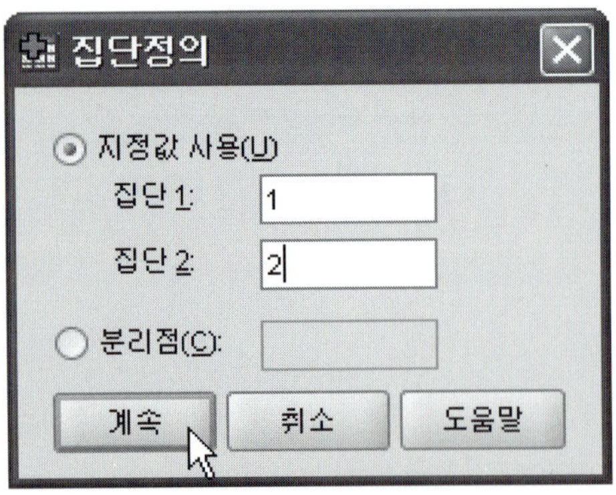

4) 집단정의 대상상자에 집단 1과 2에 각각 1, 2를 입력한 후 [계속]을 누른다.

5) 분석대상 검정변수를 선택하고 [➜]를 눌러 [검정변수]란으로 옮긴 후 [옵션(O)...]을 누른다.

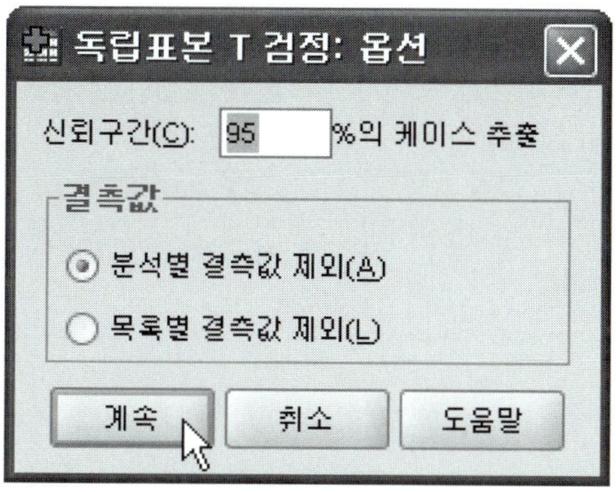

6) 원하는 신뢰구간을 입력하고 [계속]을 누른다.

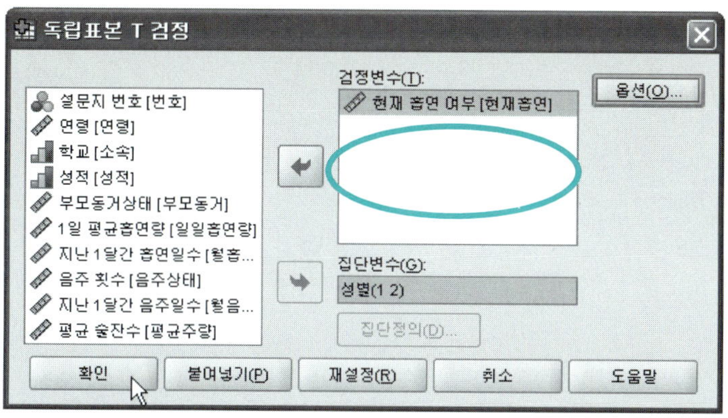

7) [확인]을 누른다.

집단통계량

	성별	N	평균	표준편차	평균의 표준오차
현재 흡연 여부	남성	45	3.02	1.177	.175
	여성	55	3.20	.951	.128

독립표본 검정

		Levene의 등분산 검정		평균의 동일성에 대한 t-검정						
									차이의 95% 신뢰구간	
		F	유의확률	t	자유도	유의확률 (양쪽)	평균차	차이의 표준오차	하한	상한
현재 흡연 여부	등분산이 가정됨	2.295	.133	-.836	98	.405	-.178	.213	-.600	.244
	등분산이 가정되지 않음			-.818	83.994	.416	-.178	.217	-.610	.254

8) T-검정 결과를 확인한다.

■ 분산의 동질성에 대한 Levene의 등분산 검정

- 유의확률이 0.05보다 크면 등분산이 가정되는 것으로 보고, 0.05보다 작으면 등산이 가정되지 않는 것으로 본다. 여기서는 .133이므로 등분산이 가정되는 것으로 본다.

■ 차이에 95%에 대한 신뢰구간

- 95%의 신뢰구간은 하한값과 상한값이 -.600와 .244로 나타났다. 따라서 성별에 따른 일일흡연량의 차이에 대한 95% 신뢰구간은 $-.600 \leq \mu_{남자} - \mu_{여자} \leq .244$ 이다.

[6-3] 단일 모집단 비율의 신뢰구간 구하기

컴퓨터 활용하기

test6 파일의 현재흡연 변수를 이용하여 전체 응답자의 흡연율에 대한 95% 신뢰구간을 구하라.

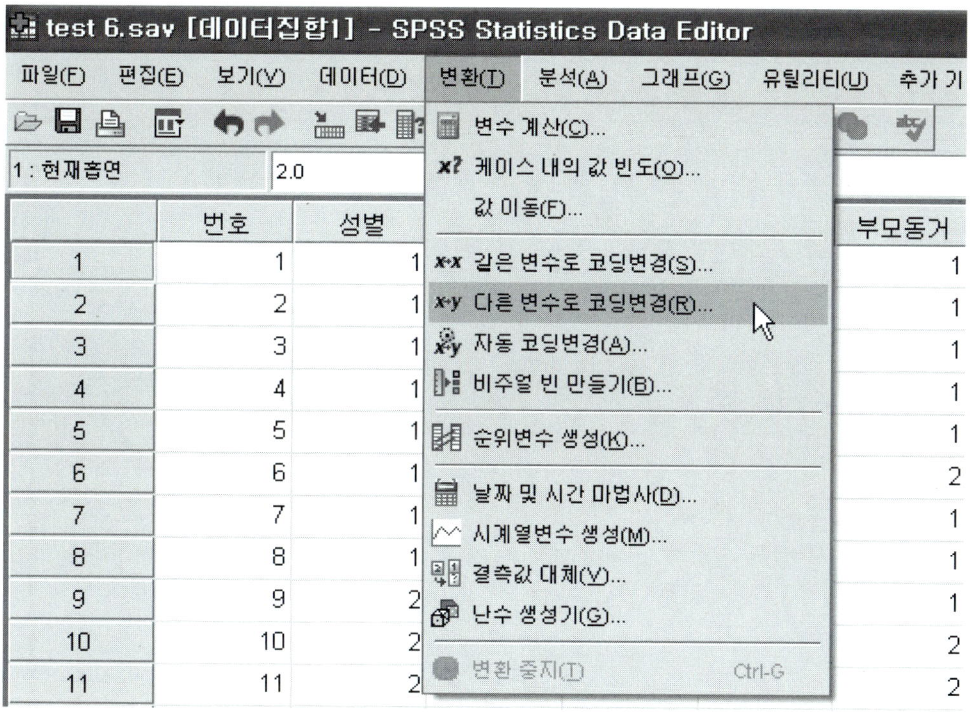

1) [변환] – [다른 변수로 코딩변경]을 선택한다.

※ 변수가 범주형일 경우, 준명목측정으로 바꾼다. 흡연일 경우 '1', 비흡연일 경우 '0'으로 코딩을 변경하여 평균값을 구하게 되면 흡연자의 비율이 나오며 이에 대한 추정도 할 수 있다.

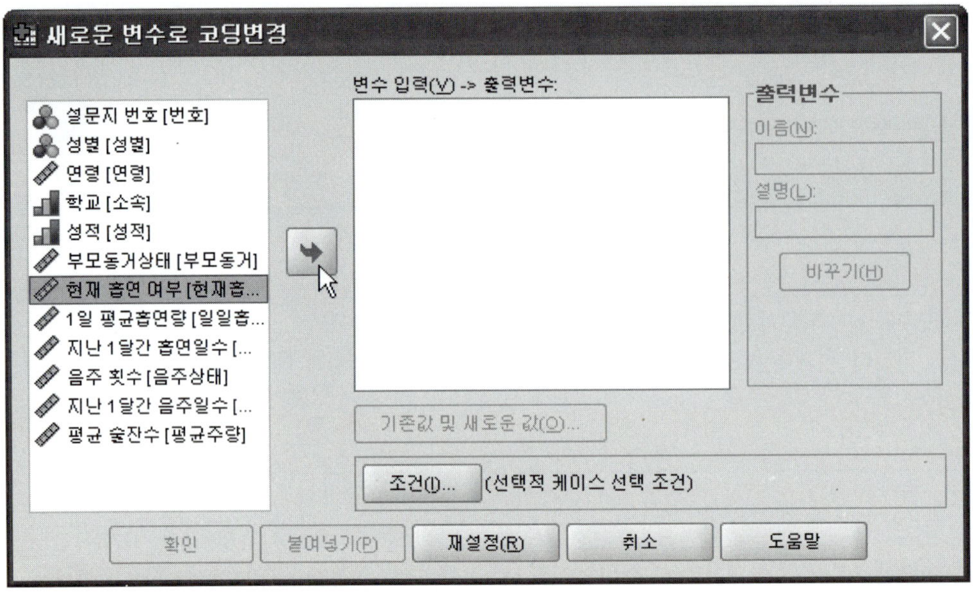

2) 변경할 변수를 선택한 후 [→] 누른다.

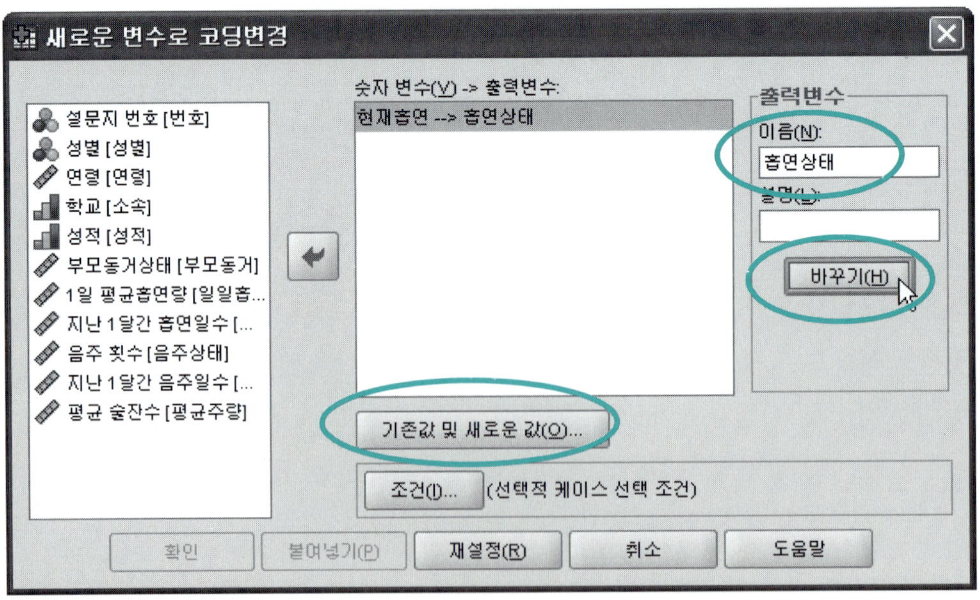

3) 출력변수의 이름을 입력하고 [바꾸기(H)]를 누른다.

4) [기존값 및 새로운 값(O)...]을 누른다.

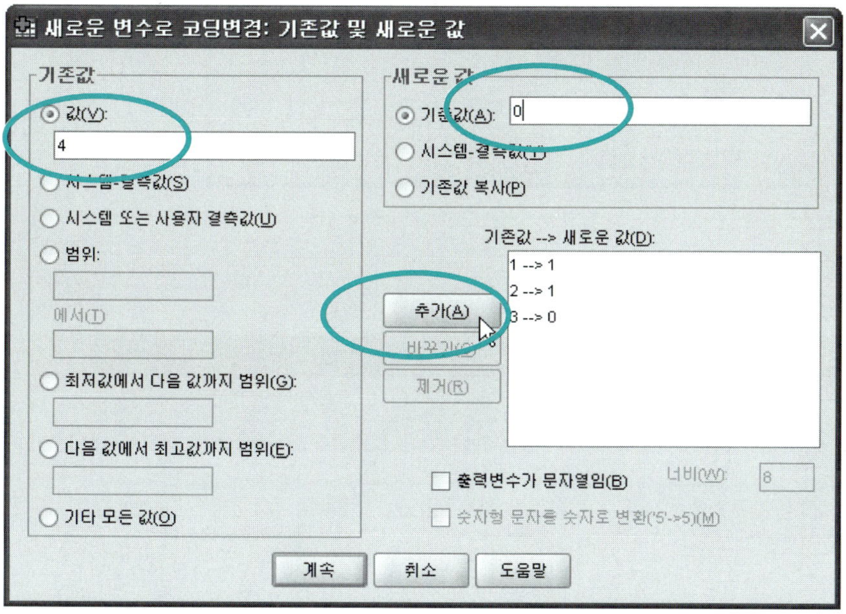

5) 변경하고자 하는 기존값과 새로운 값을 입력하고 [추가(A)]를 누른 후 입력을 마치면 [계속]을 누른다.

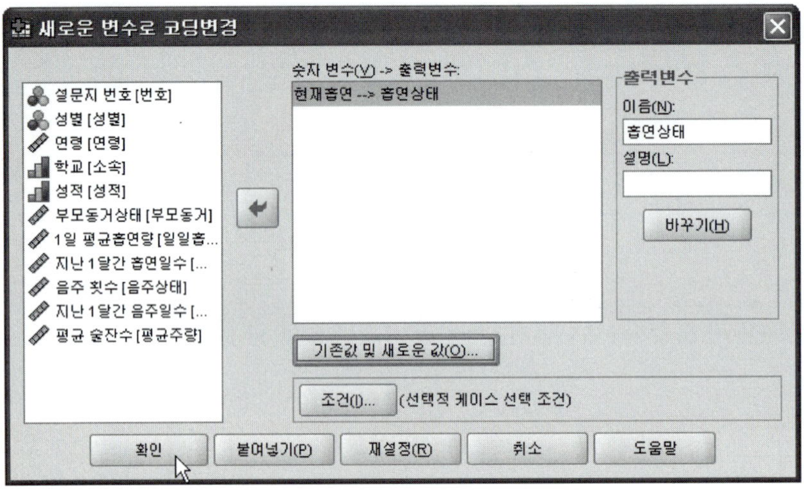

6) 확인 을 누른다.

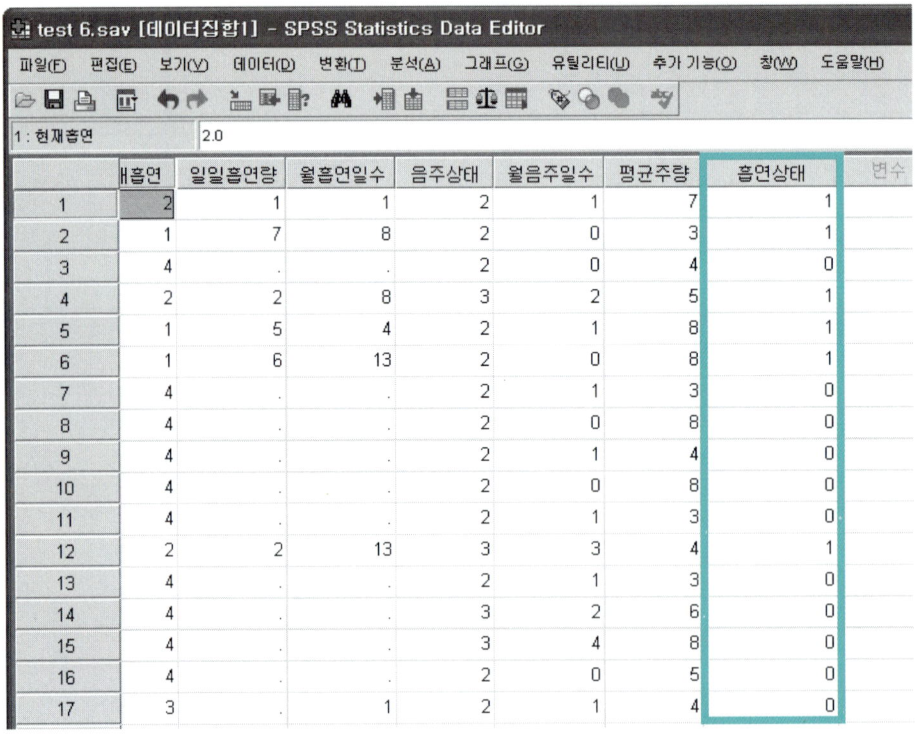

	재흡연	일일흡연량	월흡연일수	음주상태	월음주일수	평균주량	흡연상태	변수
1	2	1	1	2	1	7	1	
2	1	7	8	2	0	3	1	
3	4	.	.	2	0	4	0	
4	2	2	8	3	2	5	1	
5	1	5	4	2	1	8	1	
6	1	6	13	2	0	8	1	
7	4	.	.	2	1	3	0	
8	4	.	.	2	0	8	0	
9	4	.	.	2	1	4	0	
10	4	.	.	2	0	8	0	
11	4	.	.	2	1	3	0	
12	2	2	13	3	3	4	1	
13	4	.	.	2	1	3	0	
14	4	.	.	3	2	6	0	
15	4	.	.	3	4	8	0	
16	4	.	.	2	0	5	0	
17	3	.	1	2	1	4	0	

7) 새로운 변수의 생성을 확인한다.

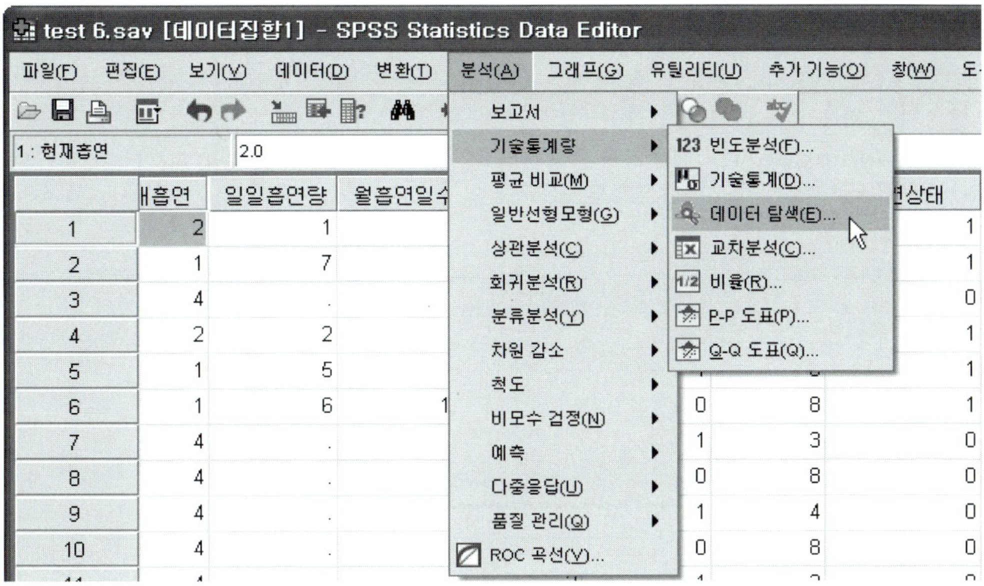

8) [분석] – [기술통계량] – [데이터 탐색]을 선택한다.

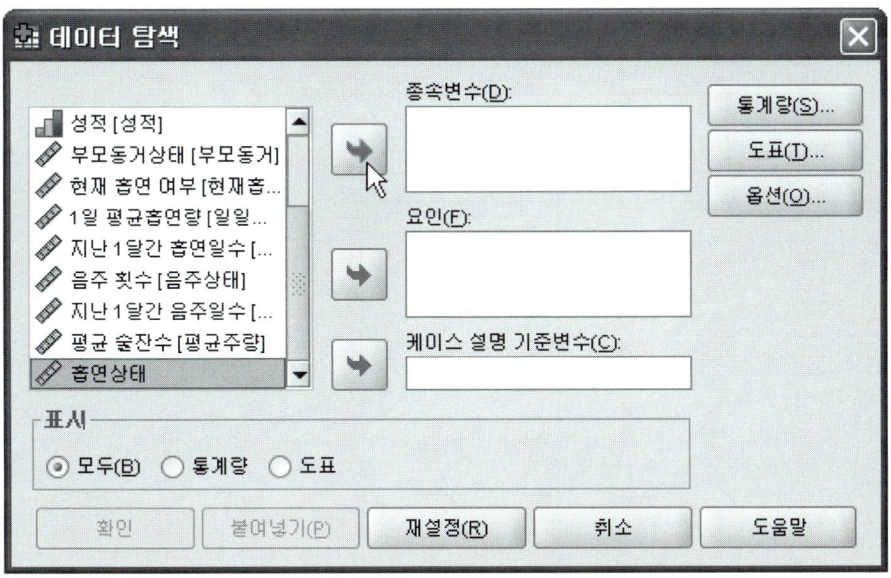

9) 분석에 사용한 종속변수를 선택하고 [➔] 눌러 종속변수란으로 옮긴다.

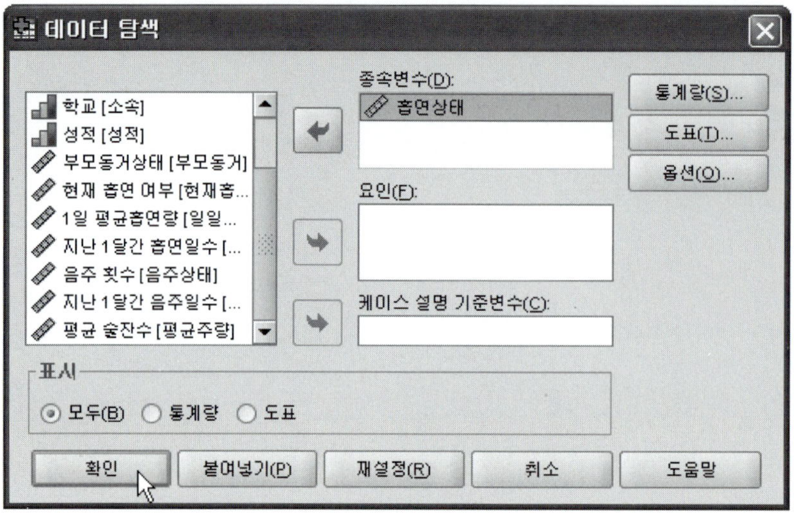

10) 확인 을 누른다.

케이스처리 요약

	케이스					
	유효		결측		전체	
	N	퍼센트	N	퍼센트	N	퍼센트
흡연상태	100	100.0%	0	.0%	100	100.0%

기술통계

			통계량	표준오차
흡연상태	평균		.30	.046
	평균의 95% 신뢰구간	하한	.21	
		상한	.39	
	5% 절삭평균		.28	
	중위수		.00	
	분산		.212	
	표준편차		.461	
	최소값		0	
	최대값		1	
	범위		1	
	사분위수 범위		1	
	왜도		.886	.241
	첨도		-1.240	.478

11) 전체 흡연비율은 30%이며, 95% 신뢰구간의 하한과 상한은 각각 0.21과 0.39이다.

연습문제

※ 6.1~6.3. 각각의 문제에서 90%, 95%, 99%의 신뢰구간으로 구하고 확률의 개념으로 설명하고 가장 적절하다고 생각되는 신뢰구간을 뽑아서 그 이유를 말하라. 왜 세 구간이 같은 범위를 갖지 않는지 설명하라.

6.1 어떤 모집단의 분당 평균 심박수의 평균을 알아보려 한다. 49명의 표본에서 분당 평균 심박수는 90이었을 때 모집단의 평균을 추정하라. 모집단은 정규분포하며, 모표준편차는 10이다.

6.2 여러 협력 병원에서 모아진 입원기간 연구에서 무작위 표본 소화성 궤양 환자 64명이 입원하였으며, 이들의 입원기간의 평균은 8.25일이었다. 모집단은 정규분포하며, 표준편차는 3일이다.

6.3 알쯔하이머 질환의 연구에서 병을 가진 환자에서 정체량이 증가했다. 어떤 연구에서 알쯔하이머 환자의 16개의 신장겉질 생검 표본으로부터 다음과 같은 정체값을 얻었을 때 모집단의 평균을 추정하라. 모집단은 정규분포하며 표준편차는 350이다.

1009 1280 1180 1255 1547 2352 1956 1080
1776 1767 1680 2050 1452 2857 3100 1621

6.4 신뢰계수와 표본의 크기는 다음과 같을 때 신뢰구간을 구하려고 한다. t 분포를 이용하여 t 값을 구하면?

	a	b	c	d
신뢰계수	.95	.99	.90	.95
표본의 크기	15	24	8	30

6.5 Lloyd와 Mailloux는 4마리의 Wistar Furth 쥐의 뇌하수체 무게는 평균 = 9.0 mg, 표준오차 = 0.3 mg이라고 하였다.

(a) 표준오차는 얼마인가?

(b) 95% 신뢰구간으로 뇌하수체 무게를 추정하여라.

6.6. 16명의 10세 소녀의 몸무게가 평균 71.5 파운드, 표준편차가 12 파운드였다. 90%, 95%, 99%의 신뢰구간으로 평균 μ를 추정하여라.

6.7 Davies 등에 의한 연구의 목적은 아래와 같이 평가되었다.

(1) 집에서 1 대 1로 사용된 자가 금연 프로그램의 효과

(2) 간호학과 학생 학위를 위한 금연 기술 교육의 실행 가능성

Ottawa의 조사방법론 과정에 두 개 대학에 다니는 4학년 간호학과 학생이 피검사자로 참여했다. 금연에 대한 사지선다형 퀴즈가 참여된 120명의 학생과 참여하지 않은 42명의 학생에게 연구실험 전-후에 시행되었다. 실험 전-후 점수 간 차이가 아래와 같이 계산되었다. 90%, 95%, 99%의 신뢰구간으로 평균 μ를 구하라.

그룹	표본평균	표준편차
참여자(A)	21.444	15.392
비참여자(B)	3.3333	14.595

6.8 Osberg와 Di Scala의 연구는 병원에 입원했던 4~14세 생존자 중 부상 감소에 대한 안전벨트의 효과에 대한 것이었다. 병원을 찾은 자동차 사고 아동 중에서 123명의 벨트 착용 아동과 290명의 미착용 아동의 예후를 비교하였다. 아래의 표는 중환자실에 입원한 날짜 수를 의미한다. 90%, 95%, 99%의 신뢰구간으로 평균 (μ)를 추정하여라.

그룹	평균	편차
착용	.83	.16
미착용	1.39	.18

6.9 Brown과 Anderson은 정신병환자들 중에 아동학대에 대한 연구를 했는데, 947명의 표본 환자들 중에 166명이 물리적 성적 학대를 받은 경험이 있다고 하였다. 90% 신뢰구간으로 모집단의 비를 구하여라.

6.10 Rothberg와 Lits는 임신기간 중에 임산부의 스트레스가 태아의 출생 무게에 영향을 주는지에 대해 연구하였다. 출생 무게를 줄일 다른 임상적 위험이 없고 스트레스 병력이 있는 86명의 백인 여성들을 대상으로 했다. 이 연구에 참여한 12.8%의 여성에게서 출생한 아이의 몸무게가 연구에 만족할 만하게 적은 무게로 출생했다. 99%의 신뢰구간으로 모집단의 비를 구하여라.

6.11 미국의 한 연구에서 남자와 여자의 당뇨병이 심상동맥질환의 위험요인으로 알려져 있다. 흑인 215명 중에서 58명이 당뇨였다. 백인 1,140명 중에서 217명이 당뇨였다. 두 모집단 비율의 차이에 대하여 90%의 신뢰구간을 추정하라.

6.12 병원의 관리자는 그녀의 병원에서 태어난 아기들의 평균 몸무게를 측정하고자 한다. 99%의 신뢰구간에 1kg 범위로 측정을 하려 한다면 얼마나 많은 수의 표본을 잡아야

하는가? 표준편차 $\sigma = 1$이다. 또한 95%의 신뢰구간으로 할 경우 표본의 크기는 얼마로 해야 하는가?

6.13 지난 10년 이상 당뇨병을 앓은 환자에게 혈당수치(mg /100mL)의 평균을 알고 싶다. 구간 폭을 6(mg /100 mL)의 단위로 하고 시험 표본으로 구한 분산이 60이었을 경우 90%의 신뢰구간으로 μ을 구한다면 표본은 크기는 어느 정도이어야 하는가?

6.14 한 역학학자는 큰 대도시에서의 B형 간염 바이러스를 가진 성인의 비율이 얼마인지 확률을 알고 싶다. 95%의 신뢰수준으로 0.03 폭 내에서 표본의 크기를 결정하여라. 비슷한 도시에서 성인의 비율이 0.20으로 발표되었다. 만약, 다른 도시로부터 측정되지 않았고 시험 표본이 뽑아지지 않았다면 표본의 크기는 얼마나 필요한가?

6.15 입원기간 중에 치료를 받은 환자가 퇴원 시에 불유쾌하게 퇴원을 할 비율을 알고 싶다. 0.95의 신뢰계수에 $e = 0.05$이고, 다른 측정된 정보가 없을 때 얼마나 많은 표본의 수가 필요한가? p가 .25에 가깝다면 표본의 크기는 얼마인가?

Chapter 7

가설검정

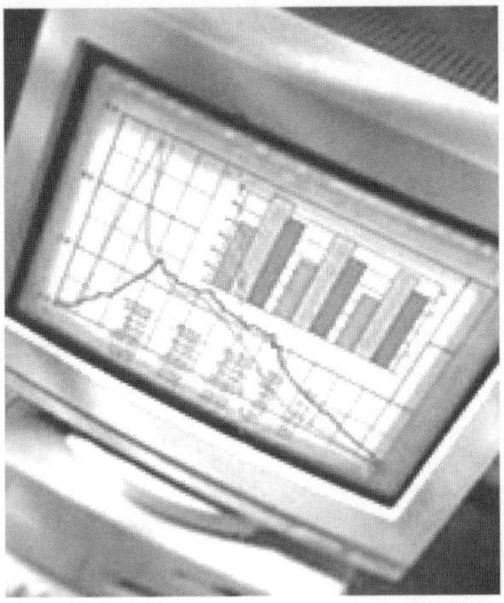

Statistics

7.1 가설검정의 개념

7.2 단일 모평균의 가설검정

7.3 두 모평균 차이의 가설검정

7.4 대응표본 t 검정(Paired t-test)

7.5 모집단 비율의 검정

제 7 장 가설검정

가설(hypothesis)이란 용어는 일반적으로 정설에 반대되는 개념으로 흔히 사용되며, 어떤 현상이나 원인이 일어날 수도 혹은 일어나지 않을 수도 있는 가정된 사항을 말한다. 가설검정은 모집단의 어떤 현상에 대한 예상 혹은 주장이 옳은지 그른지를 표본자료를 이용하여 판단하는 과정을 말한다. 일반적으로 가설에는 연구가설(research hypothesis)과 통계적 가설(statistical hypothesis)이 있다. 연구가설은 연구 동기가 되는 추측이라든가 가정을 의미한다. 그것은 연구자가 오랫동안 관찰이나 경험으로부터 얻은 하나의 경험론적인 가설로 연구의 동기가 되며 과학적 조사의 기초가 되는 가설이다. 이에 비하여 통계적 가설은 표본으로부터 얻은 자료를 적절한 통계기법으로 분석하여 그 표본이 추출된 모집단에 관하여 어떤 결론을 내릴 수 있도록 하는 가설을 말한다. 예를 들면, 어느 의사가 오랫동안의 암 치료에서 방사선요법과 약물치료를 병행하였을 때 치료효과가 단독치료보다 더 효과적이라는 것을 관찰하였다면 '그 의사는 병행치료법이 더 효과적이다'라는 연구가설을 세울 수 있다. 이를 근거로 하여 합리적인 표본으로부터 치료효과에 대한 과학적인 자료를 수집하고 통계학적 기법으로 분석하여 타당성을 검정하기 위하여 세우는 가설을 통계적 가설이라 한다. 이와 같이 연구가설은 과학적 연구와 통계적 가설의 기초를 제공하고, 통계적 가설은 연구가설을 과학적이고 합리적으로 검정하기 위하여 설정하는 가설로 이 두 가지의 가설은 서로 불가분의 관계가 있다.

7.1 가설검정의 개념

가설검정(hypothesis test) 가설검정은 통계적 가설의 타당성을 검정하는 것으로 표본의 분포나 자료로부터 그 표본이 추출된 모집단에 관하여 사전에 설정된 통계적 가설이 사실인지 아닌지 타당성을 판정하는 과정이다.
가설검정은 모집단의 확률분포 전체 여부에 따라 모수검정(parametric test)과 비모수검정(non-parametric test) 두 가지가 있다. 모수검정은 모수라는 말이 의미하듯이 모집단에 대한 확률모형으로부터 출발하며 모집단의 확률분포를 중요시 한다. 즉 모수검정은 모집단이 정규분포 할 때 등과 같은 전제조건을 붙이게 되며 이런 전제조건이 만족되었을 때 검정의 타당성을 보장할 수 있다. 한편, 모수검정에 상대되는 개념인 비모수검정은 모집단에 대한 확률분포를 가정하지 않으며 따라서 분포무관검정(distribution-free test)이라 부른다. 여기서 분포무관이란 의미는 통계량의 확률분포가 모집단의 분포와 무관하다는 뜻이지 결코 통계량의 확률분포를 가정하지 않는다는 뜻은 아니다.

7.1.1 가설

귀무가설(null hypothesis)**과 대립가설**(alternative hypothesis) 가설검정에서 통계적 가설을 설정하는 방법에는 귀무가설과 대립가설 두 가지가 있다.

귀무가설(null hypothesis) 귀무가설 혹은 영가설은 가설을 무효화(nullifying)하기 위해 설정하는 모수의 값이라는 의미에서 붙여진 것이며 가설을 기각할 것을 전제로 한 가설이다. 일반적으로 H_0로 표기한다.

대립가설(alternative hypothesis) 대립가설은 귀무가설에 대립되는 개념으로 새로운 예상이나 주장을 하고자 설정하는 모집단의 모수에 관한 가설로 가설을 채택할 것을 전제로 한 가설이다. 대립가설은 귀무가설에서 제시하는 모수의 값을 제외한 나머지 영역에서 모수의 값을 정의한다. 대립가설은 H_A 혹은 H_1로 표기하며, 연구자가 주장하는 가설이기 때문에 연구가설(research hypothesis)이라고 한다.

일반적으로 가설검정에는 귀무가설을 이용하는데, 통계적 가설검정은 표본으로부터 얻어진 값이 모수에 포함되지 않을 확률로부터 모집단에 포함될 확률을 설명하는 방법을 이용하기 때문이다. 즉 어떤 사항이 일어날 확률을 직접 말하는 것이 아니고 일어나지 않을 확률을 계산해 냄으로써 간접적으로 일어날 확률을 예측하는 방법을 이용한다.

통계적 가설(statistical hypothesis)은 서술적 가설을 기호나 숫자로 표현한 가설을 말한다. 예를 들면, 다음과 같은 질문에 대한 답을 구하고자 할 때 통계적 가설은 다음과 같다.

즉, 어느 모집단의 성인 남성 키의 평균이 170cm가 아니라고 할 수 있는가? 그 때 귀무가설 H_o는 다음과 같이 설정한다.

$$H_o : \mu = 170cm$$

이때 대립가설 H_A는 다음과 같이 표시된다.

$$H_A : \mu \neq 170cm$$

만일, 모평균이 170cm보다 크다고 할 수 있는지 알아보려고 할 경우 귀무가설과 대립가설은 다음과 같다.

$$H_o : \mu \leq 170cm \qquad H_A : \mu > 170cm$$

그 모평균이 170cm보다 작다고 할 수 있는지 알아보려고 할 경우의 가설은 다음과 같다.

$$H_o : \mu \geq 170cm \qquad H_A : \mu < 170cm$$

표본에서 어떤 변수의 값을 측정하거나 어떤 변수에 대한 실험을 하여 얻은 표본의 산술평균값을 검정하고자 할 때 그 결과가 **모평균값보다 큰지 또는 작은지 구애되지 않고 단지 차이가 있는지 없는지를 검정하는 경우(양측검정)와 그 결과가 모평균값보다 큰지 혹은 작은지 검정(단측검정)**하고자 하는 두 가지 경우로 나눌 수 있다.

양측검정(two-tailed test) 양측검정은 표본의 산술평균이 가정한 모집단의 산술평균과 같은가 다른가를 판정하는 경우 그것이 클 수도 또는 작을 수도 있기 때문에 그런 가설을 양측가설(two-tailed hypothesis)이라 부르며, 이때의 검정을 양측검정(two-tailed test)이라 한다.

단측검정(one-tailed test) 단측검정은 표본의 산술평균이 모평균 값보다 큰지 또는 작은지 검정하고자 하는 경우는 크던지 혹은 작던지 한쪽에 국한되기 때문에 그런 가설을 단측가설(one-tailed hypothesis)이라 부르며, 이러한 검정을 단측검정(one-tailed test)이라고 한다.

가설설정 규칙

① 귀무가설은 모수를 특정한 값으로 표시한다.

예 : $H_o : \mu = 170cm,\ H_o : \mu \leq 170cm,\ H_o : \mu \geq 170cm$

② 대립가설은 귀무가설에서 지적한 모수의 값이 아닌 어떤 영역으로 나타내는데, 양쪽을 고려하는 양측검정과 한쪽만 고려하는 단측검정이 있다.

예 : $H_A : \mu \neq 170cm$ (양측검정)

$H_A : \mu > 170cm$ (단측검정)

$H_A : \mu < 170cm$ (단측검정)

7.1.2 검정통계량과 기각역

검정통계량(test statistic) 어떤 가설이 옳은지 판단에 사용되는 표본의 통계량으로서, 대부분 모수의 추정량을 기초로 한다. 검정통계량은 검정하기에 편리한 형태로 표본자료를 바꾸어 놓은 것을 말한다. 일반적으로 검정하려는 모수의 점추정량이 된다. 검정모수와 검정통계량의 예를 보면 표 7.1.1과 같다.

표 7.1.1 검정모수와 검정통계량

검정하려는 모수	검정통계량
μ	$\overline{x}$
$\mu_1 - \mu_2$	$\overline{x}_1 - \overline{x}_2$
p	$\hat{p}$
$p_1 - p_2$	$\hat{p}_1 - \hat{p}_2$

기각역(rejection region) 기각역은 귀무가설이 옳다고 판단할 수 없는 검정통계량의 영역이다. 반대로 귀무가설을 채택하게 되는 영역을 채택역(acceptance region)이라 한다. 귀무가설의 채택역은 기각역의 여집합이며, 기각역과 채택역의 경계를 임계점(critical point)이라 한다. 임계점이 결정되어 기각역이 결정되면, 검정통계량이 이 기각역에 속하는지의 여부에 따라 귀무가설(H_o)의 기각여부를 결정한다. 그러므로 기각역의 설정에는 임계점의 결정이 중요한데 이는 유의수준(α)에 따라 결정된다.

7.1.3 검정오차

가설검정은 완벽할 수 없다. 일반적으로 가설검정이나 통계적인 추측은 어떠한 가설을 증명하기 보다는 얻은 자료를 바탕으로 그 가설을 지지하는지 그렇지 않은지를 알아보려고 하는 것이다. 따라서 귀무가설을 기각하지 못할 경우에는 귀무가설이 옳다고 단정하기보다는 귀무가설을 기각하는 것을 실패하였다고 하는 것이 바람직할 것이다. 그러므로 가설의 채택이나 기각은 "확률적으로 맞을 가능성이 얼마이다"라고 표현하는 것이 정확할 것이다.

가설검정은 모집단을 다 조사한 것이 아니고 표본으로부터의 통계적 추론에 의하여 판단하기 때문에 언제든지 잘못 판단할 가능성이 있다. 잘못 판단한 가능성은 두 가지 오류에 의해서 설명하면 다음과 같다.

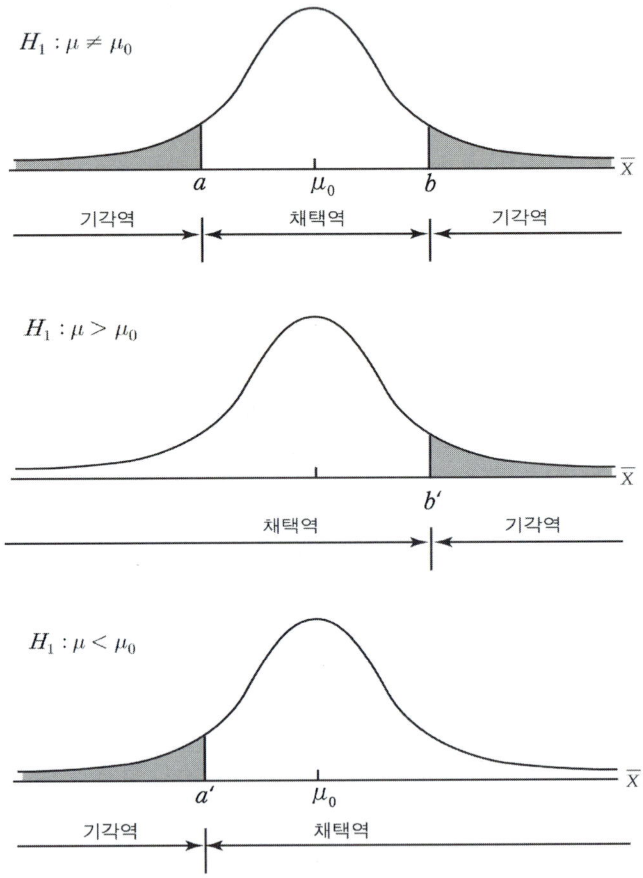

그림 7.1.1 대립가설의 유형과 기각역

제1종 오류 : type Ⅰ error 가설검정에서 발생할 수 있는 오류는 **"귀무가설이 참인데 그 가설을 기각하는 경우"**, 즉 대립가설을 채택하는 판단의 오류로 α 로 표기한다, α는 유의수준(significant level)이라 한다.

제2종 오류 : type Ⅱ error 반대로 "귀무가설이 참이 아닌데 그 가설을 기각하지 않고 받아들이는 경우"이며 β로 표기한다.

귀무가설을 기각할 때는 언제나 이러한 제1종 오류를 범할 가능성이 있고 이럴 확률을 α라 하며, 반면에 가설을 받아들일 때는 언제나 제2종 오류를 범할 가능성이 있고 이럴 확률을 β라 한다. 그런데 제2종 오류 β는 실제로는 대립가설의 타당성을 입증하지 못하는 경우에 발생하는 오류이다. 따라서 $1-\beta$는 모집단의 대립가설이 참이고 검정결과 역시 대립가설의 타당성을 입증하게 되는 확률을 의미한다. 다시 말하면, $1-\beta$는 **어떤 가설검정의 방법이 우리가 입증하고자 하는 대립가설의 타당성을 입증해 주는 정도를 나타내기 때문에 '검정력'**이라고 부른다. 제1종 오류, 제2종 오류, 그리고 검정력의 설명은 표 7.1.2에 나와 있다.

α **값** α는 유의수준(level of significance)이라고 불리며, 이는 가설검정이 유의성 검정이라고 불리워지는 점을 반영하고 있다. 검정통계량이 귀무가설의 기각역에 속할 경우 그것을 유의하다고 말하며, 유의수준(α)은 기각역을 이루는 수평축의 값의 윗부분과 검정통계량의 곡선 밑에 있는 면적을 의미한다. 따라서 α는 확률로서 **"옳은 귀무가설을 기각할 확률"** 즉, 1종 오류를 범할 수 있는 확률이다. 옳은 귀무가설을 기각하는 것은 결국 오류가 되므로 옳은 귀무가설을 기각하는 확률은 작아야만 한다. 따라서 α는 0.05%, 0.01%, 0.001%이 가장 많이 쓰여진다.

표 7.1.2 제1종 오류, 제2종 오류 및 검정력

	귀무가설(영가설)의 상태	
	옳음(True)	거짓임(False)
귀무가설을 기각하지 못함	옳은 결정 (신뢰수준 $1-\alpha$)	제2종 오류(β)
귀무가설을 기각함	제1종 오류(α)	옳은 결정 (검정력 : $1-\beta$)

p **값** 어떤 검정의 "p 값(p value)은 귀무가설이 기각될 수 있는 α의 최소치"라 정의할 수 있다. 즉, 검정통계량이 기각치라고 가정하고 계산된 유의수준을 의미한다. 검정통계량이 유의하거나 그렇지 않다고 하는 대신에 p 값을 제시함으로써 그 가설을 기각할 수 있는 확률로 제시할 수 있다. 일반적으로 정확한 p 값을 제시하거나 $p < .001$, $p < .01$ 또는 $p < .05$ 등의 용어를 사용하며 이는, 0.001, 0.01, 0.05의 유의수준에서 귀무가설을 기각할 수 있음을 말한다.

7.1.4 가설검정 방법

가설검정 방법 가설검정 방법의 기본적 원리는 같으나 자료의 종류나 특성에 따라 몇 가지 방법이 있다. 가설검정 방법은 편의상 다음과 같이 구분하여 할 수 있다.

① 귀무가설 H_o를 설정한다.

② 유의수준 $\alpha(\alpha = 0.05$ 또는 $\alpha = 0.01)$를 설정하고 기각역을 정한다.

③ 검정통계량을 계산한다.

④ 통계적 결정을 한다.

⑤ 결론을 내린다.

계산된 확률의 크기(p 값)가 유의수준보다 작으면 귀무가설을 기각하고 통계학적으로 유의한(statistically significant) 결과를 얻었다고 하며, 계산된 확률의 크기(p)가 유의수준보다 크면 귀무가설을 채택하고 유의수준 α에서 통계적으로 유의하지 않다고 한다.

P 값 $< \alpha =>$ H_0을 기각

P 값 $> \alpha =>$ H_0을 채택

7.2 단일 모평균에 대한 가설검정

단일 모평균의 가설검정은 단일표본의 산술평균이 그 표본이 추출된 모집단의 산술평균과 차이가 있는지 없는지를 검정하는 것으로 다음과 같이 몇 가지의 경우로 나누어 생각할 수 있다.

첫째, 모분산이 알려져 있고 정규분포 모집단에서 표본을 구하였을 때,

둘째, 모분산이 알려져 있지 않고 정규분포 모집단에서 표본을 구하였을 때,

셋째, 정규분포를 하지 않는 모집단에서 표본을 구하였을 때 등이다.

7.2.1 정규분포하는 모집단에서 표본을 추출 : 모분산 σ^2를 알고 있을 때

모평균 μ와 모분산 σ^2를 알고 그 모집단에서 추출한 표본의 평균 $\bar{x}$를 알 때 표본의 평균과 모집단의 평균을 비교 검정하는 경우이다. 이 경우는 정규분포를 하고 모분산을 알고 있으므로 Z 분포를 이용하여 검정하며 검정통계량의 계산식은 다음과 같다.

$$Z = \frac{\bar{x} - \mu}{\frac{\sigma}{\sqrt{n}}} \qquad \text{(공식 7.2.1)}$$

예를 들어, 정상적인 식이로 사육한 쥐의 몸무게는 정규분포를 하며, 평균 $\mu = 25$g, 분산 σ^2은 9g이다. 9마리 쥐를 대상으로 특별한 식이로 사육한 결과 쥐의 평균 몸무게 $\bar{x}$는 $23g$, 분산은 8g이었다. 특별한 식이방법을 사용하였을 경우 쥐의 몸무게에 영향을 주는지 알아보면 아래와 같다.

단계 1 : 가설의 설정

귀무가설을 설정한다. 즉 특별할 식이를 먹인 쥐의 모집단의 몸무게 산술평균은 25g이다.

$$H_o : \mu = \mu_o \quad 즉 \quad \mu = 25\text{g}$$

$$H_A : \mu \neq \mu_o \quad 즉 \quad \mu \neq 25\text{g}$$

이 가설은 특별한 식이를 먹은 쥐나 정상적인 식이를 먹은 쥐의 몸무게의 모집단 산술평균은 다같이 25g이라는 뜻이다.

단계 2 : 유의수준 및 기각역

$$\alpha = 0.05 \quad 또는 \quad \alpha = 0.01$$

이때 귀무가설을 버릴 수 있는 기각역은 양측검정이므로 다음과 같다.

기각역 : $\alpha = 0.05$(95% 신뢰수준)일 때 : $Z \leq -1.96$ 또는 $Z \geq 1.96$

$\alpha = 0.01$(99% 신뢰수준)일 때 : $Z \leq -2.58$ 또는 $Z \geq 2.58$

즉 검정통계량 z값이 위의 범위에 있으면 가설을 기각한다.

단계 3 : 검정통계량 계산

$$Z = \frac{\bar{x} - \mu}{\frac{\sigma}{\sqrt{n}}} = \frac{23 - 25}{\frac{3}{\sqrt{9}}} = -2.0$$

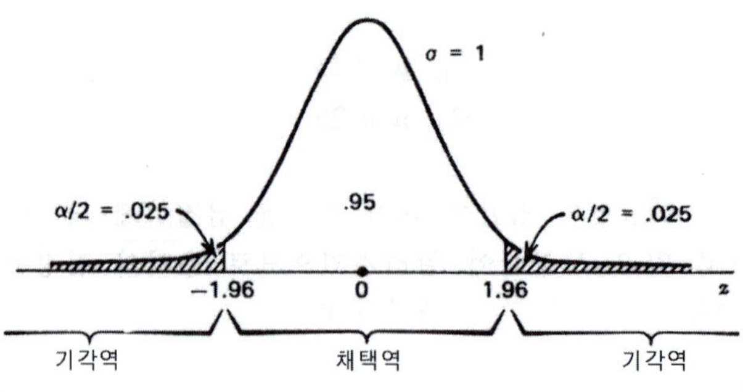

보기 7.2.1의 유의수준 0.05에서 기각역

단계 4 : 통계적 결정

Z값 -2.0은 유의수준 0.05에서 기각역에 포함되므로 귀무가설을 기각한다. 즉 -2.0이 나타날 확률은 5%가 되지 않는다. 그러나 유의수준 0.01에서는 기각역에 포함되지 않으므로 가설을 기각할 수 없다.

단계 5 : 결론

5% 유의수준에서 통계학적으로 유의한 차이가 있다고 결론을 내린다. 즉 특별한 식이를 먹은 쥐의 몸무게는 정상식이를 먹은 쥐의 몸무게와 유의한 차이가 있으며 특별한 식이가 정상식이에 비하여 쥐의 몸무게를 감소시킨다는 결론을 내릴 수 있다.

또한, 위의 예제에서 특별한 식이를 섭취한 쥐의 평균 몸무게가 25g보다 적은지를 알아보보면 아래와 같다($p = 0.0228 \times 2 = 0.0456$).

단계 1 : 가설

$$H_o : \mu \geq 25$$

$$H_A : \mu < 25$$

단계 2 : 유의수준 및 기각역

$$\alpha = 0.05 \quad \text{또는} \quad \alpha = 0.01$$

기각역은 단측검정이므로 다음과 같다.

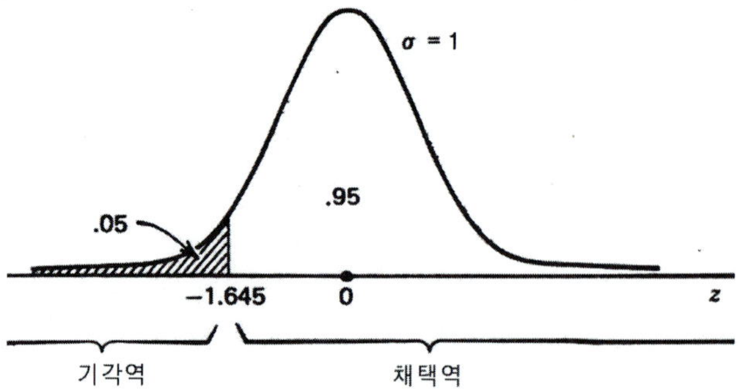

그림 예제 2의 유의수준 0.05에서 기각역

기각역 : $\alpha = 0.05$(95% 신뢰수준)일 때 : $Z \le -1.645$

$\alpha = 0.01$(99% 신뢰수준)일 때 : $Z \le -2.33$

단계 3 : 검정통계량 계산

$$Z = \frac{\overline{x} - \mu}{\frac{\sigma}{\sqrt{n}}} = \frac{23 - 25}{\frac{3}{\sqrt{9}}} = -2.0$$

단계 4 : 통계적 결정

Z값 -2.0은 유의수준 0.05에서 기각역에 포함되므로 가설을 기각한다. 즉 -2.0이 나타날 확률은 5%가 되지 않는다. 그러나 유의수준 0.01에서는 기각역에 포함되지 않으므로 귀무가설을 기각할 수 없다.

단계 5 : 결론

5% 유의수준에서 통계학적으로 유의하게 적다고 결론을 내린다. 특별한 식이가 정상식이에 비하여 쥐의 몸무게를 감소시킨다는 결론을 내릴 수 있다($p = 0.0228$).

7.2.2 정규분포하는 모집단에서 표본을 추출 : 모분산 σ^2을 모를 때 (일표본 t 검정)

모평균 μ는 알고 있으나 모분산 σ^2을 모르며, 그 모집단에서 추출한 표본의 평균 $\overline{x}$ 과 표본분산 s^2을 아는 경우 표본의 평균과 모집단의 평균을 비교하고자 검정하는 경우이다. 모평균에 관한 통계적 추론에 있어 실제로 대부분이 모분산을 모르고 표본의 분산만을 아는 경우가 많다. 이때는 t 분포를 이용하여 검정하며 검정통계량의 계산식은 다음과 같다.

$$t = \frac{\overline{x} - \mu}{\frac{s}{\sqrt{n}}} \qquad \text{(공식 7.2.2)}$$

예를 들어, 정상적인 식이로 사육한 쥐의 평균 몸무게 μ는 $25g$이다. 특별한 식이로 사육한 10마리 쥐의 평균 몸무게 $\overline{x}$는 $19g$이고 표본분산 s^2는 49이었다. 특별한 식이가 쥐의 몸무게에 영향을 미치는지를 알아보고자 한다. 이때 가설검정의 방법은 다음과 같다.

단계 1 : 가설

$$H_0:\ \mu = 25g$$

$$H_A:\ \mu \neq 25g$$

단계 2 : 유의수준 및 기각역

$$\alpha = 0.05 \quad \text{또는} \quad \alpha = 0.01$$

$$df(\text{자유도}) = n - 1 = 10 - 1 = 9$$

검정통계량은 자유도 $n-1$로 하는 $Student's \;\; t$ 분포를 한다. 이때 귀무가설을 버릴 수 있는 기각역은 양측검정이므로 $\frac{\alpha}{2} = 0.025$를 그 분포의 양측에 할당한다.

기각역 :

$\alpha = 0.05$(95% 신뢰수준)일 때, $t_{0.975,9} = 2.262$이므로

기각역은 $t \le -2.262$ 또는 $t \ge 2.2622$이며,

$\alpha = 0.01$(99% 신뢰수준) 일 때 $t_{0.995,9} = 3.250$이므로

기각역은 $t \le -3.250$ 또는 $t \ge 3.250$이다.

단계 3 : 검정통계량 계산

$$t = \frac{\bar{x} - \mu}{\frac{s}{\sqrt{n}}} = \frac{19 - 25}{\frac{7}{\sqrt{10}}} = -2.71$$

단계 4 : 통계적 결정

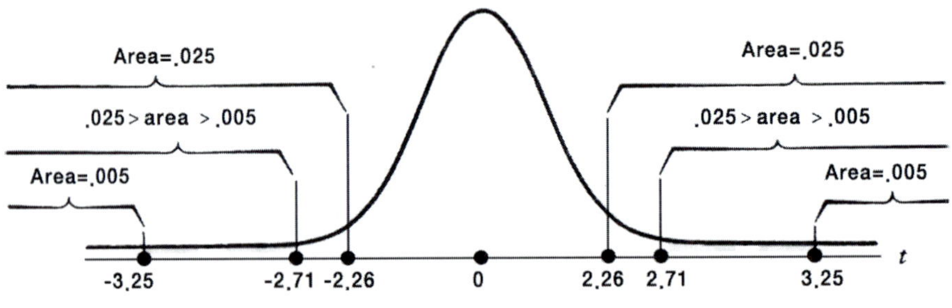

그림 7.2.3 유의수준 0.01과 0.05에서의 기각역

t값 -2.71은 유의수준 0.05에서 기각역에 포함되므로 가설을 기각한다. 즉 t값 -2.71이 나타날 확률은 5%가 되지 않는다. 그러나 유의수준 0.01에서는 기각역에 포함되지 않으므로 가설을 기각할 수 없다.

단계 5 : 결론

5% 유의수준에서 통계학적으로 유의한 차이가 있다고 결론을 내린다. 즉 특별한 식이를

먹은 쥐의 몸무게는 정상식이를 먹은 쥐의 몸무게와 유의한 차이가 있으며 실험식이가 정상식이에 비하여 쥐의 몸무게를 감소시킨다고 결론을 내릴 수 있다.

만일, 앞의 예제에서 큰지 혹은 작은지의 가설을 검정하는 경우에는 단측검정이므로 기각역이 달라진다. $(0.02 < p < 0.05)$

7.2.3 정규분포하지 않는 모집단에서 표본을 추출 : 모분산 σ^2을 모르는 경우

가설검정의 대상이 되는 표본이 정규분포하지 않는 모집단에서 얻는 것이라면 그 표본의 수가 많을 경우($n \geq 30$)에는 중심극한정리를 이용하여 다음 식을 검정통계량으로 사용한다.

$$t = \frac{\bar{x} - \mu}{\frac{\sigma}{\sqrt{n}}} \qquad \text{(공식 7.2.3)}$$

다만, 모표준편차가 알려져 있지 않으면 표본의 표준편차를 추정치로 사용하여 (공식 7.2.3)을 이용하여 검정통계량을 구한다. 이때 표본의 크기가 클 경우 중심극한정리를 이용할 수 있으므로 검정통계량도 t분포의 이용뿐만 아니라 Z분포도 이용할 수 있다.

σ 대신에 s를 대체하는 논리적인 배경은 표본수가 크면 중심극한정리를 적용할 수 있게 되고, 표본의 표준편차는 거의 σ에 비슷해지기 때문이다.

$$Z = \frac{\bar{x} - \mu}{\frac{s}{\sqrt{n}}} \qquad \text{(공식 7.2.4)}$$

7.3 두 모평균 차이에 대한 가설검정

이제 두 개의 독립적인 모집단 사이에 모평균이 차이가 나는지를 검정하는 경우이다. 예를 들면, 성별, 즉 남녀에 따라 몸무게, 키, 맥박수 등이 차이가 나는지 보고자 하는 경우이며, 두 모집단은 남자와 여자가 될 것이다. 두 모평균 간의 차이에 관한 가설검정은 두 집단이 동일하다고 결론내리는 것이 타당한 지 결정할 때 흔히 쓰이는 방법이며, 이때 설정되는 귀무가설과 대립가설은 다음과 같다.

(1) $H_o: \mu_1 - \mu_2 = 0$ 또는 $\mu_1 = \mu_2$

$H_A: \mu_1 - \mu_2 \neq 0$ 또는 $\mu_1 \neq \mu_2$

(2) $H_o: \mu_1 - \mu_2 \geq 0$ 또는 $\mu_1 \geq \mu_2$

$H_A: \mu_1 - \mu_2 < 0$ 또는 $\mu_1 < \mu_2$

(3) $H_o: \mu_1 - \mu_2 \leq 0$ 또는 $\mu_1 \leq \mu_2$

$H_A: \mu_1 - \mu_2 > 0$ 또는 $\mu_1 > \mu_2$

앞에서 언급한 바와 같이 두 모평균 간의 차이에 관한 가설검정은 다음 세 가지 측면으로 나눌 수 있다. 첫째, 모분산이 알려진 정규분포 모집단에서 표본을 추출하였을 경우, 둘째, 모분산이 알려지지 않은 정규분포 모집단에서 표본을 추출하였을 경우, 셋째, 정규분포를 하지 않는 모집단에서 표본을 추출하였을 경우 등이다.

7.3.1 정규분포하는 모집단에서 표본을 추출 : 모분산 σ^2이 알려진 경우

정규분포를 하는 모집단에서 두 개의 독립적인 확률 표본을 추출하였을 때 모평균이 동일하다는 귀무가설을 검정하기 위한 검정통계량은 다음과 같이 구하며 표준정규분포를 따른다.

$$Z = \frac{(\bar{x}_1 - \bar{x}_2) - (\mu_1 - \mu_2)}{\sqrt{\frac{{\sigma_1}^2}{n_1} + \frac{{\sigma_2}^2}{n_2}}} \qquad \text{(공식 7.3.1)}$$

예를 들어, 납중독의 발생 우려가 있는 입원환자 10명의 혈중 protoporphyrin량을 측정한 결과, 평균 120ug/100mL이었으며, 동일한 방법으로 측정한 건강한 20명의 protoporhpyrin량은 평균 50ug/100mL이었다. 한편 납중독 환자의 모표준편차는 25ug/100mL이며 건강한 사람의 모표준편차는 15ug/100mL이다. 위의 실험결과로부터 납중독 환자의 혈중 protoporphyrin량은 건강한 사람과 다르다고 할 수 있는지를 검정해보면 다음과 같다.

단계 1 : 가설 $H_0 : \mu_1 - \mu_2 = 0$ 또는 $\mu_1 = \mu_2$

$H_A : \mu_1 - \mu_2 \neq 0$ 또는 $\mu_1 \neq \mu_2$

단계 2 : 유의수준 및 기각역

$$\alpha = 0.05 \qquad \text{또는} \qquad \alpha = 0.01$$

이때, 귀무가설을 버릴 수 있는 기각역은 양측검정이므로 다음과 같다.

기각역 : $\alpha = 0.05$일 때, $Z \leq -1.96$ 또는 $Z \geq 1.96$

$\alpha = 0.01$일 때 $Z \leq -2.58$ 또는 $Z \geq 2.58$

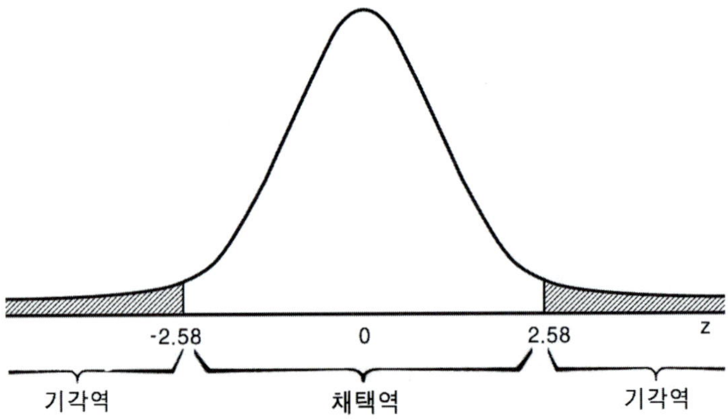

그림 7.3.1 유의수준 0.01에서의 기각역

단계 3 : 검정통계량 계산

$$Z = \frac{(\bar{x}_1 - \bar{x}_2) - (\mu_1 - \mu_2)}{\sqrt{\frac{{\sigma_1}^2}{n_1} + \frac{{\sigma_2}^2}{n_2}}} = \frac{(120 - 50) - 0}{\sqrt{\frac{25^2}{10} + \frac{15^2}{20}}} = 8.15$$

단계 4 : 통계적 결정

Z값 8.15는 유의수준 0.01에서 기각역에 포함되므로 가설을 기각한다. 즉 Z값 8.15가 나타날 확률은 1%가 되지 않는다($p < 0.01$).

단계 5 : 결론

1% 유의수준에서 통계학적으로 매우 유의한 차이가 있다고 결론을 내린다. 즉 납중독 환자의 혈중 protoporphyrin량은 건강한 사람과 매우 차이가 있다고 결론을 내릴 수 있다.

7.3.2 정규분포하는 모집단에서 표본을 추출 : 모분산 σ^2을 모르는 경우(독립표본 t 검정)

모분산이 알려지지 않은 경우는 다음의 두 가지 가능성을 생각할 수 있다.

(1) 두 모분산이 동일한 경우

즉 두 모분산이 동일할 경우와 다를 경우이다. 먼저 두 모분산이 동일할 경우는 다음과 같은 공식을 이용하여 합동 표본 분산 S_p^2을 구한다.

$$s_p^2 = \frac{(n_1 - 1)\, s_1^2 + (n_2 - 1)\, s_2^2}{(n_1 - 1) + (n_2 - 1)}$$

정규분포하는 모집단에서 두 개의 확률표본을 뽑고 두 집단이 동일한 분산을 가지고 있을 때 검정통계량은 다음과 같이 구하며, $n_1 + n_2 - 2$의 자유도를 갖는 t 분포를 한다.

$$t = \frac{(\overline{x}_1 - \overline{x}_2) - (\mu_1 - \mu_2)}{\sqrt{\frac{s_p^2}{n_1} + \frac{s_p^2}{n_2}}} \quad (df = n_1 + n_2 - 2)$$

(공식 7.3.2)

예를 들어, 정상인과 고혈압 환자의 혈중 콜레스테롤을 조사하여 다음과 같은 자료를 얻었다. 고혈압 환자 15명의 혈중 콜레스테롤(mg/100mL)의 량은 평균 250, 표준편차 40이었으며, 동일한 방법으로 측정한 건강한 20명의 콜레스테롤량은 평균 210, 표준편차 25이었다. 위의 실험자료로부터 고혈압 환자의 혈중 콜레스테롤량은 건강한 사람과 다르다고 할 수 있는지 검정해 보면 다음과 같다.

단계 1 : 가설 $H_0 : \mu_1 - \mu_2 = 0$ 또는 $\mu_1 = \mu_2$

$H_A : \mu_1 - \mu_2 \neq 0$ 또는 $\mu_1 \neq \mu_2$

단계 2 : 유의수준 및 기각역 $\alpha = 0.05$ 또는 $\alpha = 0.01$

검정통계량은 자유도 $n_1 + n_2 - 2$로 자유도가 33인 t 분포를 한다. 이 때 귀무가설을 버릴 수 있는 기각역은 양측검정이므로 $\frac{\alpha}{2} = 0.025$를 그 분포의 양측에 할당한다.

기각역 : $\alpha = 0.05$(95% 신뢰수준)일 때 $t_{0.975,33} = 2.03$이므로

기각역은 $t \leq -2.03$ 또는 $t \geq 2.03$

$\alpha = 0.01$(99% 신뢰수준)일 때 $t_{0.995,(33)} = 2.72$이므로

기각역은 $t \leq -2.73$ 또는 $t \geq 2.72$

단계 3 : 검정통계량 계산

$$s_p^2 = \frac{(n_1 - 1)\, s_1^2 + (n_2 - 1)\, s_2^2}{(n_1 - 1) + (n_2 - 1)} = \frac{(15 - 1)\, 40^2 + (20 - 1)\, 25^2}{(15 - 1) + (20 - 1)} = 1038.6$$

$$t = \frac{(\overline{x_1} - \overline{x_2}) - (\mu_1 - \mu_2)}{\sqrt{\dfrac{s_p^2}{n_1} + \dfrac{s_p^2}{n_2}}} = \frac{(250 - 210) - 0}{\sqrt{\dfrac{1{,}038.6}{15} + \dfrac{1{,}038.6}{20}}} = 3.63$$

단계 4 : 통계적 결정

t값은 3.63이면, 유의수준 0.01에서 기각역에 포함되므로 가설을 기각한다. 즉 t값 3.63이 나타날 확률은 1%가 되지 않는다($p < 0.01$).

단계 5 : 결론

1% 유의수준에서 통계적으로 매우 유의한 차이가 있다고 결론을 내린다. 즉 고혈압 환자의 혈중 콜레스테롤은 건강한 사람보다 높음을 알 수 있다고 결론을 내린다($p < 0.01$).

(2) 정규분포하는 모집단에서 표본을 추출하였을 경우 : 모분산 σ^2을 모르며 동일하지 않을 때

모분산을 모르고 상이한 분산을 갖는 정규분포를 하는 두 모집단으로부터 두 개의 독립적인 확률표본을 추출하였을 때 검정통계량은 다음과 같이 구한다.

$$t' = \frac{(\bar{x}_1 - \bar{x}_2) - (\mu_1 - \mu_2)}{\sqrt{\frac{{s_1}^2}{n_1} + \frac{{s_2}^2}{n_2}}} \qquad \text{(공식 7.3.3)}$$

유의수준 α와 양측검정에 대한 t' 기각역은 다음과 같다.

$$t'_{\frac{\alpha}{2}} = \frac{w_1 t_1 + w_2 t_2}{w_1 + w_2}$$

$$w_1 = \frac{s_1^2}{n_1} \quad w_2 = \frac{s_2^2}{n_2} \qquad \text{(공식 7.3.4)}$$

$$t_1 = t_{\left(1-\frac{\alpha}{2}\right)(n_1-1)}$$

$$t_2 = t_{\left(1-\frac{\alpha}{2}\right)(n_2-1)}$$

예를 들어, 서울지역 초등학교 4학년 학생 80명의 평균 키는 138cm, 분산은 30cm이였으며, 시골 초등학교 4학년 학생 40명의 평균키는 136cm, 분산은 25cm였다. 두 초등학교의 학생들의 키가 차이가 있는지 검정해 보기로 하자. 두 모집단의 모분산은 동일하지 않다.

단계 1 : 가설 $H_0 : \mu_1 - \mu_2 = 0$ 또는 $\mu_1 = \mu_2$

$$H_A : \mu_1 - \mu_2 \neq 0 \qquad \text{또는 } \mu_1 \neq \mu_2$$

단계 2 : 유의수준 및 기각역 $\alpha = 0.05$

이때 귀무가설을 버릴 수 있는 기각역은 양측검정이므로

$$t'_{\frac{\alpha}{2}} = \frac{w_1 t_1 + w_2 t_2}{w_1 + w_2} = \frac{(30/80) \times 1.99 + (25/40) \times 2.02}{30/80 + 25/40} = 2.01$$

기각역은 $t \leq -2.01$ 또는 $t \geq 2.01$

단계 3 : 검정통계량 계산

$$t' = \frac{(\overline{x}_1 - \overline{x}_2) - (\mu_1 - \mu_2)}{\sqrt{\frac{s_1^2}{n_1} + \frac{s_2^2}{n_2}}} = \frac{(138 - 136) - 0}{\sqrt{\frac{30}{80} + \frac{25}{45}}} = 2.00$$

단계 4 : 통계적 결정

t값 2.00은 유의수준 0.05에서 기각역에 포함되지 않으므로 귀무가설을 받아들인다. 즉 t값 2.00이 나타날 확률은 5%가 넘는다($p > 0.05$).

단계 5 : 결론

통계학적으로 유의한 차이가 없다고 결론을 내린다. 즉 서울과 시골의 초등학교 6학년 학생의 키는 차이가 있다는 가설이 통계적으로 유의하지 않다고 결론을 내린다.

정규분포를 하지 않는 모집단으로부터 추출된 표본 정규분포를 하지 않은 모집단으로부터 표본을 추출하였을 경우 표본수가 크면($n \geq 30$) 중심극한정리를 적용한다. 즉 정규분포의 이론을 적용하여 정규분포를 하는 모집단에서 표본을 추출한 것으로 가정하고 가설검정을 한다.

7.4 대응표본 t 검정(Paired t-test)

앞서서 설명한 두 모집단의 차이에 관한 검정은 두 표본이 서로 독립적일 경우 적용되는 것이다. 예를 들어, 남녀의 키를 비교하고자 할 때 남자의 모집단에서 표본을 무작위로 추출하고 여자의 모집단에서 표본을 무작위로 추출하였다면 이 두 표본은 서로 독립적이라고 할 수 있다. 그러나 어떤 실험이나 측정에서는 두 개의 독립표본이 아닌 하나의 표본으로부터 둘 이상의 자료를 얻고 이를 검정하는 경우가 있는데 이를 대응표본 t 검정 혹은 짝비교 t 검정이라 한다.

이러한 짝에 대한 자료를 얻는 방법으로는 여러 가지가 있다. 동일한 개체에 어떤 처리를 하기 사전과 사후의 자료를 얻는 방법과 가능한 동일한 특성을 갖는 두 개의 개체에 서로 다른 처리를 하여 그 처리의 효과를 비교하는 방법 등이 있다. 즉 모집단에 대해여 짝을 이루어 수집한 표본을 대상으로 두 모평균의 차이에 대한 검정문제를 다루며, 정규분포하는 모집단의 차이에 관한 자료로 표본을 구성할 경우 귀무가설과 대립가설은 다음과 같다.

$H_o: \mu_d = 0$

$H_A: \mu_d \neq 0$

$\bar{d}=$ 차이(사후–사전)에 대한 평균

그 모평균 차이 $\mu_{\bar{d}}$에 관한 가설검정을 위한 검정통계량은 (공식 7.4.1)과 같다.

$$t = \frac{\bar{d} - \mu_{d_0}}{s_{\bar{d}}} = \frac{\bar{d} - \mu_{d_0}}{\frac{s_d}{\sqrt{n}}} \qquad (공식\ 7.4.1)$$

$\bar{d}$ = 표본 차이의 평균, $s_{\bar{d}}$ = 표본 차이의 표준편차

예를 들어, 특별한 식사요법이 혈청 콜레스테롤에 영향을 미치는지를 조사하기 위하여 10명의 지원자를 대상으로 한 달간 특별한 식사요법을 시행하였다. 식사요법 시행 전후의 혈청 콜레스테롤의 양은 표 7.4.1과 같다. 이 식사요법이 혈청 콜레스테롤의 양을 감소시키는 데 영향을 주는지 검정해 보면 다음과 같다.

표 7.4.1 식사요법 시행 전후의 혈청 콜레스테롤

대상	혈청 콜레스테롤 사전(X_1)	혈청 콜레스테롤 사후(X_2)	(사후-사전) 차이(d_i)	$d_i - \bar{d}$	$(d_i - \bar{d})^2$
1	205	200	−5	10.1	102.01
2	235	218	−17	−1.9	3.61
3	227	210	−17	−1.9	3.61
4	255	215	−40	−24.9	620.01
5	205	208	+3	18.1	327.61
6	263	237	−26	−10.9	118.81
7	278	249	−29	−13.9	193.21
8	310	269	−41	−25.9	670.81
9	263	289	+26	41.1	1,689.21
10	230	225	−5	10.1	102.01
합	2,471	2,320	−151	0	3,830.90

위의 자료로부터 차이의 평균과 분산을 계산하면 다음과 같다.

합계 : $\sum d_i = -151$

평균 : $\bar{d}=\dfrac{\sum d_i}{n}=\dfrac{-151}{10}=-15.1$

분산 : $S_d^2=\dfrac{(d_i-\bar{d})^2}{n-1}=\dfrac{3830.9}{9}=425.66$

단계 1 : 가설 $H_0 : \mu_d = 0$

$H_A : \mu_d \neq 0$

단계 2 : 유의수준 및 기각역 $\alpha = 0.05$ 또는 $\alpha = 0.01$ (단측검정)

자유도 $n-1$로 하는 t 분포를 한다.

이때 귀무가설을 버릴 수 있는 기각역은 단측검정이므로 $\alpha = 0.05$(95% 신뢰수준)일 때 $t_{0.95,9} = 1.833$이므로 기각역은 $t \leq -1.833$, $\alpha = 0.01$(99% 신뢰수준)일 때 $t_{0.99,9} = 2.821$이므로 기각역은 $t \leq -2.821$이다.

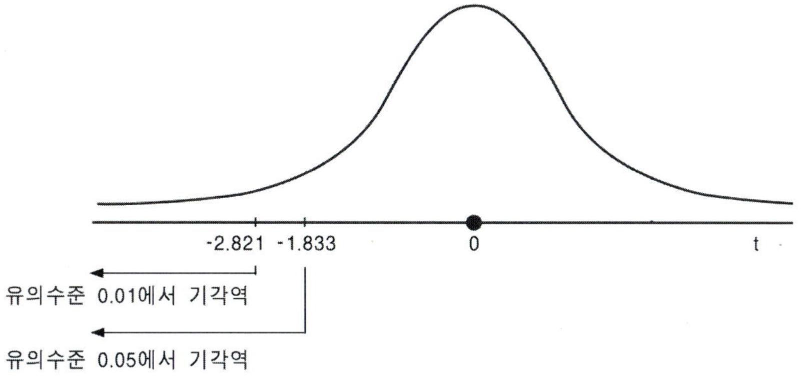

그림 7.4.1 유의수준 0.01과 0.05에서의 기각역

단계 3 : 검정통계량 계산

$$t = \frac{\bar{d} - \mu_{d_0}}{\sqrt{\frac{s_d^2}{n}}} = \frac{-15.1 - 0}{\sqrt{\frac{425.66}{10}}} = -2.31$$

단계 4 : 통계적 결정

t값 -2.31은 유의수준 0.05에서 기각역에 포함되므로 귀무가설을 기각한다($p < 0.05$).

단계 5 : 결론

5% 유의수준에서 통계적으로 유의한 차이가 있다고 결론을 내린다. 즉 특별한 식사요법은 혈중 콜레스테롤을 유의하게 저하시킨다는 결론을 내린다($0.01 < p < 0.025$).

7.5 모집단 비율의 검정

이 절에서는 우리나라 국민의 흡연율이나 음주율과 같이 자료가 비율인 경우의 가설검정을 다루고자 한다. 즉 자료가 명목척도나 순위척도인 경우에 해당된다. 모집단 비율의 검정은 단일 모집단의 비율을 검정하는 경우와 두 모집단 간 비율의 차이를 검정하는 경우로 두 가지가 있다.

7.5.1 단일 모집단의 비율에 대한 검정

단일 모집단의 비율에 대한 가설검정의 경우 표본의 크기 n이 클 경우에 정규분포를 적용할 수 있으므로, 앞 절에서 다룬 모평균에 대한 경우와 마찬가지로 가설검정 방식이 동일하다. 또한 가설의 설정에 양측검정이나 단측검정을 한다. 표본수가 충분히 많을 경우에 단일 모집단의 비율에 대한 검정통계량은 다음과 같다.

$$Z = \frac{\hat{p} - p}{\sqrt{\frac{pq}{n}}} \qquad (q = 1 - p) \qquad \text{(공식 7.5.1)}$$

예를 들어, 혈액을 취급하는 병원 근무자 50명을 대상으로 B형 간염 항체 양성률을 조사한 결과 10명이 양성으로 나왔다 ($\hat{p} = \frac{10}{50} = 0.2$). 일반인은 B형 간염 항체 양성률이 12%($p = 0.12$)이다. 병원 근무자의 B형 간염 항체 양성률이 일반인보다 높은지를 검정해 보면 다음과 같다.

단계 1 : 가설 $H_0 : p \le 0.12$

$H_A : p > 0.12$ (단측검정)

단계 2 : 유의수준 및 기각역 $\alpha = 0.05$ 또는 $\alpha = 0.01$

이때 귀무가설을 버릴 수 있는 기각역은 단측검정이므로 다음과 같다. $\alpha = 0.05$일 때 $Z \ge 1.645$, $\alpha = 0.01$일 때 $Z \ge 2.33$이다.

단계 3 : 검정통계량 계산

$$Z = \frac{\hat{p} - p}{\sqrt{\frac{pq}{n}}} = \frac{0.20 - 0.12}{\sqrt{\frac{0.12(1-0.12)}{50}}} = 1.74$$

단계 4 : 통계적 결정

Z값 1.74는 유의수준 0.05에서 기각역에 포함되므로 가설을 기각한다.

단계 5 : 결론

5% 유의수준에서 통계학적으로 유의한 차이가 있다고 결론을 내린다. 즉 병원 근무자의 B형 간염 항체 양성률은 일반인의 B형 감염 항체 양성률인 12%보다 높다($p = 0.0409$).

7.5.2 두 모집단 비율 간 차이의 검정

두 모집단 비율 간 차이에 대한 검정은 두 집단의 차이가 없는지(차이 = 0) 혹은 차이가 어떤 값을 갖는지 여부를 검정하는 것이다. 양측검정이나 단측검정을 하며 검정통계량은 다음과 같다.

$$Z = \frac{(\hat{p_1} - \hat{p_2}) - (p_1 - p_2)}{\sigma_{\hat{p}_1 - \hat{p}_2}} = \frac{(\hat{p_1} - \hat{p_2}) - (p_1 - p_2)}{\sqrt{\frac{\bar{p}\,\bar{q}}{n_1} + \frac{\bar{p}\,\bar{q}}{n_2}}}$$

$$\sigma_{\hat{p}_1 - \hat{p}_2} = \sqrt{\frac{\bar{p}(1-\bar{p})}{n_1} + \frac{\bar{p}(1-\bar{p})}{n_2}} = \sqrt{\frac{\bar{p}\,\bar{q}}{n_1} + \frac{\bar{p}\,\bar{q}}{n_2}} \qquad \text{(공식 7.5.2)}$$

$$\bar{p} = \frac{x_1 + x_2}{n_1 + n_2}$$

예를 들어, 기존 방법으로 100명의 빈혈환자를 치료할 경우 80명이 치료된다. 그러나 새로운 빈혈치료법으로 100명을 치료한 결과 90명이 치료된다면 새로운 치료법이 더 효과적이라고 할 수 있는지를 검정해 보면 다음과 같다.

단계 1 : 가설 $H_0 : p_1 \geq p_2$

$$H_A : p_1 < p_2$$

단계 2 : 유의수준 및 기각역 $\alpha = 0.05$ 또는$\alpha = 0.01$

이때 귀무가설을 버릴 수 있는 기각역은 단측검정이므로 다음과 같다.

$$\alpha = 0.05 \text{일 때 } Z \geq 1.65 \quad Z \leq -1.645$$

$$\alpha = 0.01 \text{일 때 } Z \geq 2.33 \quad Z \leq -2.33$$

단계 3 : 검정통계량 계산

$$\bar{p} = \frac{90+80}{100+100} = 0.85 \quad (p_1 = 0.9,\ p_2 = 0.8)$$

$$\sigma^2_{\hat{p}_1 - \hat{p}_2} = \frac{\bar{p}(1-\bar{p})}{n_1} + \frac{\bar{p}(1-\bar{p})}{n_2}$$

$$= \frac{0.85(1-0.85)}{100} + \frac{0.85(1-0.85)}{100} = 0.00255$$

$$\sigma_{\hat{p}_1 - \hat{p}_2} = \sqrt{0.0025} = 0.05$$

$$Z = \frac{(\hat{p}_1 - \hat{p}_2) - (p_1 - p_2)}{\sigma_{\hat{p}_1 - \hat{p}_2}} = \frac{(0.9-0.8)-(0)}{0.05} = 2.0$$

단계 4 : 통계적 결정

Z값 2.0은 유의수준 0.05에서 기각역에 포함되므로 가설을 기각한다.

단계 5 : 결론

5% 유의수준에서 통계학적으로 유의한 차이가 있다고 결론을 내린다. 즉 새로운 치료방법이 기존의 치료방법보다 더 효과적임을 알 수 있다.

※ 다음은 Test 6.sav 입력자료를 가지고 SPSS를 이용하여 가설검정을 연습해 보자.

[7-1] 단일 모평균 가설 검정

컴퓨터 활용하기

전국 성인의 지난 1달간 평균흡연일수가 10일 이라고 할 때, 응답자의 지난 1달간 흡연일수와 차이(H_0: $\mu = 10$)가 있는지를 검정해 보자.
변수는 [월흡연일수]를 이용한다.

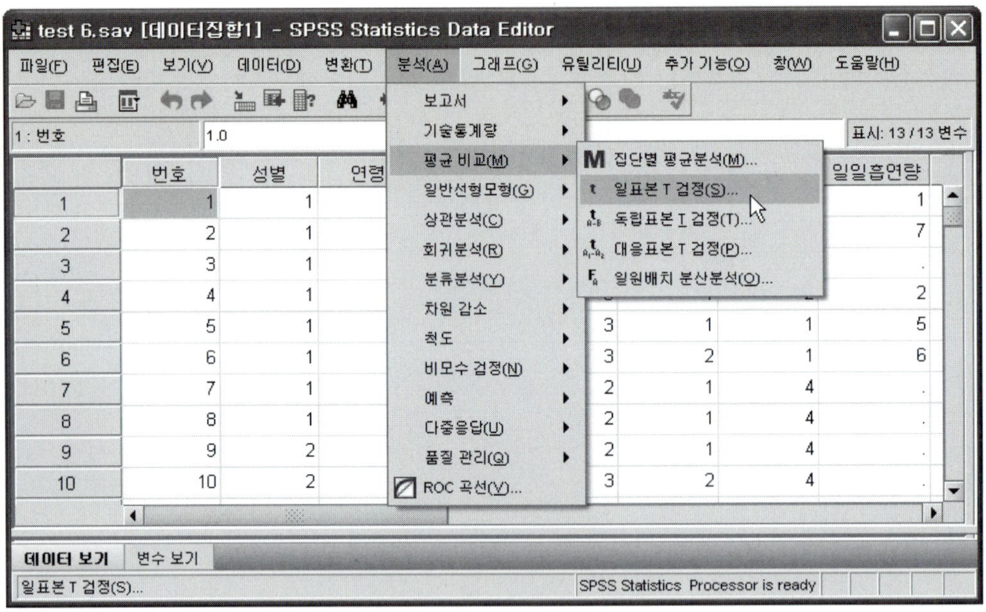

1) [분석] - [평균비교] - [일표본 T 검정]을 선택한다.

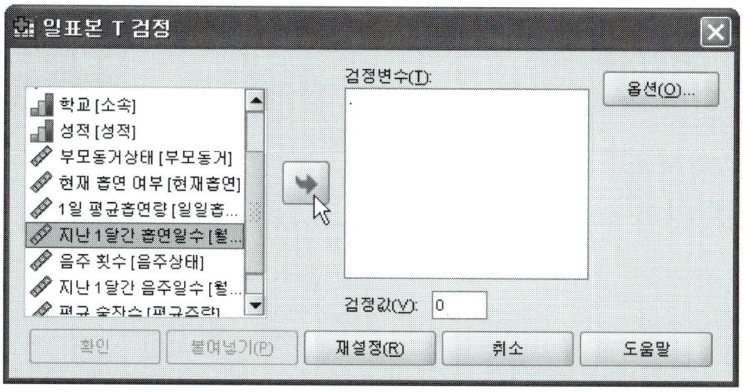

2) 분석할 변수를 선택하고 [➔] 눌러 검정변수란으로 옮긴다.

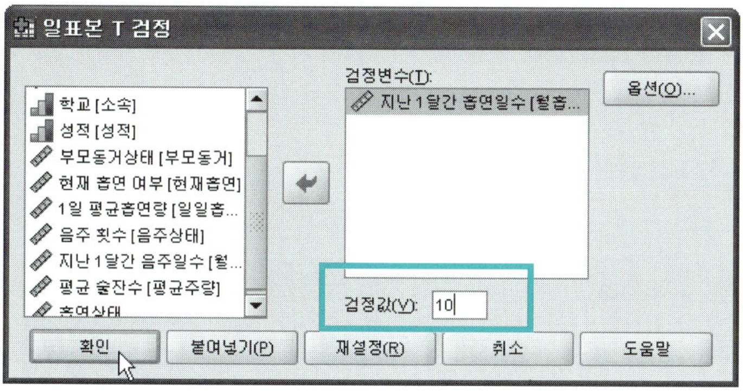

3) 검정값에 '10'을 입력하고 [확인]을 누른다.

일표본 통계량

	N	평균	표준편차	평균의 표준오차
지난 1달간 흡연일수	36	8.47	7.538	1.256

일표본 검정

	검정값 = 10					
					차이의 95% 신뢰구간	
	t	자유도	유의확률 (양쪽)	평균차	하한	상한
지난 1달간 흡연일수	-1.216	35	.232	-1.528	-4.08	1.02

4) 단일 모평균 가설검정(일표본T검정) 결과를 확인한다.

- 검정값은 10이다($H_0: \mu = 10$). 즉 표본의 자료가 전국 성인의 지난 1달간 평균흡연일수와 차이가 있는지 검정한다.
- 낮은 유의확률 값(일반적으로 0.05보다 작을 때)은 전국 성인의 지난 1달간 흡연일수의 검정값과 유의한 차이가 있는 것으로 볼 수 있지만, 이 검정에서는 유의확률이 0.232이므로 유의한 차이가 없는 것으로 나타났다.
- 차이의 95% 신뢰구간은 0을 포함하지 않아야 유의한 차이가 있다. 본 결과에서는 0을 포함하는 것으로 나타나 유의한 차이가 없는 것으로 나타났다.

[7-2] 두 모평균 차이의 가설 검정

컴퓨터 활용하기

성별에 따라 일일흡연일수의 유의한 차이가 있는지 검정해 보자.
독립변수로는 명목척도, 종속변수는 등간척도 이상일 때 사용한다. 즉, 독립표본 t 검정은 독립변수가 두 집단 명목척도이며 종속변수는 연속변수일 때 사용한다.

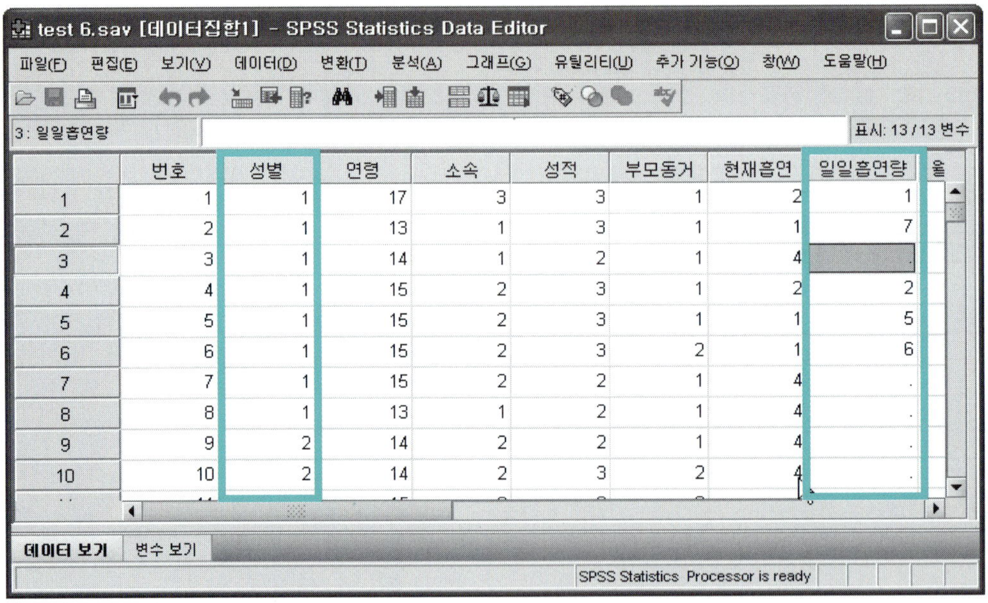

1) test 6자료의 [성별]과 [일일흡연량]을 확인한다.

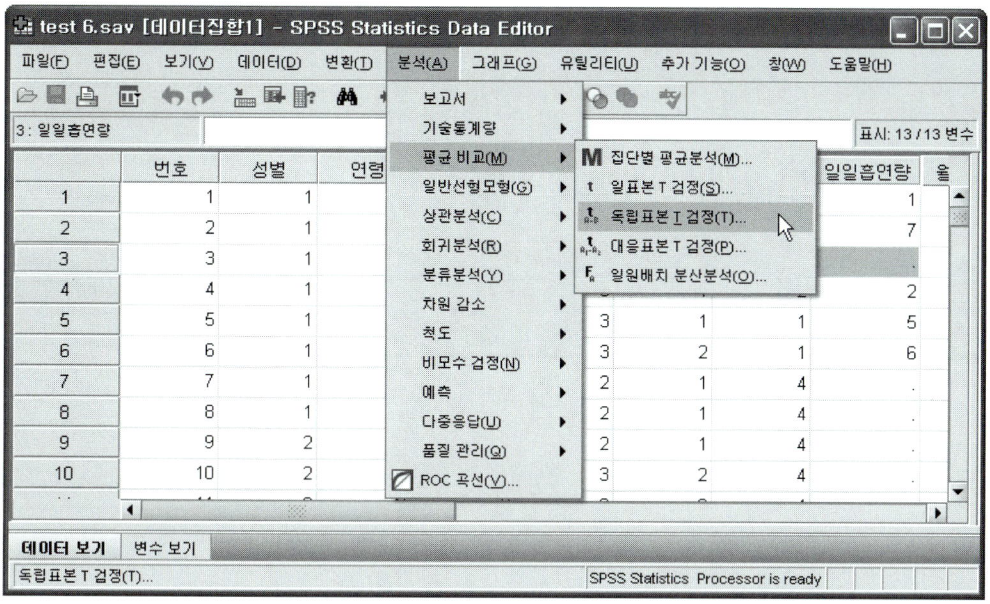

2) [분석] - [평균비교] - [독립표본 T 검정]을 선택한다.

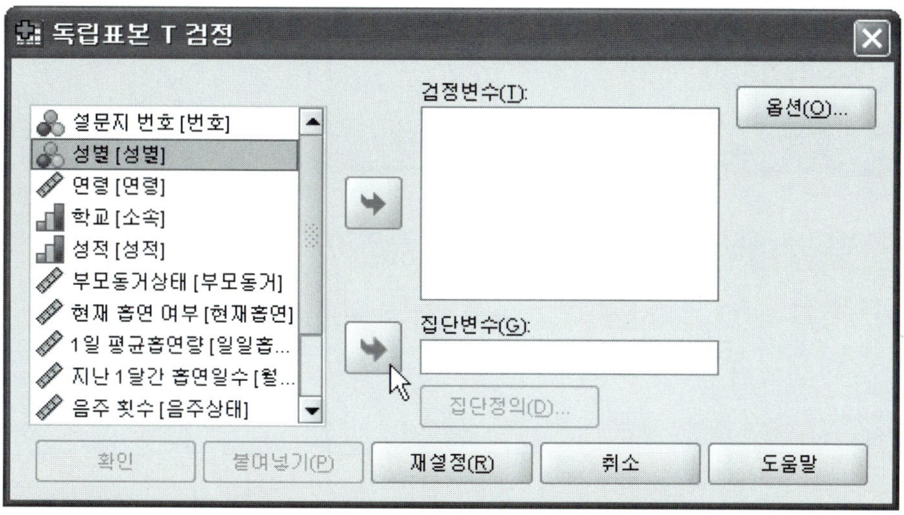

3) 분석할 집단변수를 선택하고 두 번째 [→]를 눌러 집단변수란으로 옮긴다.

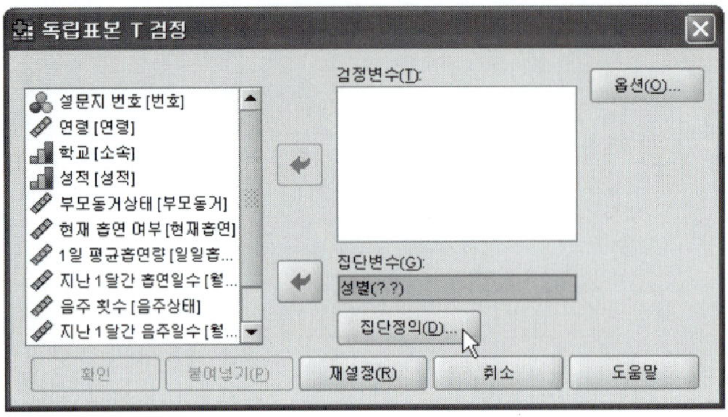

4) 집단정의(D)... 를 눌러 [집단정의] 대화상자를 불러와 [집단1]과 [집단2]에 각각 1, 2를 입력한 후 계속 을 누른다.

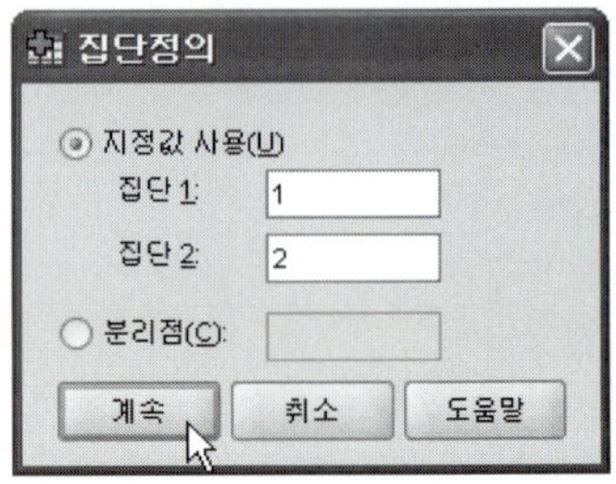

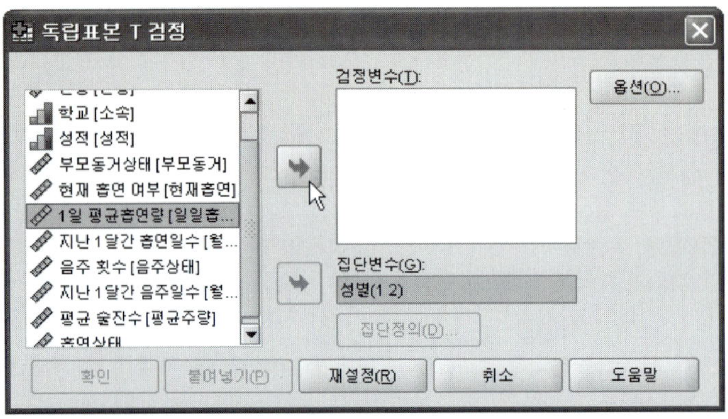

5) 검정변수를 선택하고 첫 번째 ➡를 눌러 검정 변수란으로 옮긴다.

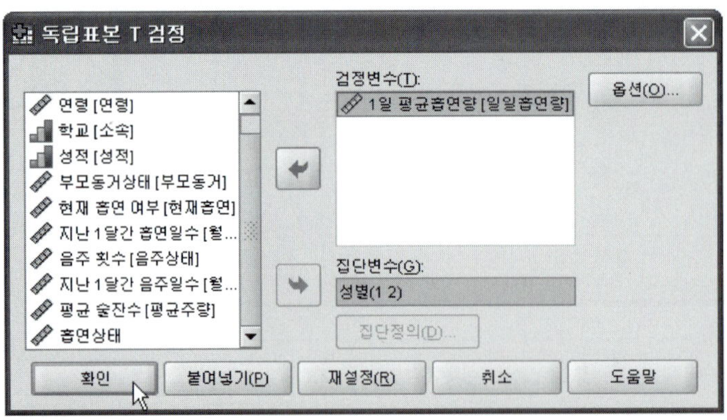

6) 확인 을 누른다.

집단통계량

	성별	N	평균	표준편차	평균의 표준오차
1일 평균흡연량	남성	14	4.57	3.652	.976
	여성	16	1.94	1.769	.442

독립표본 검정

		Levene의 등분산 검정		평균의 동일성에 대한 t-검정						
									차이의 95% 신뢰구간	
		F	유의확률	t	자유도	유의확률 (양쪽)	평균차	차이의 표준오차	하한	상한
1일 평균흡연량	등분산이 가정됨	12.338	.002	2.566	28	.016	2.634	1.027	.531	4.737
	등분산이 가정되지 않음			2.458	18.219	.024	2.634	1.072	.384	4.883

7) 독립표본 T 검정의 결과이다.

- 집단통계량에서 성별 간 숫자와 평균, 표준편차, 평균의 표준오차를 보여준다.
- 분산의 동질성에 대한 Levene의 등분산 검정
  유의확률이 0.05보다 크면 등분산이 가정되는 것으로 보고, 0.05보다 작으면 등분산이 가정되지 않는 것으로 본다. 여기서는 0.002로 0.05보다 작으므로 등분산이 가정되지 않는 것으로 본다.
- 유의확률이 0.05보다 크면 두 집단의 차이가 없는 것이고, 0.05보다 작으면 두 집단이 차이가 있는 것이다. 여기서는 등분산 가정되지 않은 경우의 유의확률이 0.024이므로 두 집단은 차이가 있는 것으로 본다.
- 차이의 95% 신뢰구간 : 상한값과 하한값 사이에 0을 포함하면 두 집단이 차이가 없는 것이며, 0을 포함하지 않으면 차이가 있는 것이다. 분석결과, 차이의 95% 신뢰구간은 0을 포함하지 않으므로 두 집단의 차이가 있는 것으로 본다.

[7-3] 대응표본 t 검정하기(짝비교)

컴퓨터 활용하기

다음 자료를 이용하여 달리기를 하기 전과 후에 맥박의 변화가 유의한 차이가 있는지 비교해 보자.

▶ 분석순서

· 1단계 : 전체 응답자 중 달리기를 한 집단을 선택한다.

· 2단계 : 대응표본 T 검정(짝비교)을 한다.

달리기	맥박 1	맥박 2	달리기	맥박 1	맥박 2
1	64	88	0	62	58
1	58	70	1	66	82
1	62	76	0	70	72
1	66	78	1	68	76
1	64	80	0	72	80
1	74	84	1	70	136
1	84	84	0	74	76
1	68	72	1	66	102
1	62	75	1	70	94
1	76	118	1	96	140
1	90	94	1	62	100
1	80	96	1	78	104
0	92	84	1	82	100
1	68	76	1	100	115
1	60	76	1	68	112

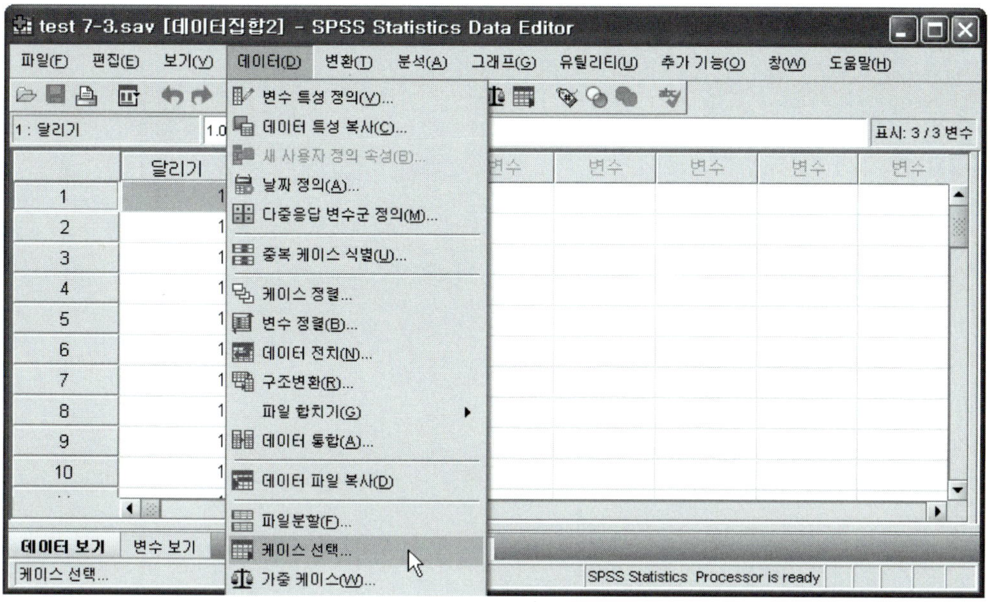

1) [데이터] – [케이스 선택]을 선택한다.

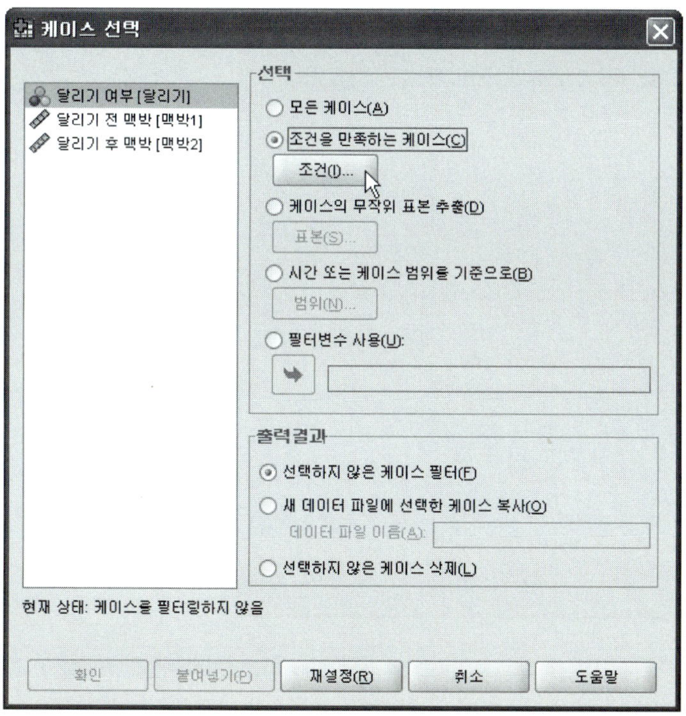

2) [조건을 만족하는 케이스]를 선택하고 조건(I)... 을 누른다.

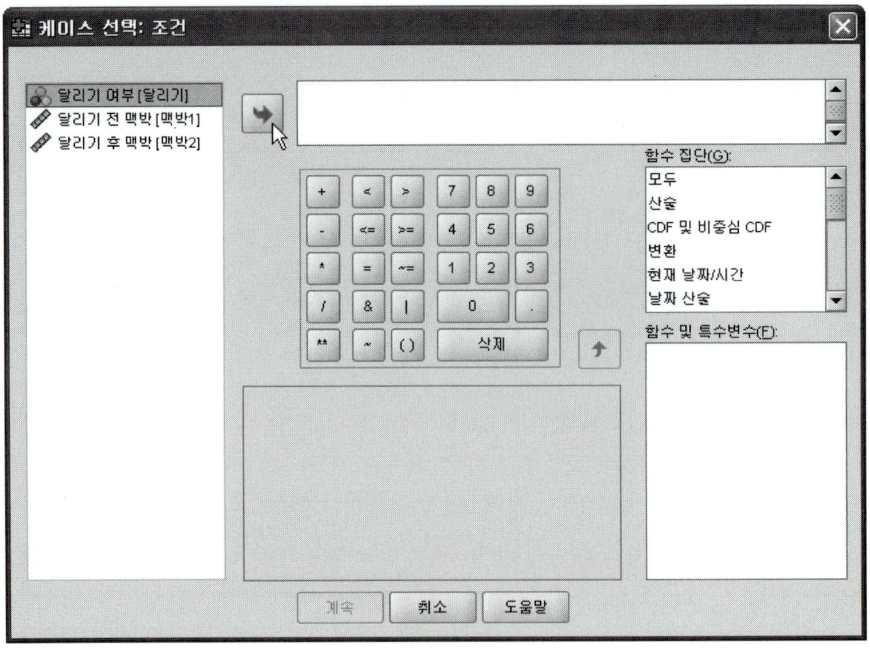

3) 조건을 지정할 변수를 선택하고 [→]를 누른다.

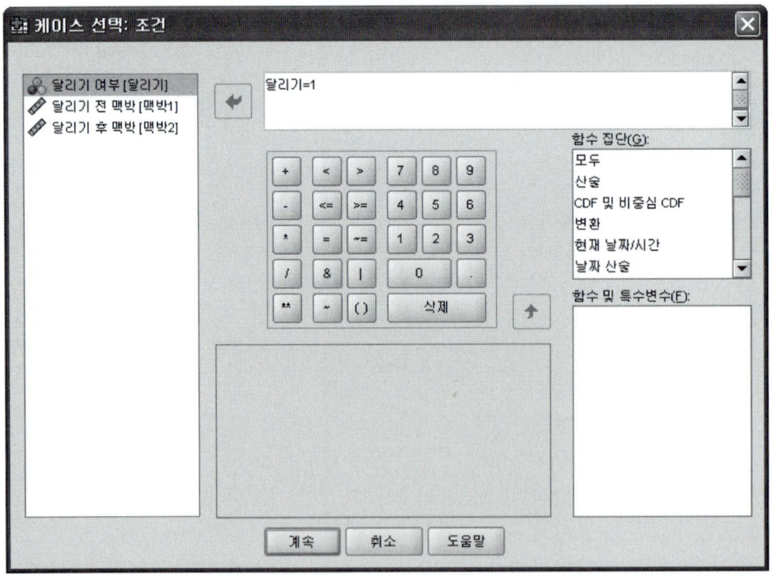

4) [케이스 선택 : 조건] 대화상자의 숫자패드나 키보드를 이용하여 [달리기] 변수 다음에 '=1'을 입력하고 수식을 완성하고 [계속]을 누른다.

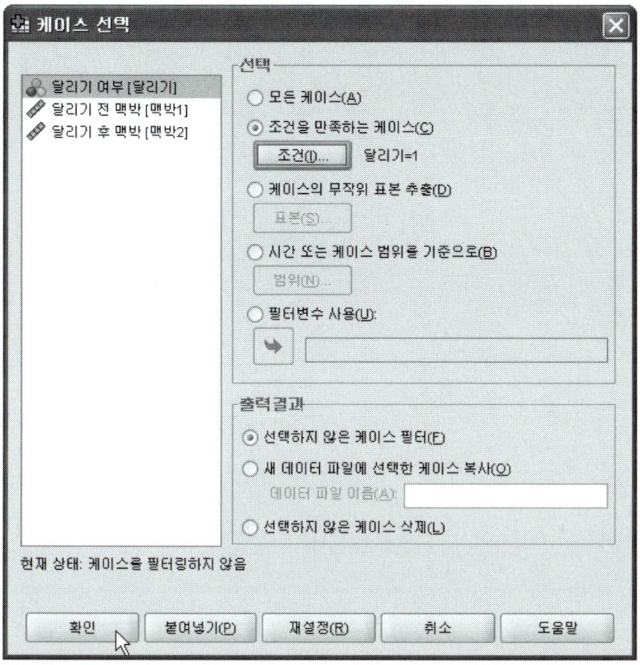

5) 확인 을 누른다.

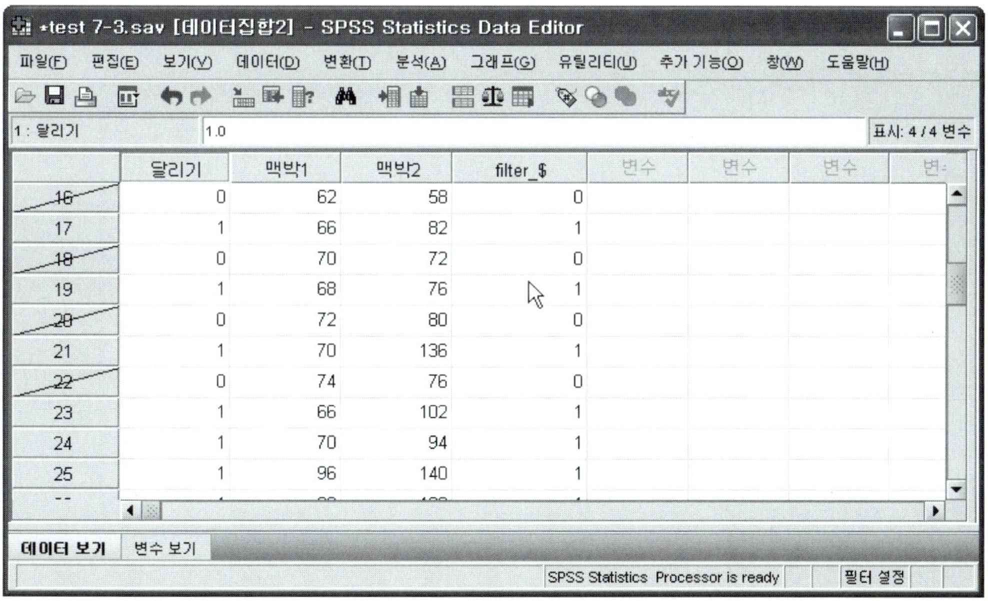

6) 케이스 선택결과를 확인한다. 오른쪽에 [filter_$] 변수가 생성되었고 [달리기] 변수에 0값을 가진 데이터는 '/'가 그어져 있고 필터링 되었다. 즉, 달리기를 한 집단만 선택되었다.

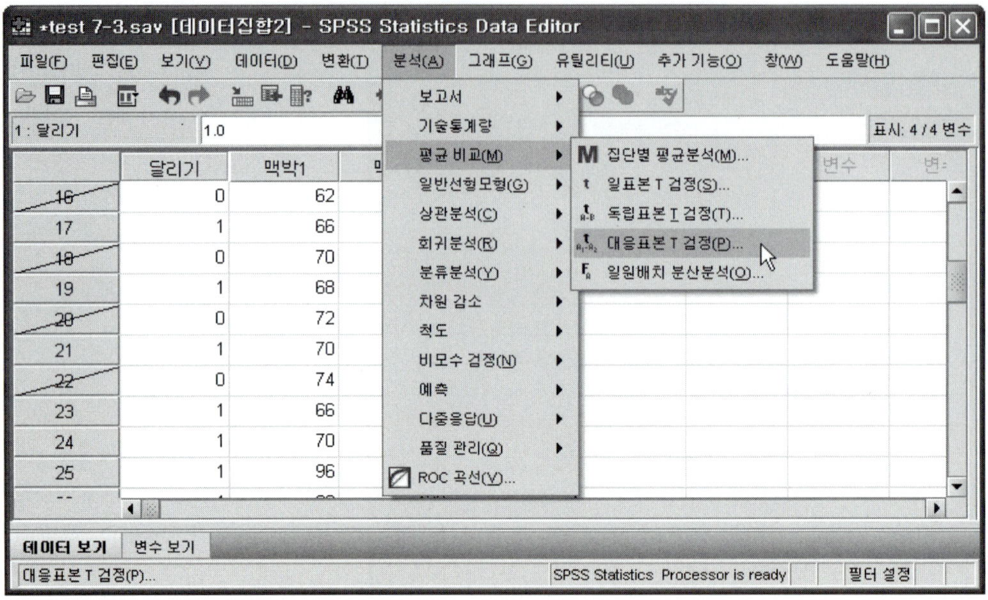

7) [분석] - [평균비교] - [대응표본 T 검정]을 선택한다.

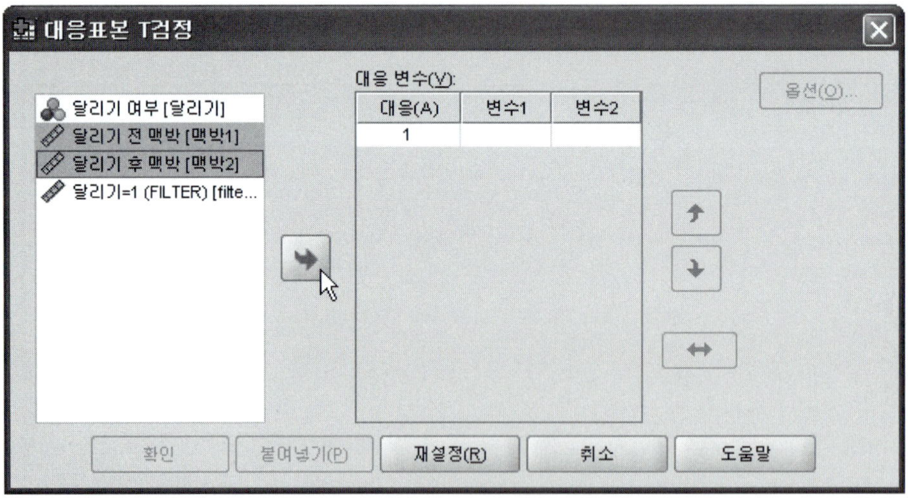

8) 분석대상 변수를 선택한 후 를 누른다. 여러 개를 선택할 경우, 먼저 1개의 변수를 선택한 후 [Ctrl] 또는 [Shift]를 누른 상태에서 다른 변수를 선택하면 된다. [Ctrl]은 불연속적으로 나열된 변수를 선택할 때 주로 사용하며, [Shift]는 연속적으로 이어진 여러 개의 변수를 선택할 때 주로 사용한다.

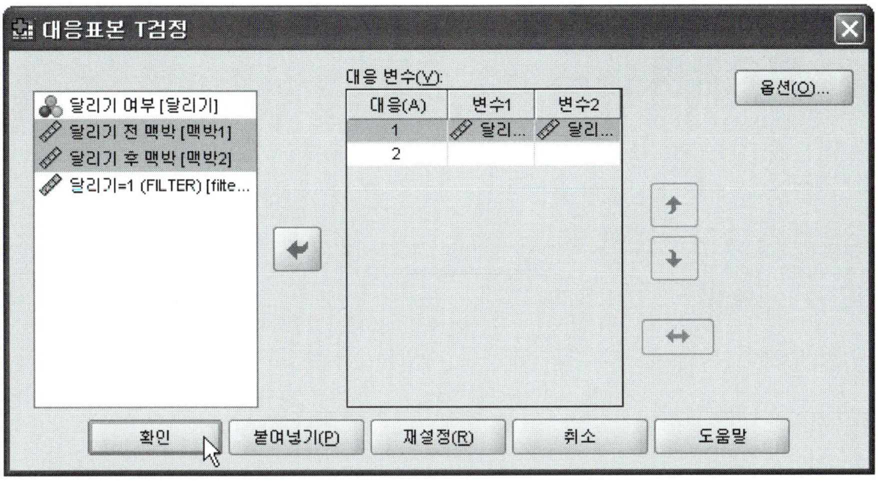

9) 확인 을 누른다.

대응표본 통계량

		평균	N	표준편차	평균의 표준오차
대응 1	달리기 전 맥박	72.08	25	11.173	2.235
	달리기 후 맥박	93.12	25	19.355	3.871

대응표본 상관계수

		N	상관계수	유의확률
대응 1	달리기 전 맥박 & 달리기 후 맥박	25	.579	.002

대응표본 검정

		대응차					t	자유도	유의확률 (양쪽)
					차이의 95% 신뢰구간				
		평균	표준편차	평균의 표준오차	하한	상한			
대응 1	달리기 전 맥박 - 달리기 후 맥박	-21.040	15.784	3.157	-27.555	-14.525	-6.665	24	.000

10) 대응표본 T 검정의 결과이다.

- 대응표본 통계량에서는 두 변수의 평균, 자료의 수, 표준편차, 평균의 표준오차를 보여준다.
- 대응표본 상관계수에서는 대응표본 검정을 사용하는 것이 적절한가를 보여준다. 상관계수가 작고 유의확률이 0.05보다 클 경우에는 독립표본 T 검정을 사용해야 한다. 분석결과 상관계수가 크고 유의확률이 .002로 작으므로 대응표본을 쓰는 것이 적절하다.
- 유의확률은 0.05보다 크면 두 집단에 차이가 있지 않는 것이고 0.05보다 작으면 두 집단에 차이가 있는 것이다. 대응표본 검정결과, 유의확률이 0.000이므로 달리기 하기 전의 맥박과 달리기를 한 후의 맥박에 차이가 있다고 본다.
- 차이의 95% 신뢰구간 : 상한과 하한값 사이에 0을 포함하면 두 집단이 차이가 없는 것이며(즉 귀무가설이 채택됨), 0을 포함하지 않으면 차이가 있는 것이다.

연습문제

7.1 다음을 정의하여라.

(a) 가설검정의 목적이 무엇인가?

(b) 가설이란 무엇인가?

(c) 가설검정 단계의 과정에서 각각의 단계를 나열하고 설명하라.

(d) Type I error (1종 오류)

(e) Type II error (2종 오류)

(f) The power of a test : 1- β (검정력)

(g) 귀무가설(null hypothesis)과 대립가설(alternative hypothesis)을 어떻게 설정하는가?

7.2 하나의 평균에 대한 가설검정에서 t 통계량을 사용하는데 전제되는 가정은 무엇인가?

7.3. 당신이 관심 있는 분야 중 짝비교 t 검정을 사용하는 것의 적당한 예를 제시하여라.

7.4 당신이 관심 있는 분야 중 두 모집단 평균 차이에 대한 가설검정을 사용하는 것이 적당한 예를 제시하여 가설검정을 하여라.

7.5. 당신이 관심 있는 분야 중 단일 모집단 평균에 대한 가설검정을 사용하는 것이 적당한 예를 제시하여 가설검정을 하여라.

7.6. 당신이 관심 있는 분야 중 단일 모집 간의 비율에 대한 가설검정을 사용하는 것이 적당한 예를 제시하여 가설검정을 하여라.

7.7 당신이 관심 있는 분야 중 두 모비율 간의 차이에 대한 가설검정을 사용하는 것이 적당한 예를 제시하여 가설검정을 하여라.

7.8 Rodriquez-Roisin 등은 천식 진단의 도구로 MTH 흡입제 항원 투여가 가장 폭넓게 쓰인다고 기술하였다. 그들은 무증상의 가벼운 천식을 가진 환자에서 MTH 기관지 항원 투여 모델이 더 정확한 결과를 내도록 하기 위해 항원 투여 후 ventilation-profusion 변동의 형태와 시간에 대하여 연구하였다. 연구에서 16명으로부터 MTH에 의한 항원 투여 전(A)과 후(B) PaO_2측정치가 수집되었다. 이 자료에서 PaO_2의 감소가 MTH 때문이라고 결론짓는 것이 통계적으로 유의한지 검정하라($\alpha = 0.05$).

case #	1	2	3	4	5	6	7	8	9	10	11	12	13	14	15	16
B	88.2	100.9	96.0	99.1	86.9	103.7	76.0	81.8	72.1	93.7	98.3	77.5	73.5	91.7	97.4	73.5
A	70.6	70.0	71.0	64.1	79.5	79.5	72.2	70.6	66.9	67.0	67.2	71.6	71.5	71.1	77.0	66.4

7.9 흡연자와 비흡연자의 기도에서의 저항에 대한 연구를 하였다. 본 연구에서 흡연자와 비흡연자인 일란성 쌍둥이들을 대상으로 기관지(trocheobronchial)의 잔유비율을 비교하여 다음과 같은 결과를 얻었다. 흡연유무에 따라 기관지의 잔유비율이 차이가 있는지를 검정하라. $\alpha = 0.05$이며, p값을 제시하여라.

잔유비율		잔유비율	
흡연 쌍둥이	비흡연 쌍둥이	흡연 쌍둥이	비흡연 쌍둥이
60.6	47.5	57.2	54.3
12.0	13.3	62.7	13.9
56.0	33.0	28.7	8.9
75.2	55.2	66.0	46.1
12.5	21.9	25.2	29.8
29.7	27.9	40.1	36.2

Chapter 8

분산분석

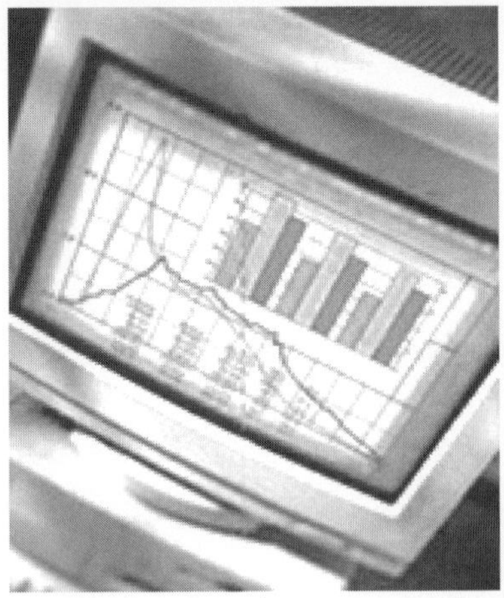

Statistics

8.1 분산분석의 개요

8.2 일원분산분석

8.3 사후검정/다중비교법

8.4 이원분산분석

제8장 분산분석

제7장에서는 종속변수가 연속변수(혹은 양적변수)일 때 하나의 모집단 혹은 두 개의 모집단의 평균 모수치에 대한 검정을 Z 분포와 t 분포에 의하여 설명하였다. 그렇다면 3개 이상의 집단을 비교하고자 할 경우 분산분석을 알지 못한다면 전체 집단을 두 개씩 짝지어서 두 집단의 모평균의 차이를 검정하는 t 검정을 세 번 이상 실시해야 할 것이나 이 방법은 적절치 못하며 그 이유는 다음과 같다. 만약에 5개의 표본평균들을 대상으로 유의수준 5%인 t 검정을 10번 한다고 가정을 하자. 실제로 이들 평균들 간에 차이가 없을 경우 옳은 결론을 내릴 확률은 한 쌍에서 0.95의 확률이 된다. 그러므로 10개의 쌍 모두에서 t 검정을 하여 옳은 결론을 내릴 확률은 0.95의 10승이 된다. 바꾸어 말하면, 이 중 적어도 어느 하나의 검정이 잘못된 결론을 내리게 될 확률(유의수준)은 $1-(0.95)^{10}=0.401$이나 된다. 여러 집단의 문제에는 t 검정이 아닌 여러 집단을 총괄적으로 분석할 수 있는 분산분석(analysis of variance : ANOVA)이라는 방법을 사용한다. 분산분석은 더 전문적인 용어로 실험계획법(experimental design)이라고 부른다.

분산분석은 정규분포 모집단, 분산의 동질성과 무작위 독립표본을 가정하며 귀무가설도 모평균은 동일한 것으로 가정한다. 이 방법은 한 자료의 분산을 몇 개의 분산으로 분할하는 기법이 이용하여 검정하는 방법이다. 관찰된 총 분산을 파악한 후 이 총 분산이 어떤 요인으로 설명할 수 있는 부분과 우연으로 인한 부분(또는 설명이 안 되는 부분)으로 나누어 비교함으로써 각 요인이 영향을 주는지 그렇지 않은지를 판단한다. 즉 분산분석의 목적은 표본간의 차이가 단지 우연(표집오차)에 의한 것인지 혹은 처치효과(systematic effects)로 인한 것인지를 결정한다.

연구자가 하나의 독립변수와 종속변수와의 관계에 대한 가설을 세울 경우 일원분산분석(one-way ANOVA)이라고 부르며, 만약 두 개의 독립변수와 하나의 종속변수와의 관계일 경우에는 이원분산분석(two-way ANOVA)이라고 부른다. 세 개의 독립변수와 하나의 종속변수 사이의 관계에 대하여 가설을 세웠다면 삼원분산분석(three-way ANOVA)이라고 한다.

본 장에서는 분산분석의 기본 개념, F 분포에 의한 분산분석의 기본 가정, F 분포, 일원분산분석, 이원분산분석의 원리와 절차를 설명하고자 한다.

8.1 분산분석의 개요

그림 8.1.1에서 보는 바와 같이 전체분산은 어떤 요인에 의해서 생기는 분산과 설명되지 않는 분산으로 구분된다. 어떤 요인에 의해서 생기는 분산의 경우 처치효과(treatment effects)로 인하여 생기는 부분이며, 설명되지 않는 분산은 우연에 의해서 생기는 분산이다. 따라서 분산분석의 목적은 표본 간의 차이가 단지 우연(표집오차, sampling error)으로 인한 것인지 아니면 처치효과(treatment effects)로 인한 것이 유의한지를 검정하는 것이다.

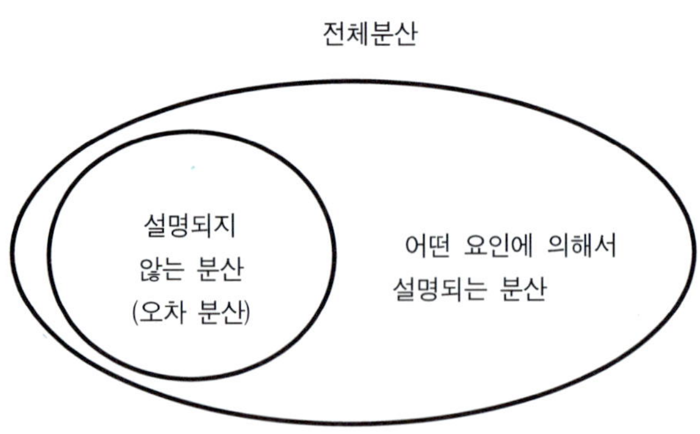

그림 8.1.1 분산의 분해

분산분석은 원래 농업에서 수확량을 증가시키는 재배방법과 관련하여 어떤 재배방법이 더 수확량을 증가시킬 수 있는지에 대하여 검정방법이 발전되었으므로 비교하고자 하는 평균 등을 '처치(treatment)'라고 불렀으나, 요즘은 처치라는 용어보다 '요인' 혹은 '인자(factor)'라는 용어가 더 많이 사용되고 있다. 만약, 네 가지의 재배방법의 효과를 비교한다면 이 실험에서 처치인 재배방법은 4개의 '수준(level)'을 갖는다고 말한다.

분산분석, 즉 실험계획법은 요인의 수에 따라 여러 가지 종류가 있으며, 대표적인 방법을 열거하면 표 8.1.1과 같다. 이 장에서는 분산분석 중 가장 흔하게 사용되는 일원분산분석과 이와 관련된 사후검정(혹은 다중비교법)을 다루고자 한다,

표 8.1.1 분산분석(실험계획법의 종류)

분산분석(실험계획법)	
일원분산분석 (완전랜덤계획법 : completely randomized design)	1개 요인
이원분산분석	
랜덤완전불럭계획법 (randomized complete block design)	2개 요인, 교호작용 무시
요인실험, 요인계획법 (factor design)	2개 요인 이상, 교호작용 고려
삼원분산분석법	
라틴방격법 (latin square design)	3개 요인

8-2 일원분산분석(완전랜덤계획법)

일원분산분석 혹은 완전랜덤계획법(completely randomized design)은 k개의 모집단으로부터 독립적인 표본을 추출하여 모평균을 비교하고자 하는 방법이다.

8.2.1 일원분산분석의 가설

집단의 차이가 처치효과로 인한 것이지 우연으로 인한 것인지는 가설을 설정할 때 더 분명해진다. 예를 들면, 환자에게 세 가지 치료방법(반월판 제거 수술 후 청각-되먹임 치료, 근육자극 치료, 또는 냉치료)에 따라 환자의 무릎관절 움직임 정도가 차이가 있는지를 알아보는 실험을 한다고 가정을 해 보자. 우선 실험 대상자를 선정하여 무작위로 세 집단을 나눈 후 각각의 치료방법을 적용한다. 이 연구의 목적은 세 가지 치료방법에 따라 무릎관절 움직임이 차이가 있는 것인지 알아보는 것이다. 통계적 가설을 설정할 경우 귀무가설(H_0)은 "치료방법에 따라 무릎관절 움직임 정도는 차이가 없다"는 것이며, 대립가설(H_A)은 "치료방법에 따라 무릎 관절 움직임이 차이가 있다"는 것으로 설정할 수 있다. 이를 기호로 나타낼 경우 귀무가설(H_0)은

$$H_0 : \mu_1 = \mu_2 = \mu_3$$

즉, 세 가지 처치를 받은 모집단의 평균은 같음으로 설정하는 것이므로, 치료방법에 따른 무릎 관절의 움직임은 차이가 없음을 의미한다.

대립가설(H_A)은

H_A : 적어도 한 모집단의 평균은 다른 집단의 평균과 다르다.

대립가설을 좀 더 구체적으로 설명하면 다음 여러 가지 경우 중 하나이다. 즉 "세 집단의 모평균이 모두 다르다" 혹은 "한 모평균만 다르고 나머지 두 모평균은 같다"라고 다시 표현할 수 있다.

$H_A : \mu_1 \neq \mu_2 \neq \mu_3$ 세 집단의 모평균이 같다.

$H_A : \mu_1 \neq \mu_2 = \mu_3$ μ_1만 다르다.

$H_A : \mu_1 = \mu_3 \neq \mu_2$ μ_2만 다르다.

$H_A : \mu_1 = \mu_2 \neq \mu_3$ μ_3만 다르다.

8.2.2 분산분석의 논리

분산분석의 공식과 계산 과정은 약간 복잡해 보이나 기본이 되는 논리는 매우 간단하다. 표 8.1.1의 자료를 이용하여 분산분석을 설명하고자 한다. 이 자료는 반월판 제거 수술 후 청각-되먹임 치료, 근육자극 치료, 냉치료에 따른 환자의 무릎 관절 움직임을 비교한 독립 표본실험 결과이다.

표 8.1.1 세 가지 치료방법에 따른 환자의 무릎관절 움직임 정도

처치 1 (청각-되먹임 치료)	처치 2 (근육자극)	처치 3 (냉치료)
40	30	35
25	25	40
35	40	35
45	35	35
40	40	30
30	15	20
25	25	25
35	30	25
40	25	30
30	20	25
$\overline{x_1} = 34.5$	$\overline{x} = 28.5$	$\overline{x} = 30.0$

첫 단계는 전체자료 집합에 대한 전체분산을 결정한다. 전체분산을 계산하기 위해서 모든

독립된 표본의 점수를 결합하여 전체실험에 대한 분산의 일반 측정치를 구한다. 전체분산량을 측정한 다음 그것을 작은 요소들로 나눈다. 분석이란 말은 작은 부분으로 나누는 것을 뜻한다. 우리는 분산을 분석하므로 이 과정을 분산분석(analysis of variance)이라고 한다. 이 분석과정은 전체분산을 두 가지의 기본 요소로 나눈다.

집단간(처치간) 분산(between-treatments variance)

분표 8.1.1의 자료를 볼 때, 점수 상의 분산 중 많은 부분이 처치조건이 달라서 차이가 남을 알 수 있다. 예를 들어, 청각-되먹임 치료를 적용할 경우 무릎관절 움직임의 점수는 ($\overline{x}_1 = 34.5$) 근육자극 치료의 점수($\overline{x}_2 = 28.5$)보다 더 높은 경향이 있다. 이처럼 집단간(처치간) 차이를 보이는 것은 다음 세 가지 요인 중 하나이거나 이 세 가지가 연합되어 발생된다.

- 처치효과 — 서로 다는 처치로 인하여 발생되는 결과이다.
- 개인차 — 실험에 참가한 대상자들은 서로 다는 개인차, 즉 연령, 성, 태도 등의 차이가 있다. 표본간의 차이가 개인차로 인하여 발생된다.
- 실험오차 — 측정 시 오차로 인하여 발생되는 결과를 말하며, 이는 주의부족이나 측정시 예상치 못한 일이 발생하여 생길 수 있다. 이 처럼 통제되지 않고 설명되지 않는 오차를 실험오차로 부른다.

집단내(처치내) 분산(within-treatments variance)

처치 조건들 간의 차이로 인하여 발생되는 분산이외에도 집단 내에서의 분산이 있다. 다시 표 8.1.1을 보면 같은 치료, 예를 들면, 청각-되먹임 치료를 받은 환자들의 무릎관절 움직임의 값은 모두 동일하지 않다. 집단 내에서 차이를 보이는 이유(집단내 분산)는 다음 두 가지 요인 중 하나이거나 이 두 가지가 연합되어 발생된다.

- 개인차 — 실험에 참가한 대상자들은 서로 다는 개인차로 인하여 발생된다.

- 실험오차—측정 시 오차로 인하여 발생되는 결과를 말하며, 이는 주의부족이나 측정 시 예상치 못한 일이 발생하여 생길 수 있다.

분산분석에서 귀무가설(H_0)는 '모든 집단평균치들이 같다($H_0 : \mu_1 = \mu_2 = \mu_3$)는 것'이므로, 귀무가설($H_0$)이 사실이라면 집단 간 추정치는 집단 내 추정치와 같은 요인에 의해서 영향을 받을 것이다. 다시 말해서, 치료방법에 따른 무릎관절 움직임 정도는 차이가 없음을 의미한다.

F 비 : 분산분석 통계치의 검정

F 비는 처치에 의해서 발생되는 집단 간의 차이(분자)와 우연에 의해 발생되는 차이(분모)의 정도를 한다. 즉, F 비의 값이 클 경우 집단 간의 차이가 우연에 의한 차이에 비하여 크다고 할 수 있으므로, 이 때 F 비가 충분히 클 때 귀무가설($H_0 : \mu_1 = \mu_2 = \mu_3$)을 기각할 확률이 커지므로 "처치방법에 따라 유의한 차이가 있다"고 결론을 내린다.

F 비의 구조는 다음과 같이 표현된다.

$$F = \frac{\text{집단간(처치간) 분산}}{\text{집단내(처치내) 분산}} = \frac{\text{표본간 차이}}{\text{우연에의한 차이}}$$

$$F = \frac{\text{처지효과} + \text{개인차} + \text{실험오차}}{\text{개인차} + \text{실험오차}}$$

(공식 8.1.1)

F 비의 구조에서 보는 바와 같이 집단간 분산과 집단내 분산은 한 가지 요인, 즉 처치효과에서만 다름을 알 수 있다. 따라서 H_0가 참일 경우 처치효과가 0 이 되므로 이면 F 비

는 1이 된다. 이 경우에 F 비의 분자·분모는 같은 측정을 하며 다음과 같이 나타낼 수 있다.

$$F = \frac{0 + \text{개인차} + \text{실험오차}}{\text{개인차} + \text{실험오차}}$$

만약, 귀무가설(H_0)이 거짓일 경우 처치효과가 존재한다는 것을 의미하며 F 비는 다음과 같이 표현될 수 있다.

$$F = \frac{\text{처치효과} + \text{개인차} + \text{실험오차}}{\text{개인차} + \text{실험오차}}$$

귀무가설(H_0)이 거짓이라면 F 비의 분자가 분모보다 더 커야 하며 이 때 F 비는 1보다 커야 한다. 처치효과가 클 경우 F 비의 값은 큰 값을 가진다. F 비의 구조에서 보는 바와 같이 F 비의 분모는 통제되지 않고 설명될 수 없는(비구조적이라고 한다) 분산만을 측정하며, 이러한 이유로 인하여 F 비의 분모를 랜덤오차(random error)라고 한다. 랜덤오차는 우연에 의해 발생되는 분산의 측정치이다. F 비의 분자는 랜덤오차로 인한 비구조적 차이가 포함되며, 처치효과로 인한 구조적 항상 차이도 포함된다. 처치효과가 0일 때(H_0 이 사실)는 분자와 분모의 값은 거의 같아지기 때문에 F 비는 1의 값과 비슷할 것이라고 예상할 수 있다(실제로는 H_0이 참일 때 F 비의 평균값은 1보다 약간 크다). 그러나 처치효과가 있을 때(H_0이 거짓)는 분자가 분모보다 크므로 F 비의 값은 큰 값을 가지게 될 것을 예상할 수 있으므로 처치효과(treatment effect)가 있다고 결론을 내릴 수 있을 것이다.

8.2.3 분산분석의 용어·기호·공식

요인(factor)과 수준(level)

분산분석 시 사용되는 첫 번째 용어는 '요인(factor)'이며, 이는 독립변수라는 대신에 사용된다. 앞의 표 8.1.1의 예를 볼 경우 요인은 치료(처치 혹은 요인)가 되며, 독립변수가 한 가지이므로 요인이 하나이다. 두 번째 용어는 '수준(level)'이며, 실험 내 수준은 요인에서 사용되는 치료방법의 종류(요인을 구성하는 각 처치조건들)를 의미한다. 표 8.1.1에서 세 가지 치료방법이 사용되므로 치료요인은 세 가지 수준을 갖는다고 할 수 있다.

분산분석은 두 가지 이상의 처치조건을 다루기 때문에 각 집단에 따른 개별 점수와 합계를 구별하는 기호체계가 필요하다. 따라서 이 기호체계를 설명하기 위하여 표 8.1.1의 자료를 이용해서 기호와 통계치에 따라 다시 표시하면 표 8.1.2와 같다.

표 8.1.2 세 가지 치료방법에 따른 환자의 무릎관절 움직임 정도

처치 1 (청각-되먹임 치료)	처치 2 (근육자극)	처치 3 (냉치료)	
40	30	35	
25	25	40	
35	40	35	
45	35	35	
40	40	30	$\sum X^2 = 30,400$
30	15	20	$G = \sum T$ $= 345 + 285 + 300 = 930$
25	25	25	
35	30	25	$N = n_1 + n_2 + n_3$ $= 10 + 10 + 10 = 30$
40	25	30	$k = 3$
30	20	25	$\bar{x}_{ij} = 31$
$T_1 = 345$	$T_2 = 285$	$T_3 = 300$	
$n_1 = 10$	$n_2 = 10$	$n_3 = 10$	
$\bar{x}_1 = 34.5$	$\bar{x}_2 = 28.5$	$\bar{x}_3 = 30.0$	

x_{ij} : j집단의 제i번째의 무릎관절 움직임　　　k : k 가지 처치조건

n : 각 집단의 개수　　　N : 개체의 총수($n_1 + n_2 + ... + n_k$)

$\overline{x}_{\cdot j}$: 각 집단의 표본 평균

$$\overline{x}_{\cdot 1} = 34.5 \quad \overline{x}_{\cdot 2} = 28.5 \quad \overline{x}_{\cdot 3} = 30$$

$\overline{x}_{\cdot\cdot}$: 총 평균　$\overline{x}_{\cdot\cdot} = 31$

T : $T = \sum X$, 각 집단의 처치합　　　G : $G = \sum T$, 전체합

문자 k는 처치조건의 수이므로 3이 되며, 전체 실험점수의 총 개수를 대문자 N으로 표시하며, 이 자료에서는 $k=3$인 처치에서 $n=10$이므로 $N=30$이 된다. 각 처치조건의 합($\sum X$)은 대문자 T로 표시하며, 집단을 구분하기 위한 합의표시는 T에 아래첨자를 이용하여 나타낸다. 예를 들면, 두 번째 처치의 무릎관절 움직임의 점수 합계는 $T_2 = 285$로 표시한다. 전체 합계는 G로 표시하며, G를 계산하는 방법은 N개의 개별 점수를 모두 더하거나 T를 다 더하면 된다. T는 처치합(treatment total)을 의미하며, G는 전체합(grand total)을 의미한다.

집단간 제곱합(Among Groups Sum of Squares : SSA) '제곱합(sum of squares)'이란 자료들의 변동폭(또는 분산)과 관련한 하나의 측도이다. 집단간 제곱합은 총평균($\overline{x}_{\cdot\cdot}$)과 각 집단의 평균($\overline{x}_{\cdot 1}$등)과의 편차($\overline{x}_{\cdot 1} - \overline{x}_{\cdot\cdot}$ 등)를 제곱하여 각 군의 개체 수(n)을 곱한 후 합한 것이다. 각 집단의 집단 간 변동을 다 더한 값을 집단간 제곱합(Among Groups Sum of Squares)이라 하고 SSA로 표시하며 공식은 다음과 같다. 만약, 각 처치 간에 차이가 없으면, 처치 간의 평균과 전체 평균은 같아질 것이다. 따라서 SSA가 작으면 처치 수준에 따라 차이가 작다는 것이다.

제1군의 집단 간 변동 $= n_1(\bar{x}_{\cdot 1} - \bar{x}_{\cdot\cdot})^2$

제2군의 집단 간 변동 $= n_2(\bar{x}_{\cdot 2} - \bar{x}_{\cdot\cdot})^2$

제3군의 집단 간 변동 $= n_3(\bar{x}_{\cdot 3} - \bar{x}_{\cdot\cdot})^2$

$$SSA = \sum_{i=1}^{k} n_i[(\bar{x}_{\cdot j} - \bar{x}_{\cdot\cdot})^2] \quad \text{(정의 공식)} \qquad \text{(공식 8.1.2)}$$

$$= \sum_{j=1}^{k} \frac{T_{\cdot j}^2}{n_j} - \frac{G^2}{N} \quad \text{(계산 공식)}$$

단, $G=$ 전체합 $T=$ 각 집단의 처치합

집단내 제곱합(Within Groups Sum of Square : SSW) 집단내 제곱합은 집단내 각 관찰치(x_{ij})와 집단내 평균($\bar{x}_{\cdot j}$)과의 편차($x_{ij} - \bar{x}_{\cdot j}$)를 제곱하여 합한 것이다. 각 집단의 집단내 변동을 다 더한 값을 집단내 제곱합(Within Groups Sum of Squares)이라고 하며 SSW 로 표시한다. 이 값은 잔차(residual) 혹은 오차(error) 제곱합이라 한다. 즉 SSW는 같은 처치 수준임에도 불구하고 관찰값들이 얼마나 들쑥날쑥한지의 정도를 나타낸다. 만약 실험오차가 작아서 같은 처치를 받든 집단 내의 관찰값들이 다 비슷하면 0에 가까울 것이다. 따라서 SSW 값이 적을수록 실험오차가 적다는 것을 의미한다.

제1군의 집단 내 변동 $= \sum_{i=1}^{n_1} (\bar{x}_{ij} - \bar{x}_{\cdot 1})^2$

제2군의 집단 내 변동 $= \sum_{i=1}^{n_2} (\bar{x}_{ij} - \bar{x}_{\cdot 2})^2$ (공식 8.1.3)

제3군의 집단 내 변동 $= \sum_{i=1}^{n_3} (\bar{x}_{ij} - \bar{x}_{\cdot 3})^2$

$$SSW = \sum_{i=1}^{n} \sum_{j=1}^{k} (\bar{x}_{ij} - \bar{x}_{\cdot j})^2 \quad \text{(정의 공식)}$$

총제곱합(Total Sum of Squares) 총제곱합은 전체평균($\overline{x}..$)과 관찰치(x_{ij})의 편차를 제곱하여 합한 것, 즉 편차($x_{ij}-\overline{x}..$)를 제곱하여 합한 값을 총제곱합(Total Sum of Squares)이라 하고 SST로 표시하며 공식은 다음과 같다.

$$SST = \sum_{j=1}^{k}\sum_{i=1}^{n_j}(x_{ij}-\overline{x}..)^2 \quad \text{(정의 공식)}$$

$$= \sum X^2 - \frac{\left(\sum X\right)^2}{N} = \sum X^2 - \frac{G^2}{N} \quad \text{(계산 공식)} \qquad \text{(공식 8.1.4)}$$

단, G = 전체 합

총제곱합 · 집단간 제곱합 · 집단내 제곱합 사이에는 다음과 같은 관계가 있다.

$$SST = SSA + SSW$$

자유도

집단간 제곱합의 자유도는 $k-1$, 집단내 제곱합의 자유도는 $N-k$, 총제곱합의 자유도는 $N-1$이다.

평균제곱(Mean Square : MS)

제곱합을 자유도로 나눈 것을 평균제곱(mean square : MS)이라고 한다. 집단간 제곱합을 자유도($k-1$)로 나눈 것을 집단간 평균제곱(MSA)이라고 한다. 집단내 제곱합을 자유도($N-k$)로 나눈 것을 집단내 평균제곱(MSW)이라고 한다. 집단내 평균제곱합은 집단 내의 분산을 의미하며, 즉 우연에 의하여 발생되는 오차을 의미한다. 만약, 집단간 제곱합이 집단내 평균제곱합보다 유의하게 크다면 처치 간에 차이가 발생된다고 할 수 있다.

분산비(Variance Ratio) 통계적 검정을 위하여 분산비를 구하는 공식은 다음과 같다.

$$F = \frac{\text{집단간(처치간) 평균제곱}}{\text{집단내(처치내) 평균제곱}} = \frac{MSA}{MSW} \qquad \text{(공식 8.1.5)}$$

보기 8.1.1 앞의 표 8.1.1의 자료를 이용하여 반월판 제거 수술 후 청각-되먹임 치료, 근육 자극 치료, 냉치료에 따라 환자의 무릎관절 움직임이 차이가 있는지 알아보자.

단계 1 : 가설

H_0 : $\mu_1 = \mu_2 = \mu_3$: 처치효과에 따른 차이가 없음

H_A : 적어도 하나의 처치 평균이 다르다.

단계 2 : 유의수준 및 기각역

유의수준(α)을 정한다(5%와 1%를 많이 사용). $\alpha = 0.05$

F 비의 임계영역을 찾기 위해 MSA와 MSW(F비의 분자 · 분모)의 자유도를 구한다.

$$df_t = N - 1 = 30 - 1 = 29$$

$$df_a = k - 1 = 3 - 1 = 2$$

$$df_w = N - k = 30 - 3 = 27$$

이 자료의 F 비는 $df = 2,27$을 갖는다. $df = 2,27$인 F 비의 95% 의 유의수준은 3.35이다. 즉 H_0가 참일 경우에는 F 비는 3.35보다 작은 수를 갖는다.

기각역 : $\alpha = 0.05$(95% 신뢰수준일 때) $F \geq 3.35$

$\alpha = 0.01$(99% 신뢰수준일 때) $F \geq 5.49$

단계 3 : 검정통계량 계산

집단간 분산을 집단내 분산으로 나누어서 F 비를 계산한다. 각 모집단이 정규분포하며, 분산이 동질성의 가정이 만족되면, F 비는 $F_{\alpha,(k-1,N-k)}$의 분포를 한다(부록의 부표 6).

계산한 F비가

$F > F_{\alpha,(k-1,N-k)}$ 이면 귀무가설(H_0)을 기각한다.

$F < F_{\alpha(k-1,N-k)}$ 이면 귀무가설(H_0)을 채택한다.

검정통계량을 계산한다.

$$SST = \sum X^2 - \frac{G^2}{N} = 30400 - \frac{930^2}{30} = 1570$$

$$SSA = \sum \frac{T^2}{n} - \frac{G^2}{N} = \left(\frac{345^2}{10} + \frac{285^2}{10} + \frac{300^2}{10}\right) - \frac{930^2}{30} = 195$$

$$SSW = SST - SSA = 1570 - 195 = 1375$$

$$MSA = \frac{195}{2} = 97.5$$

$$MSW = \frac{1375}{27} = 50.926$$

$$F = \frac{97.5}{50.926} = 1.915$$

결과는 표 8.1.2와 같은 모양의 분산분석표로 정리한다.

표 8.1.2 보기 8.1.1의 분산분석표

Factor(변동요인)	*SS*(제곱합)	*df*(자유도)	*MS*(평균제곱)	*F*(분산비)
집단간	195	2	97.5	1.915
집단내	1375	27	50.926	
총변동	1570	29		

단계 4 : 통계적 판정

$n_1 = 2, n_2 = 27$로 하여

실제로 얻은 F 비는 1.915이므로 5%의 F 값인 3.55보다 작으므로 유의수준 0.05 수준에서 유의하지 않음을 알 수 있다.

단계 5 : 결론

그러므로 치료방법에 따라 무릎관절의 움직임 정도는 차이가 없다는 귀무가설(H_0)을 채택하게 된다. 따라서 반월판 수술 후 무릎관절의 움직임을 증가시키기 위해서는 청각-되먹임 치료, 근육자극 또는 냉치료 방법 간에 차이가 없다는 결론을 내릴 수 있다.

보기 8.1.2 표 8.1.3의 자료는 세 가지 종류의 진통완화제(A, B, C)의 효과를 측정하기 위한 정규분포하는 독립 표본실험에서 얻은 것이라고 가정하자. 위약을 받은 네 번째 집단도 실험한다. 본 실험의 목적은 이 표본자료가 네 가지 약들 간에 유의한 차이가 있는지 알아보는 것이며, 종속변수는 실험대상자들이 자극을 견딜 수 있는 시간(초)이다.

표 8.1.3 자극을 견딜 수 있는 시간(초)으로 측정한 약품효과

위약	약 A	약B	약C	
3	3	5	7	$N=12$
0	2	4	4	$G=36$
0	1	3	4	$\sum X^2=154$
$T=3$	$T=6$	$T=12$	$T=15$	
$\bar{x}_{위약}=1$	$\bar{x}_A=2$	$\bar{x}_B=4$	$\bar{x}_C=5$	

단계 1 : 가설

$H_0 : \mu_1 = \mu_2 = \mu_3 = \mu_4 :$ 처치효과 없음

$H_A :$ 적어도 하나의 처치평균이 다르다.

단계 2 : 유의수준 및 기각역

유의수준 $\alpha = 0.05$ 혹은 $\alpha = 0.01$

F비의 임계영역을 찾기 위해 MSA와 MSW(F비의 분자 · 분모)의 자유도를 구한다.

$$df_t = N - 1 = 12 - 1 = 11$$

$$df_a = k - 1 = 4 - 1 = 3$$

$$df_w = N - k = 12 - 4 = 8$$

이 자료의 F비는 $df = 3,8$을 갖는다. $df = 3,8$인 F비의 유의수준은 4.07이다. 즉 H_0가 참이라면 거의 항상(시간의 95%) 4.07보다 작은 F비를 얻는다.

기각역 : $\alpha = 0.05$(95% 신뢰수준일 때) $F \geq 4.07$

$\alpha = 0.01$(99% 신뢰수준일 때) $F \geq 9.60$

단계 3 : 검정통계량 계산

이 실험의 자료를 이미 가지고 있으므로 이제는 계산공식을 이용하여 계산한다.

① 문자 k는 처치조건의 수이다. 즉 요인의 수를 나타낸다. 독립표본 측정실험에서 n는 또한 독립된 표본의 수를 표시한다. 표 8.1.3에서는 4개의 처치가 있으므로 $k = 4$이다.

② 각 처치 내의 개수는 소문자 n으로 쓴다. 예를 들면, 표 8.13의 모든 처치에서 $n = 3$이다.

③ 전체 수를 대문자 N으로 표기한다. 모든 표본이 같은 크기이면(n이 상수) $N = 4(3) = 12$이다.

④ 각 처치조건의 합($\sum X$)은 대문자 T로 표시한다.

$$T=\sum X$$

각 처치별 합계는 T에 아랫첨자를 이용하여 표시한다. 예를 들면, 표 8.1.3의 두 번째 처치합계는 $T_2=6$이 된다.

⑤ 실험의 모든 점수들의 합은(전체 합계) G로 나타내다. G를 계산할 때는 모든 N 점수들을 더하거나 각각의 처치합을 다 더하면 된다.

$$G=\sum T$$

⑥ 제곱합(SST, SSA, SSW), 자유도, 평균제곱합(MSA, MSW), F값을 다음과 같이 구하여 표 8.14의 분산분석표를 작성한다.

$$SST=\sum X^2-\frac{G^2}{N}=154-\frac{36^2}{12}=154-108=46$$

$$SSA=\sum\frac{T^2}{n} - \frac{G^2}{N}=\left(\frac{3^2}{3}+\frac{6^2}{3}+\frac{12^2}{3}+\frac{15^2}{3}\right)-\frac{36^2}{12}$$

$$=3+12+48+75-108=30$$

$$SSW=\sum SS=6+2+2+6=16 \text{ 또는}$$

$$SST-SSA=46-36=10$$

표 8.1.4 보기 8.1.2의 분산분석표

Factor(변동요인)	*SS*(제곱합)	*df*(자유도)	*MS*(평균제곱)	*F*(분산비)
집단 간	30	3	10	$F=5.00$
집단 내	16	8	2	
전체	46	11		

단계 4 : 통계적 결정

얻은 F값 5.00은 4.07보다 크므로 H_0을 기각한다($p<0.05$). 그러므로 H_0를 기각한다.

단계 5 : 결론

실험대상자들이 자극을 견딜 수 있는 시간은 진통완화제(위약 포함)에 따라 유의한 차이가 있다고 결론짓는다.

보기 8.1.2는 일원분산분석의 실시한 예이며 여기서 더 추가적으로 고려해야 할 사항이 있다. 귀무가설 H_0을 기각하고 약에 따라 진통효과가 차이가 난다는 결론을 내렸으나, 어떤 약품과 차이가 나는지는 결론을 내리지 않았다. 즉 A 약품이 위약과 다른가? A 약품과 B 약품이 다른가?에 대한 결론은 내리지 못한다는 것이다. 위에서 실시한 일원분산분석에서 알 수 있는 것은 적어도 네 가지 약품에 따라 하나의 차이가 존재하는 것은 알지만(귀무가설 H_0를 기각), 구체적으로 어떤 약품 간에 차이가 있는지를 알지 못하기 때문에 부분적인 분석이 필요하다. 이때 어느 약품 간에 서로 차이가 있는지를 검정하는 것을 사후검정(post hoc test) 혹은 다중비교(multiple comparison)법이라고 한다. 이에 대해서는 다음 절에서 자세히 다루겠다.

8. 3 사후검정/다중비교법

만일 표 8.1.1의 결과인 F비가 5.3이라고 가정을 하면, 이 값은 0.05 수준의 3.55뿐만 아니라 0.25 수준의 4.24(부록의 표6)보다 큰 값이다. 하지만 유의수준 0.01의 5.49보다는 작은 값을 가지므로 p 값은 $0.01 < p < 0.025$ 사이의 값을 가진다. 앞에서 배운 일원분산분석은 집단 간(혹은 치료 간)의 차이가 있다는 것을 알 뿐이지 어떤 집단(혹은 치료) 간에 차이가 있는지에 대한 정보를 주지 않는다. 따라서 어떤 집단 간에 차이가 있는지를 알고자 할 때는 구체적으로 분석하는 방법이 필요하며 이를 사후검정(post hoc tests) 혹은 다중비교(multiple comparison)법이라고 한다. 사후검정을 하는 방법 중 가장 많이 쓰이는 것으로 Tukey, Scheffé, Duncan 등의 검정방법이 있다. 사후검정은 기본적으로 집단들 간에 차이가 있을 경우 어떤 집단과 어떤 집단이 차이가 나는 가를 검정하는 방법이다.
사후검정은 분산분석 이후에 행해지며 다음의 경우에 사후검정을 한다.

① 귀무가설 H_0을 기각할 때
② 3개 이상의 처치가 있을 때($(k \geq 3)$에 H_0을 기각하는 경우에는 특히 더 사후검정이 필요하다.

일반적으로 사후검정은 자료로 다시 돌아가서 개별처치를 한 번에 두 개씩 비교할 수 있게 한다. 통계용어로는 짝비교(pairwise comparisons)라고 한다. 예를 들어, $k=3$일 때, 우리는 μ_1과 μ_2를 비교하고 μ_2와 μ_3, 그리고 μ_1과 μ_3을 비교하여, 어떤 짝에서 유의한 평균치의 차이가 있는지를 알아본다. 가능한 모든 집단의 짝에 t검정을 하지 않는 이유는 제1종 오류 때문이다.
가설검정을 할 때마다 유의수준(α)을 구별한다. 검정의 유의수준 α은 각 가설검정에서 선택하는 유의수준(α)이며, 실험의 유의수준(α)은 실험 내 모든 검정으로부터 누적된 제1

종 오류의 전체 확률이 된다. 가능한 모든 집단의 짝들 간에 다중비교(multi comparison)를 할 때 가장 중요한 것이 실험의 유의수준(α)이다. 비교를 많이 할수록 실험의 유의수준(α)은 커지고 제1종 오류의 위험도 커진다. 처치집단의 가능한 모든 짝들에 대해 t 검정을 하면 실험의 유의수준이 매우 커지는 문제가 발생하여, 전체의 유의수준이 각 t 검정에서의 유의수준 α보다 훨씬 더 커지는 문제가 발생한다. 앞의 세쌍 모두에서 t 검정을 하여 옳은 결론을 내릴 확률은 α를 0.05로 할 경우 0.95의 3승이 된다. 다시 말하면, 이 중 적어도 하나의 검정이 잘못된 결론을 내리게 될 확률은 $1-0.95^3=0.142$이므로 제1종 오류가 커짐을 알 수 있다. 다행히도 실험의 유의수준(α)을 조절하는 시도로 많은 사후검정들이 연구되어 왔으며 그 종류는 다음과 같다.

사후검정(다중비교법)의 종류

- 최소 유의차 검정(Least Significant Difference : LSD test)
- 던칸의 다중범위 검정(Duncan's Multiple Range test)
- 뉴만-컬 검정(Newman-Keuls test)
- 쉐페이 검정(Scheffé test)
- 튜키 검정(Tukey's Honestly Significant Difference : HSD test)
- 더니츠 검정(Dunnett's test)

이상에서 열거한 사후검정 방법들은 제각기 특성이 있기 때문에 어떤 것이 더 좋은 방법이라고 말할 수 없다. 더니츠 검정은 다른 검정과 그 목적이 조금 다른데, 먼저 기준이 되는 모평균을 정하고 그 모평균과 나머지 모평균을 서로 비교하는 검정이다. 여기서는 튜키 검정과 쉐페이 검정을 다루기로 한다.

8.3.1 튜키 검정(Tukey' s HSD test)

여기서 다룰 첫 사후검정은 Tukey의 HSD (Honestly Significant Difference) 검정이다. 이 Tukey의 HSD 검정을 선택한 이유는 사후검정의 좋은 보기이며 행동과학 연구에 주로 쓰이기 때문이다. Tukey의 검정은 단일값을 계산하여 유의함에 필요한 처치평균 간의 최소 차이를 결정하게 한다. 이 값을 **'차의 유의도'** 또는 'HSD'라고 하며, 두 개의 처치조건을 비교하는데 사용한다. 만약, 평균차가 Tukey의 HSD를 초과하면 처치 간에 유의한 차가 있다고 결론을 내리고, 그렇지 않으면 처치들이 유의하게 다르다고 결론을 내릴 수 없다. Tukey의 HSD은 공식은 다음과 같다.

$$HSD = q\sqrt{\frac{MSW}{n}}$$

q값은 부록의 <부표 8>에 있으며 MSW는 분산분석의 처치내 평균제곱합, n은 각 처치를 받은 수를 의미한다. Tukey의 검정은 표본 크기 n이 모든 처치에서 동일해야 한다. q의 적당한 값을 차기 위해서는 전체실험 내의 처치 개수(n)와 평균제곱합 MSW의 자유도(F비 내의 오차항)를 알아야 하고 유의수준(일반적으로 분산분석에 쓰인 것과 같은 α)을 선택해야 한다. Tukey의 HSD에 쓰이는 q값은 표준화된 범위통계치(standardized range statistic)라고 한다.

예를 들어, 사후검정의 하나인 HSD의 절차를 알아보기 위해 보기 8.1.1의 진통제 연구자료를 사용하여 어떤 진통제 간에 차이를 보이는지 알아보면 다음과 같다.

사후검정을 하기 위하여 표 8.1.4의 분산분석표를 보면 처치내 평균제곱인 $MSW = 2.00$이고 $df_w = 8$이다. $\alpha = 0.05$이고 $k = 4$일 때, 이 자료의 q값은 $q = 4.53$ 이고, Tukey의 HSD는 다음과 같다.

$$HSD = q\sqrt{\frac{MSW}{n}} = 4.53\sqrt{\frac{2.00}{3}} = 3.17$$

그러므로 어느 두 표본간의 평균차가 유의하려면 적어도 3.17 이상이어야 한다. 이 값을 이용해서 다음의 결론을 내릴 수 있다.

1. 약품 A는 위약과 유의하게 다르지 않다 ($\overline{x}_A = 2$ 대 $\overline{x}_{위약} = 1$, 평균차 $= 1$).
2. 약품 B는 위약과 유의하게 다르지 않다 ($\overline{x}_B = 4$ 대 $\overline{x}_{위약} = 1$, 평균차 3).
3. 약품 C는 위약과 유의하게 다르다 ($\overline{x}_C = 5$ 대 $\overline{x}_{위약} = 1$, 평균차=4).

그러므로 약품 C만 위약보다 유의하게 진통효과를 나타내었다. Tukey의 HSD 검정이 약품간의 유의차가 없는 것으로 나타났다. 이것은 약품 C만 위약과 다른 것이라고 한 결론과 모순처럼 보일지도 모른다. 그러나 '유의한 차이 없음'이 '차이 없음'이라고 말하는 것과는 다르다는 것을 기억해야 한다. 세 가지 약품 간에는 차이가 있을 수 있으나 이러한 차이들은 통계적 유의성의 준거를 만족시킬 만큼 크지는 않다는 것이다. 따라서 이 자료의 경우 통계적으로 유의할 만큼 충분히 큰 평균차는 오직 약품 C($\overline{x}_C = 5$)와 위약 9 $\overline{x}_{위약} = 1$)에서만 차이가 난다.

8.3.2 쉐페이 검정(Scheffé test)

두 번째로 많이 쓰이는 사후검정은 쉐페이 Scheffé 검정이다. 이것은 제1종 오류(α)의 위험을 줄이기 위해 사용하기 때문에 Scheffé 검정은 모든 사후검정 중에서 보수적(conservative)인 것 중 하나로 여겨지므로 많이 사용된다.

Scheffé의 검정은 F 비를 사용하여 두 처치 간의 유의한 차를 검정한다. F 비의 분자는 비교하는 두 가지 처치를 사용하여 계산한 처치 간 평균제곱합(MSA)이며, 분모는 전체

분산분석에 사용된 같은 처치 내 평균제곱합(MSW)이다. Scheffé 검정의 '안전요인'은 다음 두 가지 사항에서 비롯된다.

① 단지 두 처치만을 비교하더라도 Scheffé 검정은 원실험의 k값을 이용해서 처치 간 df를 계산한다. 그래서 F비의 분자의 df는 $k-1$이다.

② Scheffé F비의 임계치는 전체분산분석에서 F비를 측정할 때 사용한 것과 같다.

그러므로 Scheffé는 모든 사후검정이 전체분산분석에 사용된 것과 같은 준거를 만족할 것을 요구한다. 다음 보기 8.2.2를 이용하여 Scheffé 검정을 알아보자

예를 들어, 8.1.2 자료를 이용하여 Scheffé의 사후검정을 이용하여 어떤 약품 간에 차이가 있는지를 검정해 보면 다음과 같다.

보기 8.1.2에 나타난 4가지 처치조건의 모든 가능한 비교를 검정하기보다는 가장 큰 평균의 차이를 보이는 것부터 시작하여 유의하지 않은 것이 나올 때까지 점차 작은 차이를 검정한다.

이 자료의 가장 큰 차이는 위약($\overline{x}_{위약}=1$)과 약품 C($\overline{x}_c=5$) 사이이다. 이 두 처치의 집단간 제곱합 SSA을 계산하는 것이 첫 단계이다.

$$SSA=\sum\frac{T^2}{n}-\frac{G^2}{N}=\frac{3^2}{3}+\frac{15^2}{3}-\frac{18^2}{6}=24$$

표 8.2.2

1	2	3	4
위약	약 A	약 B	약 C
$n=3$	$n=3$	$n=3$	$n=3$
$T=3$	$T=6$	$T=12$	$T=15$
$\overline{x}_{위약}=1$	$\overline{x}_A=2$	$\overline{x}_B=4$	$\overline{x}_C=5$

단 두 처치만을 비교하고 있지만 이것은 $k=4$개의 처치로 이루어진 실험에서 뽑혀진 것이다. Scheffé 검정은 전체실험($k=4$)을 사용하여 처치간 자유도를 결정한다. 그러므로 $df_a = k-1 = 3$ 이며 처치 간 평균제곱합은 다음과 같다.

$$MSA = \frac{SSA}{df_a} = \frac{24}{3} = 8$$

Scheffé는 또한 전체 실험의 처치 내 변량추정치를 사용한다. $MSW = 2.00$, $df = 8$이므로 Scheffé의 F비는 4.00이다.

$$F = \frac{MSA}{MSW} = \frac{8}{2} = 4.00$$

$df = 3, 8$이고 $\alpha = 0.05$일 때 F의 임계치는 4.07이다(부록의 <부표 6> 참조). F비인 4.00이 임계영역 내에 있지 않으므로 이 자료는 위약과 C 약품 간에 유의차이가 있다는 결론을 내릴 수 없다. 우리는 가장 큰 평균 차이를 검정했으나, 그 것이 유의하지 않음을 발견했다. 따라서 그 다음 평균 차이의 모든 짝비교가 Scheffé 검정으로 유의하지 않다는 결론을 내릴 수 있다. 같은 예제를 가지고 튜키 검정을 하였을 경우 위약과 C 약품 간에 유의차이가 있었으나, Scheffé 검정으로는 유의하지 않게 나타나 Scheffé 검정이 튜키 검정보다 보수적(conservative)인 특성을 지니고 있음을 알 수 있다.

[8-1] 일원배치 분산분석(일원분산분석) 하기

컴퓨터 활용하기

다음 자료는 중학생들의 키로 중 1, 중 2, 중 3의 3개의 집단으로 나누어 각 집단 간에 어떤 차이가 있는지 분산분석을 통하여 검정하고 유의한 차이가 있을 경우 어느 집단과 차이가 있는지를 사후 검정을 통하여 알아보자

집단은 중 1이면 1, 중 2이면 2, 중 3이면 3으로 입력한다.

중 1		중 2		중 3	
144.50	147.50	150.80	151.40	168.80	154.00
144.40	146.50	152.40	151.00	158.50	153.50
146.90	147.00	152.90	151.90	160.10	154.80
147.00	149.30	153.20	150.90	159.50	155.50
147.40	148.70	153.90	152.90	161.10	154.90
146.60	149.00	153.20	152.20	160.30	155.20
148.40	150.70	154.90	154.40	161.70	155.70
148.40	150.20	153.70	153.50	160.90	155.70
148.90	151.30	154.40	154.00	161.50	156.20
149.50	149.90	156.10	154.60	162.40	155.10
150.39	151.10	156.62	154.59	162.64	157.17
149.86	151.16	156.78	154.82	162.84	156.12
149.72	151.36	157.00	155.24	163.74	156.73
150.39	151.57	159.83	156.34	163.64	156.72
150.00	151.00	157.00	154.00	163.00	156.00
152.85	152.48	159.54	156.16	165.81	157.37
152.66	152.09	159.49	155.90	165.16	156.96
154.00	153.00	159.00	156.00	165.00	157.00
152.00	153.00	160.00	156.00	165.00	57.00
154.00	153.00	161.00	157.00	166.00	158.00
154.35	154.75	160.77	157.02	166.76	158.73
154.76	155.29	161.47	157.49	166.96	158.55
154.87	154.91	162.20	157.77	168.09	158.66
155.00	154.40	162.10	158.30	167.70	159.10
156.40	154.10	162.20	157.30	166.80	159.30
155.50	154.90	163.50	157.10	167.70	159.60
156.50	155.40	163.70	158.00	168.90	158.90
157.30	150.00	163.40	157.70	169.20	159.80
157.00	156.00	164.00	158.00	169.00	159.00
156.80	156.30	163.60	158.50	169.40	159.90
157.70	155.90	164.40	158.70	169.40	159.20

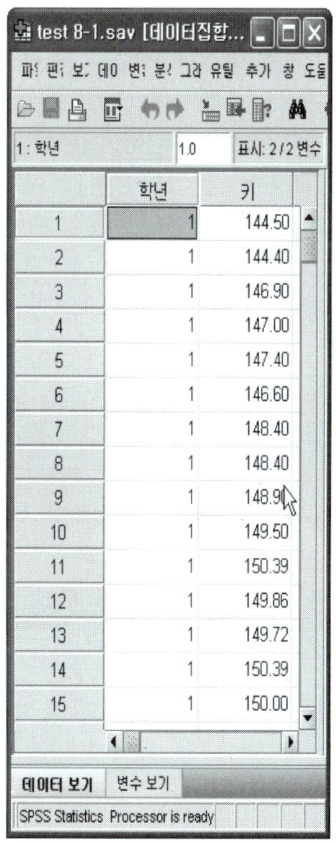

1) 분석을 위해 필요한 자료를 입력한다.

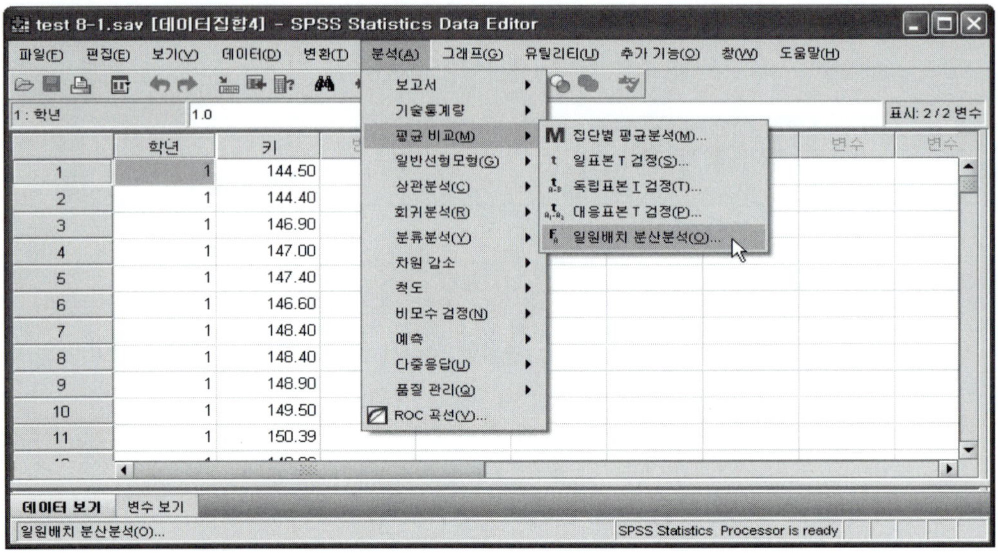

2) [분석] -[평균비교] - [일원배치 분산분석]을 선택한다.

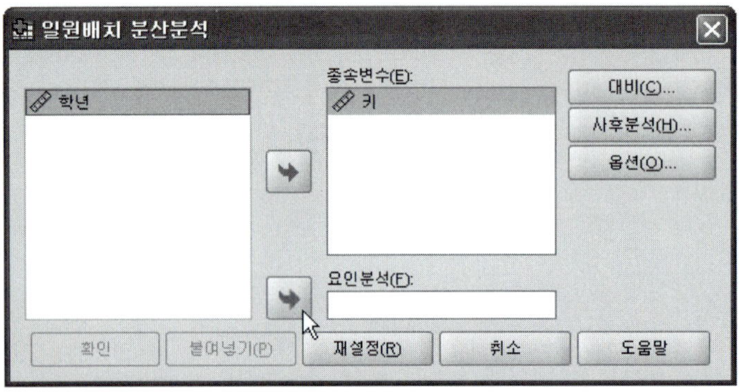

3) 분석에 필요한 변수를 선택하고 [→]를 눌러 각각 종속변수와 요인분석란으로 옮긴다.

[키] → 종속변수

[학년] → 요인분석

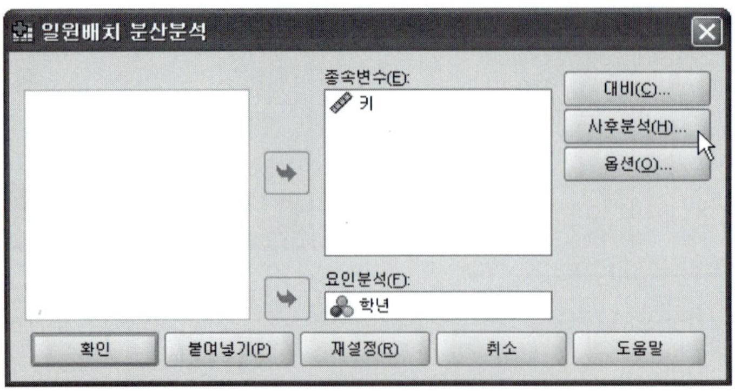

4) [사후분석(H)...]을 누른다.

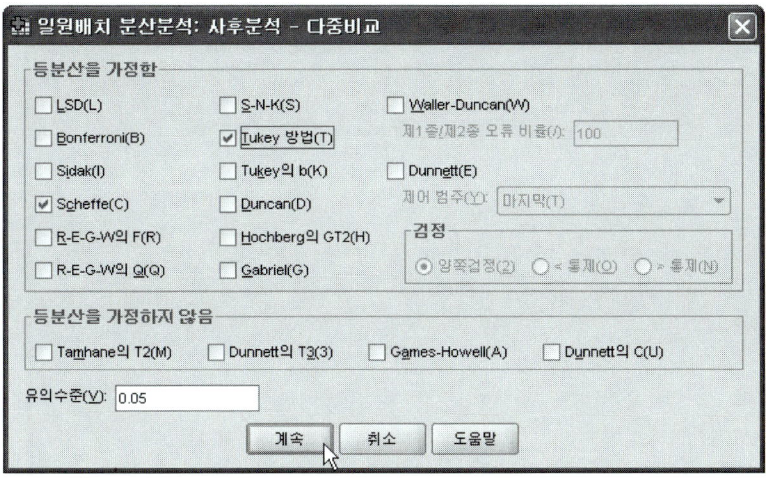

5) Scheffé(C), Tukey(T)를 선택하고 [계속]을 누른다.

분산분석

키

	제곱합	df	평균 제곱	거짓	유의확률
집단-간	1799.544	2	899.772	12.206	.000
집단-내	13489.932	183	73.715		
합계	15289.476	185			

사후검정

다중 비교

종속 변수:키

	(I) 학년	(J) 학년	평균차(I-J)	표준 오차 오류	유의확률	95% 신뢰구간 하한값	95% 신뢰구간 상한값
Tukey HSD	중1	중2	-5.09629*	1.54205	.003	-8.7401	-1.4525
		중3	-7.45306*	1.54205	.000	-11.0968	-3.8093
	중2	중1	5.09629*	1.54205	.003	1.4525	8.7401
		중3	-2.35677	1.54205	.280	-6.0005	1.2870
	중3	중1	7.45306*	1.54205	.000	3.8093	11.0968
		중2	2.35677	1.54205	.280	-1.2870	6.0005
Scheffe	중1	중2	-5.09629*	1.54205	.005	-8.9019	-1.2906
		중3	-7.45306*	1.54205	.000	-11.2587	-3.6474
	중2	중1	5.09629*	1.54205	.005	1.2906	8.9019
		중3	-2.35677	1.54205	.313	-6.1624	1.4489
	중3	중1	7.45306*	1.54205	.000	3.6474	11.2587
		중2	2.35677	1.54205	.313	-1.4489	6.1624

*. 평균차는 0.05 수준에서 유의합니다.

6) 일원배치 분산분석은 집단간과 집단내로 나누어져 있다.
분산분석에서 유의확률은 F-검정의 유의수준을 나타낸다. 유의수준(α)을 0.05로 설정하였을 때 0.05보다 작으면 하나 이상의 집단이 다른 집단과 차이가 있는 것이고, 0.05보다 크면 차이가 있지 않는 것이다.

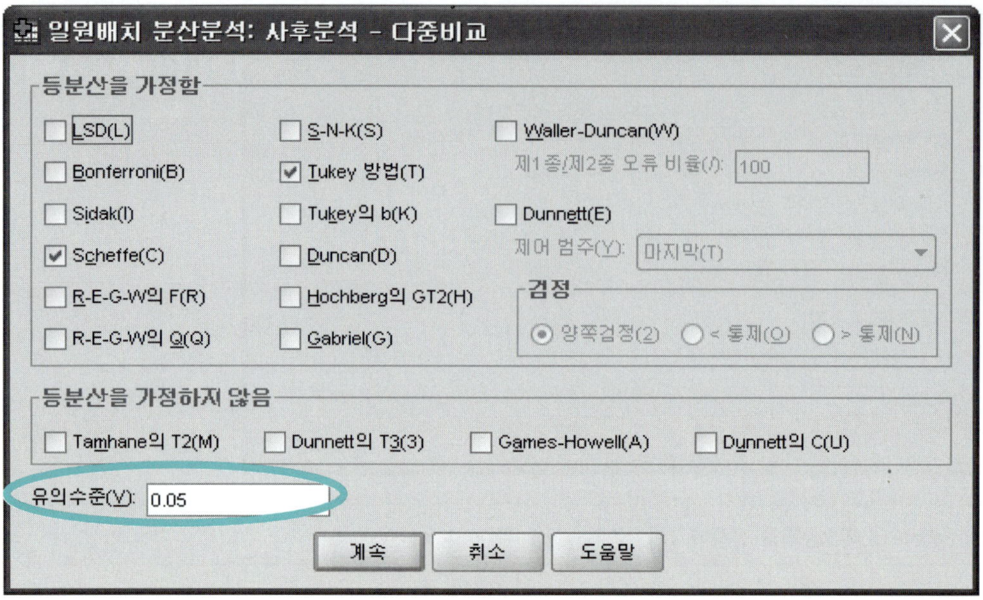

- 유의수준은 [일원배치 분산분석 : 사후분석 - 다중비교] 대화상자의 하단의 유의수준에서 확인할 수 있다.
- 이 분석에서는 유의확률이 0.000으로 0.05보다 작으므로 집단별로 유의한 차이가 있는 것으로 나타났다.
- 집단 간 유의한 차이가 나왔을 경우 어떤 집단의 평균이 차이가 나는지를 알기 위해서는 사후검정을 해야 한다.
- Tukey 방법의 결과를 살펴보면 중 1과 중 2 사이에 0.003, 중 1과 중 3 사이에 0.000 유의한 차이가 있고, Scheffe 방법의 결과를 살펴보면 중 1과 중 2 사이에 0.005, 중 1과 중 3 사이에 0.000의 유의한 차이가 있는 것으로 나타났다. 따라서 중 1학년과 중 2학년, 중 1학년과 중 3학년 키의 평균값은 유의한 차이가 있다고 볼 수 있다.

8.4 이원분산분석(요인계획법)

이제까지는 한 개의 독립변수와 종속변수 간의 관계를 검정하는 일원분산분석에 대해서 알아보았다. 그러나 실제로는 하나의 독립변수보다는 둘 이상의 독립변수에 따른 종속변수와의 관계를 검정하는 것에 더 많은 관심을 갖는 경우가 많다. 일원분산분석은 독립변수가 하나이고 양적인 종속변수가 하나일 때 집단 간 차이가 있는 가를 검정하기 위하여 사용된다. 그러나 독립변수가 2개인 경우에는 독립변수마다 일원분산분석을 각각 실시하는 것이 아니라 이원분산분석을 실시한다. 이와 같이 둘 이상의 독립변수와 종속변수 간의 관계에 관해 분석하는 것을 이원분산분석(two-way analysis of variance)이라고 하며, 독립변수가 3개인 경우에는 삼원분산분석(three-way analysis of variance)이라고 한다.

이원분산분석(two-way analysis of variance)은 일원분산분석에서 설명한 분산분석에서 설명한 분산분석의 기본원리와 동일하며, 종속변수에 대한 모집단 분포가 정규분포이어야 하고, 집단 간의 모집단의 분산이 같아야 하는 등분산가정을 충족시켜야 시행될 수 있다. 이원분산분석은 독립변수가 2개일 때, 각 독립변수의 영향이 있는가(주효과)와 두 독립변수의 상호작용(상호작용효과)이 존재하는지를 검정할 수 있다는 장점이 있다. 여기서 주효과(main effect)는 한 독립변수의 종속변수에 미치는 영향에 관한 것이며, 상호작용효과(interaction effect)는 다른 독립변수가 달라짐에 따라 한 독립변수가 종속변수에 미치는 영향(효과)이다.

이원분산분석에는 두 요인의 주효과만을 보는 랜덤완전블럭계획법과 두 요인과 상호작용을 볼 수 있는 교차설계(요인실험, 요인계획법)로 나누어질 수 있다. 본 교재에서는 교차설계를 위주로 설명을 하겠다.

8.4.1 이원분산분석의 개념

이원분산분석은 독립변수가 2개일 경우 종속변수의 분산의 원인이 어디에 있는지를 밝힘으로써 독립변수의 영향을 알 수 있다. 예를 들면, 스트레스를 해소하는 방법(A)과 연령(B)이 스트레스 정도(종속변수)에 영향을 주는가에 대한 연구나 보건교육 방법과 보상방법이 스트레스 점수에 주는 영향을 주는지에 대한 연구를 들 수 있다. 첫 번째 연구에서 독립변수는 스트레스를 해소하는 방법(A)과 연령(B)이며, 스트레스 정도는 종속변수가 된다. 두 독립변수의 영향이 있는가를 분석할 수 있을뿐더러 두 독립변수의 상호작용이 종속변수에 영향을 주는지도 분석할 수 있다. 두 번째 연구에서도 독립변수는 보건교육 방법(A)과 보상방법(B)이 독립변수가 되며, 스트레스 점수가 종속변수가 된다. 이러한 실험을 그림으로 표현하면 다음과 같다.

주로 스트레스를 해소하는 방법(A)

		흡연	음주	쇼핑	게임
연령 (B)	20세 미만				
	20~29				
	30~39				
	40~49				

8.4.2 이원분산분석의 논리

스트레스를 해소하는 방법과 연령에 의하여 얻은 스트레스 점수는 X_{ijk}는 공식 8.4.1과 같다.

$$X_{ijk} = \mu + \alpha_j + \beta_k + \gamma_{jk} + e_{ijk}$$

X_{ijk} : 독립변수 A의 j수준과 독립변수 B의 k수준의 영향을 받은 A번째 피험자의 종속변수

μ : 전체 평균

α_j : 독립변수(스트레스 해소방법) A의 효과

β_k : 독립변수(연령) B의 효과

r_{jk} : 두 독립변수 A, B의 상호작용 효과

e_{ijk} : 개인의 차이

(공식 8.4.1)

스트레스 점수 X_{ijk}는 전체 평균과 그가 속한 집단에 따른 스트레스 해소방법인 A 독립변수 j수준의 효과와 연령인 B 독립변수 k수준의 효과, 그리고 A,B 두 독립변수의 상호작용 효(A*B)와 개인의 오차점수로 구성되어 과와 개인의 오차점수로 구성되어 있다. 이를 실제 연구에서의 통계치로 표현하면 공식 (8.4.2)와 같다.

$$X_{ijk} = \overline{X}_{...} + (\overline{X}_{.j.} - \overline{X}_{...}) + (\overline{X}_{..k} - \overline{X}_{...}) + (\overline{X}_{.jk} - \overline{X}_{.j.} - \overline{X}_{..k} + \overline{X}_{...}) + (X_{ijk} - \overline{X}_{.jk})$$

$\overline{X}_{...}$: 전체 평균

$\overline{X}_{.j.}$: A 독립변수 j 수준의 평균

$\overline{X}_{..k}$: B 독립변수 k수준의 평균

$\overline{X}_{.jk}$: A 독립변수 j수준, B 독립변수 k수준

(공식 8.4.2)

공식 (8.4.2)에 의한 개인의 점수 X_{ijk}를 구성하는 점수들의 기호를 쉽게 이해하기 위해서 다음 <표 8.4.1>을 보면 다음과 같다.

표 8.4.1 편차제곱합의 자료

요인A / 요인B	A_1	A_2		A_j		A_J	$X_{..k}$
B_1	$X_{.11}$	$X_{.21}$	....	$X_{.j1}$	....	$X_{.J1}$	$X_{..1}$
B_2	$X_{.12}$	$X_{.22}$		$X_{.j2}$		$X_{.J2}$	$X_{..2}$
	⋮		⋮		⋮		
	⋮		⋮		⋮		
B_k	$X_{.1k}$	$X_{.2k}$	....	X_{ijk}	....	X_{ijk}	$X_{..k}$
$X_{.j.}$	$X_{.1.}$	$X_{.2.}$		$X_{.j.}$	:	$X_{.j.}$	$X_{...}$

그러므로 $(\overline{X}_{.j.} - \overline{X}_{...})$는 피험자가 A 독립변수의 j수준에 소속되어 있으므로 얻는 효과이며, $(\overline{X}_{..k} - \overline{X}_{...})$는 피험자가 B 독립변수의 k 수준에 소속되어 있으므로 얻는 효과를 의미한다. $(\overline{X}_{.jk} - \overline{X}_{.j.} - \overline{X}_{..k} + \overline{X}_{...})$는 A 독립변수 j수준과 B 독립변수 k수준에 있음으로 해서 얻는 두 변수의 상호작용 효과이고 $(X_{ijk} - X_{.jk})$는 개인이 지니는 개인차 혹은 개인의 오차로 해석할 수 있다. 그러므로 공식 (8.4.2)에 의하여 총편차는 A 독립변수에 의한 효과, B 독립변수에 의한 효과, A,B두 독립변수의 상호작용에 의한 효과, 그리고 개인차로 구성되어 있으며 공식 8.4.2와 같다.

$$X_{ijk}-\overline{X}_{...}=(\overline{X}_{.j.}-\overline{X}_{...})+(\overline{X}_{..k}-\overline{X}_{...})+(\overline{X}_{.jk}-\overline{X}_{.j.}-\overline{X}_{..k}+\overline{X})+(X_{ijk}-\overline{X}_{.jk})$$

(공식 8.4.3)

만약, A 독립변수의 영향이 크다면 $(\overline{X}_{.j.}-\overline{X}_{...})$의 변량이 클 것이고, B 독립변수의 영향이 크다면 $(\overline{X}_{..k}-\overline{X}_{...})$의 변량이 클 것이며, 상호작용이 크다면 $(\overline{X}_{.jk}-\overline{X}_{.j.}-\overline{X}_{..k}+\overline{X}_{...})$의 변량이 클 것이다. 이원분산분석에 따른 개인점수의 총편차(총변동량)는 다음과 같이 설명할 수 있다.

총편차(총변동량)	=	A 변수에 의한 편차	+	B 변수에 의한 편차	+	AB 상호작용에 의한 편차	+	집단내 혹은 개인편차
SST	=	SSA	+	SSB	+	$SSAB$	+	SSE

이원분산분석에서 변동량(분산)의 원인을 알기 위해서는 총편차가 A 변수, B 변수, 혹은 상호작용, 그리고 집단내, 즉 개인에 의한 차이인지를 분석하여야 한다. 그러므로 위 선형모형에 의한 요인에 따라 편차의 합을 계산하면 된다. 그러나 편차의 합은 항상 0이므로 편차를 제곱하여 더한 값을 가지고 각 변수에 의한 영향을 분석할 수 있다.

총편차의 제곱합, 즉 연구에 참여한 모든 피험자의 총편차의 제곱합(SST: sum of square total deviation)인 총변동량에 의하여 계산된다.

$$SST = \sum_k \sum_j \sum_i (X_{ijk} - \overline{X}_{...})^2$$

A 독립변수에 의한 편차제곱합(SSA), B 독립변수에 의한 편차제곱합(SSB), A와 B 두 독립변수의 상호작용에 의한 편차제곱합($SSAB$)은 다음과 같다.

$$SSA = \sum_k \sum_j \sum_i (\overline{X}_{.j.} - \overline{X}_{...})^2$$

$$SSB = \sum_k \sum_j \sum_i (\overline{X}_{..k} - \overline{X}_{...})^2$$

$$SSAB = \sum_k \sum_j \sum_i (\overline{X}_{.jk} - \overline{X}_{.j.} - \overline{X}_{..k} + \overline{X}_{...})^2$$

그리고 집단 j, k 내에서의 집단 내 효과, 즉 개인에 의한 편차의 제곱합은 다음과 같다

$$SSE = \sum_k \sum_j \sum_i (X_{ijk} - \overline{X}_{.jk})^2$$

(공식 8.4.5)

이원분산분석에 의한 총편차의 제곱합도 일원분산분석에서의 증명과 같이 A 독립변수에 의한 편차제곱합, B 독립변수에 의한 편차제곱합, A, B 두 독립변수 상호작용에 의한 편차제곱합, 그리고 개인점수 편차제곱합의 합으로 이루어진다.

$$SST = SSA + SSB + SSAB + SSE$$

각 편차의 제곱합을 그에 해당되는 자유도로 나눈 값이 평균제곱(MS : Mean Square)이 되며 각 독립변수에 대한 F 통계값은 각 독립변수에 해당하는 평균제곱을 집단내 평균제곱(MSE)으로 나눈 값이 된다. 지금까지 설명한 이원분산분석의 절차를 요약하여 만든 이원분산 분석표(ANOVA table)는 표 8.4.2와 같다.

표 8.4.2 이원분산분석표

분산원	제곱합	자유도	제곱평균	$F = V.R.$	η^2
A	SSA	$J-1$	$SSA/J-1 = MSA$	MSA/MSE	SSA/SST
B	SSB	$K-1$	$SSB/K-1 = MSB$	MSB/MSE	SSB/SST
AB	$SSAB$	$(J-1)(K-1)$	$SSAB/(J-1)(K-1) = MSAB$	$MSAB/MSE$	$SSAB/SST$
집단내	SSE	$IJK - JK = N - JK$	$SSE/(N-JK) = MSE$		
총변동량	SST	$IJK - 1 = N - 1$			

J는 A 독립변수의 수준, K는 B 독립변수의 수준 수로 A 독립변수의 J 수준과 B 독립변수의 K 수준에 모두 동일하게 I명이 있으므로 전체 피험자 N은 $IJK(N = IJK)$명이 된다. 그러므로 총편차제곱에 해당되는 자유도는 $N-1$로, 오차에 해당되는 자유도는 $N-JK$로 대치될 수 있다.

이원분산분석에서, A, B를 주효과(main effect), 그리고 AB를 상호작용효과(interaction effect)라 한다.

보기 8.4.1. 보건교육사는 음주에 대한 잘못된 지식을 바로잡고 올바를 지식을 증가시키기 위하여 보건교육을 세 가지 방법과 두 가지의 보상제도를 실시하였다. 보건교육 방법과 보상에 따라 음주에 대한 지식에 영향을 미치는지 알아보기 위하여 18명의 대상자들을 각 집단에 무선 할당하여 각기 다른 보건교육 방법과 보상방법을 달리하여 음주지식을 실시한 결과 20점 만점 중 표 8.4.3과 같은 결과를 얻었다.

표 8.4.3 보건교육 방법과 보상방법에 따른 음주지식 점수

방법 / 보상	전통적	시청각	컴퓨터	계
사탕	7 7 8 $A_1B_1 = 22$	7 8 8 $A_2B_1 = 23$	8 8 9 $A_3B_1 = 25$	$B_1 = 70$
칭찬	8 8 10 $A_1B_2 = 26$	8 9 10 $A_2B_2 = 27$	12 15 16 $A_2B_3 = 43$	$B_2 = 96$
계	A_1=48	$A_2 = 50$	$A_3 = 68$	$G = 166$

이원분산분석의 SST와 SSA를 계산하는 공식은 일원분산분석의 SST와 SSA를 계산하는 공식과 동일하며, SSB 계산공식은 SSA와 논리적으로 유사하다.

에 따른 음주지식의 차이가 있는지, 학생들에게 보상해 주는 방법에 따라 차이가 있는지, 그리고 보건교육 방법과 보상방법의 상호작용이 있는지를 검정하기 위하여 18명의 초등학교 3학년 학생들을 각 집단에 무선할당하여 각기 다른 보건교육 방법과 보상방법을 달리한 음주지식 검사를 실시한 결과 20점 만점 중 표 8.4.3과 같은 결과를 얻었다.

각 효과를 검정하기 위한 서술적 그리고 통계적 영가설과 대립가설은 다음과 같다.

단계 1 : 가설

보건교육 방법 효과(A)

서술적 가설

H_0 : 보건교육 방법에 따라 집단 간의 음주지식 차이가 없다.

보건교육 방법의 효과가 없다.

H_A : 보건교육 방법에 따라 집단 간의 음주지식 차이가 있다.

보건교육 방법의 효과가 있다.

통계적 가설

$H_0: \mu_j = \mu_{j'}\ ;\ \alpha_j = 0$

$H_A: \mu_j \neq \mu_{j'}\ ;\ \alpha_j \neq 0$

보상효과(B)

서술적 가설

H_0 : 보상방법에 따라 집단 간의 음주지식 차이가 없다. 보상방법의 효과가 없다

H_A : 보상방법에 따라 집단 간의 음주지식 차이가 없다. 보상방법의 효과가 있다.

통계적 가설

$H_0: \mu_k = \mu_{k'}\ ;\ \beta_k = 0$

$H_A: \mu_k \neq \mu_{k'}\ ;\beta_k \neq 0$

상호작용효과(A*B)

서술적 가설

H_0 : 보건교육 방법과 보상의 상호작용 효과가 없다.

H_A : 보건교육 방법과 보상의 상호작용 효과가 있다.

통계적 가설

$H_0: \gamma_{jk} = 0$

$H_A : \gamma_{jk} \neq 0$

단계 2 : 유의수준 및 기각역

유의수준(α)을 정한다 (5%와 1%를 많이 사용). $\alpha = 0.05$

세 가지 가설을 검증하기 위한 F값의 임계영역을 찾는다.

F 비의 임계영역을 찾기 위해 MSA, MSB, $MSAB$와 MSE(F 비의 분자·분모)의 자유도를 구한다.

$$df_t = N - 1 = 30 - 1 = 29$$

$$df_A = j - 1 = 3 - 1 = 2$$

$$df_B = k - 1 = 2 - 1 = 1$$

$$df_{AB} = (j-1)(k-1) = (3-1)\times(2-1) = 2$$

$$df_E = N - JK = 18 - (3\times 2) = 12$$

이 자료의 F_A 비는 $df = 2,12$을 갖는다. $df = 2,12$인 F 비의 95% 의 유의수준은 3.89이다. 즉 보건교육 방법(A)의 H_0가 참일 경우에는 F 비는 3.89보다 작은 수를 갖는다.

F_A 기각역 : $\alpha = 0.05$(95% 신뢰수준일 때) $F \geq 3.89$

$\alpha = 0.01$(99% 신뢰수준일 때) $F \geq 6.93$

F_B 비와 F_{AB} 비도 F_A 비와 같은 방법으로 F_B 자유도($df = 1,12$), F_{AB} 자유도($df = 2,12$)에 따라 기각역을 결정한다.

F_B 기각역 : $\alpha = 0.05$(95% 신뢰수준일 때) $F \geq 4.75$

$\alpha = 0.01$(99% 신뢰수준일 때) $F \geq 9.33$

F_{AB} 기각역 : $\alpha = 0.05$(95% 신뢰수준일 때) $F \geq 3.89$

$\alpha = 0.01$(99% 신뢰수준일 때) $F \geq 6.93$

단계 3 : 검정통계량 계산

보건교육 방법, 보상방법, 두 변수의 상호작용, 집단 내 개인오차의 편차제곱합을 계산하기 위한 2요인 설계의 기호체계는 다음과 같다.

G= 실험에서 얻은 모든 점수들의 전체합
N= 전체 실험에서 점수들의 전체 개수 $= njk$
j= 요인 A의 수준 개수
k= 요인 B의 수준 개수
n= 각 처지조건($A \times B$행렬의 각 조합) 내의 점수 개수

$$\sum X^2 = \sum_k \sum_j \sum_i X_{ijk}^2 = 7^2 + 7^2 + 8^2 + \ldots\ldots + 12^2 + 15^2 + 16^2 = 1646$$

$$\frac{G^2}{N} = \frac{166^2}{16} = 1530.889$$

$$\sum \frac{A^2}{nk} = \sum \frac{X_{.j.}{}^2}{n \times k} = \frac{48^2}{6} + \frac{50^2}{6} + \frac{68^2}{6} = 1571.333$$

$$\sum \frac{B^2}{nj} = \sum \frac{X_{..k}{}^2}{n \times j} = \frac{70^2}{9} + \frac{96^2}{9} = 1568.444$$

$$\sum \frac{AB^2}{n} = \sum_j \sum_k \frac{X_{.jk}{}^2}{I} = \frac{22^2}{3} + \frac{23^2}{3} + \frac{25^2}{3} + \frac{26^2}{3} + \frac{27^2}{3} + \frac{43^2}{3} = 1630.667$$

SST, SSA, SSB, $SSAB$, SSE는 다음과 같다.

$$SST = \sum X^2 - \frac{G^2}{N} = 1646 - 1530.889 = 115.111$$

$$SSTr = \frac{AB^2}{n} - \frac{G^2}{N} = 1630.667 - 1530.889 = 99.778$$

$$SSA = \sum \frac{A^2}{nk} - \frac{G^2}{N} = 1571.333 - 1530.889 = 40.444$$

$$SSB = \sum \frac{B^2}{nj} - \frac{G^2}{N} = 1568.444 - 1530.889 = 37.555$$

$$SST = SSTr + SSE$$

$$SSTr = SSA + SSB + SSAB$$

$$SSAB = SSTr - SSA - SSB$$

$$SSAB = 99.778 - 40.444 - 37.555 = 21.779$$

$$SSE = SST - SSTr = 115.111 - 99.778 = 15.333$$

계산된 편차제곱합(SST : Sum of Square)을 해당되는 자유도로 나눈 것이 평균제곱

(MST : Mean Square)이 된다. 보건교육 방법에 해당되는 자유도는 보건교육 방법이 3종류이므로 2가 되고, 보상방법에 대한 자유도는 1이며, 상호작용에 대한 자유도는 2가 된다. 그러므로 각 효과에 대한 제곱평균은 다음과 같다.

$$MSA = 40.444/2 = 20.222$$

$$MSB = 37.555/1 = 37.555$$

$$MSAB = 21.779/2 = 10.890$$

$$MSE = 15.333/12 = 1.278$$

F 검정통계량 값은 각 효과의 제곱평균을 집단 내 평균제곱(MSE)의 1.278로 나누므로 다음과 같다.

$$F_A = 20.222/1.278 = 15.823$$

$$F_B = 37.555/1.278 = 29.386$$

$$F_{AB} = 10.890/1.278 = 8.521$$

보건교육 방법과 보상방법에 의한 음주지식의 실험 결과에 대한 이원분산 분석표는 표 8.4.3과 같다.

표 8.4.3 보건교육 방법과 보상여부에 따른 음주지식의 분산분석표

분산원	제곱합	자유도	제곱평균	F	η^2
보건교육 방법	40.444	2	20.222	15.823	.351
보상	37.555	1	37.555	29.386	.326
보건교육 방법×보상	21.779	2	10.890	8.521	.189
집단 내	15.333	12	1.278		
총	115.111	17			

단계 4 : 통계적 결정

표 8.4.3의 분산분석표에 의하면 보건교육 방법 효과(A)에 대한 F 통계값 15.823은 부록의 F 분포표에 의한 유의수준 .05와 집단간 자유도 2, 집단내 자유도 12인 F 기각값 3.89보다 크므로 영가설을 기각한다.

보상효과(B)에 대하여도 F의 검정통계량이 29.386으로 이는 F 기각값 보다 크므로 유의수준 .05에서 영가설을 기각한다.

보건교육 방법(A)과 보상효과(B)에 대해서도 F의 검정통계량이 8.521로 이는 F 기각값 3.89보다 크므로 유의수준 .05에서 영가설을 기각한다.

단계 5 : 결론

통계적 결정에서 모두 영가설을 기각하므로 "유의수준 .05에서 보건교육 방법에 따라 음주지식은 같지 않다"고 결론짓는다. 보상효과도 마찬가지로 "유의수준 .05에서 보상여부에 따라서 음주지식은 다르다"고 결론 짓는다. 보건교육 방법과 보상방법의 상호작용도

"유의수준 .05에서 보건교육 방법과 보상방법의 상호작용이 있다"로 결론짓는다.

이같이 이원분산분석에서는 보건교육 방법과 보상방법과 같은 주효과에 대해서도 검증을 할 수 있을 뿐만 아니라 상호작용에 대해서도 검증을 할 수 있다. η(에타)계수는 상관계수 R과 유사한 것으로 η^2은 R^2으로 해석된다. η^2는 각각 독립변수, 상호작용 효과가 전체 변화량에서 어느 정도의 비율을 차지하느냐를 계산하므로 보건교육 방법에 따라서는 음주지식 변화량이 .351, 보상여부는 .326, 그리고 상호작용이 .189임을 나타내고 있다. 현대 통계학에서는 F 통계값에 의한 영가설의 기각 여부도 중요하지만 η^2에 의미를 부여하고 있다.

[8-2] 이원배치 분산분석

컴퓨터 활용하기

3가지 치료 방법에 따른 환자의 무릎 관절 움직임 정도

성별	치료방법	움직임 정도
1	1	30
1	1	35
1	1	40
1	1	40
1	1	45
1	2	15
1	2	20
1	2	25
1	2	25
1	2	25
1	3	20
1	3	25
1	3	25
1	3	30
1	3	30
2	1	25
2	1	25
2	1	30
2	1	35
2	1	40
2	2	30
2	2	30
2	2	35
2	2	40
2	2	40
2	3	25
2	3	35
2	3	35
2	3	35
2	3	40

다음 자료는 반월판 제거 수술 후 세 가지 방법(청각 되먹임, 근육자극, 냉치료)의 치료 후 무릎관절 움직임 정도를 측정한 값이다. 성별과 치료방법에 따라 차이가 있는지, 유의한 차이가 있을 경우 어느 집단과 차이가 있는지 검정해 보자.

- 성별 : 남-1, 여-2
- 치료방법 : 청각 되먹임-1, 근육자극-2, 냉치료-3

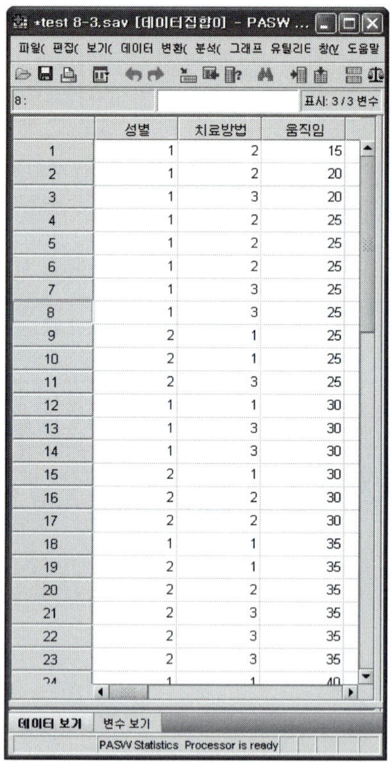

	성별	치료방법	움직임
1	1	2	15
2	1	2	20
3	1	3	20
4	1	2	25
5	1	2	25
6	1	2	25
7	1	3	25
8	1	3	25
9	2	1	25
10	2	1	25
11	2	3	25
12	1	1	30
13	1	3	30
14	1	3	30
15	2	1	30
16	2	2	30
17	2	2	30
18	1	1	35
19	2	1	35
20	2	2	35
21	2	3	35
22	2	3	35
23	2	3	35

1) 분석에 필요한 자료를 입력한다.

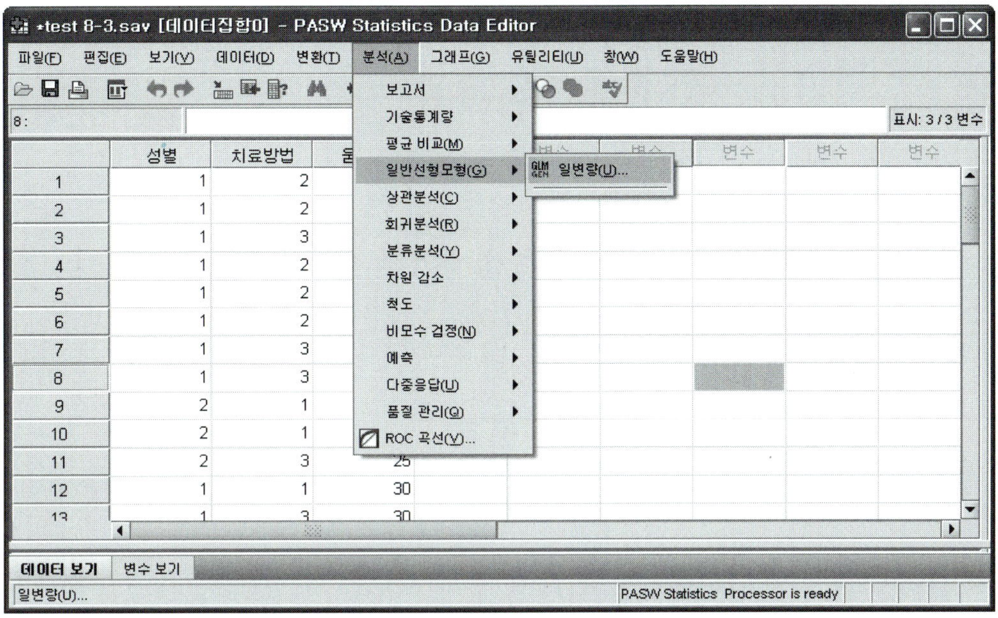

2) [분석] – [일반선형모형] – [일변량]을 선택한다.

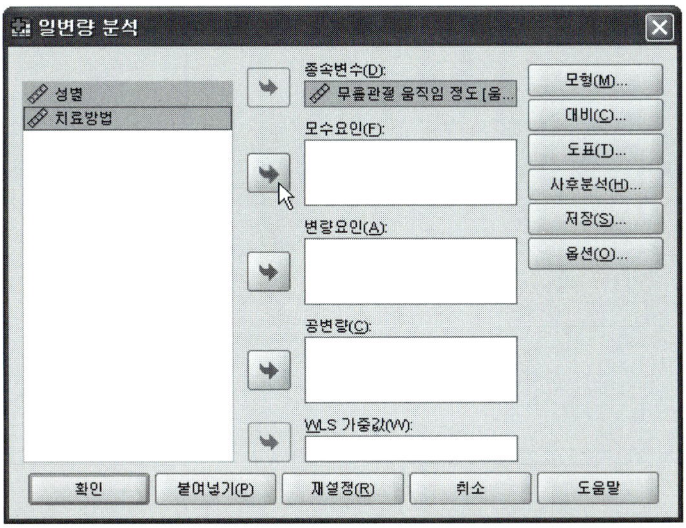

3) 분석에 필요한 독립변수와 종속변수를 각각 선택하고 [→]을 눌러 '움직임' 변수는 [종속변수]란으로 '성별', '치료방법' 변수는 [모수요인]란으로 이동한다.

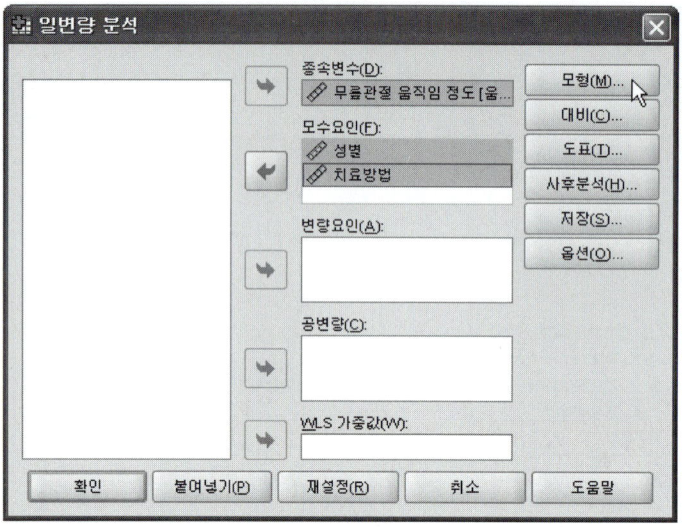

4) 선택된 변수를 확인하고 모형(M)... 을 누른다.

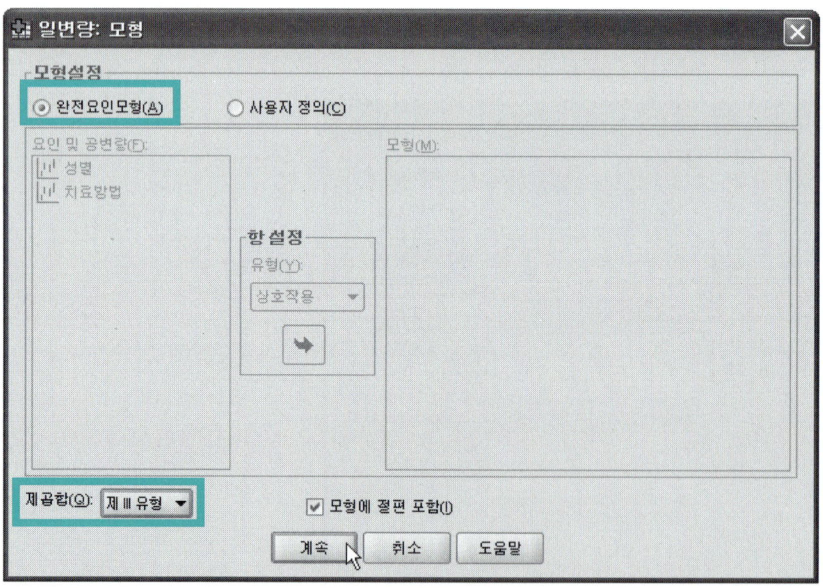

5) [일변량: 모형] 대화상자에서 모형설정은 '완전요인모형', 제곱합은 '제III유형'으로 선택한 후 계속 을 누른다.

- 완전요인모형 : 분석결과에서 두 처치변수의 주효과, 상호작용 효과 및 절편이 포함된다.

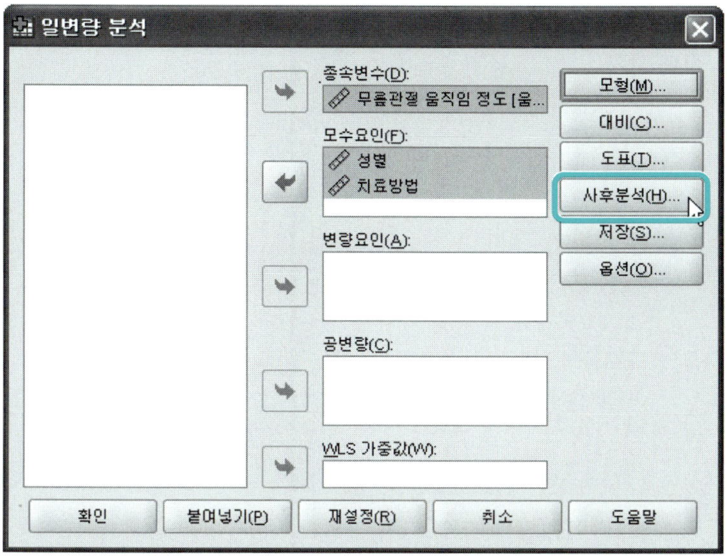

6) 사후분석(H)... 을 누른다.

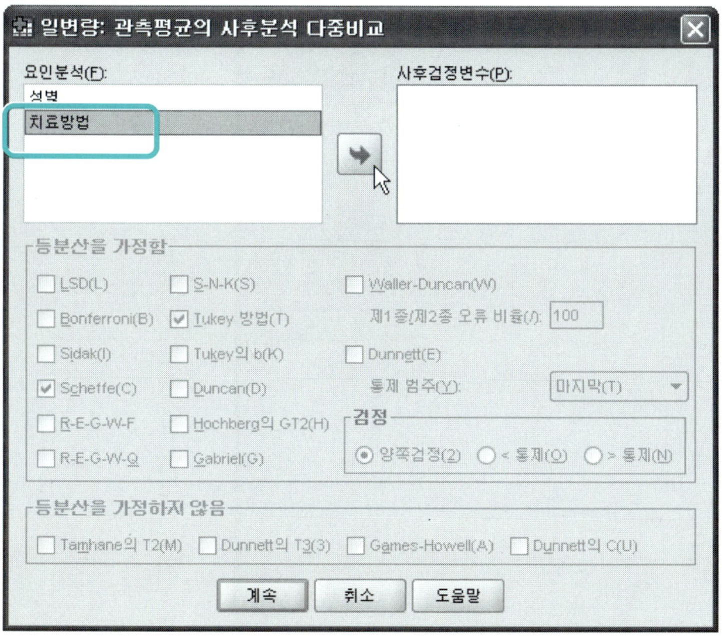

7) [요인분석]란에서 '사후검정변수'로 사용할 변수를 선택하고 ➡ 을 눌러 [사후검정변수]란으로 이동한다.

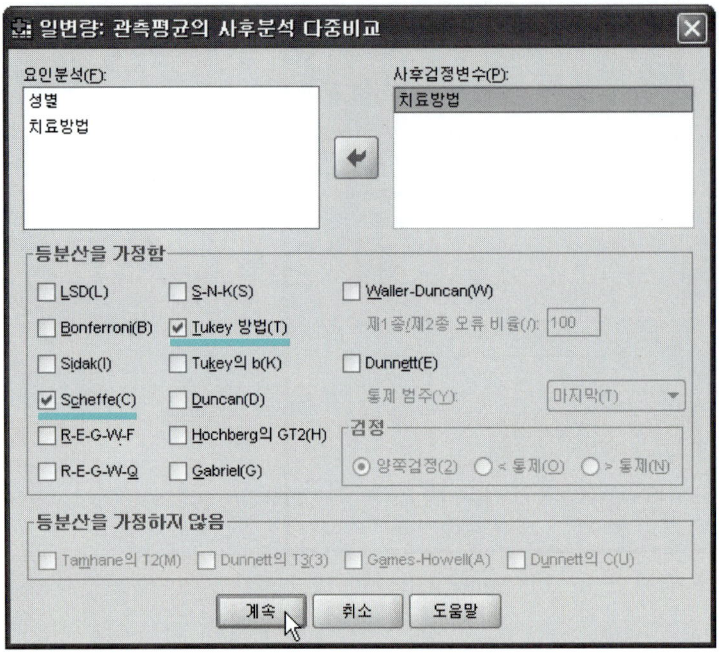

8) [scheffe]와 [Tukey의 방법]을 선택한 후 계속 을 누른다.

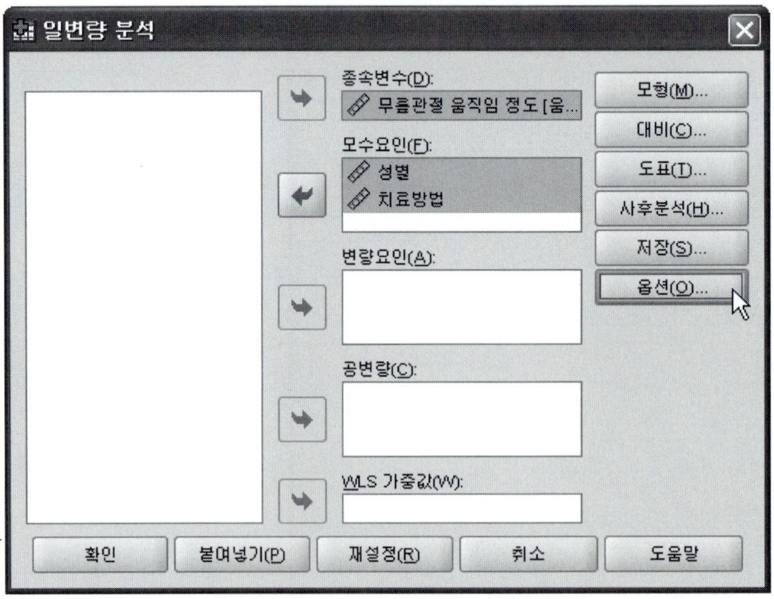

9) 옵션(O)... 을 누른다.

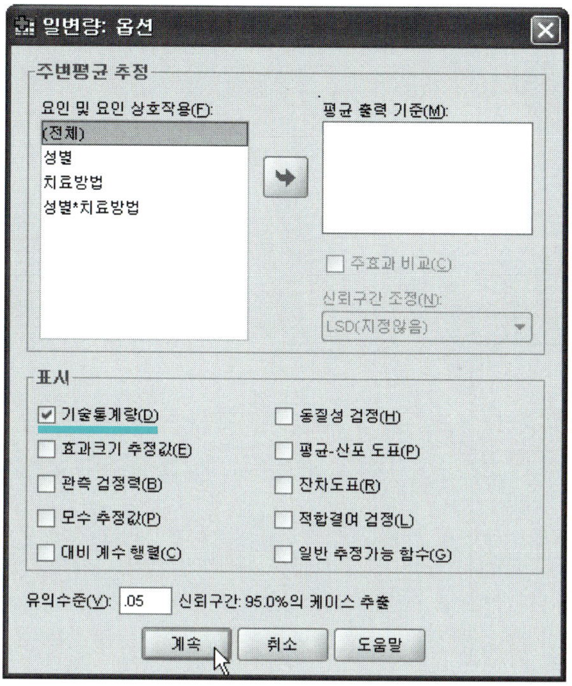

10) [표시]영역에 [기술통계량]을 선택하고 계속 을 누른다.

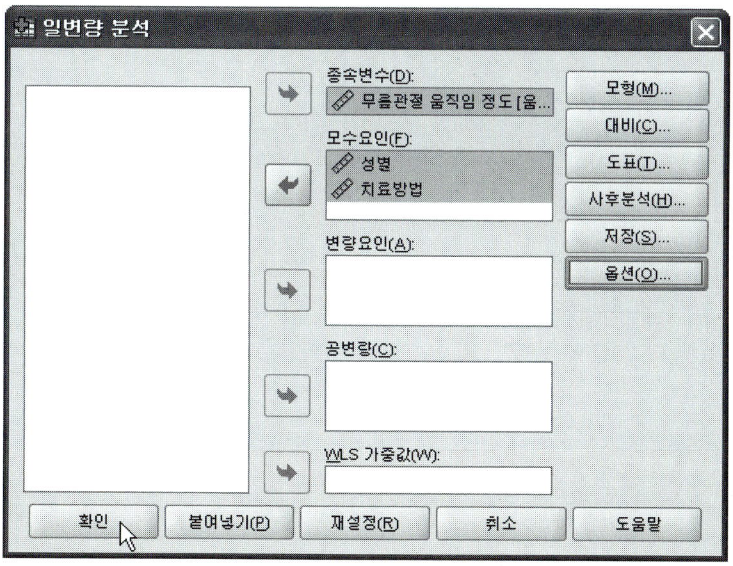

11) 확인 을 누른다.

개체-간 요인

		변수값 설명	N
성별	1	남자	15
	2	여자	15
치료방법	1	청각-되먹임 치료	10
	2	근육자극	10
	3	냉치료	10

기술통계량

종속 변수:무릎관절 움직임 정도

성별	치료방법	평균	표준 오차 편차	N
남자	청각-되먹임 치료	38.00	5.701	5
	근육자극	22.00	4.472	5
	냉치료	26.00	4.183	5
	합계	28.67	8.338	15
여자	청각-되먹임 치료	31.00	6.519	5
	근육자극	35.00	5.000	5
	냉치료	34.00	5.477	5
	합계	33.33	5.563	15
합계	청각-되먹임 치료	34.50	6.852	10
	근육자극	28.50	8.182	10
	냉치료	30.00	6.236	10
	합계	31.00	7.358	30

개체-간 효과 검정

종속 변수:무릎관절 움직임 정도

소스	제 III 유형 제곱합	자유도	평균 제곱	F	유의확률
수정 모형	900.000[a]	5	180.000	6.448	.001
절편	28830.000	1	28830.000	1032.716	.000
성별	163.333	1	163.333	5.851	.024
치료방법	195.000	2	97.500	3.493	.047
성별 * 치료방법	541.667	2	270.833	9.701	.001
오류	670.000	24	27.917		
합계	30400.000	30			
수정 합계	1570.000	29			

a. R 제곱 = .573 (수정된 R 제곱 = .484)

12) 결과를 확인한다.

- 개체-간 요인 : 성별과 치료방법에 따른 자료의 수를 나타낸다.
- 기술통계량 : 성별과 치료방법에 다른 각 셀들의 평균과 표준편차 및 각 셀에 해당하는 자료수를 나타낸다.
- 개체-간 효과검정

① 성별과 치료방법 간의 상호작용효과는 F = 9.701, 유의확률은 0.001로 성별과 치료방법 간에 유의한 상호작용 효과가 있는 것으로 나타났다.

② 성별의 주효과를 보면 F = 5.851, 유의확률이 0.024로 성별에 다른 무릎관절의 움직임에는 유의미한 차이가 있는 것으로 나타났다.

③ 치료방법의 주효과를 보면 F = 3.493, 유의확률이 0.047로 치료방법에 따른 무릎관절의 움직임이 유의미한 차이가 있는 것으로 나타났다.

다중 비교

종속 변수:무릎관절 움직임 정도

	(I) 치료방법	(J) 치료방법	평균차(I-J)	표준 오차 오류	유의확률	95% 신뢰구간 하한값	95% 신뢰구간 상한값
Tukey HSD	청각-되먹임 치료	근육자극	6.00*	2.363	.046	.10	11.90
		냉치료	4.50	2.363	.159	-1.40	10.40
	근육자극	청각-되먹임 치료	-6.00*	2.363	.046	-11.90	-.10
		냉치료	-1.50	2.363	.803	-7.40	4.40
	냉치료	청각-되먹임 치료	-4.50	2.363	.159	-10.40	1.40
		근육자극	1.50	2.363	.803	-4.40	7.40
Scheffe	청각-되먹임 치료	근육자극	6.00	2.363	.058	-.16	12.16
		냉치료	4.50	2.363	.185	-1.66	10.66
	근육자극	청각-되먹임 치료	-6.00	2.363	.058	-12.16	.16
		냉치료	-1.50	2.363	.819	-7.66	4.66
	냉치료	청각-되먹임 치료	-4.50	2.363	.185	-10.66	1.66
		근육자극	1.50	2.363	.819	-4.66	7.66

관측평균을 기준으로 합니다.
오류 조건은 평균 제곱(오류) = 27.917입니다.

*. 평균차는 .05 수준에서 유의합니다.

- 사후검증 - 다중비교
  - Tukey HSD의 결과 청각-되먹임 치료방법과 근육자극 치료방법의 유의확률이 0.046으로 두 가지 치료방법 사이에 유의한 차이가 있는 것으로 나타났다. 그러나 Scheffe 방법은 Tukey 방법보다 보다 보수적이므로 유의미한 차이가 나타나지 않았다.

연습문제

※ 다음 문제를 분산분석 가설검정을 세워서 모평균의 차이에 대해 결론을 내리며, 각 검정의 유의수준 α는 0.05로 한다. 각각 평균의 유의한 차이점을 검정하려면 Tukey's HSD를 사용해라.

8.1 Szádóczky 등은 주기적(SAD)인 우울증 환자, 비주기적(non-SAD) 우울증 환자, 그리고 정상인을 대상으로 H항우울제 결합 부위에 대한 조사를 실시하였다. 우리가 측정한 변수들 가운데 하나는 혈소판에 대한 H-항우울제의 결합 부위의 밀도이다. 집단별 차이가 나는지 검정하라.

SAD(n=17)	Non-SAD(n=8)	Control(n=6)
634	771	1067
585	546	1176
520	552	1040
525	557	1218
693	976	942
660	204	845
520	807	
573	526	
731		
788		
736		
1007		
846		
701		
584		
867		
691		

8.2 Druml의 연구목적은 정맥 안에 주입된 젖산염 제거에서 호흡성 알칼로시스의 충돌을 조사하는 것이다. 신경 질병을 가지고 있고, 환기장치를 이용하여 치료를 받는 8명의 환자를 대상으로 했다. 혈장 젖산염 농축 측정은 무작위로 선출하여 실시했는데 하나는 정상적인 환기를 하는 경우이고, 또 다른 경우는 호흡성 알칼로시스가 발생되는 과도한 환기를 하는 경우이다. 젖산염 제거는 5분 내에 1kg의 체중당 1mmol의 L-젖산을 주입한 후 평가를 실시하였다. 각 경우의 피검자들에게 주입한 지 90분 후의 혈장 수치는 다음과 같다. 위 효과에 따라 혈장 젖산염 수치는 정상 환기인 경우와 과도한 환기인 경우가 다르다고 할 수 있는가? $\alpha = 0.05$이다.

subject	Normoventilation	Hyperventilation
1	1.3	2.8
2	1.4	2.0
3	1.2	1.7
4	1.1	2.7
5	1.8	2.1
6	1.4	1.8
7	1.3	2.0
8	1.9	2.8

8.3 McConvile 등은 Torette's 장애를 가진 환자(할로페러돌이 충분하게 조절해 주지 못하는)에게 있어서 니코틴 껌(니코틴 2mg 포함) 한 조각을 씹는 것이 안면경련 횟수에 어떤 효과를 미치는지 연구하였다. 다음은 4가지 상황에서의 안면경련 횟수이다. 위의 결과를 가지고 4가지의 상황에서 안면경련의 횟수는 다르다고 할 수 있는가? $\alpha = 0.01$이다.

		Number of ties during 30- minute period		
			After end of chewing	
patient	baseline	Gum chewing	0-30 min	30-60 min
1	249	108	93	59
2	1095	593	600	861
3	83	27	32	61
4	569	363	342	312
5	368	141	167	180
6	326	134	144	158
7	324	126	312	260
8	95	41	63	71
9	413	365	282	321
10	332	293	525	455

8.4 정신병 환자에게 동기유발의 5가지 방법을 비교 평가하였다. 초기 동기유발 수준에 따라 환자들을 나누었으며 각 수준에 있는 환자들은 다섯 가지 방법을 무작위로 할당하였다. 실험기간 말에 환자에게 배정된 치료방법을 모르는 정신학자, 심리학자, 간호사 그리고 사회학자로 구성된 팀이 이들을 평가하였다. 이 팀은 환자들의 동기 수준을 점수로 매겼다. 다음은 그 결과이다. 이 자료에 의해 각 방법에 따라 점수 차이가 난다고 결론지을 수 있겠는가? α = 0.05이다.

Level of initial motivation	Remotivation method				
	A	B	C	D	F
Nil	58	68	60	68	64
Very low	62	70	65	80	69
Low	67	78	68	81	70
Average	70	81	70	89	74

8.5 수행과 자극의 수준과의 관계는 자극의 정도가 적당할 때 수행이 가장 좋다고 한다. 자극이 너무 낮으면 하고 있는 일에 관심이 없어 수행도가 낮아지고, 자극이 너무 높으면 몹시 걱정이 되어 수행도가 떨어지게 된다. 다음 자료는 각성수준과 난이도에 따른 수행측정치에 대한 자료이다.

		각성수준			
		매우 낮음	낮음	중간	높음
난이도	쉬움	10 11	16 14	20 18	15 12
		12 10	16 15	19 21	14 13
		8 12	13 12	19 16	13 14
		8 10	15 14	21 20	16 14
	어려움	5 8	12 11	9 9	5 4
		6 4	13 14	8 7	4 3
		4 6	10 13	10 11	3 4
		5 5	12 11	9 8	6 5

1) 각 처치조건에 대한 수행의 평균수준을 그래프로 그려라.

2) 이원분산분석을 사용하여 자료를 추정하라.

3) 일의 난이도에 대한 주효과를 설명하라.

4) 난이도와 자극 간의 상호작용을 설명하라.

Chapter 9

상관분석과 회귀분석

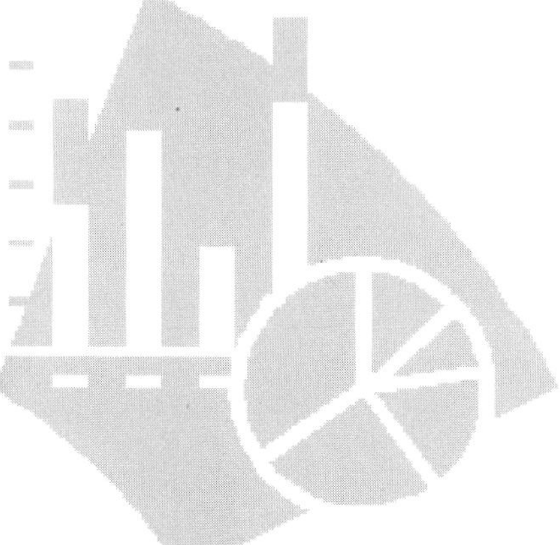

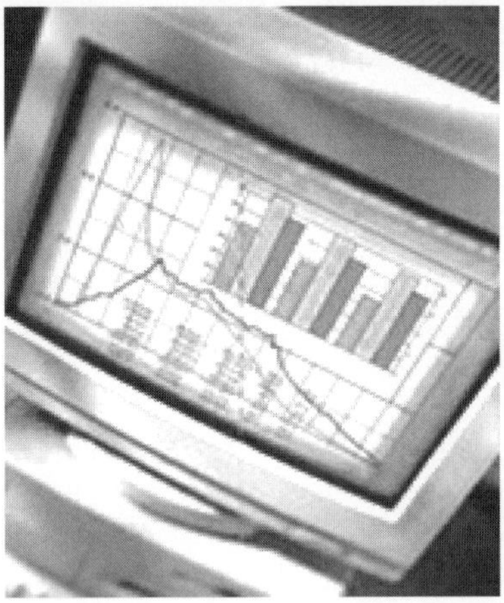

Statistics

9.1 상관분석

9.2 회귀분석

제 9 장 상관분석과 회귀분석

연구자가 모집단에 대한 두 변수들 간의 관계에 대해 알고 싶을 때가 있다. 이러한 변수들 사이의 관계를 분석하기 위하여 상관분석과 회귀분석의 방법을 이용할 수 있다. 이 두 통계기법들은 서로 어느 정도 관련이 있지만 실제로 사용되는 목적은 다르다.

상관분석은 변수들 간의 관계의 강도를 측정하는 것이다. 독립변수와 종속변수를 구분하지 않기 때문에 한 변수가 다른 변수에 영향을 주었는지 알 수가 없으며 그저 관련이 있는지 없는지 만을 결정할 수 있다. 자료들 간의 연관성을 찾기 위해서는 적절한 통계적 검정을 통하여 관계의 강도를 나타내는 상관계수(correlation coefficient)를 계산해야 한다. 그 결과는 -1과 +1 사이의 숫자로 나타나게 된다. 숫자가 -1에 가까울수록, 자료들 간에는 부적 상관성(negative correlation)이 강하다고 할 수 있으며, 숫자가 +1에 가까울수록 정적 상관성(positive correlation)이 강하다고 할 수 있다. 그러나 상관분석은 한 변수가 다른 변수의 변화에 따라 얼마만큼 변화하는가에 대한 정보는 제공하지 못한다. 단지 두 변수 간의 선형관계가 정적관계(positive relationship) 또는 부적관계(negative relationship)인지 아니면 관계가 없는지에 대해서만 설명을 해줄 뿐이다. 상관관계를 분석하는 예로 몸무게와 키, 높은 굽을 착용한 기간과 균형지수, 총가구수입과 의료비 지출 등이 있다.

회귀분석은 변수들 간의 관계를 파악하는데 유용하며, 독립변수와 종속변수를 구분하기 때문에 독립변수를 통하여 종속변수의 값을 예측(predict) 또는 추정(estimate)할 수 있다. 즉 회귀분석은 독립변수들의 변화에 따라 종속변수가 어떻게 변화하는지를 예측하기 위하여 그 관계를 함수관계로 나타내는 방법이다.

9.1 상관분석(Correlation analysis)

상관계수(Correlation coefficient)

상관성 설계를 위한 통계적 검정에는 여러 가지가 있지만 가장 많이 사용되는 피어슨의 상관계수(Pearson correlation coefficient)만을 언급하겠다. 피어슨 상관계수를 이용하려면 두 변수가 등간/비율척도이어야 한다. 피어슨 상관계수는 두 변수 간의 직선관계의 정도와 방향을 측정한다. 즉 두 변수 간의 관계를 수치로 나타내기 때문에 두 변수의 관련성을 파악할 수 있다.

상관계수는 확률변수 x의 증감에 따른 확률변수 y의 증감의 방향과 정도에 대한 측도로, 두 변수 간의 선형관계의 정도를 측정하는 척도이며, 모집단의 상관계수는 그리스 문자 ρ로 표본의 상관계수는 문자 r로 나타낸다. 표본의 상관계수는 다음과 같이 계산된다. 즉 상관계수란 두 변수(x,y) 간의 공분산(covariance)을 각각의 표준편차로 나눈 값이다. 공분산(covariance)은 두 확률변수 x와 y가 각각의 평균을 중심으로 하여 같은 방향으로의 변화정도를 의미한다. 상관계수(correlation coefficient)는 상관관계계수라고 부르며, 공분산에 각 확률변수의 표준편차를 나누어 줌으로써 변수의 척도와 무관한 값을 구한 것이다.

$$r = \frac{x\text{와 } y\text{가 함께 변하는 정도}}{x\text{와 } y\text{가 따로 변하는 정도}} = \frac{x\text{와 } y\text{의 공변량}}{x\text{와 } y\text{의 변량}} = \frac{SS_{xy}}{\sqrt{SS_x SS_y}}$$

$$SS_{xy} = \sum(x_i - \bar{x})(y_i - \bar{y}) = \sum x_i y_i - (\sum x_i)(\sum y_i)/n \qquad \text{(공식 9.1.1)}$$

$$SS_x = \sum(x_i - \bar{x})^2 = \sum x_i^2 - (\sum x_i)^2/n$$

$$SS_y = \sum(y_i - \bar{y})^2 = \sum y_i^2 - (\sum y_i)^2/n$$

$$-1 \le r \le +1$$

상관계수는 항상 -1에서 +1 사이의 값을 갖는다. 상관계수 값이 -1 또는 +1에 가까울수록 두 변수 간의 관계가 매우 높다는 것을 의미한다. 만약 상관계수가 0이면, 두 변수는 선형적으로 전혀 관계가 없음을 의미한다. 그림 9.1.1은 상관계수 값에 따른 산점도의 모양을 보여 준다. 만약 상관계수가 +이면, 두 변수 간의 정(positive)적인 상관관계가 있음을 의미한다. 정적상관(positive correlation)은 두 변수가 같은 방향으로 움직임을 의미한다. 한 변수값이 증가하면 다른 변수값도 따라서 증가한다. 만약 상관계수가 -이면, 한 변수값이 증가하면 다른 변수값은 감소하는 부(negative)적 상관관계를 의미한다. 예를 들면, 사람들의 키와 몸무게는 정적 상관성이 있으며, 흡연량과 기대여명 사이에는 부적 상관성이 있을 것이다. 상관계수가 -1 또는 1이면, 두 변수는 완전한 종속관계이다. 즉 x를 알면 y를 알 수 있다.

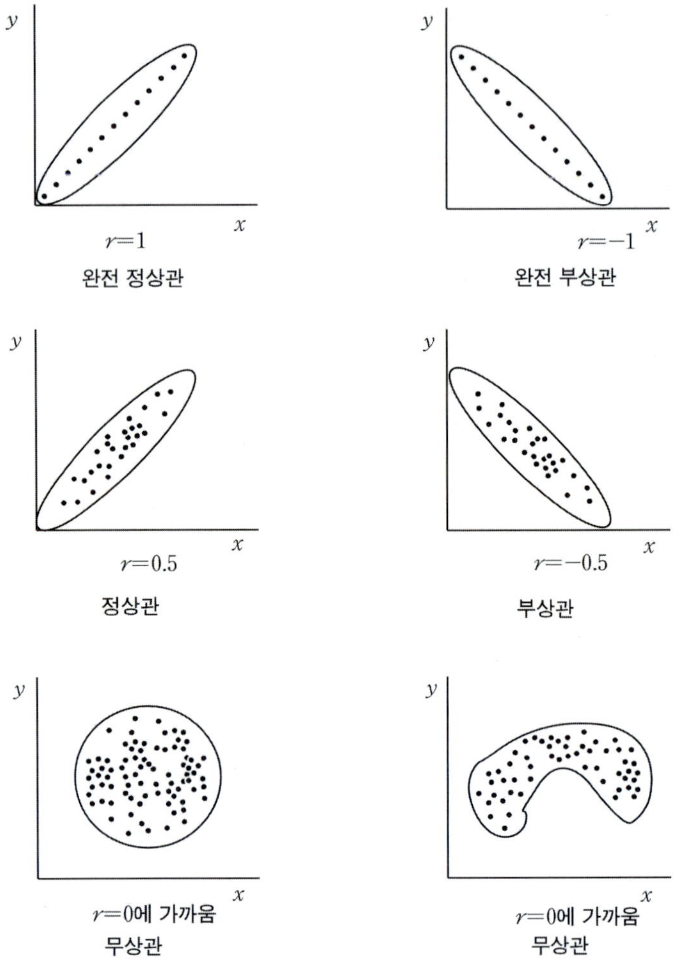

그림 9.1.1

상관계수 해석 방법

상관계수로부터 상관관계의 강약을 판단하는 기준은 학자마다 다르나 일반적인 기준은 다음과 같다.

$0.8 \le |r|$ → 강한 상관 있음

$0.6 \le |r| < 0.8$ → 상관 있음

$0.4 \le |r| < 0.6$ → 약한 상관 있음

$|r| < 0.4$ → 거의 상관 있음

보기 9.1.1. A 대학교에 재학 중인 10명의 4학년생을 선택하여 그들의 입학성적(100점 만점)과 평점(4점 만점)과의 관계를 조사한 결과이다. 상관계수를 구해보자.

	1	2	3	4	5	6	7	8	9	10
입학성적(x)	90	60	70	95	80	73	69	89	78	92
평점(y)	3.5	2.5	3.0	3.7	3.7	2.7	2.0	3.3	3.0	4.0

산점도로 나타내면 다음과 같다.

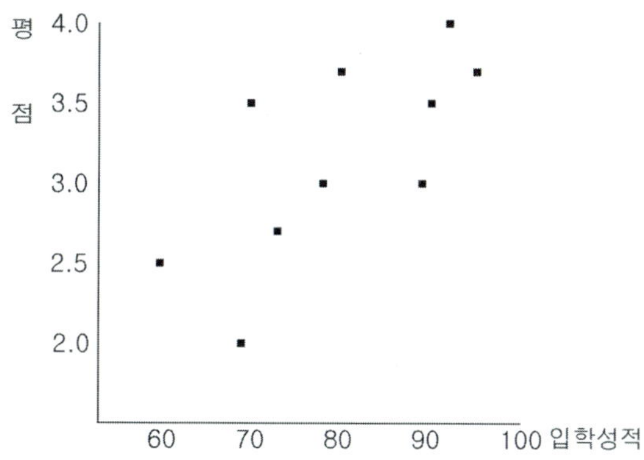

위의 산점도를 보면 입학성적과 평점과는 정적선형상관관계(positive linear correlation)가 있음을 보여준다. 그러나 두 변수 간의 관계가 어느 정도인지는 알 수가 없다. (공식 9.1.1.)을 이용하여 상관계수를 구해 보면,

x_i	y_i	x_i^2	y_i^2	x_iy_i
90	3.5	8,100	12.25	315
60	2.5	3,600	6.25	150
70	3.0	4,900	9.00	210
95	3.7	9,025	13.69	351.5
80	3.7	6,400	13.69	296
73	2.7	5,329	7.29	197.1
69	2.0	4,761	4.00	138
89	3.3	7,921	10.89	293.7
78	3.0	6,084	9.00	234
92	4.0	8,464	16.00	368
$\sum$ 796	31.4	64,584	102.06	2553.3

$$SS_{xy} = 2553.3 - (796)(31.4)/10 = 2553.3 - 2499.44 = 53.86$$

$$SS_{xx} = 64584 - (796)^2/10 = 64584 - 63361.6 = 1222.4$$

$$SS_{yy} = 102.06 - (31.4)^2/10 = 102.06 - 98.596 = 3.464$$

따라서 상관계수는 다음과 같다.

$$r = \frac{SS_{xy}}{\sqrt{SS_{xx}SS_{yy}}} = \frac{53.86}{\sqrt{(1222.4)(3.464)}} = \frac{53.86}{65.072} = 0.8277 = 0.828$$

결론적으로 입학성적과 학점은 매우 정적인 관계가 있음을 알 수 있다.

9.2 회귀분석(Regression analysis)

9.2.1 회귀분석의 개념

영국의 보건통계학자인 갈톤(Francis Galton: 1822~1911)이 아버지와 아들의 신장에 대한 관계를 알아보기 위한 연구에서 처음으로 제안한 것이 회귀분석이다. 갈톤은 아버지와 아들의 신장에 대한 관계가 완전히 비례하지 않으며, 키기 큰 아버지의 아들은 아버지보다 작아지는 경향이 있고, 키가 작은 아버지의 아들은 아버지보다 커지는 경향이 있음을 알게 되었다. 갈톤은 아버지와 아들의 키는 전체 키의 평균에 회귀하려는 경향이 있다는 함수관계를 회귀(regression)라는 용어로 사용하였으며, 이처럼 키의 회귀관계를 나타내는 직선을 회귀직선이라 부르게 되었다.

회귀분석은 독립변수들과 종속변수와의 선형결합관계를 유도해내 줌으로써 일상생활에서나 어떤 연구를 할 때 서로 다른 변수들이 어떤 관계를 가지고 있는지를 규명해야 할 경우가 있다. 이와 같이 변수와 변수 사이의 관계를 규명하고자 할 때 사용되는 통계기법 중의 하나가 회귀분석(regression analysis)이다. 회귀분석에서는 먼저 변수들 간의 관계를 나타내는 타당한 수학적 모형을 설정하고, 변수들의 측정값을 이용하여 그 모형을 추정한 다음 추정한 모형에 의해 변수들 간의 관계를 설명하든지 혹은 예측하며 다음과 같은 정보를 제공해 준다.

① 독립변수와 종속변수간의 상관관계, 즉 상호관련성 여부를 알려준다.

② 상관관계가 있다면 이러한 관계가 어느 정도 되는지를 알려준다. 즉, 관계의 크기와 유의도를 알려 준다.

③ 독립변수와 종속변수 간 관계의 성격을 알려준다. 즉, 두 변수가 양의 방향으로 관련되어 있는가 또는 음의 방향으로 관련되어 있는가를 알려준다.

회귀분석이 필요한 다음의 예를 살펴보자.

① 연령이 증가함에 따라 체중이 증가하는 경향이 있는데, 두 변수 간에는 어떤 관계가 있을까?

② 어느 생산 공장에서 생산량과 온도와 압력이 어떤 관계인가를 알고자 한다.

위에서 보는 바와 같이, 서로 관계를 가지고 있는 변수 간에는 다른 변수에 영향을 주는 변수도 있고, 다른 변수에 영향을 받는 변수도 있다. 이때 영향을 받는 변수를 **종속변수**(dependent variable)라 하고, 영향을 주는 변수를 **독립변수**(independent variable)라 한다. 종속변수의 변화는 독립변수의 변화로 설명될 수 있다는 의미에서 독립변수를 설명변수 혹은 원인변수를 결과변수라고도 한다. 위의 예를 독립변수와 종속변수로 구분하면 다음과 같다.

· 독립변수 : 연령　　　　　종속변수 : 체중
· 독립변수 : 온도, 압력　　종속변수 : 생산량

9.2.2 단순회귀분석과 중회귀분석

회귀모형 중에서 가장 간단한 것은, 하나의 독립변수와 하나의 종속변수 사이의 관계를 분석하는 것인데, 이를 단순회귀분석(simple regression analysis)이라고 한다. 앞에서 살펴본, 입학성적과 평점의 관계가 이에 해당한다. 이와는 달리 여러 독립변수들이 종속변수에 어떤 영향을 미치는 가를 파악해야 할 경우가 있다. 이런 경우를 중회귀분석(multiple regression analysis)이라 한다. 위의 생산량에 영향을 미치는 온도와 압력에 대한 관계분석이 이에 해당한다. 회귀분석에 의한 일련의 통계적 추정 및 검정의 과정은 단순회귀분석이나 중회귀분석이 기본적으로 동일하다. 그러므로 본 교재에서는 단순회귀분석을 중심으로 설명한다.

9.2.3 회귀모형

독립변수와 종속변수 간의 관계를 수식으로 나타낸 것을 회귀식이라 하는데, 이와 같은 회귀식의 형태를 일반화하여 나타낸 것을 회귀모형이라 한다. 두 변수 간의 관계는 여러 형태로 나타낼 수 있겠으나 가장 간단한 형태는 두 변수의 관계를 직선적인 비례관계로 보는 것이다. 대부분의 회귀분석에서는 종속변수(y)와 독립변수(x)의 관계를 1차식으로 나타낸다. 그 이유는 수학적으로 해석이 용이하기 때문이다. 그러나 두 변수 간의 관계가 반드시 직선적인 관계만 존재하는 것은 아니다. 따라서 이런 경우는 수학적인 조작을 통하여 1차식의 관계로 만들거나 아니면 좀 더 복잡한 비선형회귀분석을 이용하게 된다. 이러한 이유로 두 변수 간의 대략적인 함수관계를 알아보기 위하여 도표 상에 관측점을 그려보는데, 이를 산점도라고 한다.

표 9.2.1 회귀모형의 분류

종 류	설 명	모 형
단순회귀	독립변수가 하나이고 종속변수 y와의 관계가 직선	$y=\beta_0+\beta_1 x+\epsilon$
중회귀	독립변수가 2개 이상 $(x_1 x_2, \ldots x_k)$이고 y와의 관계가 1차선형 함수	$y=\beta_0+\beta_1 x_1+\beta_2 x_2+\ldots\ldots$ $+\beta_k x_k+\epsilon$
곡선회귀	독립변수가 하나이고 종속변수 y와의 관계가 2차곡선 이상	k차곡선 모형은 $y=\beta_0+\beta_1 x+\beta_2 x^2$ $+\ldots\ldots+\beta_k x^k+\epsilon$
다항회귀	중회귀와 곡선회귀를 합친 것	독립변수가 2개이고 2차 곡선인 경우 $y=\beta_0+\beta_1 x_1+\beta_2 x_2+\beta_{11} x_1^2$ $+\beta_{22} x_2^2+\beta_{12} x_1 x_2+\varepsilon$
비선형회귀	회귀계수들이 선형으로 표현되지 않는 경우, 이에 비하여 위의 네 가지 회귀모형을 선형회귀라 한다.	$y=\beta_0 \log(\beta_1 x_1)+\beta_2 \exp$ $(\beta_3 x_2)+\epsilon$

9.2.4 회귀분석의 기본가정

변수 x와 y간에 직선회귀모형(straight line regression model)을 적합시킬 경우에는 일반적으로 다음과 같은 가정이 전제조건을 이루고 있다.

(1) 변수 x와 y 사이에 존재하는 관련성은 주어진 x의 값에서 y의 기대값을 $\mu_{y|x}$라고 할 때 $\mu_{y|x} = \beta_0 + \beta_1 x$와 같은 선형식으로 적절히 표현될 수 있다.

(2) 주어진 x의 값에서 변수 y는 정규분포(normal distribution)를 하며, 평균은 $\mu_{y|x} = \beta_0 + \beta_1 x$로 x에 따라서 변하나, 분산은 x의 값에 관계없이 일정하다.

(3) 독립변수 x는 오차 없이 측정할 수 있는 수학변수(mathematical variable)이며, 종속변수 y는 측정오차를 수반하는 확률변수(random variable)이다. 또 y의 측정오차들은 서로 독립이다.

위의 가정 아래 단순회귀모형(simple regression model)을 표현하면 다음과 같다.

$$y_i = \beta_0 + \beta_i x_i + \epsilon_i$$

단, $y_i = i$번째 측정된 y의 값

β_0, β_1 = 모집단의 회귀계수

$x_i = i$번째 주어진 고정된 x의 값

$\epsilon_i = i$번째 측정된 y의 오차항으로 확률분포는 $N(0,\sigma)^2$이며, 다른 오차항과는 상관관계가 없다.

단순회귀분석(simple regression analysis)은 다음과 같이 하나의 독립변수와 종속변수와의

관계를 선형관계식으로 표시하고, 독립변수와 종속변수에 관한 관찰자료를 이용하여 모수를 추정하는 통계기법이다. 단순회귀모형에서 단순(simple)이란 말은 이 모형이 회귀계수로 볼 때 선형(linear in the regression coefficients)이고, 독립변수로 볼 때도 선형(linear in the independent variable)이며, 독립변수가 하나뿐이므로 이렇게 부른다. 또한 이것은 독립변수가 하나인 일차 모형(first order model)이라고도 부른다.

단순회귀모형의 표현에서 첨자 i을 빼고 종속변수의 값을 일반형으로 나타내면 다음과 같다.

$$y = \beta_0 + \beta_1 x + \epsilon$$

주어진 x에서 y의 기대값은 $\mu_{y|x} = \beta_0 + \beta_1 x$이므로 식은

$$y = \mu_{y|x} + \epsilon$$

으로 표현되며 오차항 $(\epsilon = y - \mu_{y|x})$의 분산을 σ^2이라 하면 확률변수 y와 ε(입실론)은 각각 다음의 분포를 가진다.

$$y \sim N(\mu_{y|x}, \sigma^2)$$

$$\epsilon \sim N(0, \sigma^2)$$

즉, $E(y) = \mu_{y|x}, E(\epsilon) = 0$이며,

분산(variance)은 $Var(y) = Var(\epsilon) = \sigma^2$이다.

또 두 번째 가정에서 y의 분산은 x의 값에 관계없이 일정하다. 이와 같은 가정을 등분산(homoscedastic)의 가정이라고 하며, 만약, y의 분산이 x의 값에 따라 달라진다면 이분산(heteroscedastic)의 성질을 가졌다고 한다.

위의 세 번째 가정에서 y의 측정오차들은 서로 독립이라고 하였는데 두 변수 간의 공분산(covariance)은

$Cov(\epsilon_i, \epsilon_j) = 0, i \neq j$이 성립되는 가정이다.

앞의 모형의 직선회귀를 다음과 같이 변경하여 대체모형으로 사용하는 경우도 있다.

$$\begin{aligned} y &= \beta_0 + \beta_1 x + \epsilon \\ &= (\beta_0 + \beta_1 \overline{x}) + \beta_1 (x - \overline{x}) + \epsilon \\ &= \beta_0' + \beta_1 (x - \overline{x}) + \epsilon \end{aligned}$$

위에서 $\beta_0 + \beta_1 \overline{x}$를 β_0'로 대치시킨 것이다.

9.2.5 회귀방정식의 도출과 성질

(1) 회귀직선(최소제곱직선)

표본자료(sample data)로부터 선형식을 추정하여 얻은 직선을 $\hat{y} = b_0 + b_1 x$라고 표시하며,, 이 직선은 추정된 회귀직선, 또는 간단히 회귀선이라고 한다.

여기에서 b_0, b_1, $\hat{y}$는 각각 β_0, β_1, $\mu_{y|x}$의 추정치(estimate)이다. 흔히 b_0을 표본회귀직선의 절편(intercept)이라 부르고, b_1을 기울기(slope)라고 부른다. b_0는 $\hat{y} = 0$에서 $\hat{y}$의 값이며, b_1은 x가 한 단위 증가할 때의 $\hat{y}$의 증가량을 나타내 준다.

임의표본추출에 의하여 n개의 자료 $(x_1, y_1), (x_2, y_2), \ldots, (x_n, y_n)$을 사용하여 회귀직선을 구하는 방법으로 가장 널리 사용되는 것은 최소제곱법(least square estimation)이다.

(2) 적합한 회귀직선의 성질

앞의 회귀직선에서 x 대신에 i번째 x의 값 x_i을 사용하면 $\hat{y}_i = b_0 + b_1 x_i$이 된다.

여기서 $\hat{y}_i$은 x_i에서의 기대값 $E(y_i)$의 추정치이다. x_i에서 측정된 y_i와 추정된 $\hat{y}_i$과의 차이 $e_i = y_i - \hat{y}_i$ 을 잔차(residual)라고 부른다. 이는 모형에 의하여 설명되지 못하는 부분을 반영하며 오차항 ϵ_i에 대한 추정값이 된다. 회귀계수를 추정하기 위하여 최소제곱추정법(least square estimation)을 사용하는데, 최소제곱추정법에 의한 직선의 적합이란 y_i에 대한 잔차의 제곱합인 SSE를 최소로하는 회귀계수의 추정량 b_0과 b_1 을 구하는 것이다.

$$SSE = \sum_{i=1}^{n} e_i^2 = \sum_{i=1}^{n} (y_i - b_0 - b_1 x_i)^2$$

그러면 잔차의 제곱합을 최소로 하는 회귀계수를 구하기 위하여 위의 식을 $\hat{\beta_0}$과 $\hat{\beta_1}$에 대하여 각각 편미분한 결과의 정규방정식은 다음과 같다.

$$b_0 n + b_1 \sum x_i = \sum y_i$$

$$b_0 \sum x_i + b_1 \sum x^{2_i} = \sum x_i y_i$$

위의 정규방정식을 보면 구하고자 하는 미지의 추정량이 두 개이고, 또한 방정식의 수가 둘이므로, 추정량의 도출이 항상 가능하다. 이 때, 앞의 추정량 b_0과 b_1을 모수 β_0와 β_1에 대한 최소제곱추정치(least square estimator ; LSE)라 한다.

b_0와 b_1가 최소제곱추정치일 경우 다음과 같은 몇 가지 성질이 성립한다.

① 잔차들의 합은 0(zero)이다.

$$\sum e_i = 0$$

② 잔차자승합의 합, $\sum e_i^2$은 최소가 된다.

③ 잔차들의 x_i에 의한 가중합(weighted sum)은 0이다.

$$\sum x_i e_i = 0$$

④ 잔차들의 yi에 의한 가중합은 0이다.

$$\sum y_i e_i = 0$$

⑤ 점 $(\overline{x}, \overline{y})$는 적합된 회귀선상에 있다.

(3) 회귀계수 구하기(직선모형)

$\hat{y} = b_0 + b_1 x$

기울기 : $b_1 = \dfrac{n\sum x_i y_i - (\sum x_i)(\sum y_i)}{\sum x_i^2 - (\sum x_1)^2} = \dfrac{\sum (x_i - \overline{x}) \sum (y_i - \overline{y})}{\sum (x_i - \overline{x})^2}$

절　편 : $b_0 = \dfrac{1}{n}(\sum y_i - b_i x_i) = \overline{y} - b_1 \overline{x}$

9.2.6 선형회귀를 위한 분산분석

우리는 지금까지 적합한 회귀선을 구하는 방법 및 회귀선의 성질을 살펴보았다. 그러나 회귀선만을 가지고는 관측점들이 회귀선 주위에 어떻게 분포되어 있으며, 회귀선이 이 점들을 어느 정도 잘 대변하여 주고 있는가를 알 수는 없다.

물론 산점도 위에 회귀선을 그려보아 대략 짐작할 수 있으나, 추정된 회귀선의 적합의 정도(precision)를 평가하기 위해서는 측도(measure)가 필요하다. 일반적으로 (1) 분산, (2) 결정계수, (3) 추정치의 표준오차 등을 많이 사용한다.

(1) 분산분석표의 작성

하나의 측정치 y_i와 y_i들의 평균치 $\overline{y}$와의 편차는 다음과 같이 둘로 나눌 수 있다.

$$(y_i - \overline{y}) = (y_i - \hat{y_i}) + (\hat{y_i} - \overline{y})$$

여기서 $y_i - \overline{y}$를 총편차라고 하고, $y_i - \hat{y_i}$은 잔차로서 회귀선에 의하여 설명되지 않는 편차이고, $\hat{y_i} - \overline{y}$는 회귀선에 의하여 설명되는 편차이다. 이 관계를 그림으로 나타내면 그림 9.2.1과 같다.

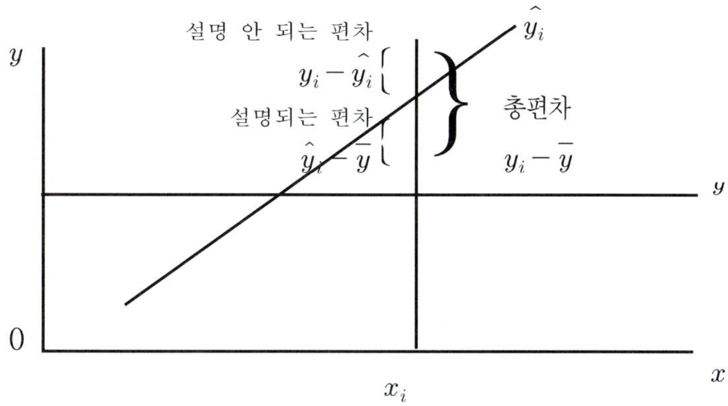

9.2.1 총편차의 구분

총편차의 제곱의 합

$$SS_{(y)} = \sum(y_i - \overline{y})^2$$

을 총변동(total variation)이라 부르고, $SS_{(y)}$를 총제곱합(total sum of squares)이라 부르기도 하며 SST로 표시한다. 총제곱합은 다음과 같이 둘로 나누어진다.

$$SST = SSR + SSE$$

(총변동) = (회귀선에 의해서 설명되는 변동) + (회귀선에 의해서 설명 안 되는 변동)

여기서 각각

$$SST = \sum(y_i - \overline{y})^2$$

$$SSR = \sum(\hat{y}_i - \overline{y})^2$$

$$SSE = \sum(y_i - \hat{y}_i)^2$$

으로 SSE는 잔차로 인한 제곱합(sum of squares due to residual errors)이라고 하며, SSR은 회귀에 의한 제곱합(sum of squares due to regression)이라고 한다.

SST, SSE, SSR의 자유도는 각각 $n-1$, $n-2$, 1이며, 다음과 같이 구해진다.

$$SST = \sum_i(\hat{y}_i - \overline{y})^2 = \sum_i y_i^2 - \frac{\sum y_i^2}{N}$$

$$SSR = \sum_i(\hat{y}_i - \overline{y})^2$$

$$= \sum_i[\overline{y} + b(x_i - \overline{x}) - \overline{y}]^2$$

$$= b^2\sum_i(x_i - \overline{x})^2$$

$$= [\frac{SS_{(xy)}}{SS_{(xx)}}]S_{(xy)} = \frac{[SS_{(xy)}]^2}{SS_{(xx)}}$$

$$SST = SSR + SSE$$

$$SSE = SST - SSR$$

위의 제곱합으로부터 분산분석표(analysis of variance table)가 다음과 같이 구해진다.

표 9.2.2 단순회귀의 분산분석표

요 인	제곱합	자유도	평균제곱	검정통계량 F	$F(\alpha)$
회 귀 잔 차	SSR SSE	1 $n-2$	$MSR = \frac{SSR}{1}$ $MSE = \frac{SSE}{n-2}$	$\frac{MSR}{MSE}$	$F_{(\alpha,\ 1,\ n-2)}$
총합	SST	$n-1$			

회귀직선이 유의한 정도는 SSR이 상대적으로 SSE보다 어느 정도 큰 값을 갖느냐이다. 여기서 검정통계량 F는 다음과 같이 자유도가 1과 $n-2$인 F 분포를 따른다.

$$F = \frac{MSR}{MSE} \sim F(1, n-2)$$

위에서 검정통계량 F 값이 크면 그만큼 SSR이 SSE에 비하여 크다는 것을 의미한다. 이는 회귀모형에 의한 추정값 $\hat{y}_i$이 y_i의 변동량의 상당한 부분을 설명해 주는 것으로서 모형이 적합하다는 뜻이다.

모형에 대한 유의성 검정을 위한 가설은 다음과 같이 설정할 수 있다.

$H_0 : \beta_1 = 0$ (모형이 필요없음)

$H_A : \beta_1 \neq 0$ (모형이 필요함)

가설의 검정은 검정통계량이 $F = MSR/MSE$으로 대립가설이 옳으면 $MSR > MSE$가 되어 F 값이 커질 것이다. 위의 가설에서 "H_A이 채택되면 회귀직선은 유의하다"라고 볼 수 있다. 이 F의 값이 어느 정도 커야 되는가에 대해서는 부록의 F-분포표를 이용하여 주어진 유의수준(level of significance) α와 자유도$(1, n-2)$를 이용하여 알아보면 된다. 다시 말하면 검정통계량의 값 F가 임계치의 $F(\alpha, 1, n-2)$ 값보다 크면 귀무가설 H_0을 기각할 수 있다.

(2) 결정계수

추정된 회귀모형이 얼마나 정확하게 y를 추측할 수 있는지를 이 절에서는 살펴보기로 하겠다. 좀 더 정확하게 표현할 경우 종속변수 y의 변동량을 독립변수 x의 변화에 따라 몇 %나 반영할 수 있느냐를 보는 것이다. 예를 들어, 몸무게는 키에 따라 달라진다고 할 때,

키 (x)가 몸무게 (y)의 변화폭을 어느 정도 설명해 주느냐이다. 만약, x의 변화가 y의 변화폭에 영향을 주는 비율이 클수록 x에 의해 추정된 회귀모형의 설명력은 높아진다. 이와 같이 추정된 회귀모형과 종속변수 y가 어느 정도 관련이 있는지를 나타내는 척도가 결정계수(coefficient of determination)이다.

결정계수(coefficient of determination) r^2은 총변동 중에서 회귀직선에 의하여 설명되는 비율이다.

$$r^2 = \frac{SSR}{SST} = 1 - \frac{SSE}{SST}$$

r^2을 결정계수(coefficient of determination)라고 부르며, r^2의 범위는 $0 \le r^2 \le 1$이다. 만약 모든 관측점들이 회귀선상에 위치한다면 $SSE = 0$이며 $r^2 = 1$이다. 이와 반대로 x와 y사이에 회귀관계가 전혀 없어서 추정된 회귀선의 기울기가 영이면 $\hat{y}_i = \bar{y}$가 성립되며, 이 경우에는 r^2의 값이 영이 된다. 그러나 일반적으로 r^2의 값은 0에서 1사이에 있으며, x와 y사이에 높은 상관관계가 있을수록 1에 가까워진다. 즉 r^2의 값이 0에 가까운 값을 가지는 회귀선은 쓸모가 없는 회귀선이고, 회귀분석의 의미가 없으며 r^2의 값이 큰 값을 가질수록 회귀선의 유용성이 높아진다. 결정계수는 총변동을 설명하는 데 있어서 회귀직선에 의하여 설명되는 변동이 기여하는 비율을 의미하므로 **결정계수를 회귀선의 기여율**이라고 부르기도 한다. 단순회귀모형에서 결정계수는 x와 y 사이의 상관계수(r)의 제곱과 같다.

(3) 추정치의 표준오차

회귀모형의 가정사항에서 e_i는 정규분포 $N(0, \sigma^2)$을 따른다. 여기서 σ^2을 알면 잔차의 특성이 밝혀진다. σ^2의 추정량은 잔차제곱합에 자유도를 나눈 평균잔차제곱합 MSE이다.

따라서 MSE의 제곱근은 추정치의 표준오차(standard error of estimate)이며, 다음과 같이 나타낸다.

$$
\begin{aligned}
S_{y,x} &= \sqrt{MSE} \text{ (추정의 표준오차)} \\
&= \sqrt{\frac{SSE}{n-2}} \\
&= \sqrt{\frac{\sum(y_i - \hat{y_i})^2}{n-2}} \\
&= \sqrt{\frac{(y_i - b_0 - b_1 x_i)^2}{n-2}}
\end{aligned}
$$

MSE가 σ^2의 불편추정치이므로, $S_{y,x}$는 σ의 추정치가 되며, 이 값은 작으면 작을수록 회귀선의 정도가 좋다고 볼 수 있다.

보기 9.2.1. 다음 자료는 A병원의 내원일수와 진료만족도에 관한 자료이다. 내원일수와 진료만족도 간의 상관계수를 구해보자.

	1	2	3	4	5	6	7	8	9	10	11	12	13	14	15	16
내원일수(x)	15	6	4	4	2	2	2	16	2	3	3	3	3	4	5	1
진료만족도(y)	5	4	3	3	1	2	3	5	5	4	2	1	3	3	5	2

회귀선을 구하는 방법은 계산과정이 복잡하므로 다음에서 제시되는 '컴퓨터 활용하기'에서 다루도록 하겠다.

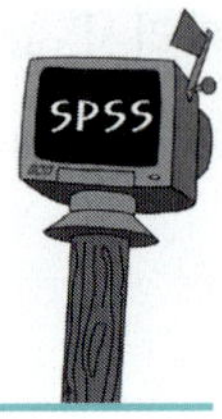

[9-1] 상관분석

컴퓨터 활용하기

다음 자료는 A병원의 내원일수와 진료만족도에 관한 자료이다. 내원일수와 진료만족도 간의 상관계수를 구해보자.

A병원의 진료만족도

내원일수	진료만족도
15	5
6	4
4	3
4	3
2	1
2	2
2	3
16	5
2	5
3	4
3	2
3	1
3	3
4	3
5	5
1	2

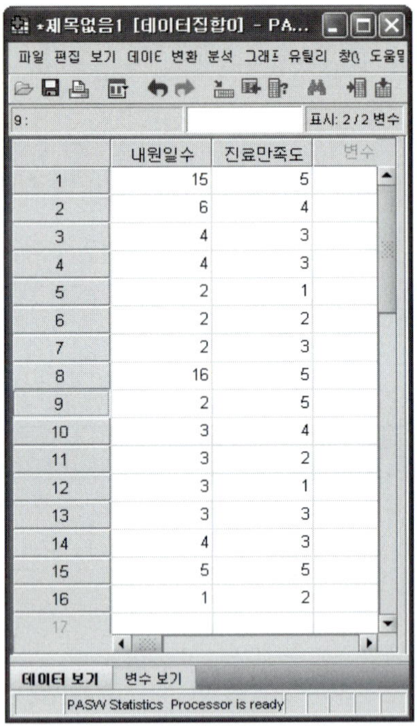

1) 분석을 위해 필요한 자료를 입력한다.

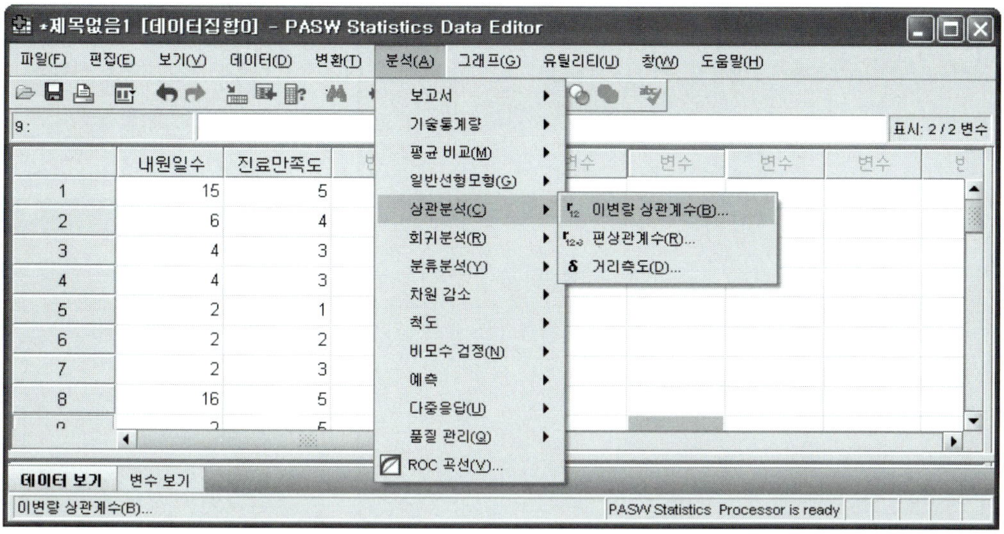

2) [분석]- [상관분석] - [이변량 상관계수]를 선택한다.

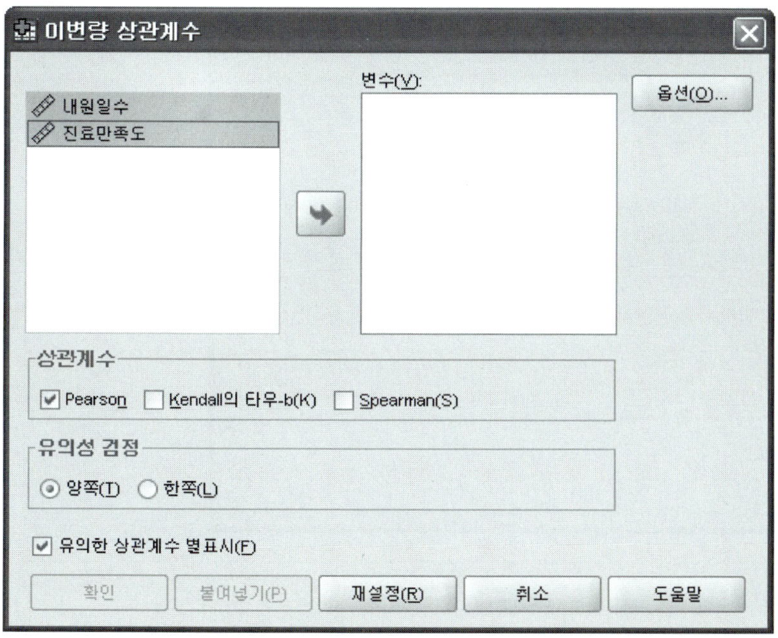

3) 분석대상 변수를 선택하고 [➔]를 눌러 오른쪽 변수란으로 옮긴다.

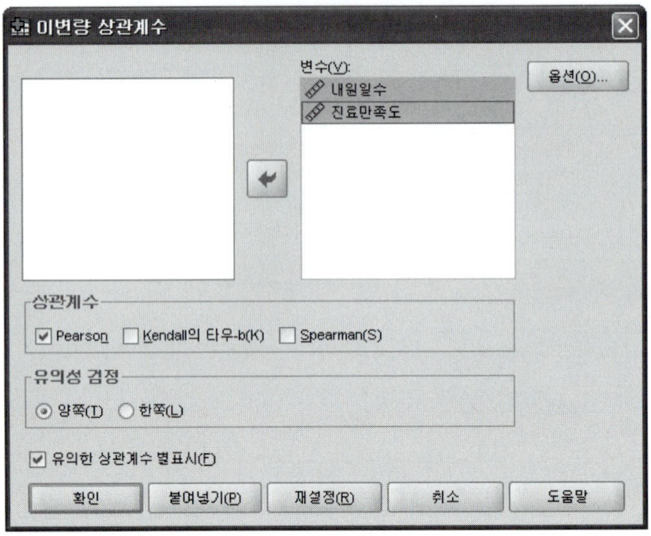

4) 옵션(O)... 을 눌러 [평균과 표준편차]를 선택하고 계속 을 누른다.

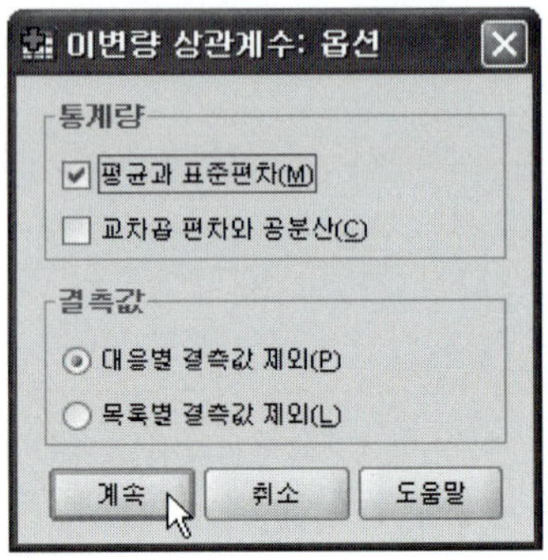

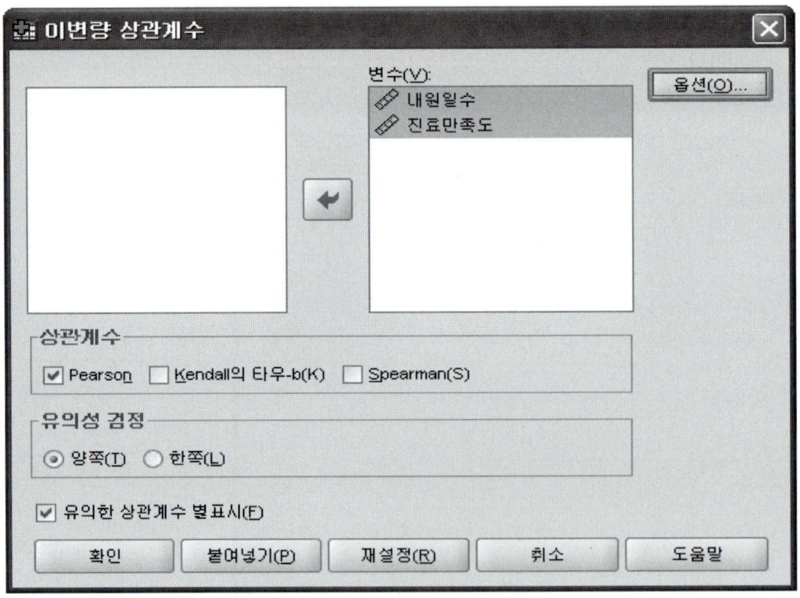

5) 상관계수 항목을 선택하고 확인 을 누른다.

명목척도 : Kendall

순위척도 : Spearman(비모수검정 : 비정규분포)

양적척도 : Pearson(모수검정 : 정규분포)

기술통계량

	평균	표준편차	N
내원일수	4.69	4.408	16
진료만족도	3.19	1.377	16

상관계수

		내원일수	진료만족도
내원일수	Pearson 상관계수	1	.603*
	유의확률 (양쪽)		.013
	N	16	16
진료만족도	Pearson 상관계수	.603*	1
	유의확률 (양쪽)	.013	
	N	16	16

*. 상관계수는 0.05 수준(양쪽)에서 유의합니다.

6) 상관분석 결과를 확인한다.

Pearson의 상관계수는 정규분포를 가정하며 상관계수는 -1 ~ +1까지이다.

대각선은 자신과의 상관관계이므로 항상 1이며 1을 중심으로 대칭된다.

이 분석의 결과는 내원일수와 진료만족도의 상관계수가 0.603이므로 중등도의 양적 상관관계가 있으며, 통계적으로 0.05 수준에서 유의하다.

※상관계수 r 에 대한 일반적 해석

-1.0 < 상관계수 r < -0.7 강한 음의 상관관계

-0.7 < 상관계수 r < -0.3 뚜렷한 음의 상관관계

-0.3 < 상관계수 r < -0.1 약한 음의 상관관계

-0.1 < 상관계수 r < 0.1 거의 무시될 수 있는 상관관계

0.1 < 상관계수 r < 0.3 약한 양의 상관관계

0.3 < 상관계수 r < 0.7 뚜렷한 양의 상관관계

0.7 < 상관계수 r < 1.0 강한 양의 상관관계

[9-2] 회귀분석 1

컴퓨터 활용하기

앞서 입력한 A병원의 진료만족도를 이용하여 산점도와 회귀선을 구해보자.

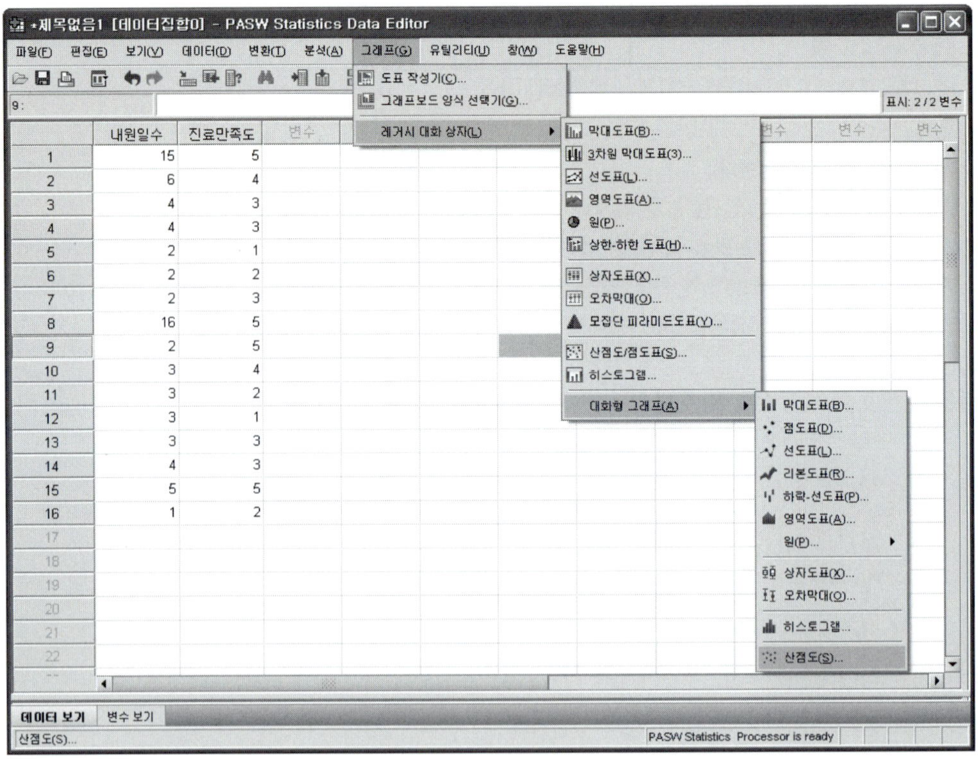

1) [그래프] – [레거시 대화상자] – [대화형 그래프] – [산점도/점도표]를 선택한다.

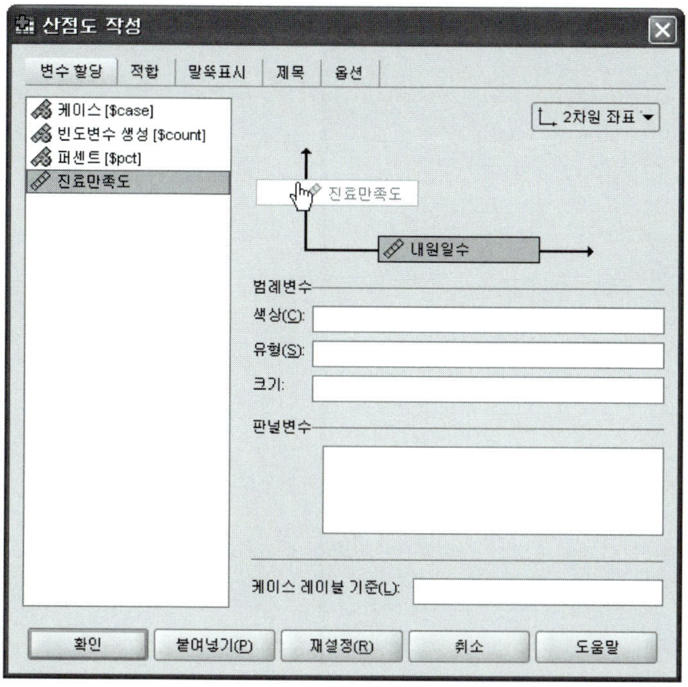

2) 그래프를 작성할 변수를 선택하여 x축과 y축에 옮겨 놓는다.

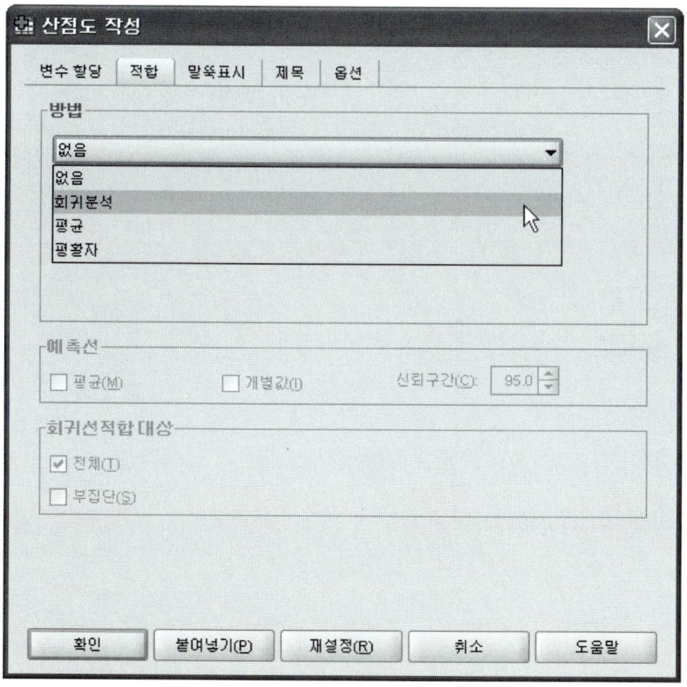

3) [적합] 탭을 열고 [방법]을 [회귀분석]으로 변경한다.

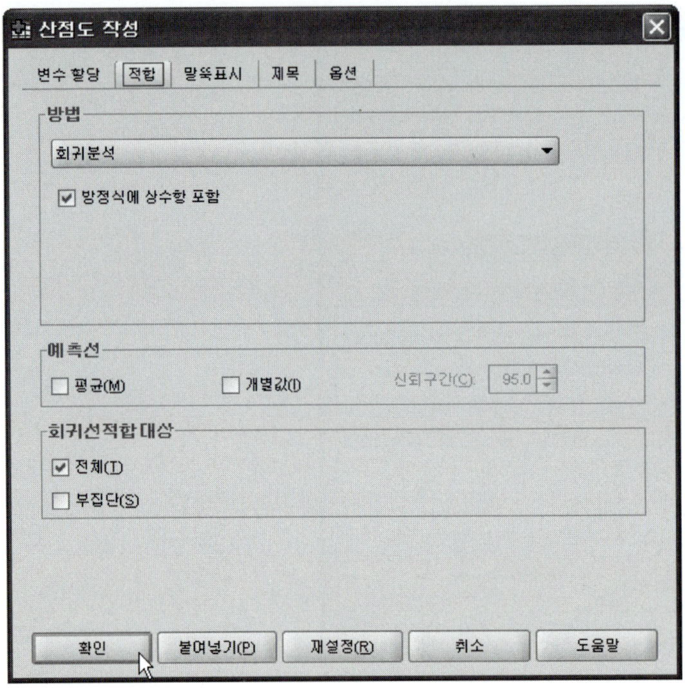

4) 확인을 누른다.

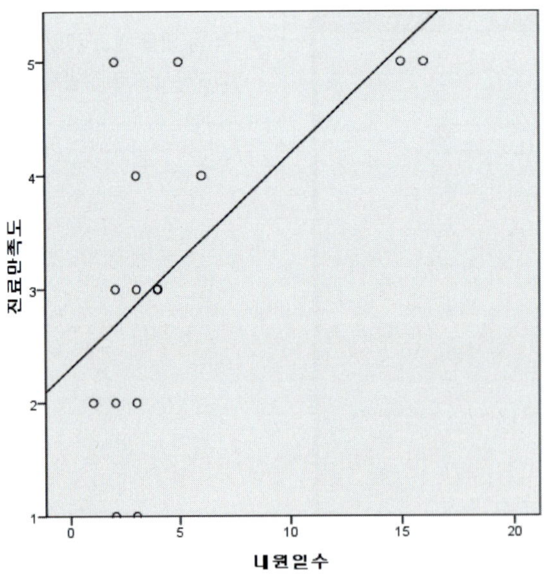

원점을 통한 R^2 = 0.364

진료만족도 = 2.304 + 0.189 × 내원일수

5) 대화형 그래프의 결과를 확인한다.

[9-3] 회귀분석 2(잔차분석)

컴퓨터 활용하기

체중의 변화에 따른 혈당의 변화가 어떤 함수관계가 있는지 분석해 보자.

체중	혈당
64.0	108
75.3	109
82.1	104
76.2	105
95.7	121
59.4	79
93.4	101
82.1	85
78.9	99
82.1	100
83.9	104
73.0	102
64.4	87
77.6	103
73.0	108

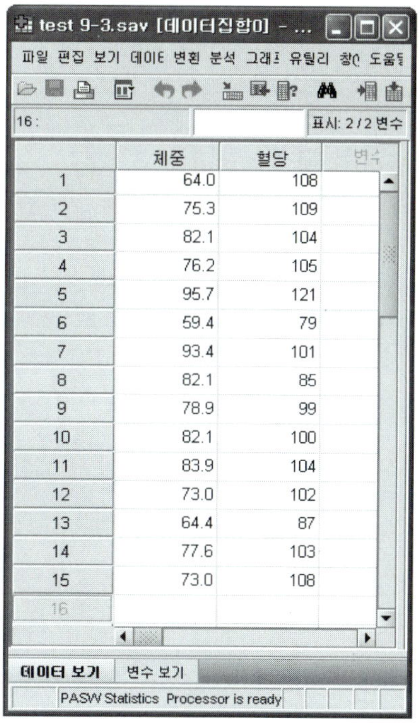

1) 분석을 위한 자료를 입력한다.

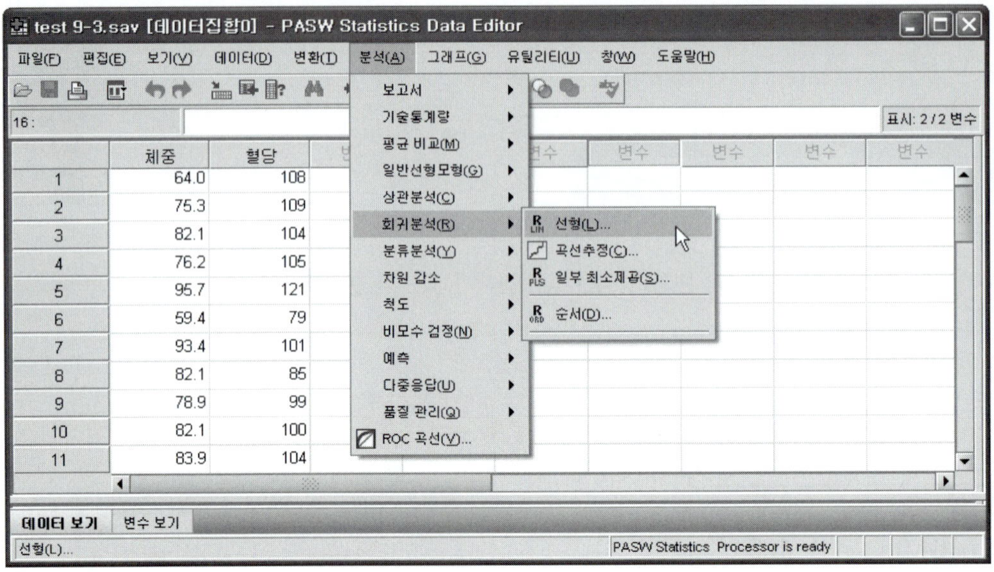

2) [분석] - [회귀분석] - [선형]을 선택한다.

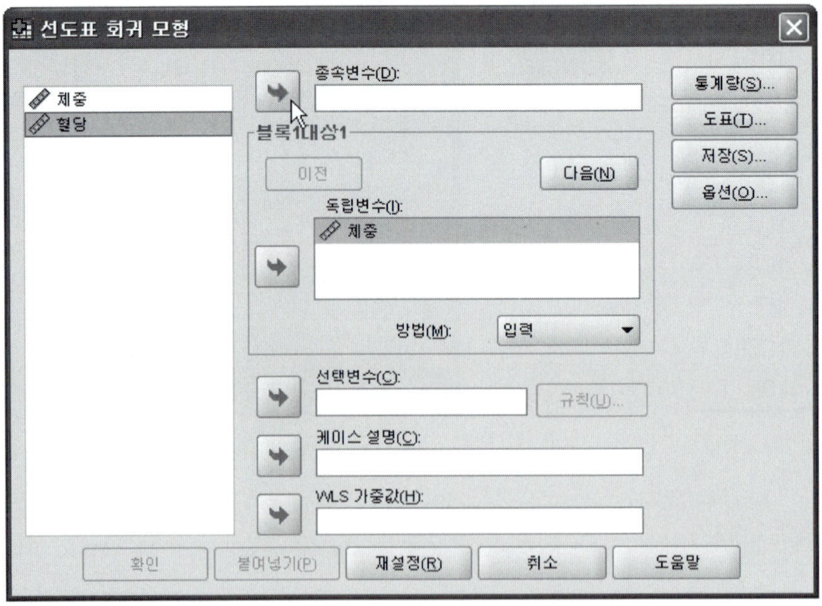

3) 분석대상 변수를 선택한 후 [➡]를 눌러 오른쪽 독립변수와 종속변수란으로 옮긴다.

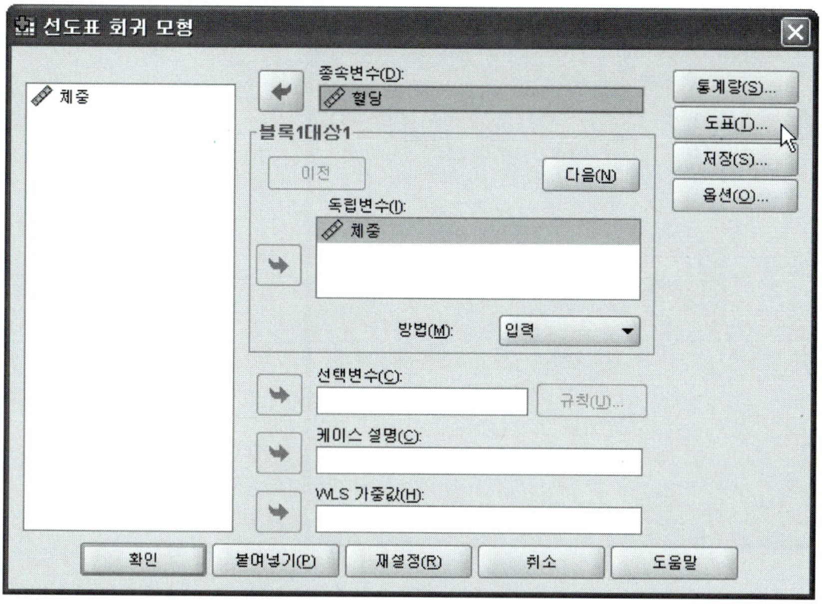

4) 도표(T)... 를 누른다.

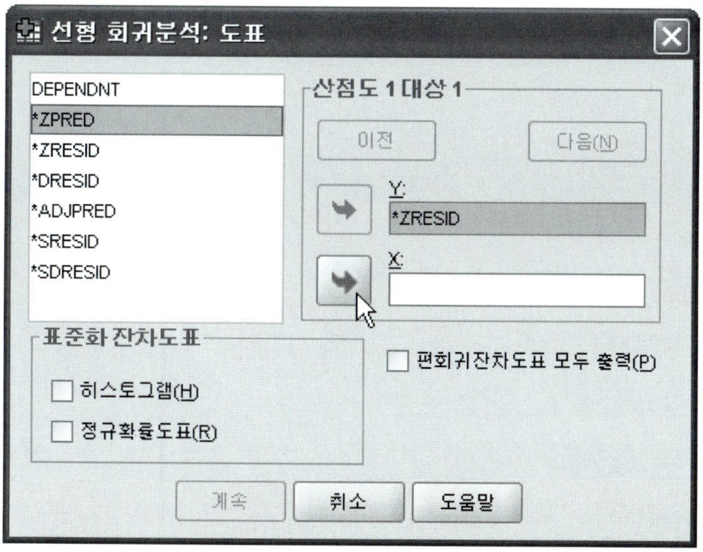

5) 잔차분석 도표 작성을 위하여 표준화예측값(ZRESID)와 표준화잔차(ZDRED)를 각각 선택하여 ➡를 눌러 오른쪽 Y와 X란으로 옮긴다.

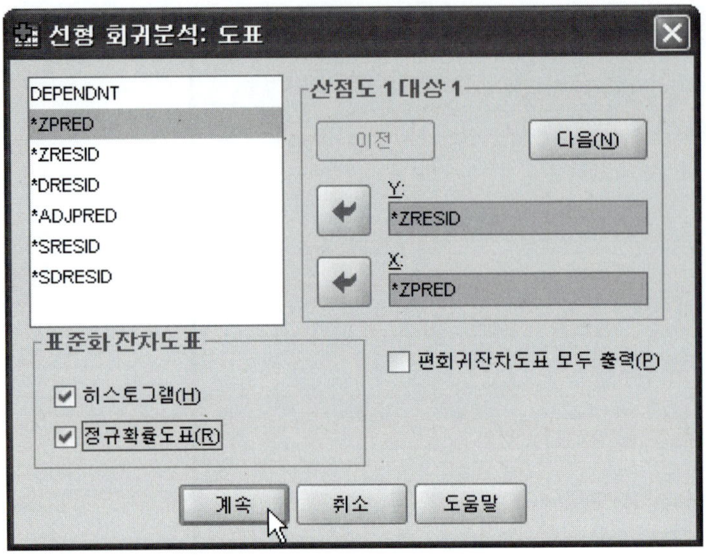

6) [표준화 잔차도표] 항목에서 히스토그램과, 정규확률분포를 선택하고 [계속]을 누른다.

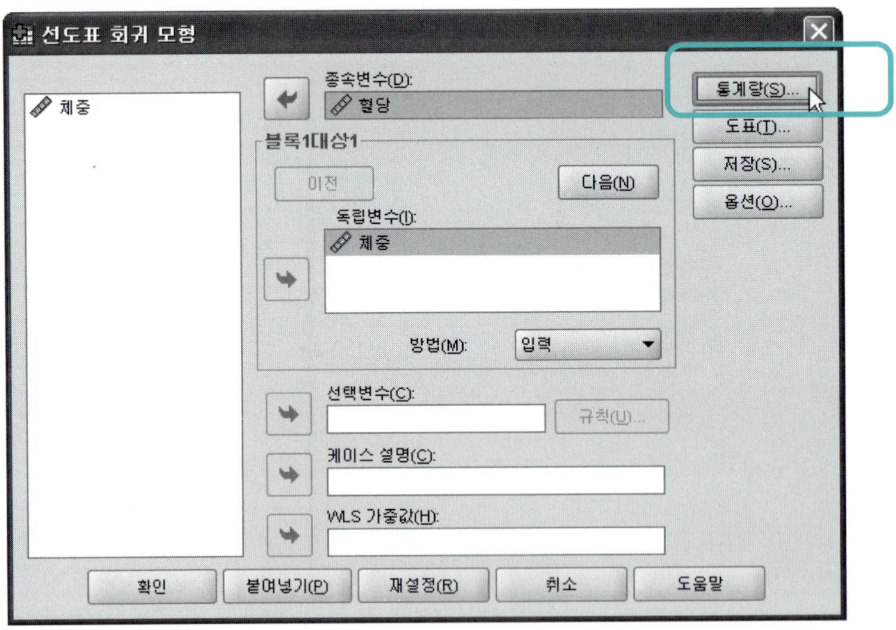

7) [통계량(S)...]을 누른다.

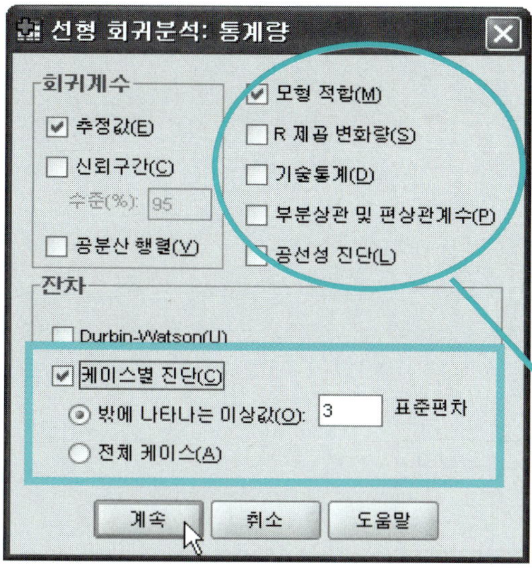

8) [케이스별 진단]을 선택하고 [밖으로 나타나는 이상값]을 선택한 후 계속 을 누른다.
- 이상점을 가지는 케이스만을 선택하고자 할 때는 밖으로 나타나는 이상값을 선택하고 표준잔차의 이상값 범위로 3을 입력한다. 이상값 여부를 판단하기 위한 통계량으로서 표준화잔차가 3보다 큰 관측치를 제시한다

모형적합: 상관계수, 결정계수, 수정된 결정계수, 추정값의 표준오차, 분산분석표가 제시된다.
R 제곱 변화량: 회귀모형에서 독립변수를 하나씩 추가시키거나 제거시킬 때의 결정계수의 변화량이 제시된다.
기술통계: 독립변수들의 기초통계량인 평균, 표준편차, 상관행렬이 제시된다.
부분상관 및 편상관계수: 다중회귀분석에서는 독립변수들의 다중공선성을 진단하기 위한 통계량과 검정법(고유값, 상태지수 등)이 제시된다

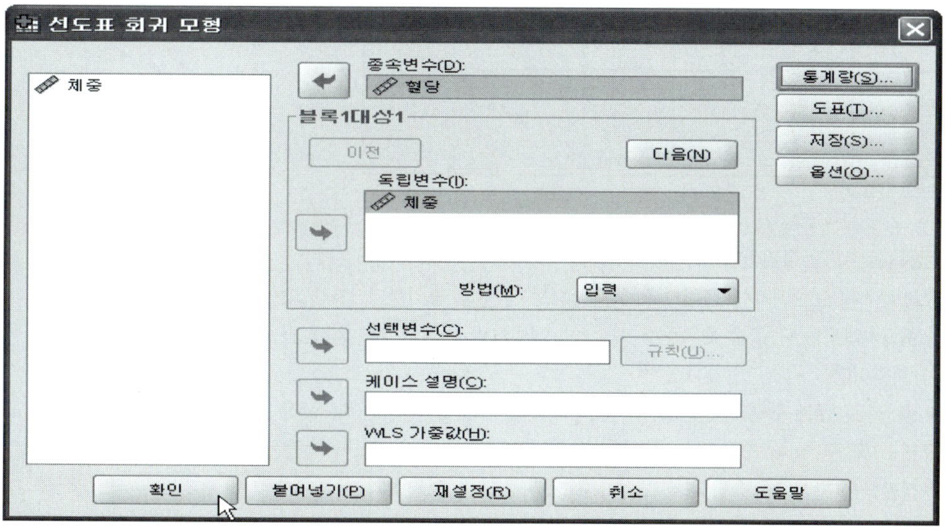

9) 확인 을 누른다.

진입/제거된 변수[b]

모형	진입된 변수	제거된 변수	방법
1	체중[a]	.	입력

a. 요청된 모든 변수가 입력되었습니다.

b. 종속변수: 혈당

모형 요약[b]

모형	R	R 제곱	수정된 R 제곱	표준 오차 추정값의 표준오차
1	.503[a]	.253	.196	9.411

a. 예측값: (상수), 체중

b. 종속변수: 혈당

분산분석[b]

모형		제곱합	자유도	평균 제곱	F	유의확률
1	회귀 모형	390.660	1	390.660	4.411	.056[a]
	잔차	1151.340	13	88.565		
	합계	1542.000	14			

a. 예측값: (상수), 체중

b. 종속변수: 혈당

계수[a]

모형		비표준화 계수		표준화 계수	t	유의확률
		B	표준 오차 오류	베타		
1	(상수)	60.383	19.491		3.098	.008
	체중	.525	.250	.503	2.100	.056

a. 종속변수: 혈당

잔차 통계량[a]

	최소값	최대값	평균	표준 오차 편차	N
예측값	91.55	110.60	101.00	5.282	15
잔차	-18.463	14.035	.000	9.069	15
표준 오차 예측값	-1.789	1.817	.000	1.000	15
표준 오차 잔차	-1.962	1.491	.000	.964	15

a. 종속변수: 혈당

10) 선형회귀분석의 결과이다.

- 진입/제거된 변수에서는 진입된 변수와 제거된 변수를 보여준다. 여기서는 [체중]이 진입되었다.
- 모형요약에서는 R 값을 보여준다. R 값은 예측값과 관찰값 사이의 상관을 보여주는 것으로 -1 ~ +1 까지이다.
- R 제곱값은 회귀모델로 설명할 수 있는 비율이며 0-1까지이다. 이 값이 낮을 경우 적합하지 않은 모델로 볼 수 있다. 수정된 R 제곱값은 이 모델이 더욱 적합하도록 수정한 것이다.
- 분산분석은 분산분석의 결과를 보여주며 모형에 대한 평가이다. 유의확률 값이 0.05보다 작으면 종속변수가 독립변수를 잘 설명할 수 있다는 것을 의미한다.
- 회귀선은 다음과 같이 도출되었다. $y = 60.383 + 0.525x$

연습문제

9.1 상관계수 $r_{xy} = 0.9$라고 하자. 다음 설명 중 맞는 것은?

① 결정계수 R^2 은 0.1 이다　　② 결정계수 R^2 은 0.81 이다

③ 결정계수 R^2 은 0.9 이다　　④ 알 수 없다

9.2 회귀계수 b와 상관계수 r_{xy}의 관계로서 틀린 것은?

① b=0 이면 r_{xy}= 0

② b>0 이면 $r_{xy} > 0$

③ b=1이면 r_{xy}= 1

④ $b < 0$ 이면 $r_{xy} < 0$

9.3 상관계수를 계산할 수 있는 자료는 다음의 어느 것인가?

① 학생들의 체중을 측정하였을 때

② 학생들의 체중과 키를 측정하였을 때

③ 학생들의 키를 측정하였을 때

④ 학생들 전체의 키에 대한 산술평균과 분산을 측정하였을 때

9.4 X와 Y의 회구선이 다음과 같을 때 회귀모형으로 알맞은 것은?

① $y = a + bx \, (a \neq 0)$

② $y = ax^2 + bx + c \; (a \neq 0)$

③ $y = ax^3 + bx^2 + cx + d \; (a \neq 0, \, b \neq 0, \, c \neq 0)$

④ $y = a^x + b \, (a \neq 0)$

9.5 $\sum x_i = 4, \sum {x_i}^2 = 14, \sum x_i y_i = 12, \sum y_i = 6, \sum {y_i}^2 = 18, n = 10$일 때, 회귀직선 $y = a + bx$의 상수항 a의 추정량 $\hat{a}$의 값은?

① 0.29 ② -0.29 ③ 0.20 ④ -0.20

9.6 다음 표로부터 X에 관한 Y의 회귀방정식을 구하면?

X	2	4	6	8	10
Y	5	4	3	2	1

① $y = 5 - 0.5x$

② $y = 6 + 0.5x$

③ $y = 6 - 0.5x$

④ $y = 5 + 0.5x$

9.7 추정된 회귀선이 $y = -4 + 2x$일 때 $x = 7$에 대응되는 y의 값을 구하면?

① 10 ② 5 ③ 15 ④ 0

9.8 회귀직선이 $y = 2x + 4$이다. 이 때 X의 표준편차가 3, Y의 표준편차가 6이라면, X와 Y의 상관계수 r_{xy}는?

① 0.5 ② -0.5 ③ -1 ④ 1

9.9. A반의 학생의 신장(X)과 체중(Y)을 조사하였더니 $\bar{x} = 170(cm)$, $\bar{y} = 60(kg)$, $S_x = 5(cm)$, $S_y = 4(kg)$, $r_{xy} = 0.7$을 얻었다면, 신장이 175cm인 학생의 체중은? (단, S_x = x의 표준편차, S_y = y의 표준편차)

① 63.8(kg) ② 62.8(kg) ③ 64.8(kg) ④ 65.8(kg)

9.10 다음은 여덟 쌍의 맞벌이 부부를 대상으로 월소득액을 조사한 자료이다. 이 자료를 이용하여 아내의 월급과 남편의 월급이라는 두 변수 간의 상관계수를 구하시오.

표 본	1	2	3	4	5	6	7	8
아내의 월급(X)	65	60	35	39	48	44	48	61
남편의 월급(Y)	80	50	36	58	72	60	56	68

9.11 Malec 등은 급성 후 두뇌손상 재활 프로그램을 끝마친 16명을 대상으로 연구를 실시하였다. 연구자들은 과업성취도(작업을 성취하지 못하는 1단계부터 도움 없이 작업을 성취하는 5단계까지로 구분), PAI에서 초기 평가시의 점수, 그리고 머무른 기간을 포함하는 변수들의 개수 사이의 관계를 조사하였고. 세 변수의 측정치는 다음과 같으며, 이를 회귀 방정식을 만드시오.

y 작업성취	x1 머무른 기간 (일)	x2 사전 평가점수
5	67	19
4	157	17
2	242	23
4	255	14
1	227	27
4	140	22
1	179	23
4	258	18
4	85	16
5	52	22
3	296	15
1	256	30
4	198	21
1	224	22
4	126	19
4	156	8

Chapter 10

카이제곱 검정

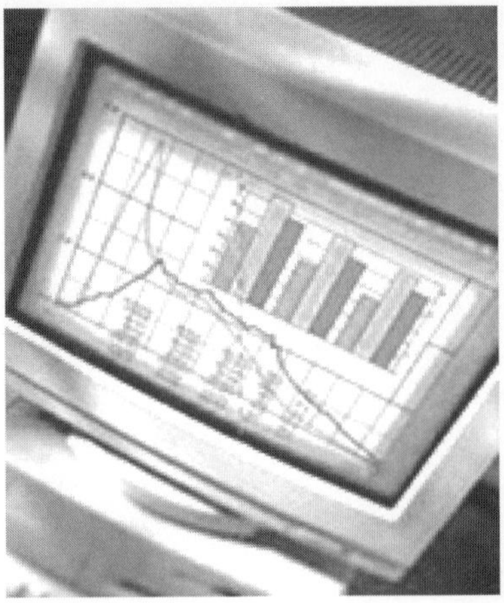

Statistics

10.1 적합도 검정

10.2 독립성 검정

10.3 동질성 검정

제 10 장 카이제곱 검정

지금까지 우리가 배운 통계검정은 구체적인 모수에 관한 가설검정을 하는 것이었다. 예를 들면 독립적인 두 모평균의 차이에 대한 t검정은 두 모집단의 분포가 정규분포를 하며동일한 분산을 가진다는 가정 하에서 이루어진다. 분산분석도 마찬가지로 모집단의 분포가 정규성과 분산의 동질성에 대한 가정이 필요하다. 이 모든 검정은 모수와 관련되어 있고 모수에 관한 가정을 요구하기 때문에 **모수검정**(parametric test)이라고 한다.

모수검정의 다른 일반적 특징은 표본 내의 관찰치의 점수가 더하여지고 제곱하고 평균을 내거나 혹은 기초적인 계산을 이용하여 다루어진다는 점이다. 측정척도의 관점에서 모수검정은 등간척도(interval scale)나 비율척도(ratio scale)로 측정된 자료를 이용한다.

그러나 우리는 많은 경우에서 모수검정을 하기 위한 기본 가정 즉, 정규분포나 분산의 동질성 등과 같은 요구에 맞지 않는 상황에 부딪히게 된다. 이러한 경우에서는 모수검정을 하게 되면 그 검정은 자료의 잘못된 해석을 유도할 수 있다. 그러나 다행히 모수검정을 대안할 수 있는 몇 가지 가설검정 방법이 있는데 이를 **비모수검정**(nonparametic tests)이라고 한다.

이 장에서는 비모수검정 중 하나인 카이제곱 (χ^2) 검정을 소개하겠다. 카이제곱 (χ^2) 검정은 자료가 빈도 형태의 가설검정에 사용된다. 모수검정에서는 실제 관찰치의 점수가 이용된 것과는 다르게 카이제곱 (χ^2) 검정에서의 자료는 빈도만을 가지고 있는 범주형 자료(categorical data)가 이용된다. 카이제곱 (χ^2) 검정은 일반적으로 적합도 검정, 독립성 검정 및 동질성 검정 등으로 구분되며, 이 장에서는 이러한 방법들을 구체적으로 살펴보기로 하겠다.

10.1 적합도 검정

"적합도의 χ^2 검정은 표본의 빈도분포가 영가설로 구체화된 모집단 분포에 얼마나 적합한지를 측정"한다. 예를 들면, 딸기, 포도, 사과 중에서 한국 사람들이 가장 좋아하는 과일은 어떤 과일인가? 멘델의 유전법칙에 의하면 혈액형이 모두 AB형인 부부는 혈액형이 A형, AB형 그리고 B형의 자녀를 두게 되는데, 이 자녀들의 혈액형 구성비는 1 : 2 : 1을 따른다고 할 때 이 멘델이 유전법칙을 잘 따르고 있는가? 유명한 세 가지 화장품 상표 중에서 한국 여성이 가장 좋아하는 상표는 어느 것인가? 앞의 예들은 몇 가지 질문을 하고 있는데 이들 모두 빈도에 관한 것이다. 보기들은 몇 개의 질문을 비교하고 있다. 즉 이들은 모두 **빈도**에 관한 문제이다. 자료가 어떤 특정 분포를 따르고 있는지를 검정하고자 할 때 바로 적합도 검정(test of goodness of fit)이 적절한 분석기법이며 구체적인 설명은 예제를 통해서 하겠다.

보기. 10.1.1

AB형의 혈액형을 갖는 부부 100쌍의 자녀 284명의 혈액형을 조사한 자료이다.

표 10.1.1 부모의 혈액형이 AB형일 때 자녀 300명의 혈액형 분포

혈액형	자녀수	구성비율
A형	65명	21.7%
AB형	160명	53.3%
B형	75명	25.0%
계	300	100.0%

단계 1 : 가설

자녀들의 혈액형이 멘델의 유전법칙을 따르는지에 대한 검정이므로 귀무가설은 다음과 같

이 설정된다.

$$H_0 : A : AB : B = 1 : 2 : 1$$

$$\text{즉 } P_A = 0.25,\ P_{AB} = 0.50,\ P_B = 0.25$$

단계 2 : 유의수준 및 기각역

검정통계량 χ^2은 귀무가설이 사실이고 표본의 크기가 충분히 크다면 자유도가 $(c-1)$인 카이제곱 분포를 따른다. 여기서 $c=$ 범주의 수이며, 범주는 A형, AB형, B형이므로 3이다. χ^2검정통계량의 값이 부록의 <부표 7>에 나오는 χ^2분포표의 기본 값인 $\chi^2_{\alpha, c-1}$ 보다 크면 귀무가설을 기각한다. 검정통계량 χ^2값이 유의한지를 결정하려면 먼저 유의수준 (α)을 정한다.

자유도 $df = C-1$	(단, $C=$ 열(범주)의 수)	(공식 10.1.1)

본 예제의 경우 부록의 <부표 7>을 보면 $df=2$인 χ^2분포에서 유의수준이 5%(0.05)일 경우 임계치가 5.991이며, 1%(0.01)일 경우 9.210이므로 검정통계량 χ^2값이 이 임계치보다 커야 가설을 기각할 수 있다.

$\alpha = 0.05$, 기각역 $\chi^2_{.95,2} \ge 5.991$

$\alpha = 0.01$, 기각역 $\chi^2_{.99,2} \ge 9.210$

단계 3 : 검정통계량

이 검정을 위하여 자료의 관찰빈도의 분포가 얼마나 귀무가설을 만족하고 있는가를 알아보아야 한다. 좀 더 구체적으로 말하면 혈액형의 관찰빈도가 귀무가설의 분포와 근접해 있으면 귀무가설을 채택하고, 실제 관찰빈도와 귀무가설 상의 기대빈도의 분포가 상당히 차이가 날 경우에는 가설을 기각하게 된다. 이 검정절차를 구분하여 설명하면 다음과 같다.

① n개의 관찰빈도(observed frequency)를 c개의 범주로 구분하고 각 범주 i에 속하는 관찰빈도들의 수를 파악하여 O_i라고 한다. 그리고 관찰빈도들이 각각의 범주에 속하게 될 확률 $P_i(i=1,\cdots,c)$를 계산한다. 앞의 예의 경우 표본의 크기(n)는 300이고, 범주는 A형과 B형 및 AB형이므로 $c=3$이다.

② 귀무가설이 사실일 경우 각 범주에 속하게 될 기대빈도(expected frequency)를 구하여 E_i라고 한다.

$$E_i = nP_i \ \ (i=1,\cdots,c)$$

혈액형	자녀수(관찰빈도, O_i)	기대빈도 (E_i)	구성비율
A형	65명	$300 \times \frac{1}{4} = 75$	21.7%
AB형	160명	$300 \times \frac{2}{4} = 150$	53.3%
B형	75명	$300 \times \frac{1}{4} = 75$	25.0%
계	300		100.0%

③ 실제의 관찰빈도 O_i와 기대빈도 E_i의 차이를 보는 카이제곱 통계량을 구하며 구하는 방법은 다음과 같다.

$$\chi^2 = \sum_{i=1}^{c} \frac{(O_i - E_i)^2}{E_i} \qquad \text{(공식 10.1.2)}$$

단계 4 : 통계적 결정

이때 검정통계량 χ^2은 귀무가설이 사실이고 표본의 크기가 충분히 크다면 자유도가 $(c-1)$인 카이제곱 분포를 따른다. 자료에서 각 범주에 속하는 관찰빈도 수가 귀무가설의 확률에 의한 기대빈도에 가까울수록 검정통계량 χ^2의 값이 작아지므로, 검정통계량의 값이 부록의 <부표 7>에 나오는 χ^2분포표의 기본 값인 $\chi^2_{1-\alpha, c-1}$ 보다 크면 귀무가설을 기각한다. $\alpha = 0.05$일 때, $\chi^2_{.95,2} = 5.991$보다 작으므로 귀무가설을 채택.

$$\chi^2 = \sum_{i=1}^{c} \frac{(O_i - E_i)^2}{E_i} = \frac{(65-75)^2}{75} + \frac{(160-150)^2}{150} + \frac{(75-75)^2}{75} = 2$$

단계 5 : 결론 유의하지 않음을 결론내린다.

10.2 독립성 검정

어떤 모집단의 자료가 두 가지 변수에 의하여 분류된다고 할 때 이 두 가지 변수가 서로 관련이 있는지, 아니면 서로 독립적인지를 알고자 하는 경우에 독립성 검정(test of independence)이 적용된다. 즉 χ^2 검정은 두 변수 간의 관계를 검정할 때도 이용된다. 두 변수와의 관계는 상관계수로도 알아 볼 수 있지만 두 변수가 연속변수가 아닌 경우에는 상관분석을 하는 것은 바람직하지 않고, 범주에 따라 빈도를 비교하는 독립성 검정을 한다. 예를 들면, 간암의 유병률(질병 있음, 질병 없음)이 성별(남성, 여성)에 따라 차이가 나는지를 알아보고자 한다고 하자. 대개 이런 분류에서 얻은 자료는 행렬 형태로 나타낼 수 있는데, 그 횡렬(행)은 한 변수의 유목에 대응되고, 종렬(열)은 두 번째 변수의 유목들에 대응된다. 이처럼 범주형의 두 변수가 서로 독립적인 관계인지를 검정하고자 할 때 바로 독립성 검정(test of independence)을 하는 것이 적합하다.

$r \times c$ 표의 독립성 검정 $r \times c$ 표의 독립성 검정은 두 변수가 두 개의 명목 범주보다 많은 범주를 가지고 있는 경우를 말하며, 가설검정 방법의 구체적인 설명은 다음 예제를 통해서 하겠다.

보기 10.2.1 다음 자료는 성별에 따른 용돈지출액이다. 성별에 따라 용돈을 지출하는 사용액이 차이를 보이는지를 검정하라.

표 10.2.1 성별과 한 달 용돈에 대한 분할표

성 별	용 돈				소 계
	5만원 미만	5만~10만원 미만	10만~20만원 미만	20만원 이상	
여학생	24	44	32	20	120
남학생	36	46	58	40	180
소 계	60	90	90	60	300명

단계 1 : 가설

여기서의 관심은 과연 대학생들의 월평균 용돈이 여학생과 남학생이라는 성별에 따라 차이가 있는지를 알고자 하는 것이다.

H_0 : 대학생들의 성별과 용돈은 독립적이다.

$(H_0 : P_{ij} = P_{i\cdot} \times P_{\cdot j},\quad i = 1, \cdots, c,\quad j = 1, \cdots, c)$

H_A : 용돈지출의 정도는 성별에 따라 차이가 있다.

단계 2 : 유의수준 및 기각역

검정통계량 χ^2은 귀무가설이 사실이고 표본의 크기가 충분히 크다면 자유도가 $(r-1)(c-1)$인 카이제곱 분포를 따른다. 여기서 $r=$행의 수, $c=$ 열의 수 이다. χ^2검정통계량의 값이 부록의 <부표 7>에 나오는 χ^2분포표의 기본 값인 $\chi^2_{1-\alpha,(r-1)(c-1)}$ 보다 크면 귀무가설을 기각한다. 검정통계량 χ^2값이 유의한지를 결정하려면 먼저 유의수준(α)을 정한다.

$\alpha=0.05$, 기각역 $\chi^2_{.95,3} \geq 7.815$

$\alpha=0.01$, 기각역 $\chi^2_{.99,3} \geq 11.345$

단계 3 : 검정통계량

여기서 P_{ij}는 어떤 학생이 분할표의 i번째 행 및 j번째 열에 위치할 확률이다. 또한 $P_{i\cdot}$는 번째 i행에 속할 확률, $P_{\cdot j}$는 j번째 열에 속할 확률을 나타낸다. 이러한 독립성 검정도 적합도 검정에서와 마찬가지로 용돈지출액이 성별과 완전히 독립적일 경우, 즉 귀무가설이 사실일 경우의 기대빈도와 실제 조사된 관찰빈도과 비교한다.

먼저 다음의 표 10.2.2에서 보는 바와 같이 각각 r개와 c개의 수준으로 구성되는 두 가지 모집단으로부터 n개의 표본이 추출되었다고 가정해 보자. O_{ij}는 특성 R의 i번째 수준과 특성 C의 j번째 수준에서의 관찰빈도이다. 표 10.2.2와 같은 표를 $r\times c$ 분할표 혹은 유관표(contingency table)라고 한다.

표 10.2.2 두 가지 특성에 따른 분할표

특성 R	특성 C						소 계
	C_1	C_2		C_j		C_c	
R_1	O_{11}	O_{12}	$\cdots\cdots$	O_{1j}	$\cdots\cdots$	O_{1c}	n_1
R_2	O_{21}	O_{22}	$\cdots\cdots$	O_{2j}	$\cdots\cdots$	O_{2c}	n_2
$\vdots$	$\vdots$	$\vdots$		$\vdots$		$\vdots$	$\vdots$
R_i	O_{i1}	O_{i2}	$\cdots\cdots$	O_{ij}	$\cdots\cdots$	O_{ic}	n_i
$\vdots$	$\vdots$	$\vdots$		$\vdots$		$\vdots$	$\vdots$
R_r	O_{r1}	O_{r2}	$\cdots\cdots$	O_{rj}	$\cdots\cdots$	O_{rc}	n_r
소 계	$n_{\bullet 1}$	$n_{\bullet 2}$	$\cdots\cdots$	$n_{\bullet j}$	$\cdots\cdots$	$n_{\bullet c}$	n

① 두 가지 특성의 각 수준에 따른 비율 및 구하고, 이를 이용하여 다음과 같이 분할표상의 각 셀(cell)의 비율을 계산한다.

$$P_{ij} = P_{i\bullet} \times P_{\bullet j}, \quad i = 1, \cdots, r, \quad j = 1, \cdots, c$$

② 귀무가설이 사실일 때, 즉 두 가지 특성이 완전히 독립적일 때 이론적으로 각 셀에 해당되는 기대빈도를 다음과 같이 구한다.

$$E_{ij} = nP_{ij}, \quad i = 1, \cdots, r, \quad j = 1, \cdots, c$$

③ 적합도 검정에서와 마찬가지로 실제 관찰빈도과 기대빈도의 차이를 구한 후, 다음과 같은 카이제곱 통계량을 계산한다.

$$\chi^2 = \sum_{i=1}^{r} \sum_{i=1}^{c} \frac{(O_{ij} - E_{ij})^2}{E_{ij}}$$

표 10.2.3 성별과 용돈에 따른 비율 $P_{.i}$, $P_{j.}$ 및 P_{ij}

성 별	용 돈				소 계
	5만원 미만	5만~10만원 미만	10만~20만원미만	20만원 이상	
여학생	$\frac{60}{300}\times\frac{120}{300}=0.08$	$\frac{90}{300}\times\frac{120}{300}=0.12$	$\frac{90}{300}\times\frac{120}{300}=0.12$	$\frac{60}{300}\times\frac{120}{300}=0.08$	$\frac{120}{300}=0.4$
남학생	$\frac{60}{300}\times\frac{180}{300}=0.12$	$\frac{90}{300}\times\frac{180}{300}=0.18$	$\frac{90}{300}\times\frac{180}{300}=0.18$	$\frac{60}{300}\times\frac{180}{300}=0.12$	$\frac{180}{300}=0.6$
소 계	$\frac{60}{300}=0.2$	$\frac{90}{300}=0.3$	$\frac{90}{300}=0.3$	$\frac{60}{300}=0.2$	

위에서 구해진 비율을 이용하여 귀무가설이 사실일 때의 기대빈도와 E_{ij}와 관찰빈도 O_{ij}를 구하면 다음과 같다.

표 10.2.4 성별과 용돈에 따른 기대빈도 E_{ij}

성 별	용 돈				소 계
	5만원 미만	5만~10만원 미만	10만~20만원미만	20만원 이상	
여학생	$0.08\times300=24$	$0.12\times300=36$	$0.12\times300=36$	$0.08\times300=24$	
남학생	$0.12\times300=36$	$0.18\times300=54$	$0.18\times300=54$	$0.12\times300=36$	
소 계					

기대빈도를 결정하는 공식

기대빈도를 귀무가설과 표본특징으로부터 직접 구하는 것을 이해했으나, O_{ij}값을 구하기 위해 앞에서 설명한 것처럼 어려운 계산을 꼭 해야 할 필요는 없다. 도수분포표의 조합에 대한 기대빈도 O_{ij}을 결정하는 간단한 공식이 있다. 즉 어떤 칸의 기대빈도를 계산하기 위해서는 그 칸을 포함하는 행의 합과 그 칸을 포함하는 열의 합계를 교적한 값을 표의 전체사례수로 나누면 된다. 다 계산된 다음에 만일 기대빈도의 계산이 옳게 되었다면 기대빈도의 행과 열의 합은 관찰빈도의 합과 같을 것이다.

기대빈도를 결정하는 공식

$$E_{ij} = \frac{fcfr}{n} \qquad \text{(공식 10.2.1)}$$

예를 들어, 여학생이면서 5만원 미만을 받는 학생의 기대빈도(E_{ij})는 $\frac{60 \times 120}{300} = 24$ 이므로 앞에서 확률을 이용해서 구한 값과 동일하다. 이와 같이 모든 cell의 기대빈도를 구한다.

$$E_{12} = \frac{90 \times 120}{300} = 36$$

$$E_{13} = \frac{90 \times 120}{300} = 36$$

$$E_{14} = \frac{60 \times 120}{300} = 24$$

$$E_{21} = \frac{90 \times 120}{300} = 36$$

$$E_{22} = \frac{90 \times 180}{300} = 54$$

$$E_{23} = \frac{90 \times 180}{300} = 54$$

$$E_{24} = \frac{40 \times 180}{300} = 36$$

$$\begin{aligned}\chi^2 = \sum_{i=1}^{r}\sum_{i=1}^{c}\frac{(O_{ij}-E_{ij})^2}{E_{ij}} &= \frac{(24-24)^2}{24} + \frac{(44-36)^2}{36} + \frac{(32-36)^2}{36} + \frac{(20-24)^2}{24} \\ &+ \frac{(36-36)^2}{36} + \frac{(46-54)^2}{54} + \frac{(58-54)^2}{54} + \frac{(40-36)^2}{36} \\ &= 0 + 1.78 + 0.44 + 0.67 + 1.19 + 0.30 + 0.44 = 4.82\end{aligned}$$

2×2표의 독립성 검정 2×2표의 독립성 검정은 두 변수가 모두 단지 두 가지의 범주

로 나누어지는 경우를 말하며, 가설검정 방법의 구체적인 설명은 다음 예제를 통해서 하겠다.

보기 10.2.2 30명의 발목염좌를 입은 A병원의 환자를 대상으로 하루에 15분씩 완전한 체중지지를 시켰으며, 다른 32명의 발목염좌 손상을 입은 B병원의 환자에게는 운동을 시키지 않았다. 발목염좌 손상을 입은 3일 후에 각 집단의 보행을 평가하였으며 표 10.2.5는 그 결과이다. 조기의 체중지지 운동이 정상보행의 회복을 빠르게 하는지 검정하라.

표 10.2.1 체중지지 운동유무에 따른 보행상태

	보행상태		소계
	정상	비정상	
운동집단	A : 21	B : 9	A+B : 30
비운동집단	C : 14	D : 18	C+D : 32
소계	A + C = 35	B + D = 27	N : 62

단계 1 : 가설

여기서의 관심은 체중지지 운동이 보행상태에 영향을 주는지를 알고자 하는 것이다. 따라서 귀무가설은 "체중지지 운동은 보행상태와 독립적이다"라고 설정될 수 있는데, 일반적으로 다음과 같은 기호로 나타낸다.

H_0 : 체중지지 운동은 보행상태와 독립적이다.

H_A : 체중지지 운동은 보행상태와 관련이 있다.

단계 2 : 유의수준 및 기각역

검정통계량 χ^2은 귀무가설이 사실이고 표본의 크기가 충분히 크다면 자유도가 $(r-1)(c-1)$인 카이제곱 분포를 따른다. 여기서 $r=2$, $c=2$이므로 $(r-1)(c-1)=(2-1)(2-1)=1$이므로 자유도가 1인 카이제곱 분포를 따른다. **그러므로 2×2표의 자료의 자유도는 항상 1이다.**

χ^2검정통계량의 값이 부록의 <부표 7>에 나오는 χ^2분포표의 임계치인 $\chi^2_{1-\alpha,1}$보다 크면 귀무가설을 기각한다. 검정통계량 χ^2값이 유의한지를 결정하려면 먼저 유의수준(α)을 정한다.

$\alpha=0.05$, 기각역 $\chi^2_{.95,1} \geq 3.841$

$\alpha=0.01$, 기각역 $\chi^2_{.99,1} \geq 6.635$

단계 3 : 검정통계량

① 2×2표에 각 셀에 A, B, C, D를 정한다.

② 각각의 열과 행에 소계를 계산한다.

여기서,
$$\begin{aligned} A+B &= 21+9=30 \\ C+D &= 14+18=32 \\ A+C &= 21+14=35 \\ B+D &= 9+18=27 \end{aligned}$$

③ 소계를 더하여 총계 $n=62$을 구한다.

④ 다음에서 제시하는 검정통계량의 공식을 이용하여 χ^2값을 구한다.

2×2 표일 경우 기대빈도를 일일이 구할 필요없이 다음 공식을 이용해서 구하면 쉽게 검정통계량 값이 구해진다.

$$\chi^2 = \frac{N[|AD-BC|]^2}{(A+B)(C+D)(A+C)(B+D)}$$

$$\chi^2 = \frac{62[|(21\times18)-(9\times14)|]^2}{30\times32\times35\times27} = \frac{62[|378-126|]^2}{30\times32\times35\times27} = \frac{3937248}{907200} = 4.34$$

단계 4 : 통계적 결정

$\alpha = 0.05$의 검정통계량 값이 4.34로 임계치의 값 3.841보다 크므로 귀무가설을 기각한다.

단계 5 : 결론

조기 체중지지 운동이 정상보행의 회복을 빠르게 한다고 결론 짓는다.

10.3 동질성 검정

끝으로 동질성 검정에 대하여 알아보자. 여기서 동질성 검정이란 다음의 귀무가설에서는 보는 바와 같이 각각의 특성이 여러 집단이 동질한지를 파악하기 위한 것이다.

$$H_0 : P_{1j} = P_{2i} = \cdots = P_{rj}$$

여기서 동질성 검정은 앞에서 다룬 독립성 검정과 검정통계량 및 통계적 결정은 동일하다. 그러나 다음 표 10.3.1에서 보는 바와 같이 각 집단의 표본 크기가 사전에 고정된다는 점이 독립성 검정과 다르다.

표 10.3.1 동질성 검정의 분할표

집단	특성 C				소 계
	C_1	C_2		C_c	
1	O_{11}	O_{12}	……	O_{1c}	n_1
2	O_{21}	O_{22}	……	O_{2c}	n_2
⋮	⋮	⋮		⋮	⋮
r	O_{r1}	O_{r2}	……	O_{rc}	n_r
소 계	$n_{\cdot 1}$	$n_{\cdot 2}$	……	$n_{\cdot c}$	n

보기 10.3.1 다음은 호주법 폐지 찬반여부에 관한 국민의 여론을 알아보기 위하여 남자와 여자 각각 100명을 표본을 추출하여 조사한 자료이다. 성별에 따라 호주법에 대한 입장이 동일한지를 5% 유의수준으로 검정하라.

표 10.3.2 성별에 따른 호주법 찬반 여부

성별	호주법		
	찬성	반대	
남자	A : 30	B : 70	100
여자	C : 60	D : 40	100
	90	110	200

단계 1 : 가설

여기서의 관심은 남성과 여성이 호주법 폐지에 대한 입장에 대하여 동일한 입장을 취하고 있는지를 알아보는 것이다. 따라서 귀무가설은 다음과 같이 설정될 수 있다.

H_0 : 남성과 여성은 호주법 폐지에 대한 입장이 동일하다.

H_A : 남성과 여성은 호주법 폐지에 대한 입장이 동일하지 않다.

단계 2 : 유의수준 및 기각역

2×2표의 자료이므로 자유도는 1이다. χ^2검정통계량의 값이 부록의 <부표 7>에 나오는 χ^2분포표의 임계치인 $\chi^2_{1-\alpha,1}$ 보다 크면 귀무가설을 기각한다. 검정통계량 χ^2값이 유의한지를 결정하려면 먼저 유의수준(α)을 정한다.

$\alpha = 0.05$, 기각역 $\chi^2_{.95,1} \geq 3.841$

$\alpha = 0.01$, 기각역 $\chi^2_{.99,1} \geq 6.635$

단계 3 : 검정통계량

① 2×2표에 각 셀에 A, B, C, D를 정한다.

② 각각의 열과 행에 소계를 계산한다.

여기서,
$$A + B = 30 + 70 = 100$$
$$C + D = 60 + 40 = 100$$
$$A + C = 30 + 60 = 90$$
$$B + D = 70 + 40 = 110$$

③ 소계를 더하여 총계 $n = 200$을 구한다.

④ 다음에서 제시하는 검정통계량의 공식을 이용하여 χ^2값을 구한다.

$$\chi^2 = \frac{N[|AD - BC|]^2}{(A+B)(C+D)(A+C)(B+D)}$$

$$\chi^2 = \frac{200\,[|1200 - 4200|]^2}{100 \times 100 \times 90 \times 110} = \frac{1800000000}{99000000} = 18.182$$

단계 4 : 통계적 결정

$\alpha = 0.05$의 검정통계량 값이 18.182로 임계치의 값 3.841 보다 크므로 귀무가설을 기각한다.

단계 5 : 결론

남성과 여성의 호주법 폐지에 대한 찬반 결과는 동질하지 않으며 여성이 남성보다 호주법 폐지를 찬성하는 비율이 높은 것으로 나타났다.

[10-1] 적합도 검정

컴퓨터 활용하기

다음 자료를 SPSS를 이용하여 적합도 검정을 해보자.

부모의 혈액형이 AB형일 때
자녀 300명의 혈액형 분포

혈액형	자녀수
A형	65명
AB형	160명
B형	75명
계	300

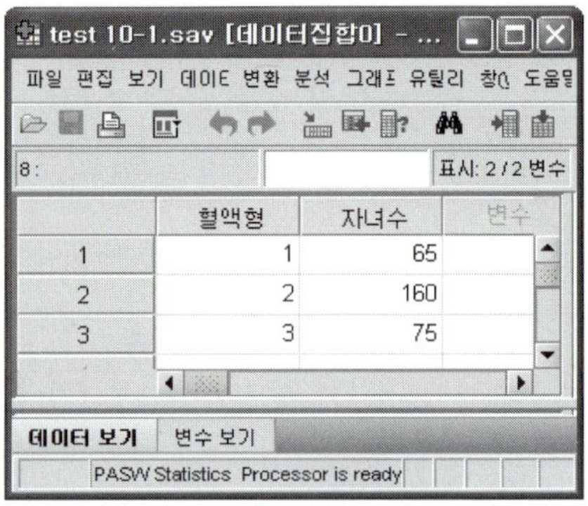

1) 분석을 위해 필요한 자료를 입력한다.

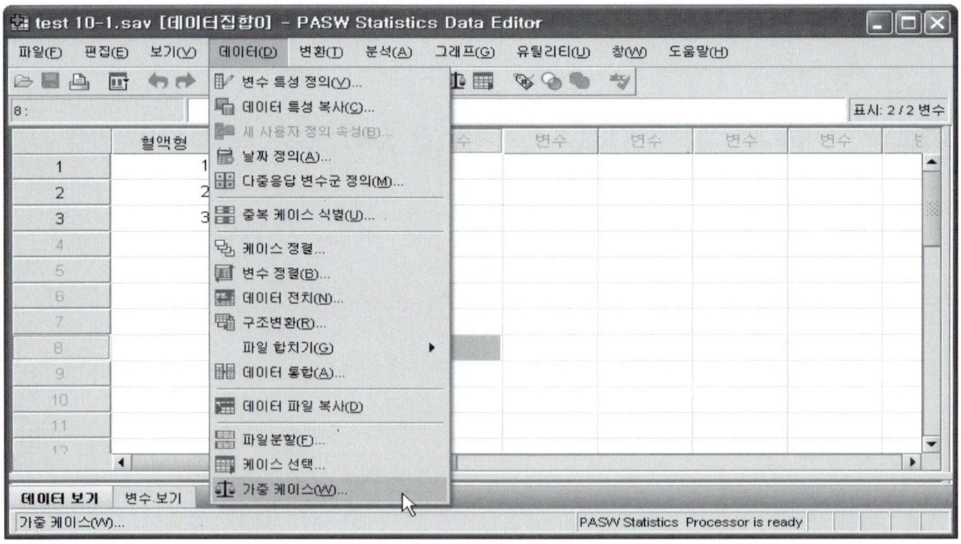

2) [데이터] - [가중 케이스]를 선택한다. 이 과정은 입력된 숫자가 빈도임을 지정해주는 과정이다.

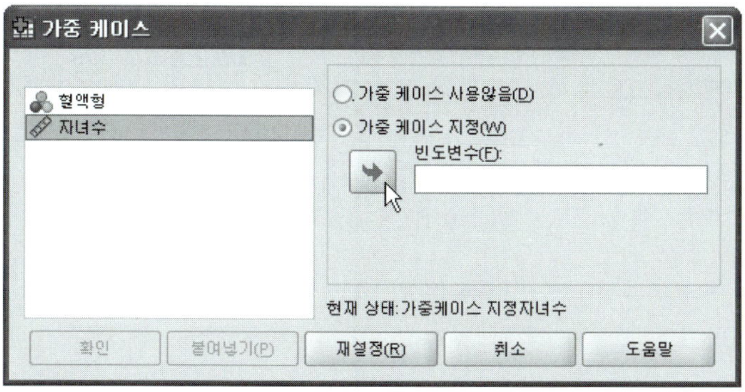

3) 가중 케이스를 지정할 변수를 선택하고 [→]를 눌러 오른쪽 빈도변수란으로 옮긴다.

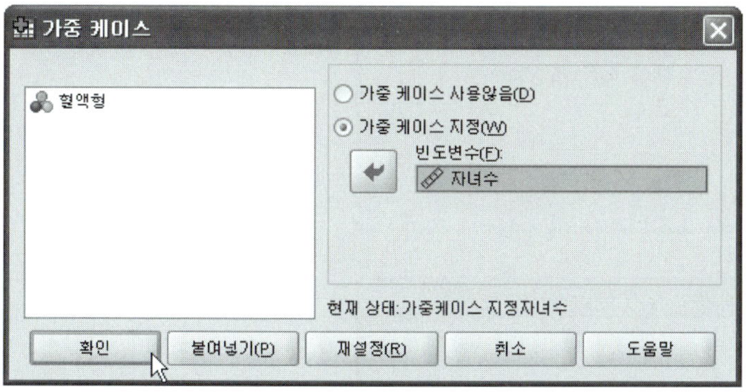

4) [확인]을 누른다.

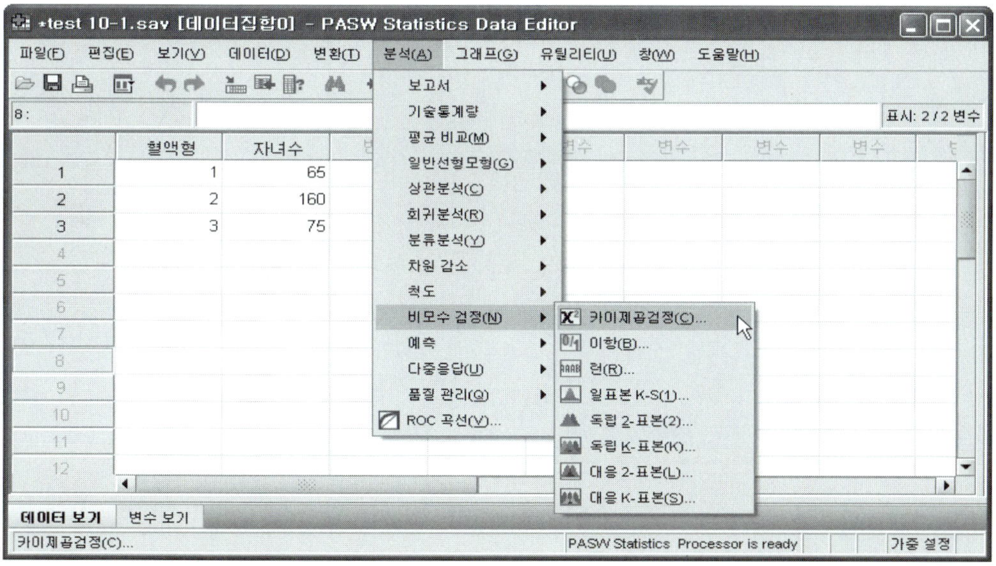

5) [분석] – [비모수 검정] – [카이제곱검정]을 누른다.

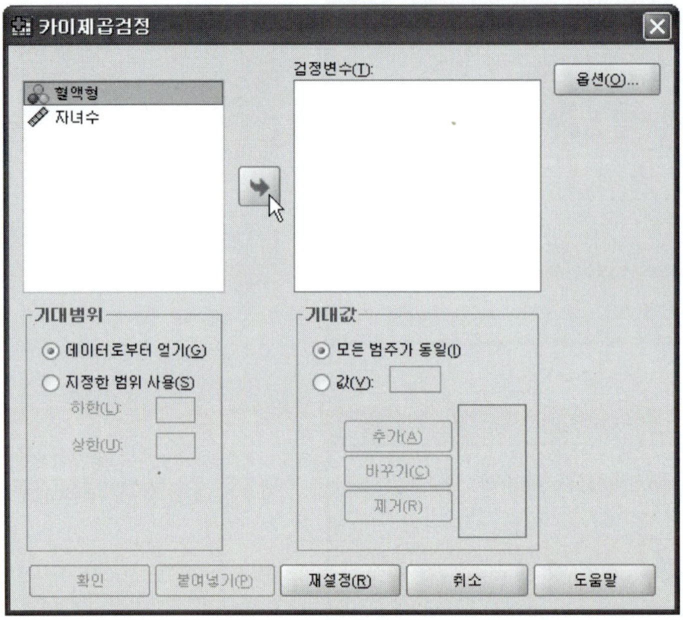

6) 검정변수를 선택하고 ➜를 눌러 오른쪽 검정변수란으로 옮긴다.

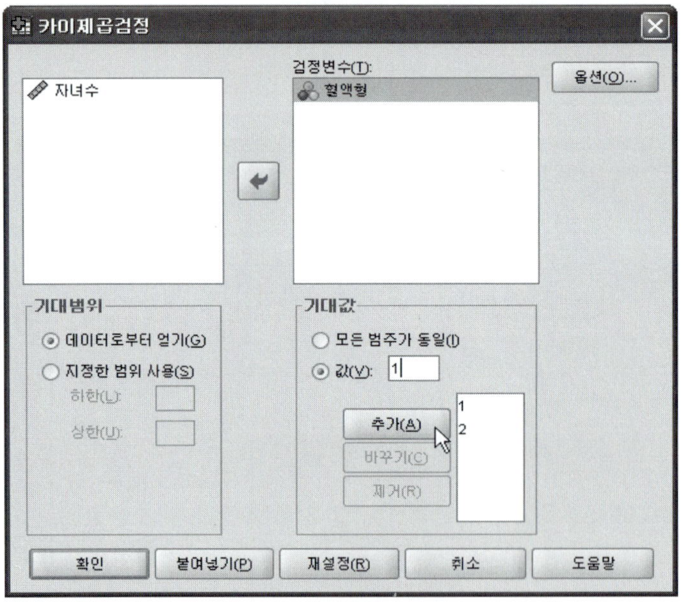

7) [기대값] 영역에 값을 입력하고 추가(A) 를 누른다.
멘델의 유전법칙에 따르면 혈액형의 기대빈도는 A형이 1, AB형이 2, B형이 1이다.
따라서 기대값은 1, 2, 1을 입력한다.

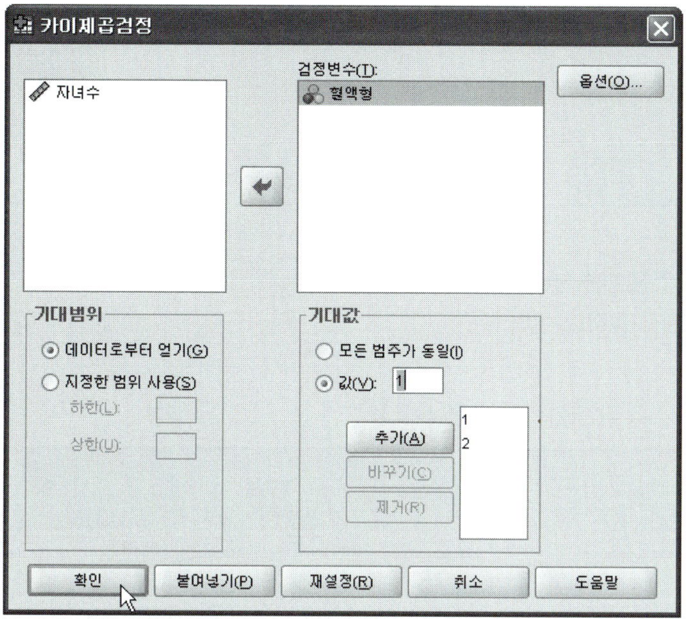

8) 확인 을 누른다.

카이제곱 검정

빈도 분석

혈액형

	관측수	기대빈도	잔차
A형	65	75.0	-10.0
AB형	160	150.0	10.0
B형	75	75.0	.0
합계	300		

검정 통계량

	혈액형
카이제곱	2.000[a]
자유도	2
근사 유의확률	.368

a. 0 셀 (.0%)은(는) 5보다 작은 기대빈도를 가집니다. 최소 셀 기대빈도는 75.0입니다.

9) 분석결과를 확인한다.

카이제곱지수(2.000)와 자유도와 유의확률을 보여준다.

유의확률은 0.05보다 작으면 관측된 분포가 가설된 분포와 유의한 차이가 있음을 나타낸다.

이 분석은 유의확률이 0.368로 관측된 분포와 가설된 분포가 유의한 차이가 없는 것으로 나타났다.

따라서 자녀들의 혈액형은 멘델의 유전법칙을 따른다.

[10-2] 독립성 검정

컴퓨터 활용하기

다음 자료를 SPSS를 이용하여 분석해 보자.
학년에 따라 키에 차이가 있는지 검정해 본다.

학년별 키에 따른 빈도표

구분		키구분			전체
		150이하	151이상 160이하	161이상	
학년	중 1	21	37	5	63
	중 2	3	48	11	62
	중 3	1	33	26	60
전체		25	118	42	185

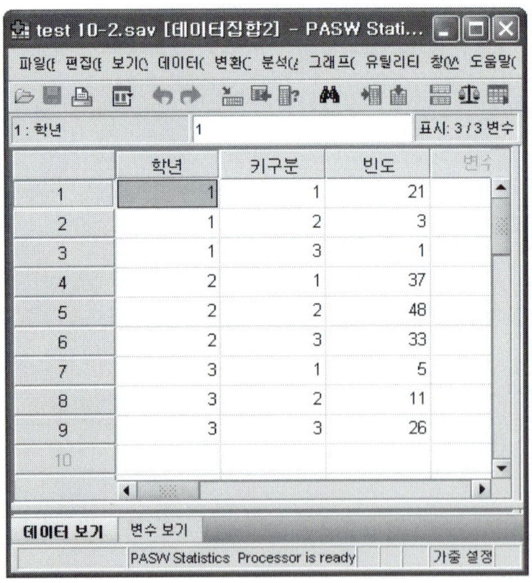

1) 분석을 위해 필요한 자료를 입력한다.
(중 1 → 1, 중 2 → 2, 중 3 → 3 으로 입력하고, 키가 150 이하이면 1, 151 이상 160 이하이면 2, 161 이상이면 3으로 코딩한 후 빈도 변수에 각각의 해당 빈도를 입력한다).

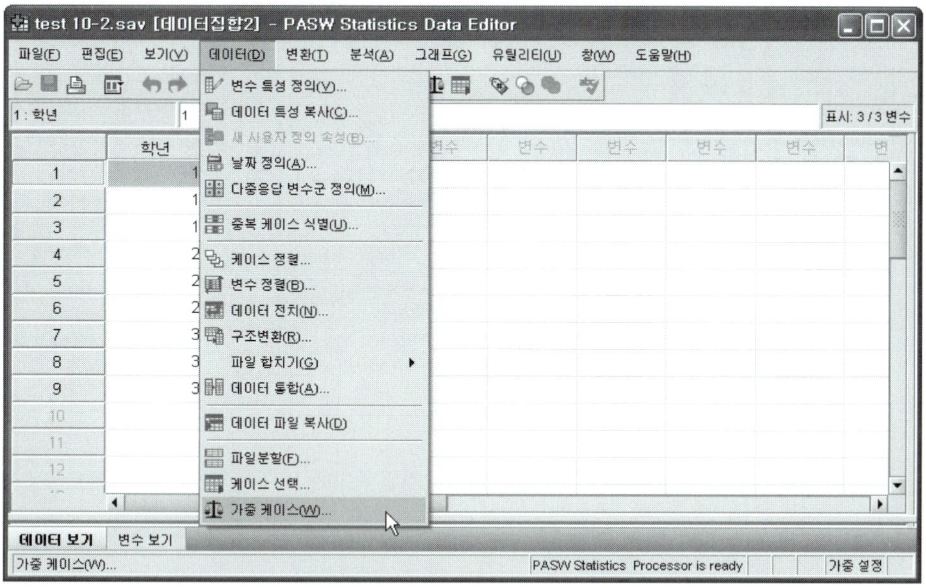

2) [데이터] – [가중 케이스]를 선택한다.

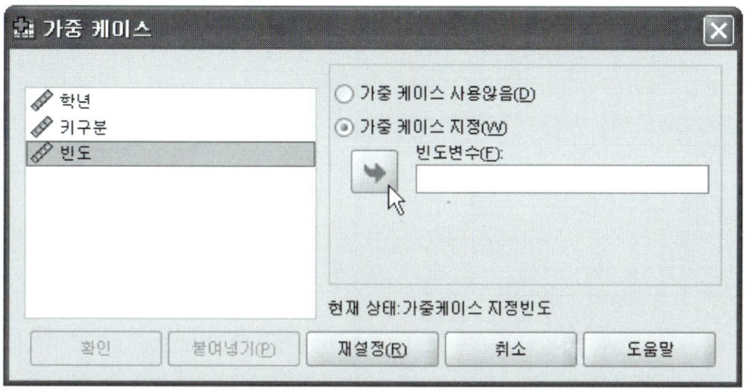

3) 빈도변수를 선택하고 를 눌러 오른쪽 빈도변수란으로 옮긴다.

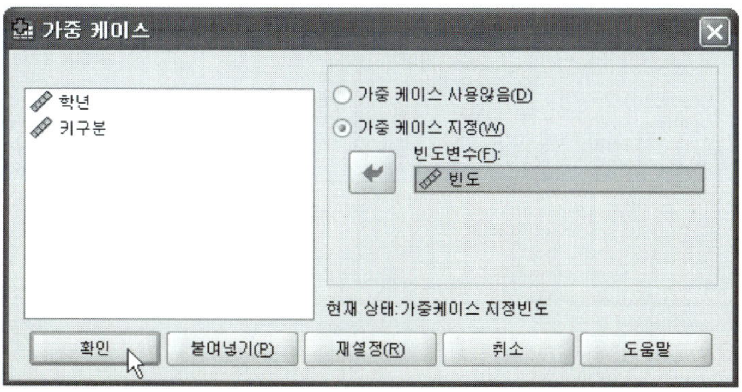

4) 확인 을 누른다.

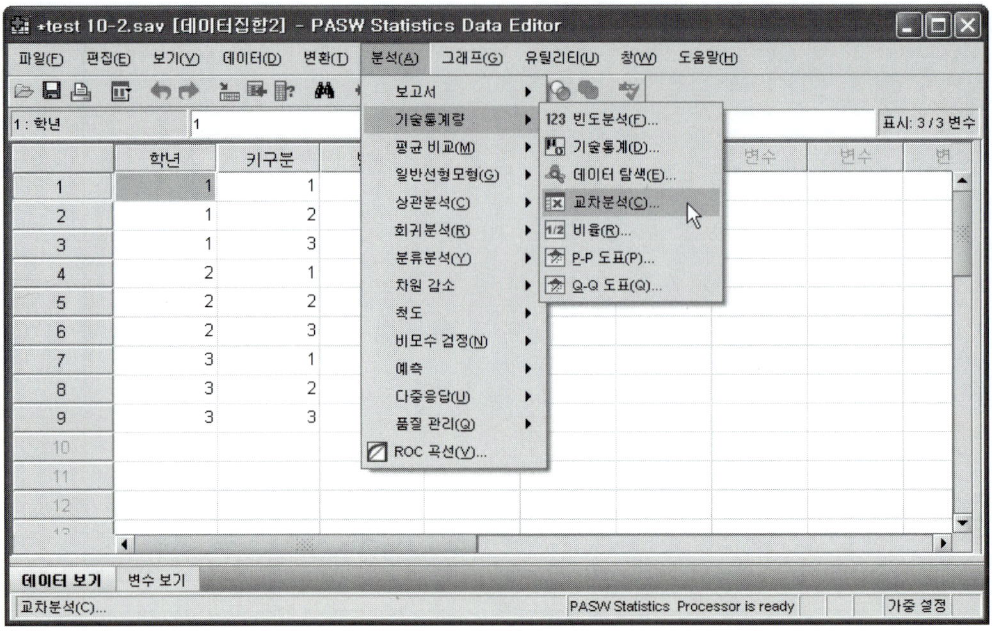

5) [분석] – [교차분석]을 누른다.

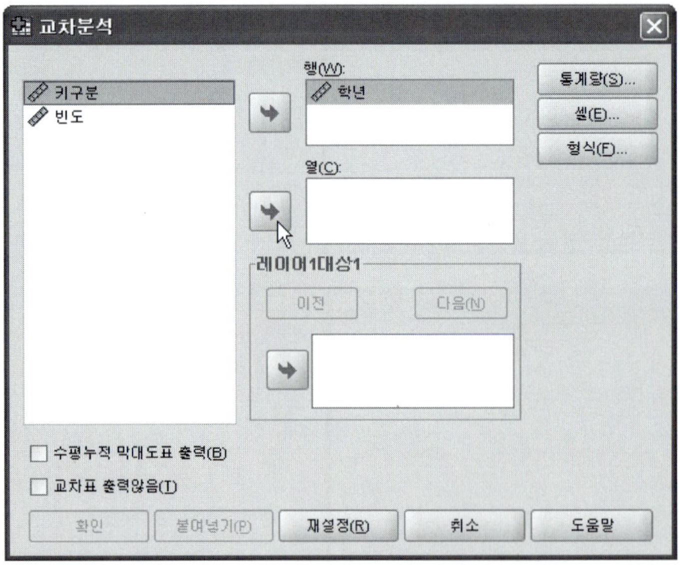

6) 분석을 위해 행변수와 열변수를 선택하고 [➜]를 눌러 각각 오른쪽 행변수란과 열변수란으로 옮긴다.

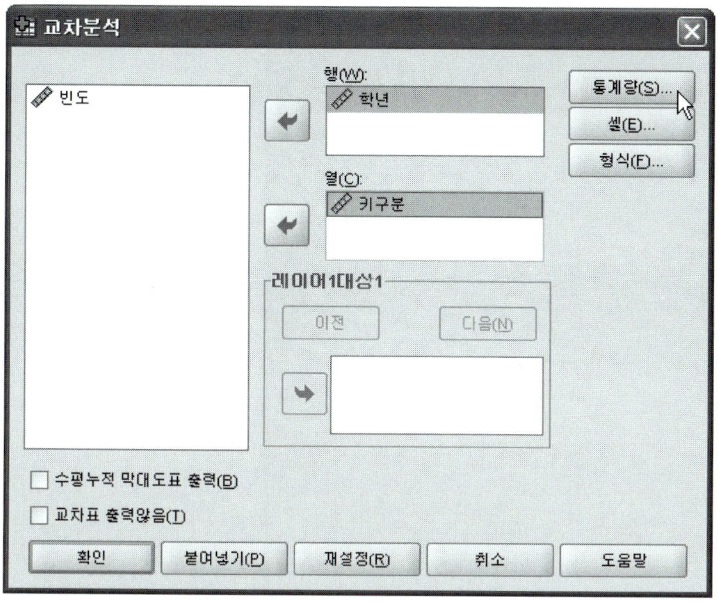

7) 통계량(S)... 을 누른다.

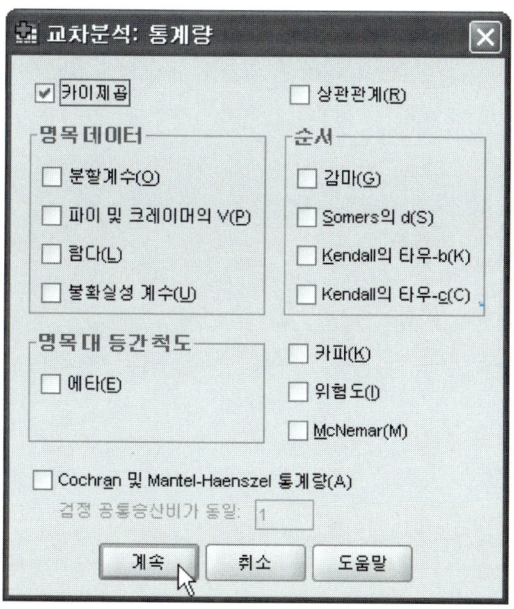

8) [교차분석 : 통계량] 대화상자에서 [카이제곱]을 선택하고 계속 을 누른다.

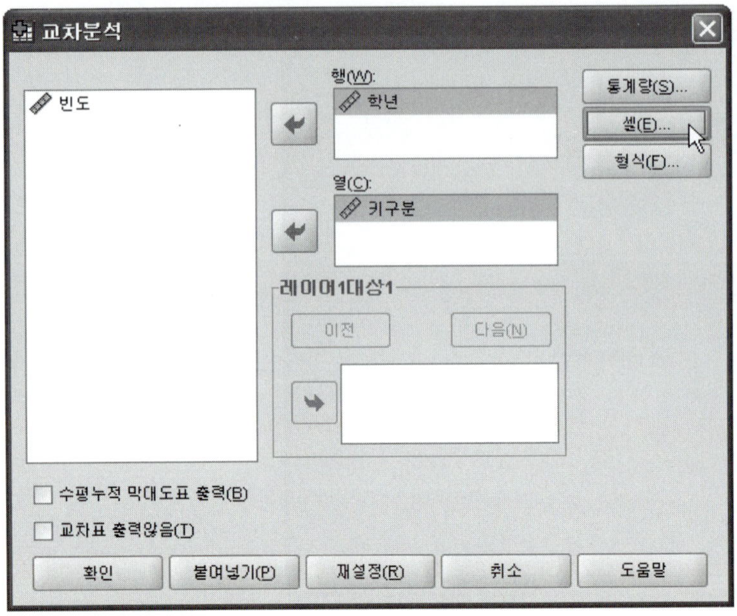

9) 셀(E)... 을 누른다.

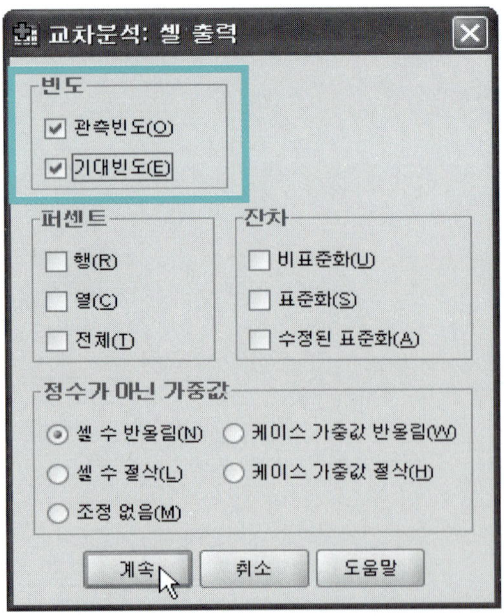

10) [관측빈도]와 [기대빈도]를 선택하고 계속 을 누른다.

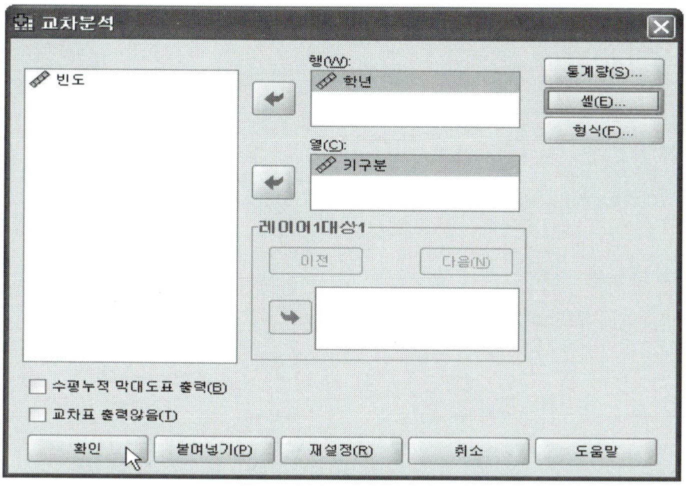

11) 확인 을 누른다.

케이스 처리 요약

	케이스					
	유효		결측		전체	
	N	퍼센트	N	퍼센트	N	퍼센트
학년 * 키구분	185	100.0%	0	.0%	185	100.0%

학년 * 키구분 교차표

			키구분			전체
			150 이하	151~160	161 이상	
학년	중1	빈도	21	3	1	25
		기대빈도	8.5	8.4	8.1	25.0
	중2	빈도	37	48	33	118
		기대빈도	40.2	39.5	38.3	118.0
	중3	빈도	5	11	26	42
		기대빈도	14.3	14.1	13.6	42.0
전체		빈도	63	62	60	185
		기대빈도	63.0	62.0	60.0	185.0

카이제곱 검정

	값	자유도	점근 유의확률 (양측검정)
Pearson 카이제곱	48.754[a]	4	.000
우도비	47.964	4	.000
선형 대 선형결합	38.962	1	.000
유효 케이스 수	185		

a. 0 셀 (.0%)은(는) 5보다 작은 기대 빈도를 가지는 셀입니다. 최소 기대빈도는 8.11입니다.

12) 교차분석(카이제곱 검정)의 결과를 확인한다.

학년 * 키구분 교차표는 학년과 키구분의 교차된 빈도를 보여준다.

Pearson의 카이제곱 검정 :유의확률이 0.05보다 작으므로 집단 간의 관련이 있고, 0.05보다 크면 관련이 없다고 한다. 이 분석의 유의확률은 .000으로 세 집단 간의 관련이 밀접하고, 학년에 따라 키값의 차이가 있는 것으로 나타났다.

[10-3] 동질성 검정 1

컴퓨터 활용하기

다음 자료를 SPSS를 이용하여 분석해 보자.
성별 음주경험에 차이가 있는지 5% 유의수준으로 검정해 보자.

성별 음주경험

		음주경험		전체
		있다	없다	
성별	남성	32	13	45
	여성	38	17	55
전체		70	30	100

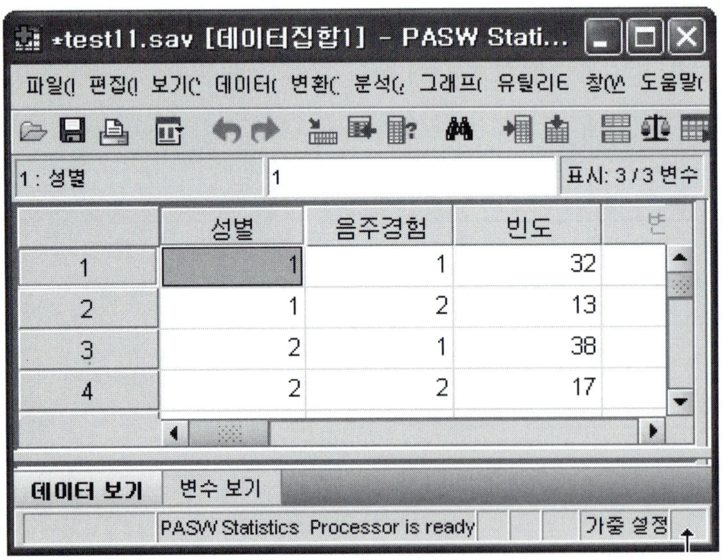

1) 분석을 위해 필요한 자료를 입력한다.
(성별은 남성이면 1, 여성이면 2로 입력하고, 음주경험이 있으면 1, 없으면 2로 입력한 후 각각에 해당하는 빈도를 입력한다).

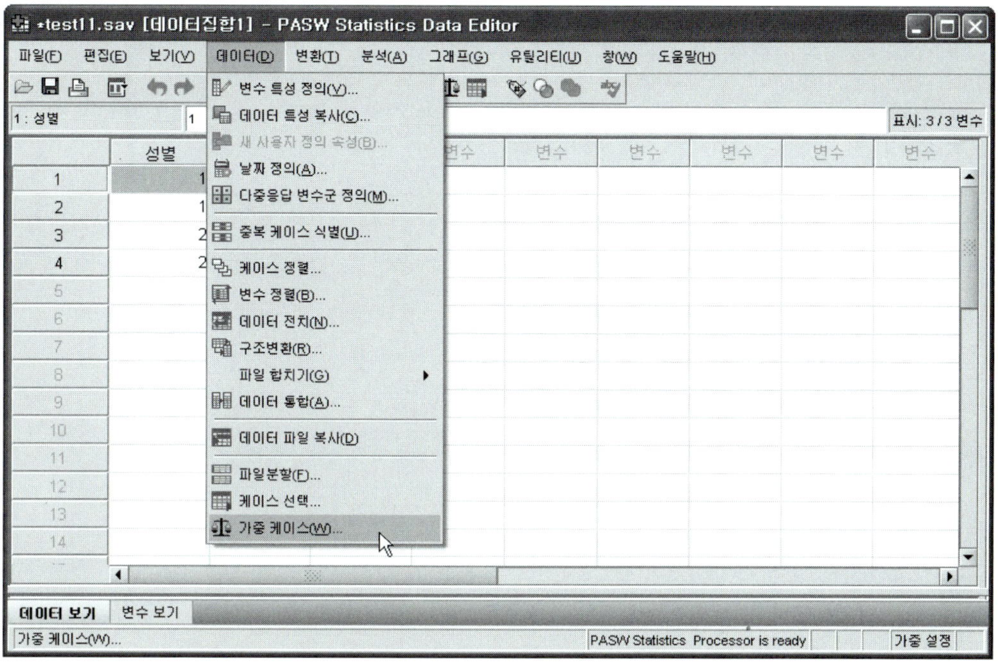

2) [데이터] - [가중 케이스]를 선택한다.

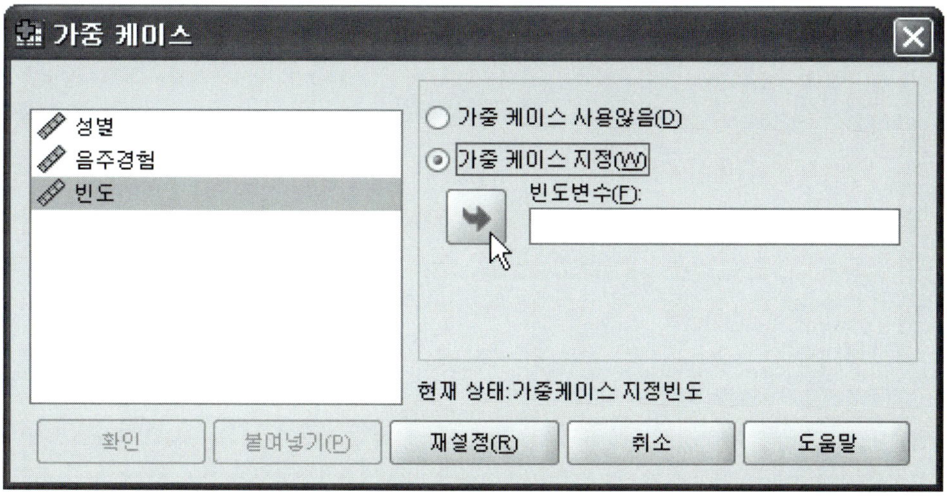

3) 빈도변수를 선택하고 를 눌러 오른쪽 빈도변수란으로 옮긴다.

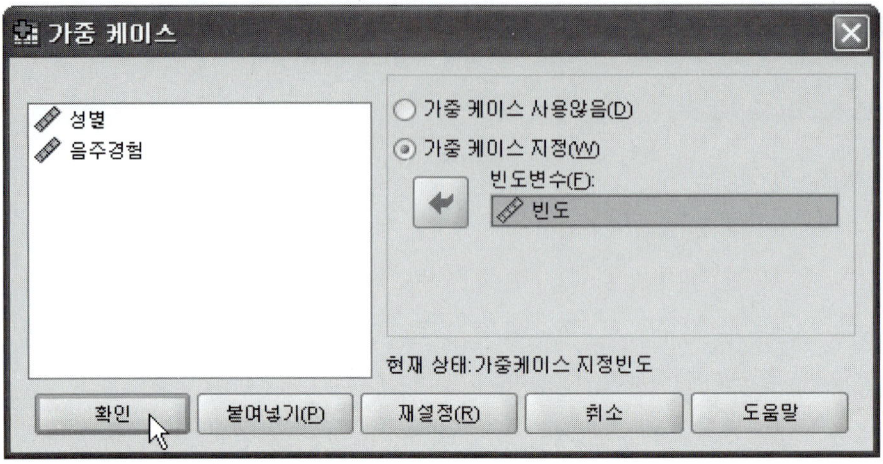

4) 확인 을 누른다.

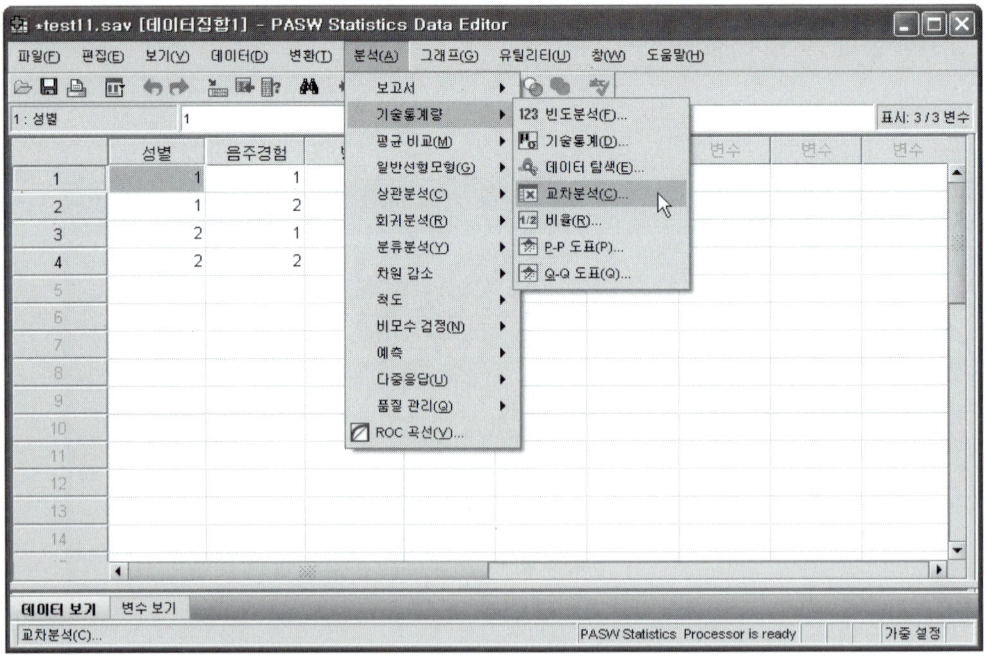

5) [분석] - [교차분석]을 선택한다.

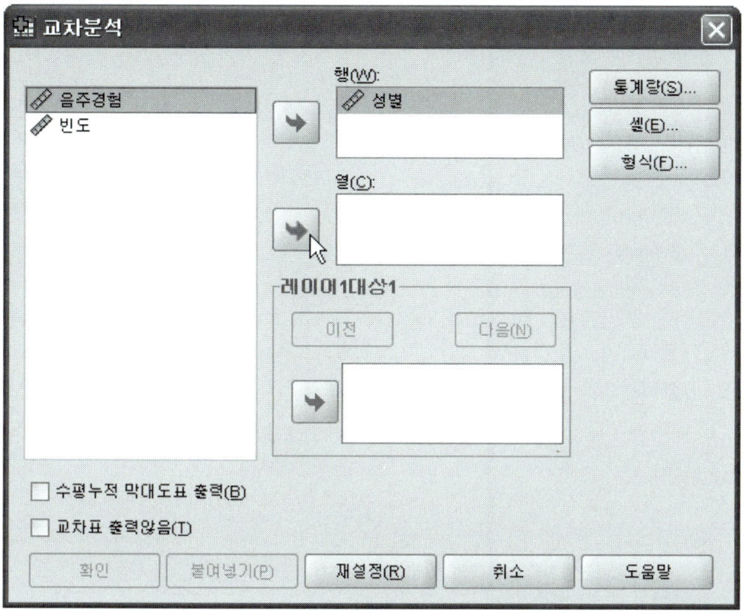

6) 분석을 위해 행변수와 열변수를 선택하고 [➡]를 눌러 각각 오른쪽 행변수란과 열변수란으로 옮긴다.

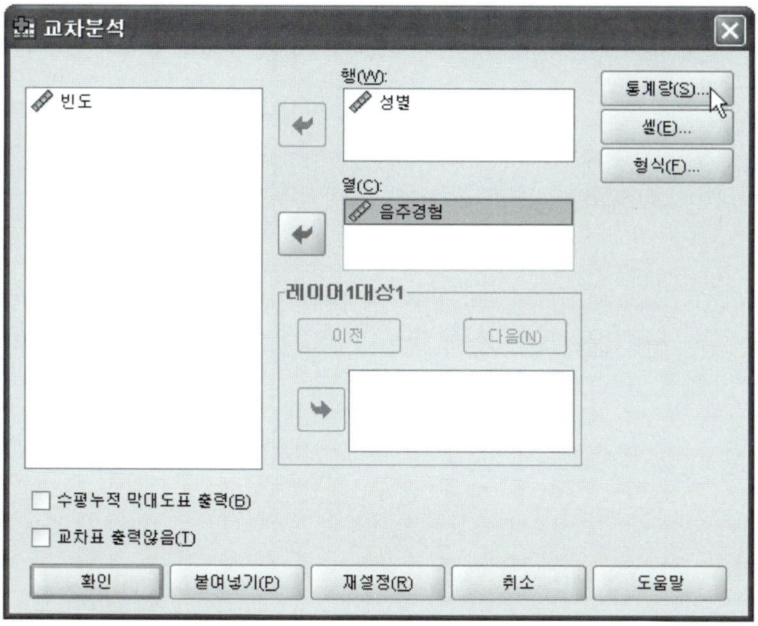

7) [통계량(S)...]을 누른다.

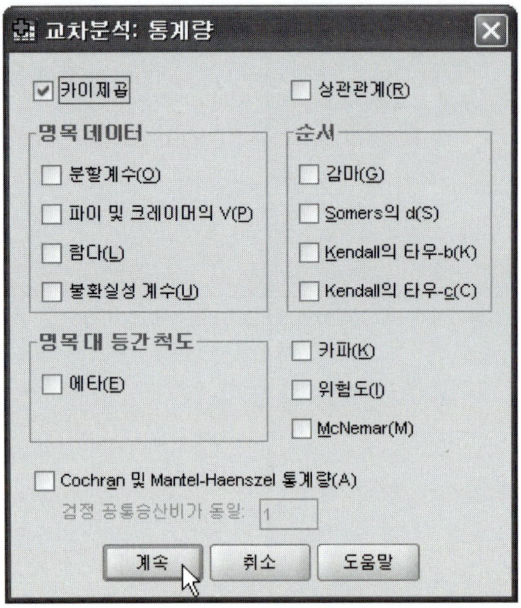

8) [교차분석 : 통계량] 대화상자에서 [카이제곱]을 선택하고 계속 을 누른다.

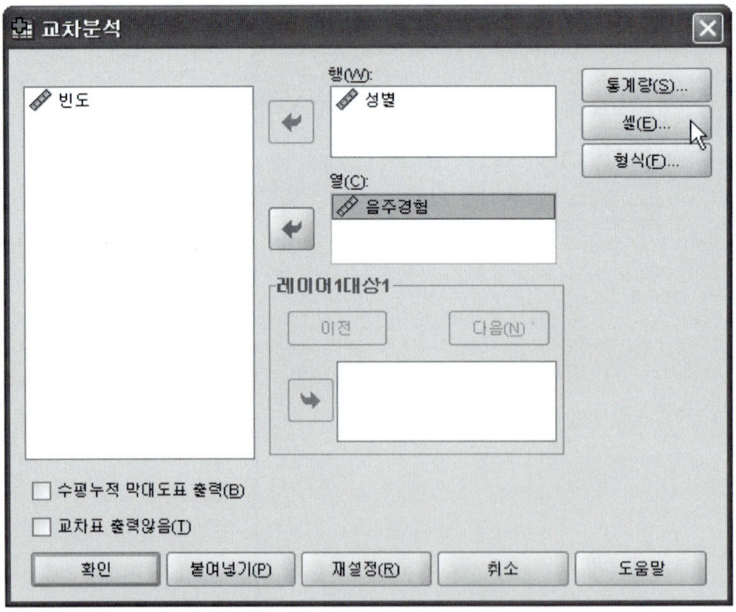

9) 셀(E)... 을 누른다.

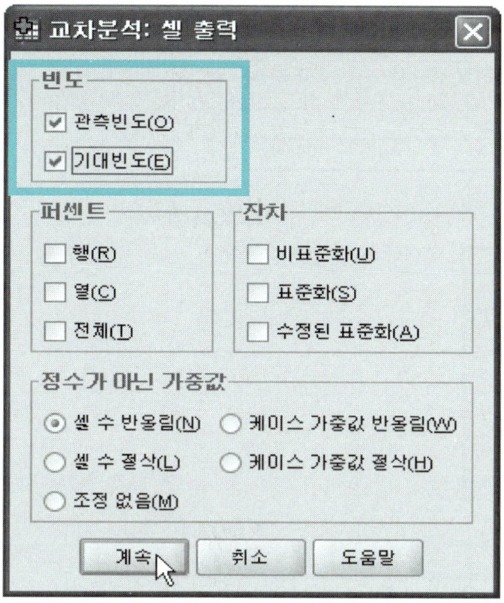

10) [관측빈도]와 [기대빈도]를 선택하고 [계속]을 누른다.

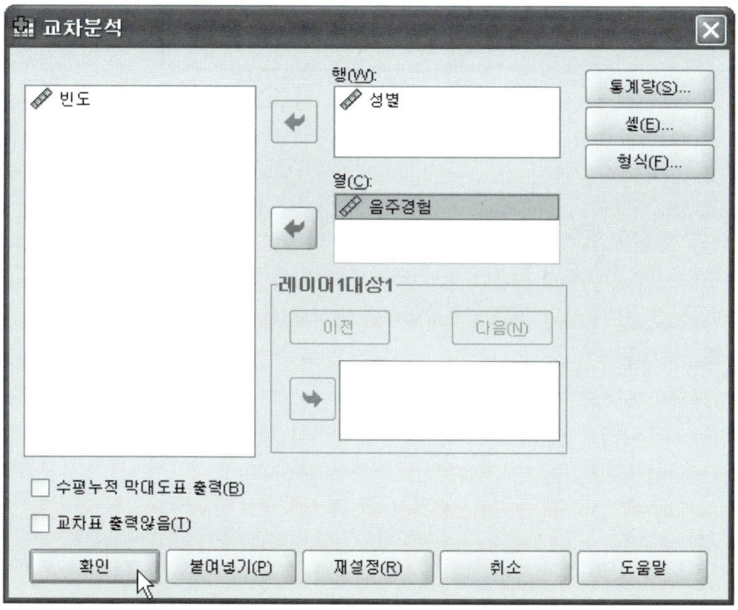

11) [확인]을 누른다.

케이스 처리 요약

	케이스					
	유효		결측		전체	
	N	퍼센트	N	퍼센트	N	퍼센트
성별 * 음주경험	100	100.0%	0	.0%	100	100.0%

성별 * 음주경험 교차표

			음주경험		전체
			있다	없다	
성별	남성	빈도	32	13	45
		기대빈도	31.5	13.5	45.0
	여성	빈도	38	17	55
		기대빈도	38.5	16.5	55.0
전체		빈도	70	30	100
		기대빈도	70.0	30.0	100.0

카이제곱 검정

	값	자유도	점근 유의확률 (양측검정)	정확한 유의확률 (양측검정)	정확한 유의확률 (단측검정)
Pearson 카이제곱	.048[a]	1	.826		
연속수정[b]	.000	1	1.000		
우도비	.048	1	.826		
Fisher의 정확한 검정				1.000	.501
선형 대 선형결합	.048	1	.827		
유효 케이스 수	100				

a. 0 셀 (.0%)은(는) 5보다 작은 기대 빈도를 가지는 셀입니다. 최소 기대빈도는 13.50입니다.

b. 2x2 표에 대해서만 계산됨

12) 교차분석(카이제곱 검정) 결과를 확인한다.

성별 * 음주경험 교차표에서는 성별과 음주경험의 교차된 빈도를 보여준다.

Pearson 카이제곱 검정 : 유의확률이 0.05보다 작으면 두 집단이 관련이 있고, 0.05보다 크면 관련이 없는 것으로 본다. 이 분석에서는 유의확률이 0.826으로 0.05보다 크므로 음주경험이 남성과 여성집단 간에 차이가 없는 것으로 나타났다.

[10-4] 동질성 검정 2

컴퓨터 활용하기

다음 자료를 SPSS를 이용하여 분석해 보자.
보호자의 동거상태에 따른 청소년의 흡연상태가 어떤 관련성이 있는지 검정해 보자.

보호자와의 동거상태에 따른 흡연여부

동거상태	코딩값	흡연여부	코딩값	동거상태	코딩값	흡연여부	코딩값	흡연여부	코딩값
같이 살지않음	2	피운다	1	같이 산다	1	안 피운다	2	같이 산다	1
같이 산다	1	피운다	1	같이 산다	1	안 피운다	2	같이 산다	1
같이 산다	1	피운다	1	같이 산다	1	안 피운다	2	같이 산다	1
같이 산다	1	피운다	1	같이 산다	1	안 피운다	2	같이 산다	1
같이 살지않음	2	피운다	1	같이 산다	1	안 피운다	2	같이 산다	1
같이 산다	1	피운다	1	같이 산다	1	안 피운다	2	같이 산다	1
같이 살지않음	2	피운다	1	같이 산다	1	안 피운다	2	같이 산다	1
같이 살지않음	2	피운다	1	같이 산다	1	안 피운다	2	같이 산다	1
같이 산다	1	피운다	1	같이 산다	1	안 피운다	2	같이 산다	1
같이 살지않음	2	피운다	1	같이 산다	1	안 피운다	2	같이 산다	1
같이 산다	1	피운다	1	같이 산다	1	안 피운다	2	안 피운다	2
같이 산다	1	피운다	1	같이 산다	1	안 피운다	2	안 피운다	2
같이 살지않음	2	피운다	1	같이 산다	1	안 피운다	2	안 피운다	2
같이 산다	1	피운다	1	같이 산다	1	안 피운다	2	안 피운다	2
같이 살지않음	2	피운다	1	같이 산다	1	안 피운다	2	안 피운다	2
같이 살지않음	2	피운다	1	같이 산다	1	안 피운다	2	안 피운다	2
같이 살지않음	2	피운다	1	같이 살지않음	2	안 피운다	2	안 피운다	2
같이 산다	1	피운다	1	같이 산다	1	안 피운다	2	안 피운다	2
같이 살지않음	2	피운다	1	같이 산다	1	안 피운다	2	안 피운다	2
같이 산다	1	피운다	1	같이 산다	1	안 피운다	2	안 피운다	2
같이 산다	1	피운다	1	같이 산다	1	안 피운다	2	같이 산다	1
같이 살지않음	2	피운다	1	같이 산다	1	안 피운다	2	같이 산다	1
같이 산다	1	피운다	1	같이 산다	1	안 피운다	2	같이 산다	1
같이 산다	1	피운다	1	같이 산다	1	안 피운다	2	같이 산다	1
같이 산다	1	피운다	1	같이 산다	1	안 피운다	2	같이 산다	1
같이 산다	1	피운다	1	같이 산다	1	안 피운다	2	같이 산다	1
같이 살지않음	2	피운다	1	같이 산다	1	안 피운다	2	같이 산다	1
같이 산다	1	피운다	1	같이 산다	1	안 피운다	2	같이 산다	1
같이 산다	1	피운다	1	같이 산다	1	안 피운다	2	같이 산다	1
같이 산다	1	피운다	1	같이 산다	1	안 피운다	2	같이 산다	1
같이 산다	1	안 피운다	2	같이 산다	1	안 피운다	2	안 피운다	2
같이 산다	1	안 피운다	2	같이 산다	1	안 피운다	2	안 피운다	2
같이 산다	1	안 피운다	2	같이 산다	1	안 피운다	2	안 피운다	2
같이 산다	1	안 피운다	2	같이 산다	1	안 피운다	2	안 피운다	2
같이 산다	1	안 피운다	2	같이 산다	1	안 피운다	2	안 피운다	2
같이 산다	1	안 피운다	2	같이 산다	1	안 피운다	2	안 피운다	2
같이 산다	1	안 피운다	2	같이 산다	1	안 피운다	2	안 피운다	2
같이 산다	1	안 피운다	2	같이 산다	1	안 피운다	2	안 피운다	2
같이 살지않음	2	안 피운다	2	같이 산다	1	안 피운다	2	안 피운다	2
같이 산다	1	안 피운다	2	같이 산다	1	안 피운다	2	안 피운다	2

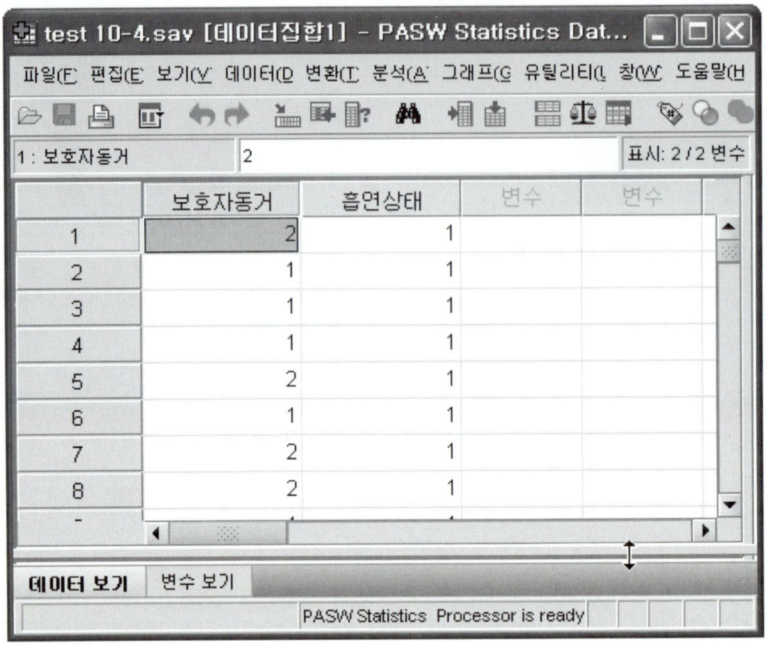

1) 분석을 위해 필요한 자료를 입력한다.

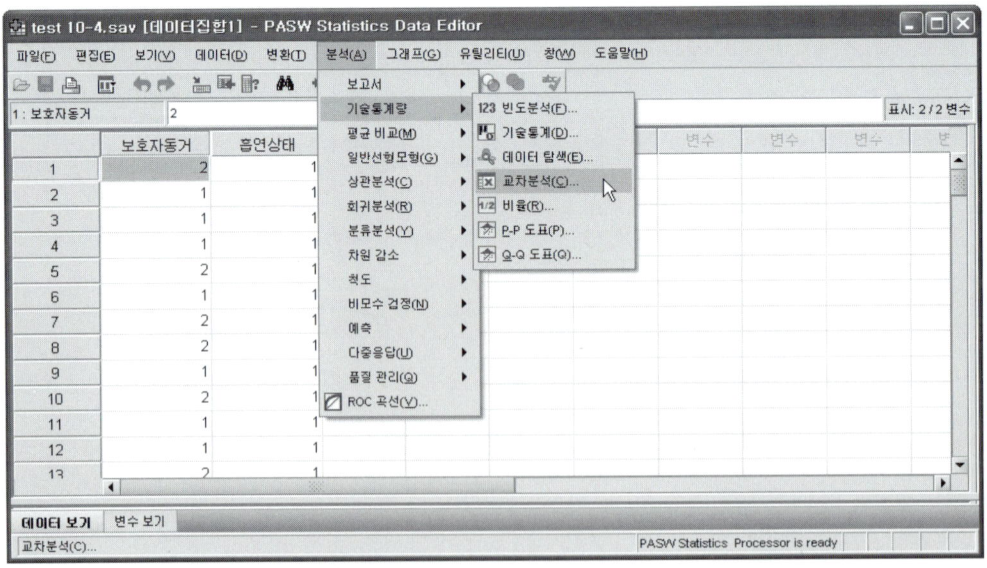

2) [분석] - [기술통계량] - [교차분석]을 선택한다.

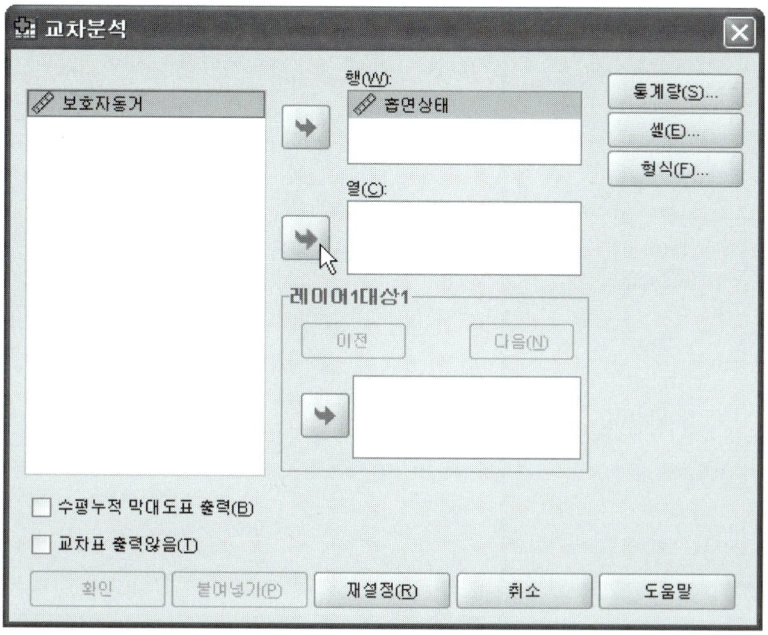

3) 분석을 위해 행변수와 열변수를 선택하고 를 눌러 각각 오른쪽 행변수란과 열변수란으로 옮긴다.

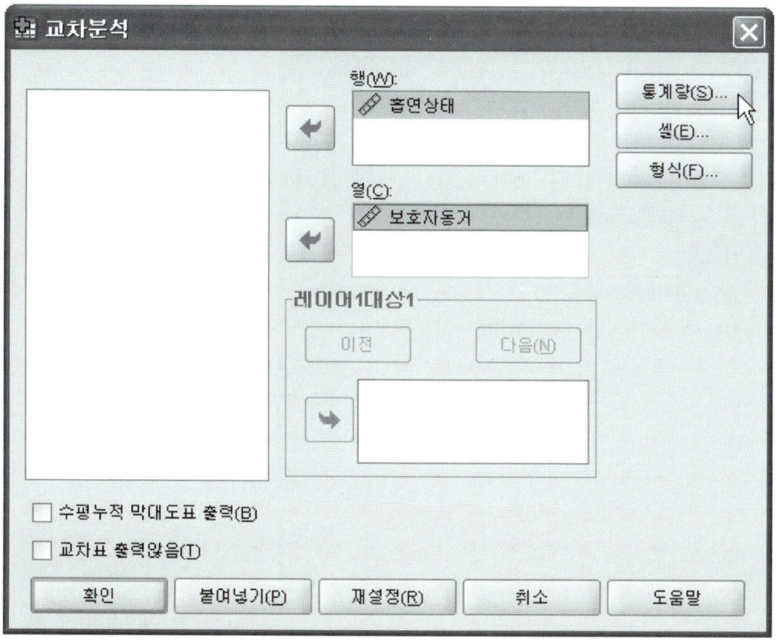

4) 통계량(S)... 을 누른다.

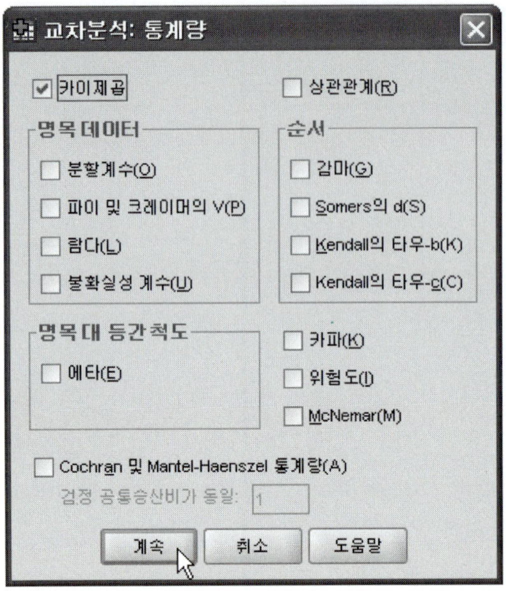

8) [교차분석 : 통계량] 대화상자에서 [카이제곱]을 선택하고 계속 을 누른다.

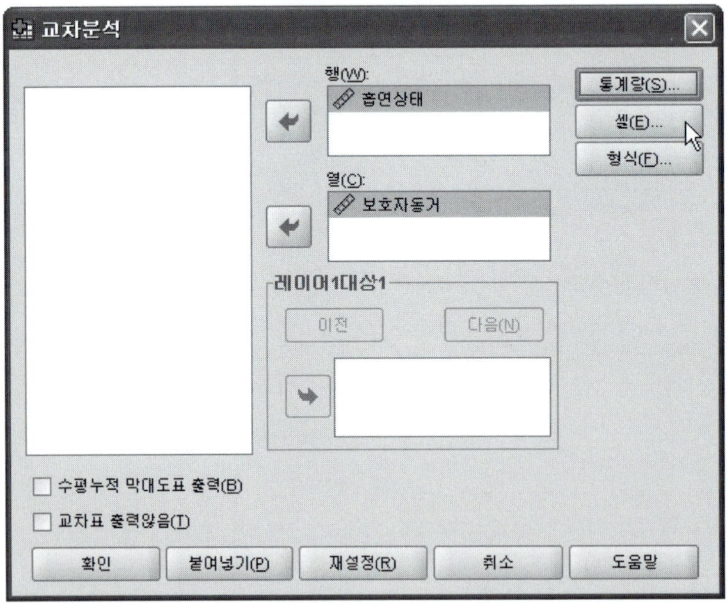

9) 셀(E)... 을 누른다.

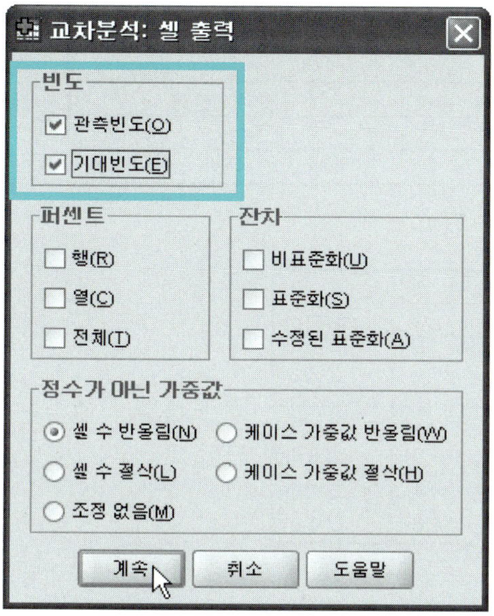

10) [관측빈도]와 [기대빈도]를 선택하고 계속 을 누른다.

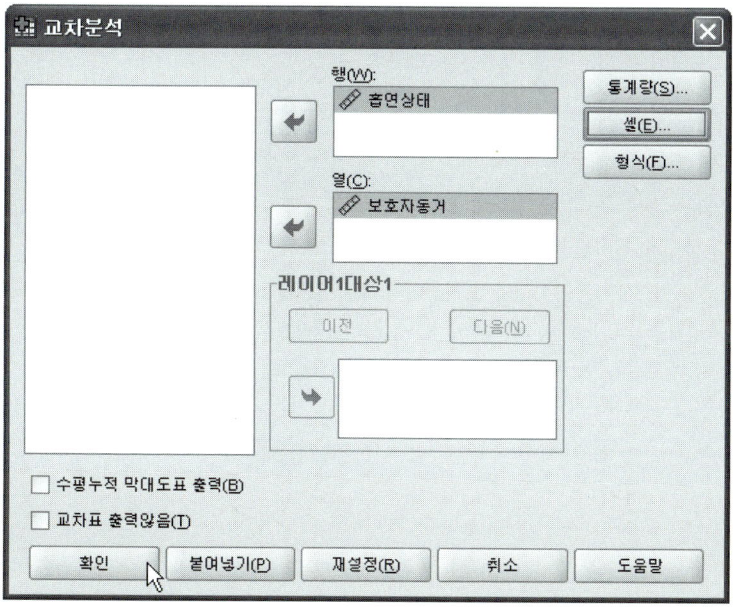

11) 확인 을 누른다.

케이스 처리 요약

	케이스					
	유효		결측		전체	
	N	퍼센트	N	퍼센트	N	퍼센트
흡연상태 * 보호자동거	100	100.0%	0	.0%	100	100.0%

흡연상태 * 보호자동거 교차표

			보호자동거		전체
			같이 산다	같이 안 산다	
흡연상태	피운다	빈도	18	12	30
		기대빈도	25.8	4.2	30.0
	안 피운다	빈도	68	2	70
		기대빈도	60.2	9.8	70.0
전체		빈도	86	14	100
		기대빈도	86.0	14.0	100.0

카이제곱 검정

	값	자유도	점근 유의확률 (양측검정)	정확한 유의확률 (양측검정)	정확한 유의확률 (단측검정)
Pearson 카이제곱	24.063[a]	1	.000		
연속수정[b]	21.077	1	.000		
우도비	22.448	1	.000		
Fisher의 정확한 검정				.000	.000
선형 대 선형결합	23.822	1	.000		
유효 케이스 수	100				

a. 1 셀 (25.0%)은(는) 5보다 작은 기대 빈도를 가지는 셀입니다. 최소 기대빈도는 4.20입니다.

b. 2x2 표에 대해서만 계산됨

12) 교차분석(카이제곱 검정)의 결과를 확인한다.

보호자동거 * 흡연상태 교차표는 보호자동거상태와 흡연상태의 교차빈도를 보여준다.

Pearson 카이제곱 검정 : 유의확률이 0.05보다 작으면 두 집단 간의 관련성이 있는 것으로 보고, 0.05보다 크면 관련성이 없는 것으로 본다. 이 분석에서는 유의확률이 0.000으로 보호자의 동거상태에 따라 흡연상태도 차이가 있는 것으로 나타났다.

연습문제

10.1. 다음 문장을 읽고 옳으면 'O'표, 또한 틀리면 'X'표를 한 후 틀린 곳을 지적하시오.

① 독립성 검정(test of independence)에서 행과 열의 특성이 서로 독립적이면 검정통계량 χ^2의 값은 증가한다.

② 동질성 검정(test of homogeneity)에서 행과 열의 특성이 서로 독립적이면 검정통계량 χ^2의 값은 증가한다.

③ 분할표 혹은 유관표(contingency table)의 자유도는 행과 열의 수에 의해서 결정된다.

④ χ^2검정은 두 개 이상의 모집단 비율이 같은지를 검정하는데 사용할 수 있다.

⑤ 검정통계량 χ^2의 값이 0이라면, 각 셀의 관찰빈도와 기대빈도가 완전히 일치한다는 뜻이다.

10.2 다음 자료는 감염에 대한 새로 개발된 약과 기존의 약에 대한 사람들의 반응에 관한 자료이다. 새로 개발된 약이 기존의 약과 비교해 볼 때 선호에 대한 반응이 같다고 할 수 있는가?

	선호	선호하지 않음	전체
새로 개발한 약	10	2	12
기존 약	1	5	6
전체	12	6	18

Chapter 11

자료분석의 예

적절한 통계분석 선택하기

컴퓨터 활용하기

다음 그림은 실험설계 방법에 따라 통계분석을 제시한 그림이므로 그림에 따라서 적절한 통계분석을 선택하여라.

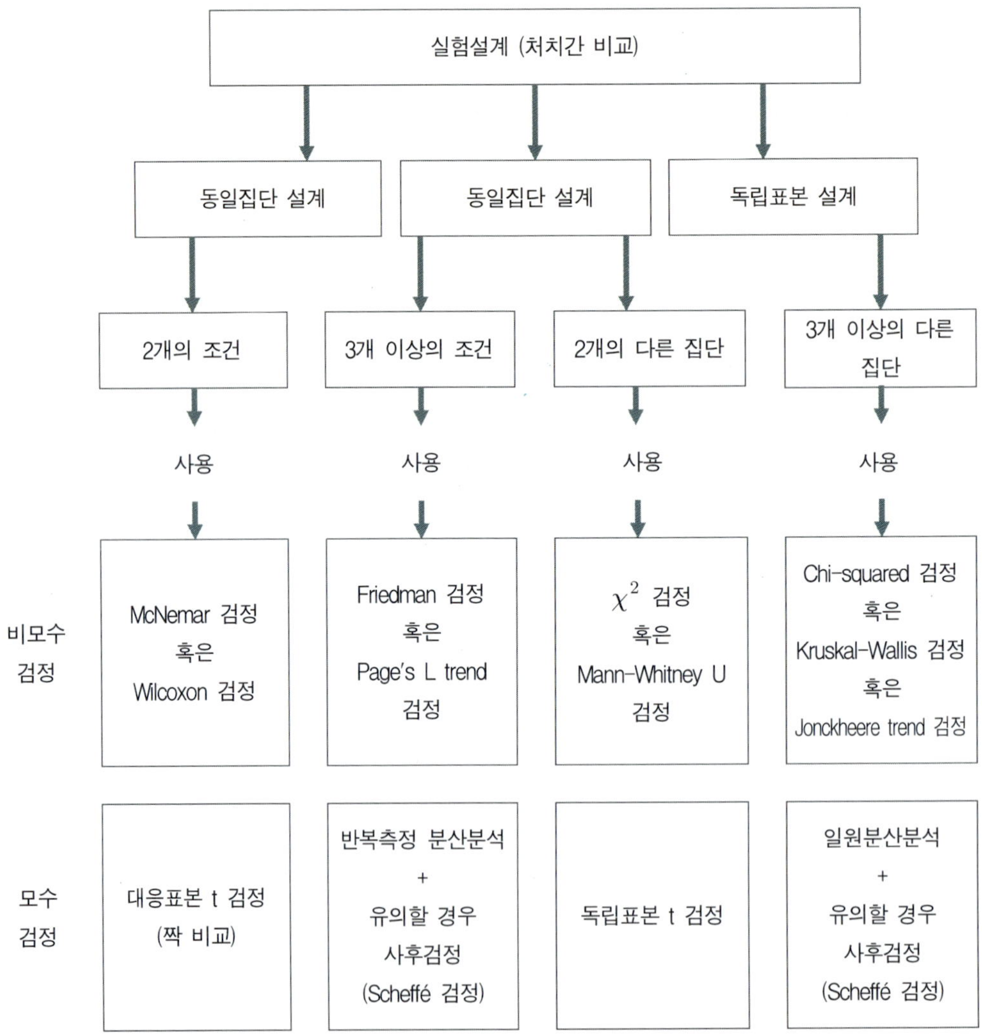

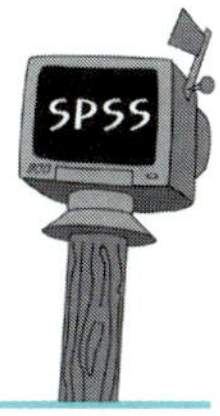

자료분석의 예 [1]

컴퓨터 활용하기

연구제목 : K 운동이 A 환자의 통증과 근력에 미치는 영향

A환자를 대상으로 K 운동을 6주간 적용한 후 사전과 사후에 통증의 정도와 근력을 측정하여 K 운동의 효과를 검증한다.

1) 변수의 정리

독립변수- 1) K운동(실험군, 대조군) 2) 일반적 특성 (예 : 성별, 연령)
종속변수- 1) 통증의 정도 2) 근력

2) 자료의 정리와 컴퓨터에 코딩(coding)

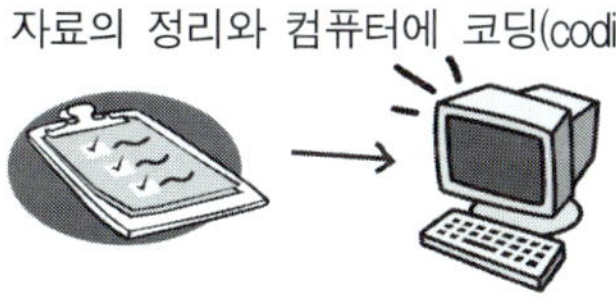

문서자료를 통계처리가 가능하도록 컴퓨터 프로그램으로 이동

3) 실험설계의 분석절차의 결정

정규성 검정 : 자료가 정규분포하는지 결정	정규분포를 할 경우 : 모수검정 정규분포하지 않는 경우 : 비모수검정
동질성 검정 : 사전 자료의 동질성 검정 (통증, 근력, 일반적 특성)	자료의 특성에 따라 : t 검정(예 : 종속변수 : 통증, 근력 등의 연속변수 독립변수 : 성별과 같은 범주형 변수) χ^2검정(성별과 직업, 성별과 연령대 등과 같이 두 변수 모두 범주형 변수)
처치 사전 · 사후 비교 검정(통증, 근력)	대응표본 t 검정
두 집단별 자료의 비교 검정 (예 : 종속변수 : 통증, 근력 독립변수 : 성별)	독립표본 t 검정
세 집단 이상일 경우 집단별 자료의 비교 검정 (예 : 종속변수 : 통증, 근력, 독립변수 : 직업)	일원분산분석 검정 -유의하게 나올 경우 → 사후검정

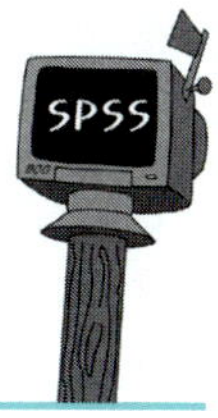

자료분석의 예 1 - 자료 코딩

컴퓨터 활용하기

검사기록지의 내용을 분석이 가능하도록 SPSS에 코딩한다.

검 사 기 록 지

성명	홍길동	성별	남	구분	실험군

	통증	근력
사전검사	8	15
사후검사	3	32

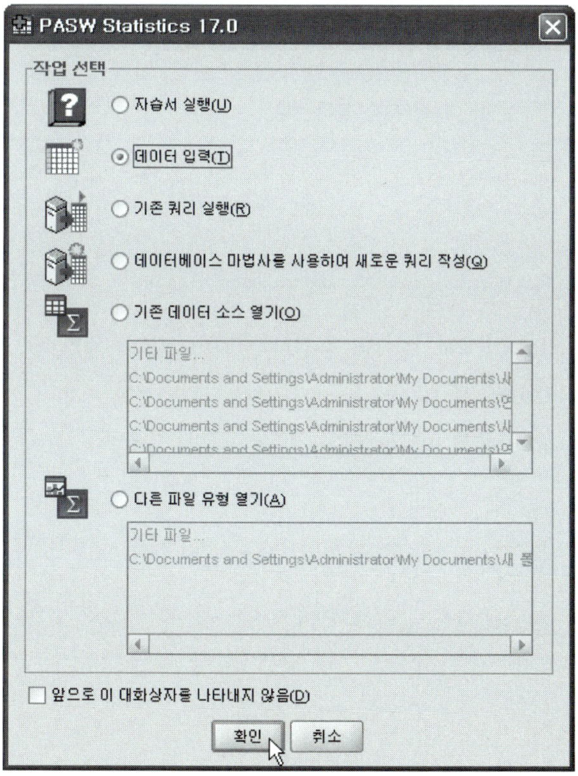

1) SPSS 프로그램을 실행하면 나타나는 [작업선택] 대화상자에서 [데이터 입력]을 선택하고 확인 을 누른다. 또는 취소 를 눌러도 [데이터 편집기] 상태로 시작된다.

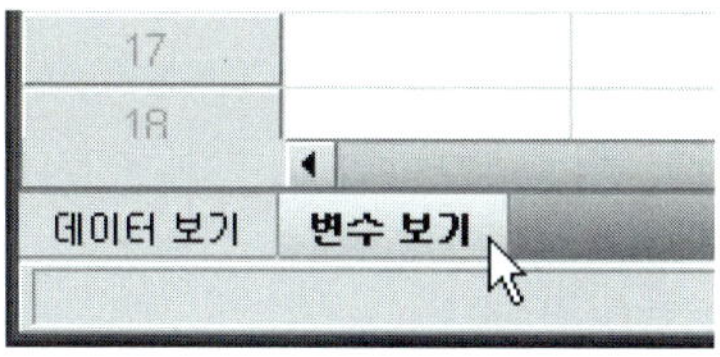

2) 화면 하단의 [변수보기]를 클릭하여 변수보기 창으로 전환한다.

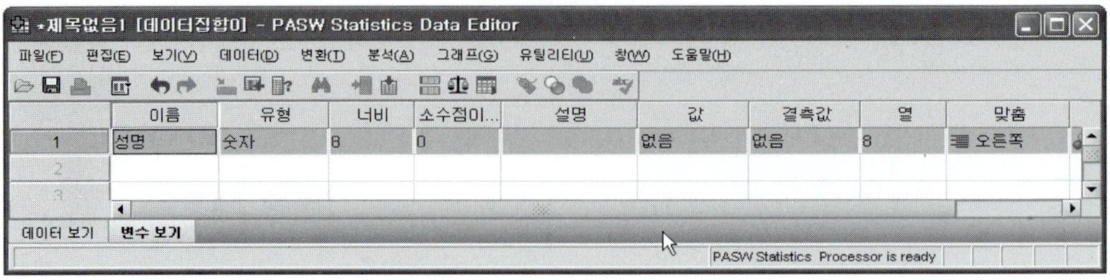

3) [이름]에 변수명을 '성명'이라고 입력한다.

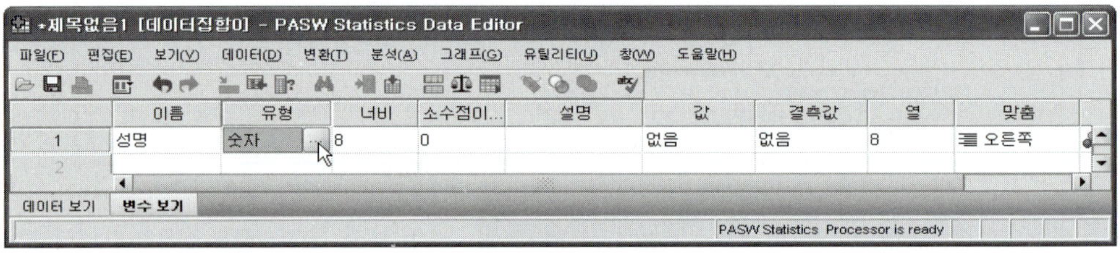

4) 변수 유형을 변경하기 위하여 [...]을 눌러 [변수유형] 대화상자를 불러온다.

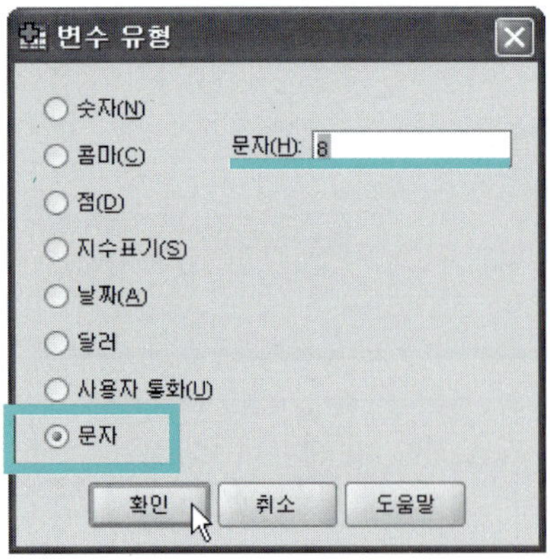

5) 변수유형을 [문자]로 설정하고 문자길이를 확인한 후 [확인]을 누른다.

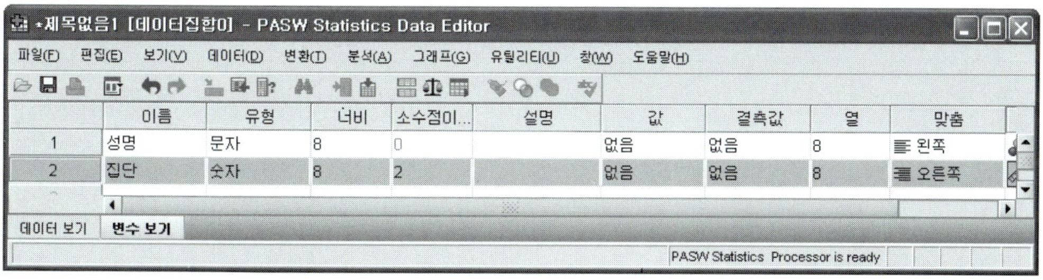

6) [이름]에 '집단'을 입력한다.

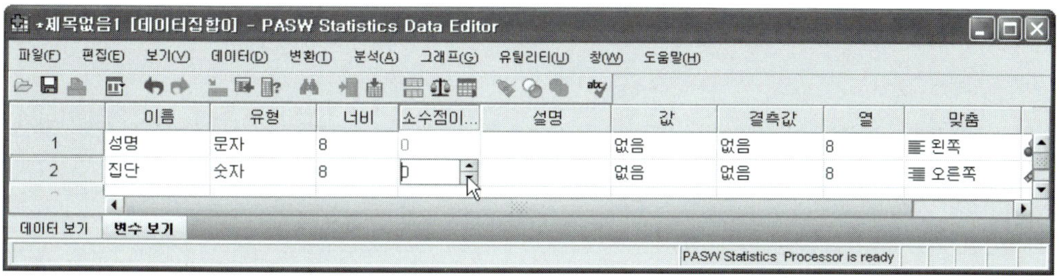

7) [소수점 이하 자리수]를 '0'으로 변경한다. 숫자 '0'을 직접 입력하거나 마우스를 이용하여 [1 ▲▼]의 [▲▼]을 눌러 변경할 수 있다.

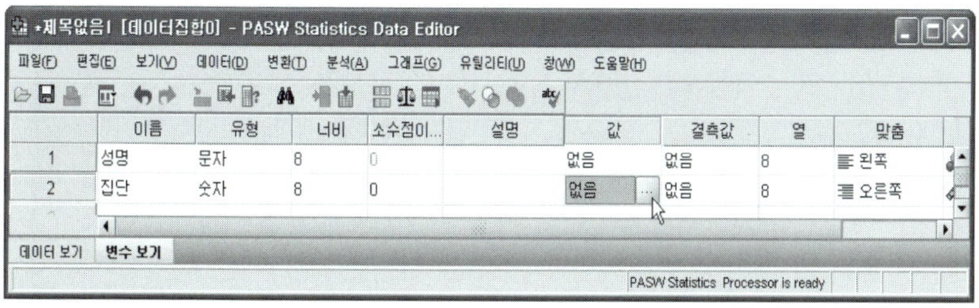

8) 변수값 설명을 위하여 [값]의 [...]을 눌러 [변수값 설명] 대화상자를 불러온다.

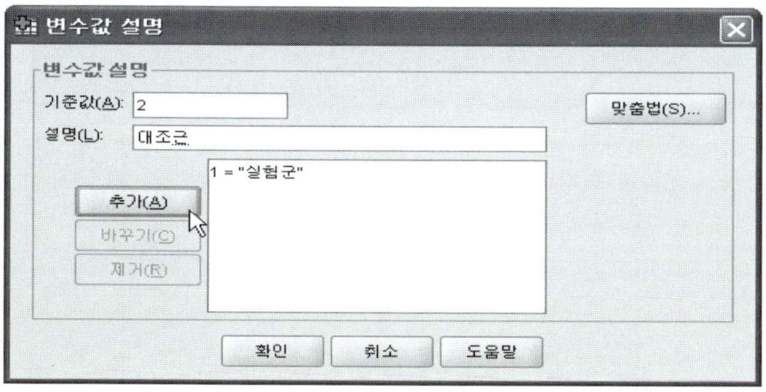

9) 기준값과 설명에 필요한 내용을 적고 [추가(A)]를 누른다.

- 기준값 1, 설명 실험군
- 기준값 2, 설명 대조군

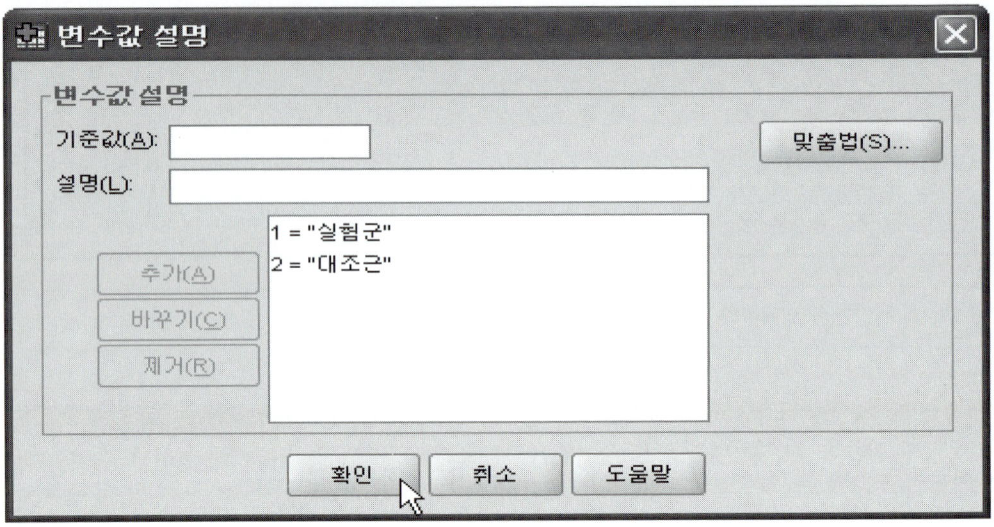

10) [변수값 설명]을 마치면 확인 을 누른다.

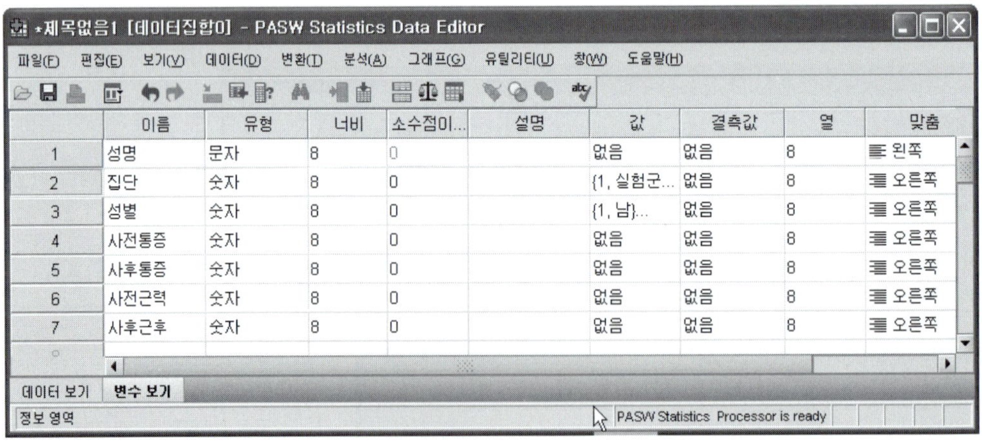

11) 데이터 입력을 위한 나머지 변수명과 속성들을 위와 같은 방법으로 입력한다(성별 : 남 - 1, 여 - 2 로 입력)

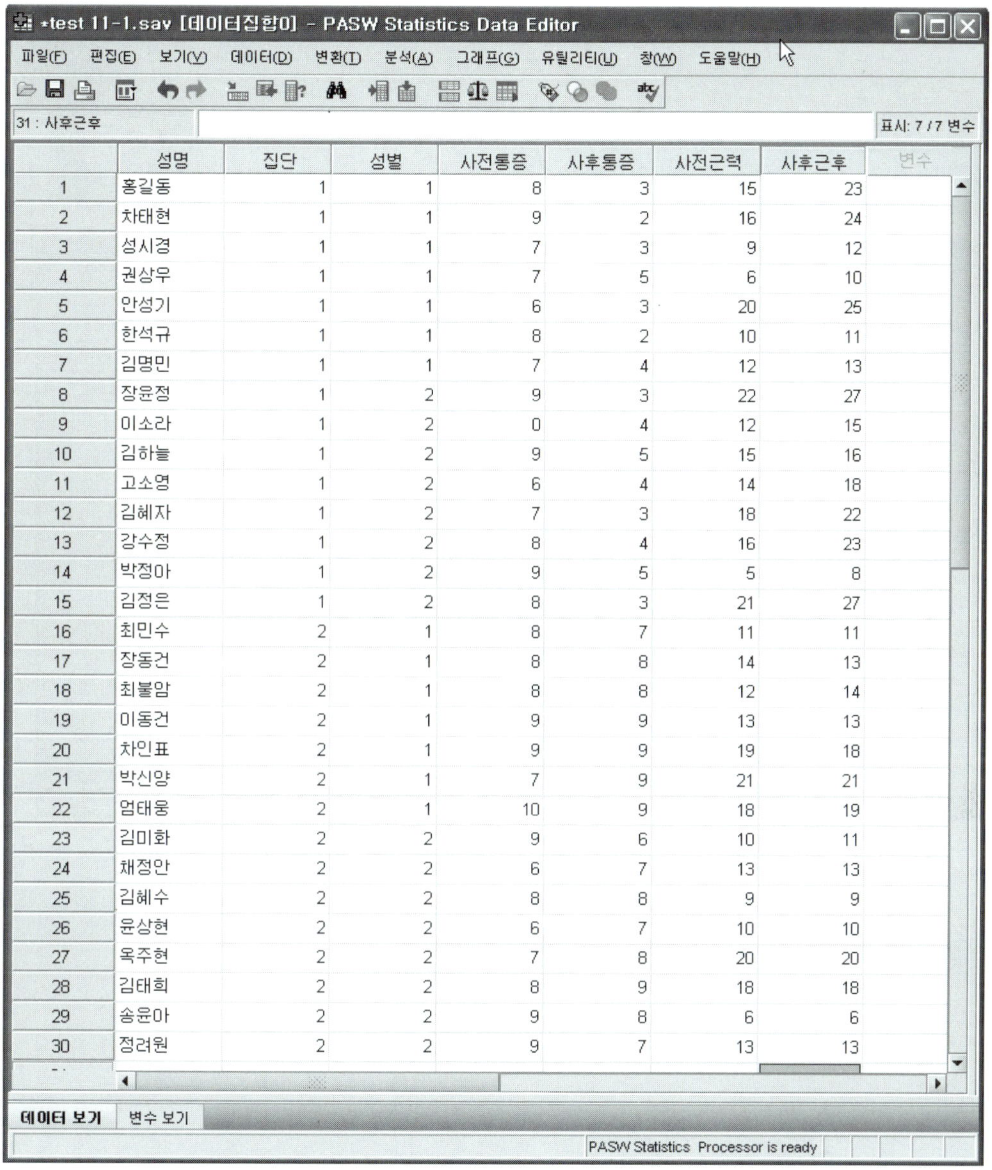

*test 11-1.sav [데이터집합0] - PASW Statistics Data Editor

파일(F) 편집(E) 보기(V) 데이터(D) 변환(T) 분석(A) 그래프(G) 유틸리티(U) 창(W) 도움말(H)

31 : 사후근후 표시: 7 / 7 변수

	성명	집단	성별	사전통증	사후통증	사전근력	사후근후	변수
1	홍길동	1	1	8	3	15	23	
2	차태현	1	1	9	2	16	24	
3	성시경	1	1	7	3	9	12	
4	권상우	1	1	7	5	6	10	
5	안성기	1	1	6	3	20	25	
6	한석규	1	1	8	2	10	11	
7	김명민	1	1	7	4	12	13	
8	장윤정	1	2	9	3	22	27	
9	이소라	1	2	0	4	12	15	
10	김하늘	1	2	9	5	15	16	
11	고소영	1	2	6	4	14	18	
12	김혜자	1	2	7	3	18	22	
13	강수정	1	2	8	4	16	23	
14	박정아	1	2	9	5	5	8	
15	김정은	1	2	8	3	21	27	
16	최민수	2	1	8	7	11	11	
17	장동건	2	1	8	8	14	13	
18	최불암	2	1	8	8	12	14	
19	이동건	2	1	9	9	13	13	
20	차인표	2	1	9	9	19	18	
21	박신양	2	1	7	9	21	21	
22	엄태웅	2	1	10	9	18	19	
23	김미화	2	2	9	6	10	11	
24	채정안	2	2	6	7	13	13	
25	김혜수	2	2	8	8	9	9	
26	윤상현	2	2	6	7	10	10	
27	옥주현	2	2	7	8	20	20	
28	김태희	2	2	8	9	18	18	
29	송윤아	2	2	9	8	6	6	
30	정려원	2	2	9	7	13	13	

데이터 보기 변수 보기

PASW Statistics Processor is ready

12) 검사기록을 각 항목에 맞게 입력한다.

- 집단 : 실험군은 '1'로, 대조군은 '2'로 입력한다.
- 성별 : 남자는 '1'로, 여자는 '2'로 입력한다.

자료분석의 예 2- 정규성검정

컴퓨터 활용하기

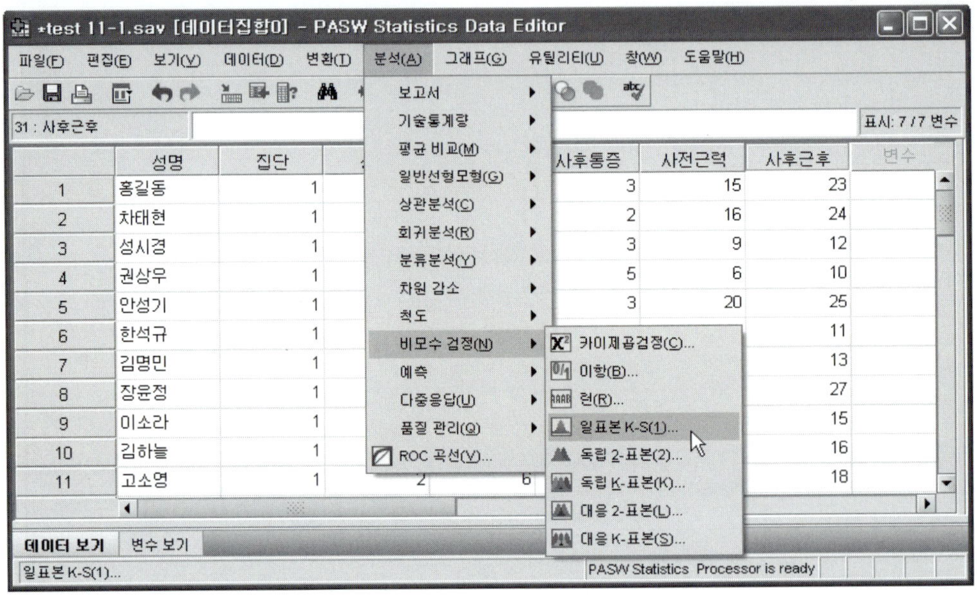

1) [분석] - [비모수 검정] - [일표본 K-S]을 선택한다.

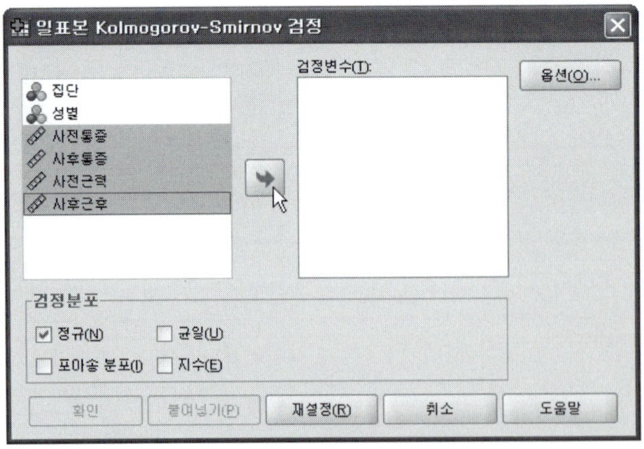

2) 검정대상 변수를 선택하고 [➔]를 눌러 각각 오른쪽 검정변수란으로 옮긴다.

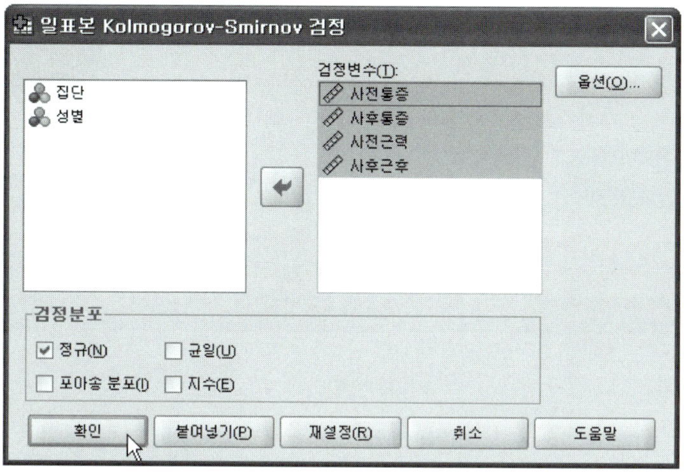

3) 확인 을 누른다.

일표본 Kolmogorov-Smirnov 검정

		사전통증	사후통증	사전근력	사후근력
N		30	30	30	30
정규 모수[a,b]	평균	7.63	5.73	13.93	16.10
	표준편차	1.810	2.434	4.727	5.898
최대극단차	절대값	.214	.165	.105	.167
	양수	.192	.162	.078	.167
	음수	-.214	-.165	-.105	-.079
Kolmogorov-Smirnov의 Z		1.170	.905	.576	.915
근사 유의확률(양측)		.129	.386	.894	.372

a. 검정 분포가 정규입니다.

b. 데이터로부터 계산.

4) Kolmogorov-Smirnov의 정규성 검정 결과이다.

- 근사 유의확률(양측)이 유의수준(0.05)보다 크면 정규분포하며 작으면 정규분포하지 않는 것이다. 위의 결과에서는 모두 유의수준인 0.05보다 크기 때문에 모두 정규분포한다고 하는 귀무가설(H_o: 정규분포 한다)을 채택하므로 모두 변수가 정규분포한다고 할 수 있다.

자료분석의 예 3- 동질성 검정

컴퓨터 활용하기

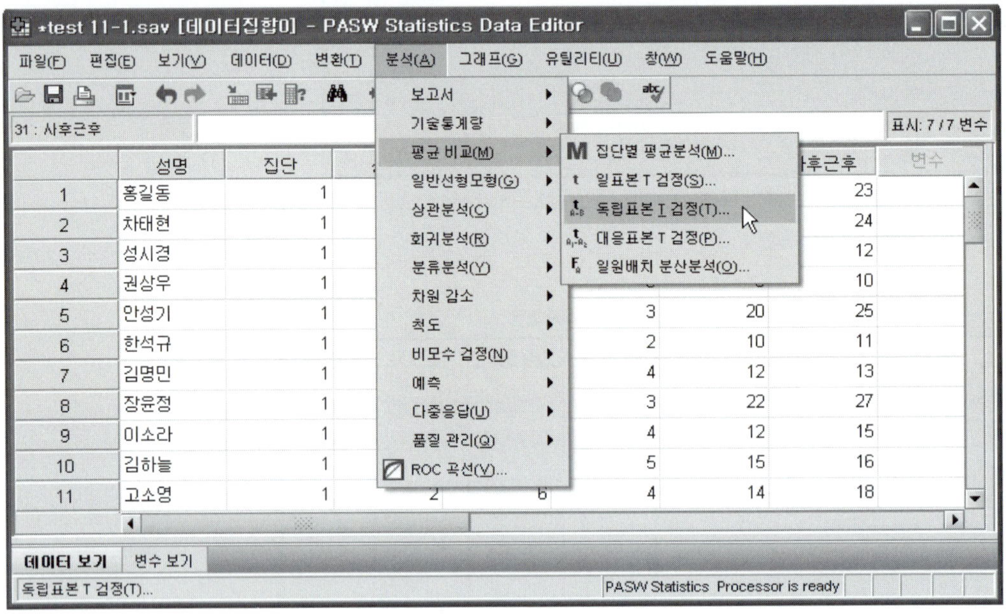

1) [분석] - [평균비교] - [독립표본 T 검정]을 선택한다.

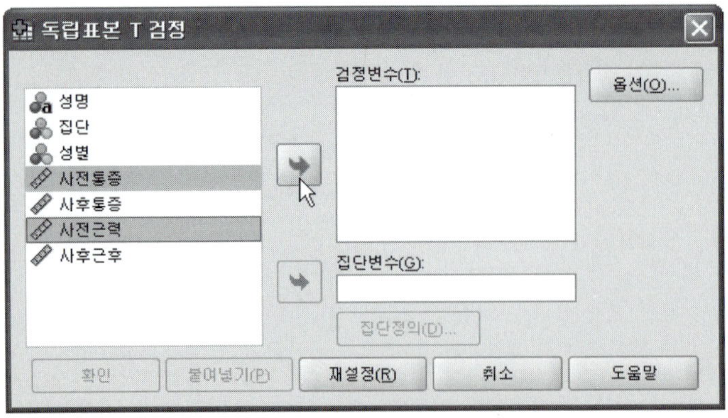

2) 분석대상 검정변수를 선택하고 [→]를 눌러 각각 오른쪽 검정변수란으로 옮긴다.

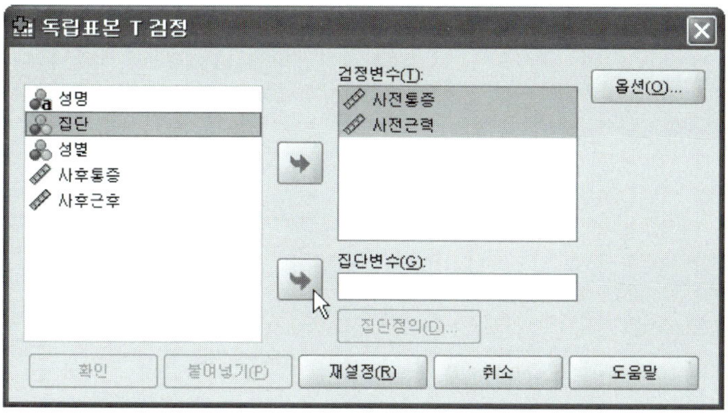

3) 분석대상 집단변수를 선택하고 ➡를 눌러 각각 오른쪽 집단변수란으로 옮긴다.

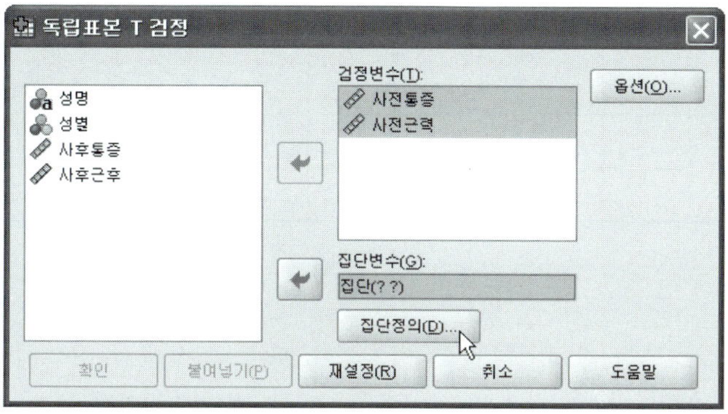

4) 집단정의(D)...를 선택하고 집단값에 각각 1, 2를 입력하고 계속을 누른다.

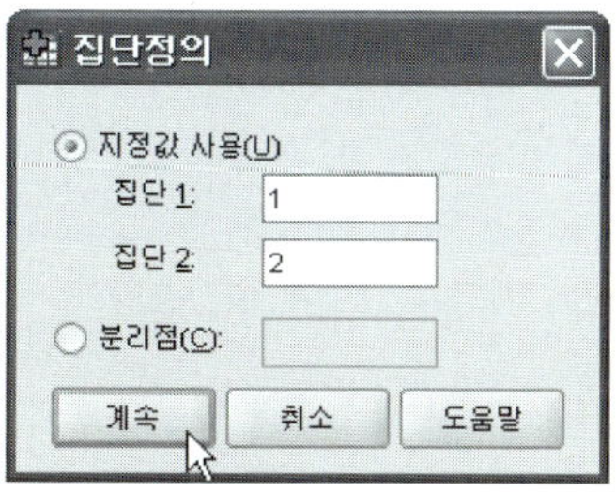

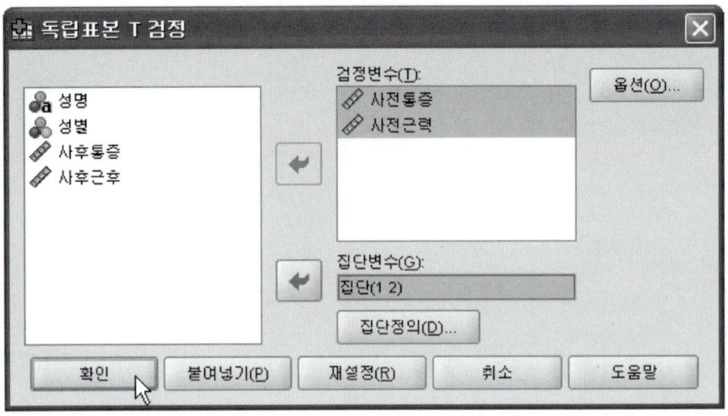

5) 확인 을 누른다.

집단통계량

	집단	N	평균	표준편차	평균의 표준오차
사전통증	실험군	15	7.20	2.242	.579
	대조군	15	8.07	1.163	.300
사전근력	실험군	15	14.07	5.133	1.325
	대조군	15	13.80	4.459	1.151

독립표본 검정

		Levene의 등분산 검정		평균의 동일성에 대한 t-검정						
									차이의 95% 신뢰구간	
		F	유의확률	t	자유도	유의확률 (양쪽)	평균차	차이의 표준오차	하한	상한
사전통증	등분산이 가정됨	1.103	.303	-1.329	28	.195	-.867	.652	-2.203	.469
	등분산이 가정되지 않음			-1.329	21.022	.198	-.867	.652	-2.223	.490
사전근력	등분산이 가정됨	.197	.661	.152	28	.880	.267	1.756	-3.330	3.863
	등분산이 가정되지 않음			.152	27.463	.880	.267	1.756	-3.333	3.866

6) 독립표본 T 검정의 결과이다.

- 집단통계량에서는 성별 간 숫자와 평균, 표준편차, 평균의 표준오차를 보여준다.
- 분산의 동질성에 대한 Levene의 등분산검정
  - 유의확률이 0.05보다 크면 등분산이 가정됨의 결과를 보고 0.05보다 작으면 "등분산이 가정되지 않음"으로 결론 짓는다. (여기서는 사전통증은 .303, 사전근력은 .661이므로 두 변수모두 등분산의 가정을 채택한다.)
- 유의확률은 0.05보다 크면 두집단에 차이가 있지 않는 것이고 0.05보다 작으면 두집단에 차이가 있는 것이다.
- 차이의 95% 신뢰구간 : 상한값과 하한값 사이에 0을 포함하면 두 집단이 차이가 없으며, 0을 포함하지 않으면 차이가 있는 것이다.
- 본 자료는 유의확률이 0.05보다 크며(.303) 신뢰구간에 0을 포함하므로 두 집단 간의 차이가 없다. 따라서 실험 전 두 집단은 통증과 근력에서 동질함을 보여준다.

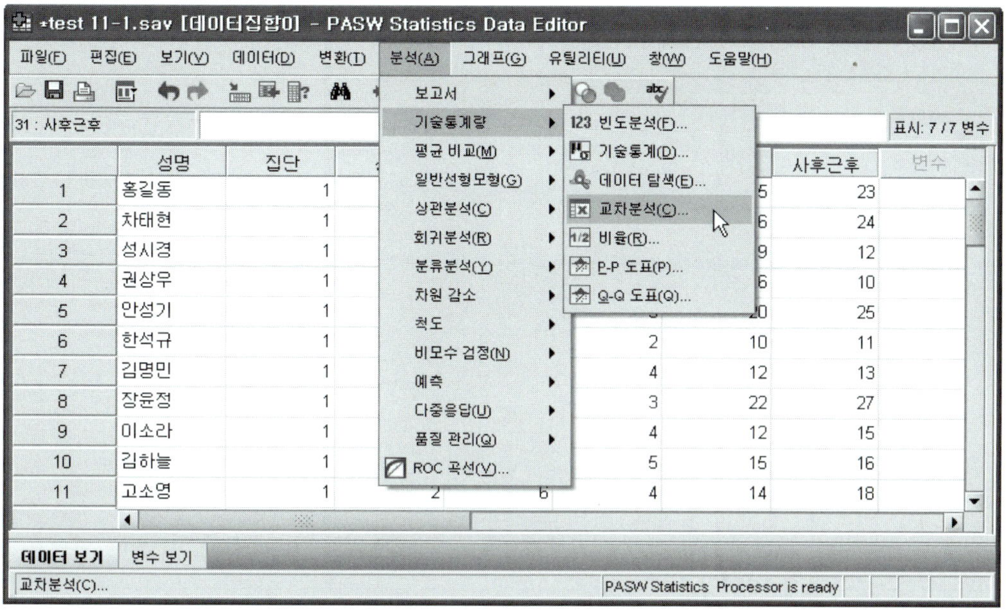

7) [분석] – [기술통계량] – [교차분석]을 선택한다.

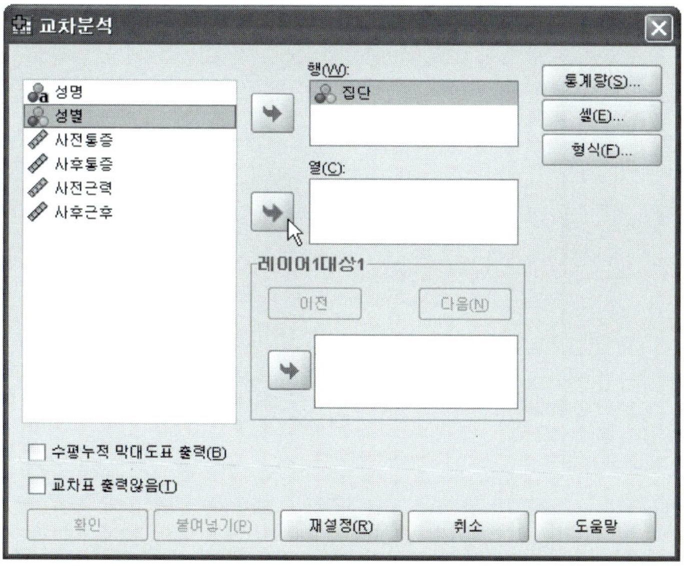

8) 분석에 필요한 변수를 선택하고 [→]를 눌러 각각 오른쪽 검정변수란으로 옮긴다.

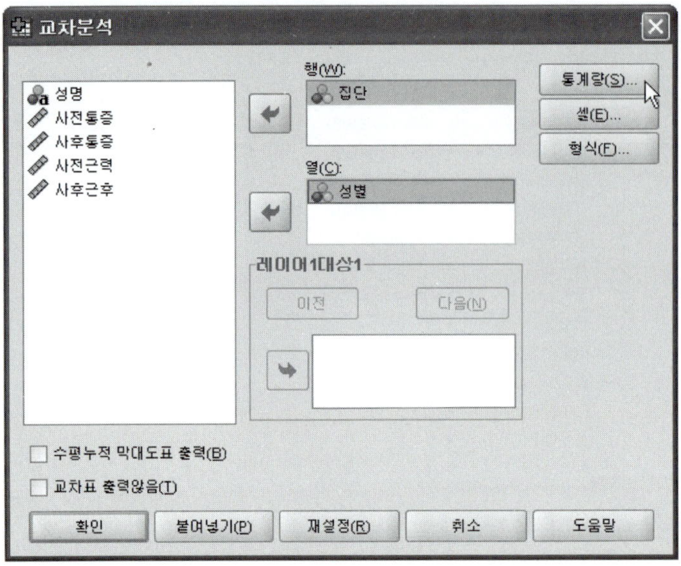

9) 통계량(S)... 을 누른다

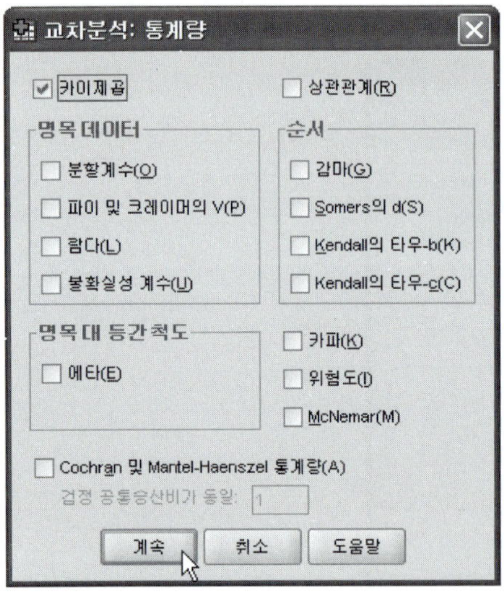

10) [교차분석: 통계량] 대화상자에서 [카이제곱]을 선택하고 계속 을 누른다.

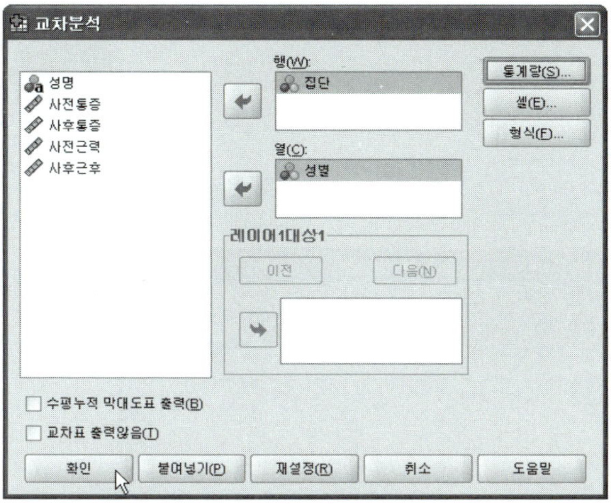

11) 확인 을 누른다.

케이스 처리 요약

	케이스					
	유효		결측		전체	
	N	퍼센트	N	퍼센트	N	퍼센트
집단 * 성별	30	96.8%	1	3.2%	31	100.0%

집단 * 성별 교차표

빈도

		성별		
		남	여	전체
집단	실험군	7	8	15
	대조군	7	8	15
전체		14	16	30

카이제곱 검정

	값	자유도	점근 유의확률 (양측검정)	정확한 유의확률 (양측검정)	정확한 유의확률 (단측검정)
Pearson 카이제곱	.000[a]	1	1.000		
연속수정[b]	.000	1	1.000		
우도비	.000	1	1.000		
Fisher의 정확한 검정				1.000	.642
선형 대 선형결합	.000	1	1.000		
유효 케이스 수	30				

a. 0 셀 (.0%)은(는) 5보다 작은 기대 빈도를 가지는 셀입니다. 최소 기대빈도는 7.00입니다.

b. 2x2 표에 대해서만 계산됨

12) 교차분석(카이제곱 검정)의 결과이다.

- 집단과 성별 교차에 대한 빈도를 보여준다.
- Pearson 카이제곱 검정
  - 유의확률은 0.05보다 크면 두집단에 차이가 있지 않는 것이고 0.05보다 작으면 두집단에 차이가 있는 것이다.
- 분석결과 유의확률이 0.05보다 크므로(1.000) 두 집단 간의 차이가 없다. 따라서 실험전 두 집단은 성별에서 동질함을 보여준다.

자료분석의 예 4- 사전사후비교검정

컴퓨터 활용하기

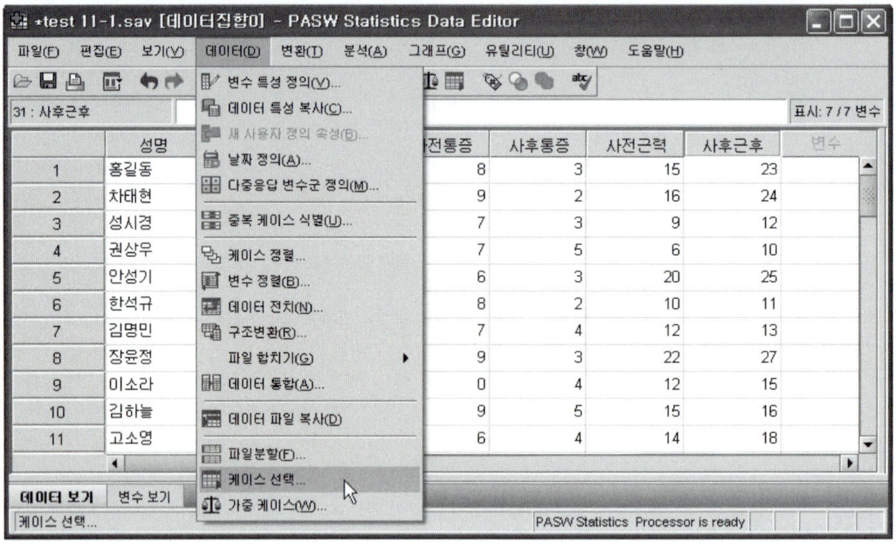

1) [데이터] - [케이스 선택]을 누른다.

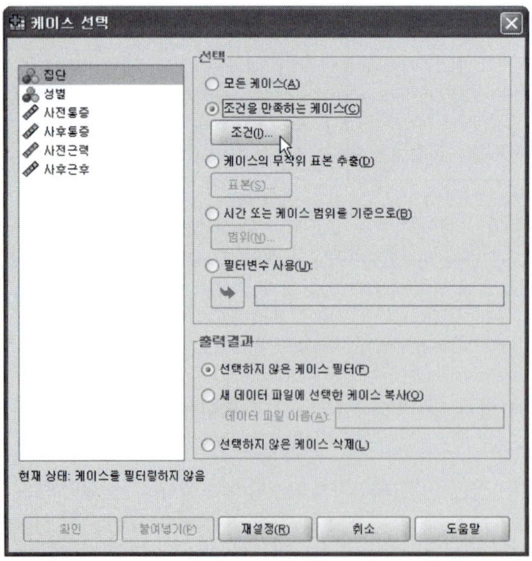

2) [케이스 선택] 대화상자에서 [조건을 만족하는 케이스]를 선택하고 조건(I)... 을 누른다.

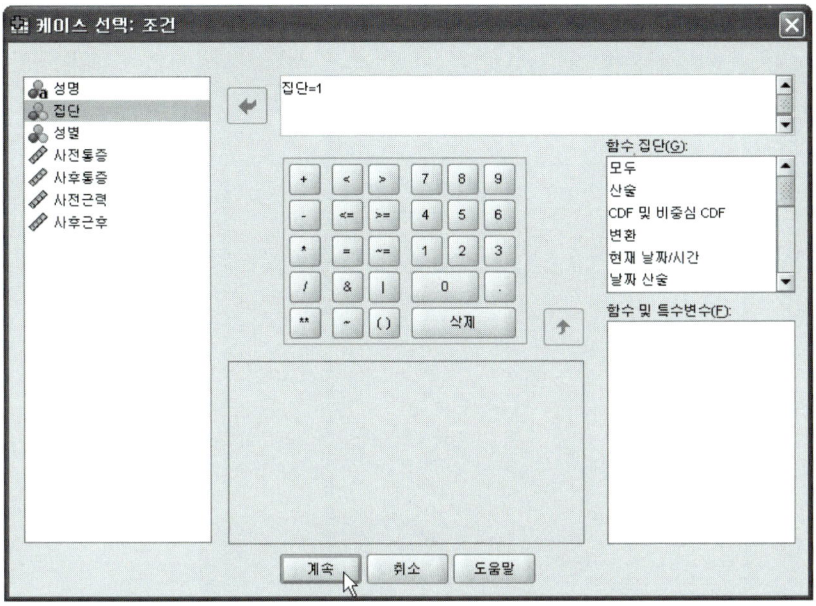

3) [케이스 선택: 조건] 대화상자의 키패드나 키보드를 이용하여 선택할 케이스의 조건식('집단=1')을 입력한 후 [계속]을 누른다.

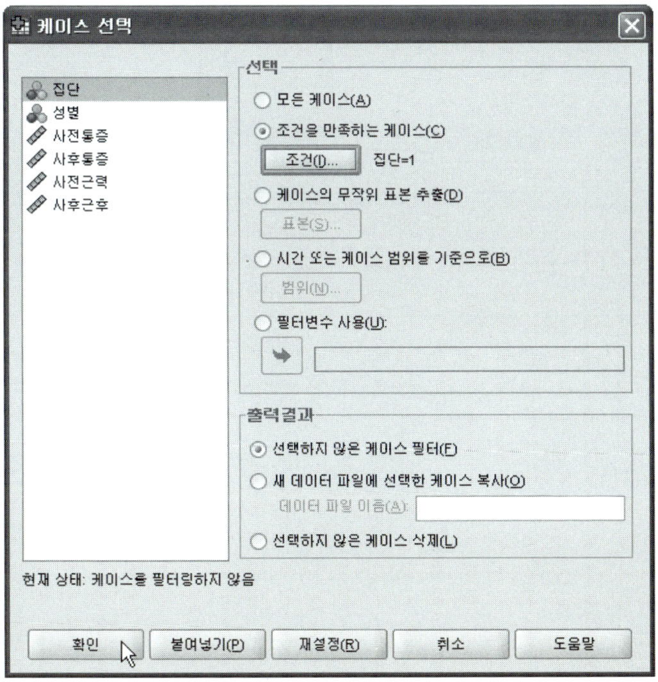

4) [확인]을 누른다.

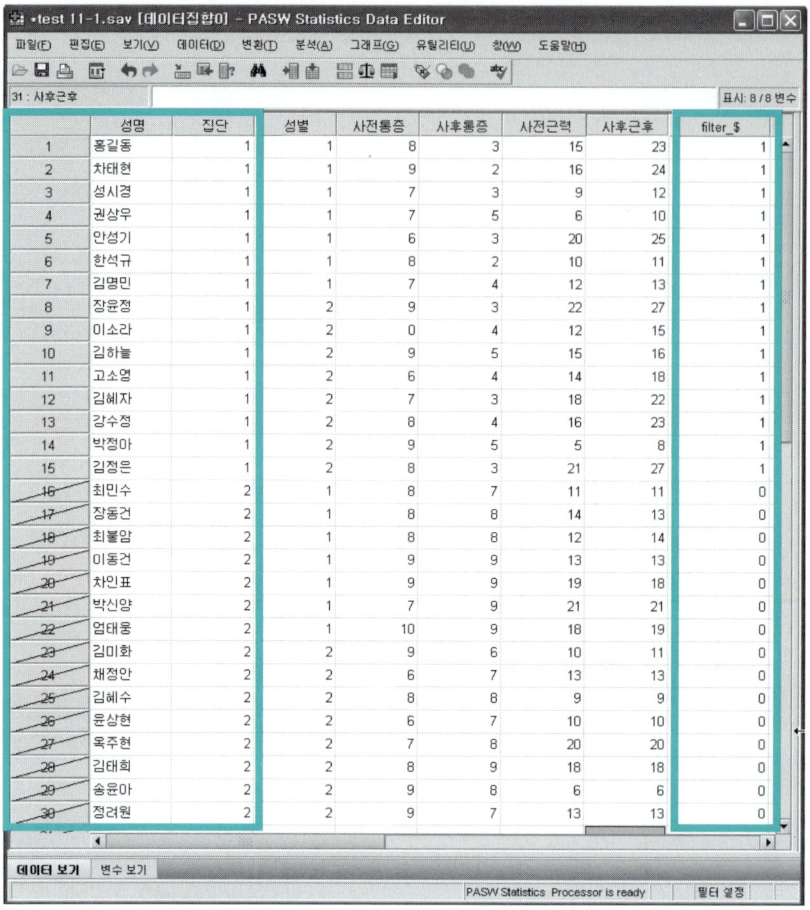

	성명	집단	성별	사전통증	사후통증	사전근력	사후근후	filter_$
1	홍길동	1	1	8	3	15	23	1
2	차태현	1	1	9	2	16	24	1
3	성시경	1	1	7	3	9	12	1
4	권상우	1	1	7	5	6	10	1
5	안성기	1	1	6	3	20	25	1
6	한석규	1	1	8	2	10	11	1
7	김명민	1	1	7	4	12	13	1
8	장윤정	1	2	9	3	22	27	1
9	이소라	1	2	0	4	12	15	1
10	김하늘	1	2	9	5	15	16	1
11	고소영	1	2	6	4	14	18	1
12	김혜자	1	2	7	3	18	22	1
13	강수정	1	2	8	4	16	23	1
14	박정아	1	2	9	5	5	8	1
15	김정은	1	2	8	3	21	27	1
16	최민수	2	1	8	7	11	11	0
17	장동건	2	1	8	8	14	13	0
18	최불암	2	1	8	8	12	14	0
19	이동건	2	1	9	9	13	13	0
20	차인표	2	1	9	9	19	18	0
21	박신양	2	1	7	9	21	21	0
22	엄태웅	2	1	10	9	18	19	0
23	김미화	2	2	9	6	10	11	0
24	채정안	2	2	6	7	13	13	0
25	김혜수	2	2	8	8	9	9	0
26	윤상현	2	2	6	7	10	10	0
27	옥주현	2	2	7	8	20	20	0
28	김태희	2	2	8	9	18	18	0
29	송윤아	2	2	9	8	6	6	0
30	정려원	2	2	9	7	13	13	0

5) 케이스 선택결과를 확인한다.

- 집단 1은 [filter_$] 변수값이 1로 모두 선택되었고, 집단2는 [filter_$] 값이 0으로 자료번호가 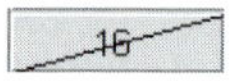 와 같이 제외되었다.

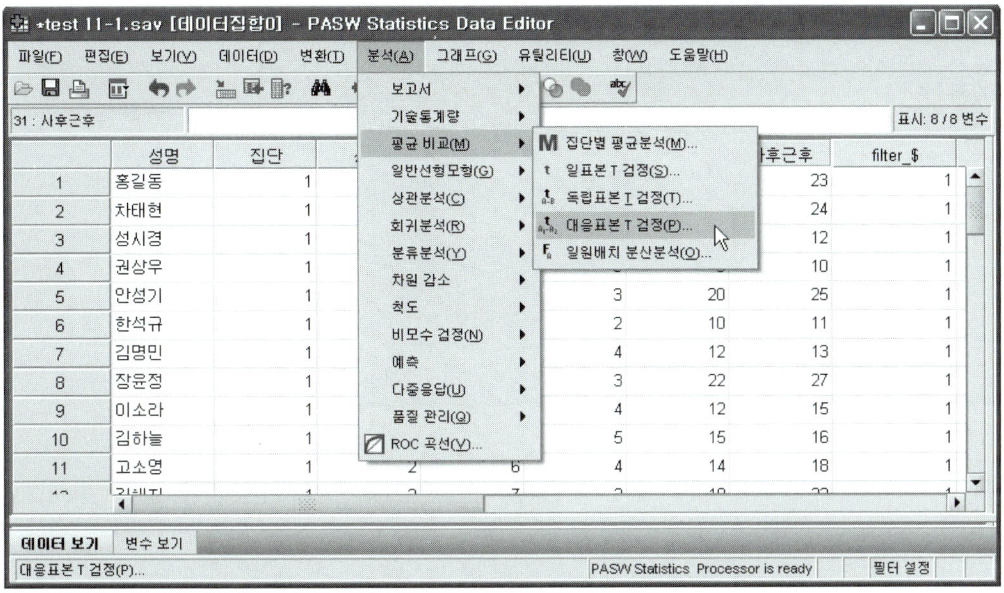

6) [분석] - [평균 비교] - [대응표본 T 검정]을 선택한다.

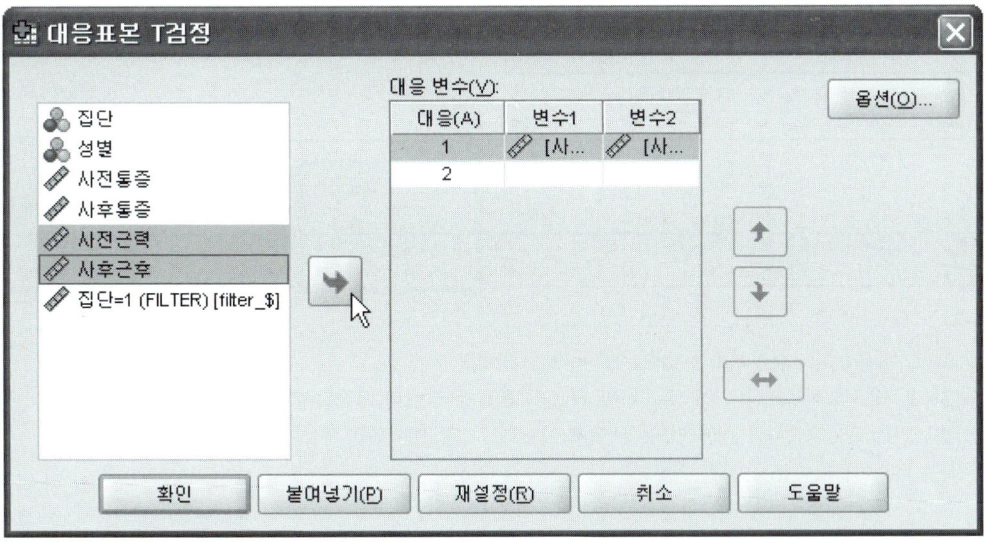

7) 사전 · 사후 비교할 변수 두 개를 선택한 후 [→]를 눌러 오른쪽 대응 변수란으로 옮긴다.
- [사전통증]과 [사후통증]을 선택하여 이동하고, 다음은 [사전근력]과 [사후근력]을 선택하여 이동한다.

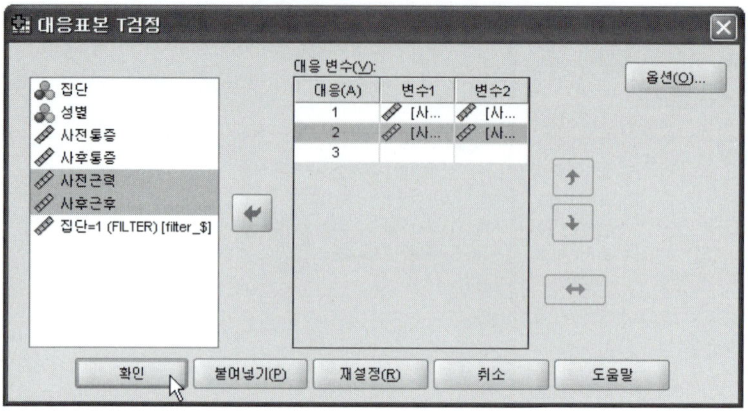

8) 확인 을 누른다.

대응표본 통계량

		평균	N	표준편차	평균의 표준오차
대응 1	사전통증	7.20	15	2.242	.579
	사후통증	3.53	15	.990	.256
대응 2	사전근력	14.07	15	5.133	1.325
	사후근후	18.27	15	6.541	1.689

대응표본 상관계수

		N	상관계수	유의확률
대응 1	사전통증 & 사후통증	15	-.116	.681
대응 2	사전근력 & 사후근후	15	.948	.000

대응표본 검정

		대응차					t	자유도	유의확률 (양쪽)
					차이의 95% 신뢰구간				
		평균	표준편차	평균의 표준오차	하한	상한			
대응 1	사전통증 - 사후통증	3.667	2.554	.659	2.252	5.081	5.560	14	.000
대응 2	사전근력 - 사후근후	-4.200	2.336	.603	-5.494	-2.906	-6.963	14	.000

9) 집단 1(실험군)의 대응표본 T 검정(짝비교)의 결과이다.
- 대응표본통계량에서는 두 변수의 숫자와 평균, 표준편차, 평균의 표준오차를 보여준다.
- 대응표본상관계수에서의 상관계수는 대응표본검정을 사용하는 것이 적절한가를 보여준다. 상관계수가 작고 유의확률이 0.05보다 클 경우에는 독립표본 T 검정을 사용해야 한다. 여기에서는 상관계수가 크고 유의확률이 작으므로 대응표본을 쓰는 것이 적절하다.
- 유의확률은 0.05보다 크면 두 집단에 차이가 있지 않는 것이고, 0.05보다 작으면 두 집단에 차이가 있는 것이다. 여기서는 p값이 0.000이므로 운동 전과 운동 후의 통증과 근력의 차이가 있다고 결론 짓는다.
- 차이의 95% 신뢰구간 : 상한과 하한값 사이에 0을 포함하면 두 집단이 차이가 있지 않는 것이고 0을 포함하면 차이가 있는 것이다.

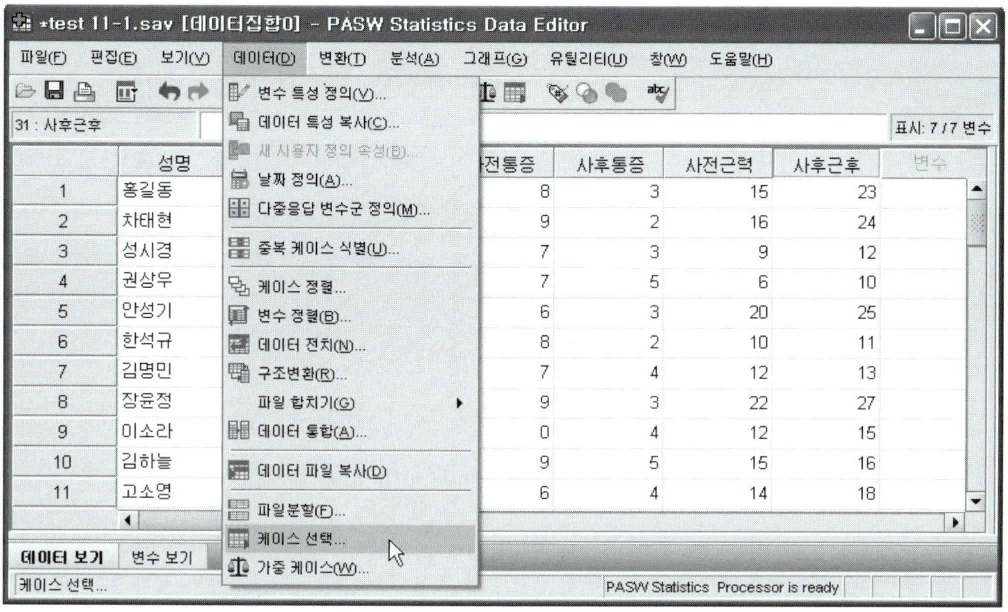

10) [데이터] – [케이스 선택]을 누른다.

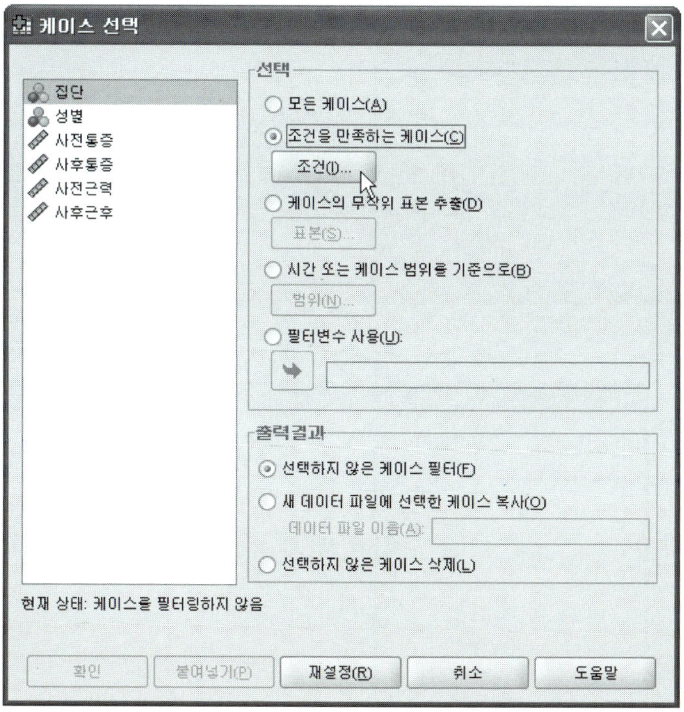

11) [케이스 선택] 대화상자에서 [조건을 만족하는 케이스]를 선택하고 조건(I)... 을 누른다.

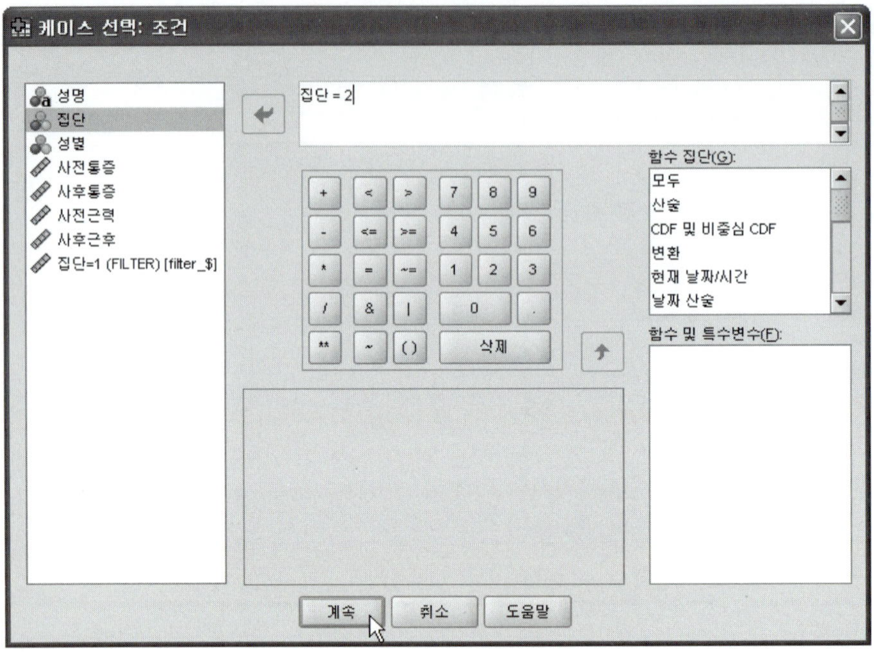

12) [케이스 선택: 조건] 대화상자의 키패드나 키보드를 이용하여 선택할 케이스의 조건식('집단=2')을 입력한 후 [계속]을 누른다.

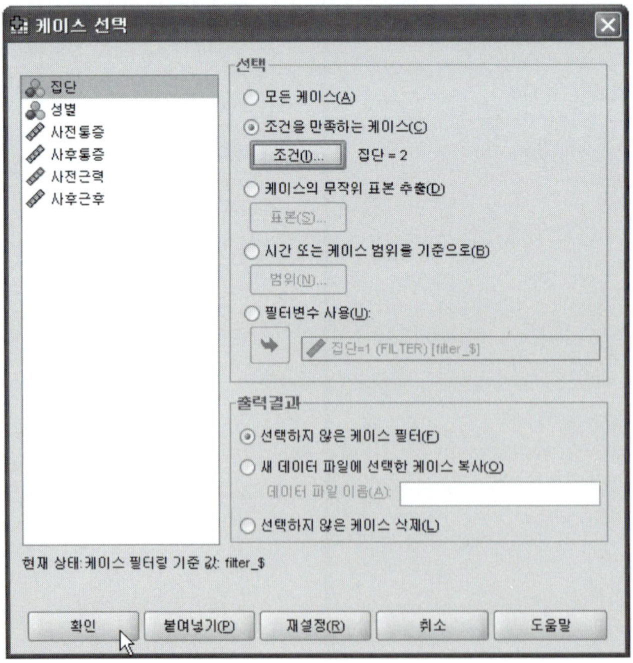

13) [확인]을 누른다.

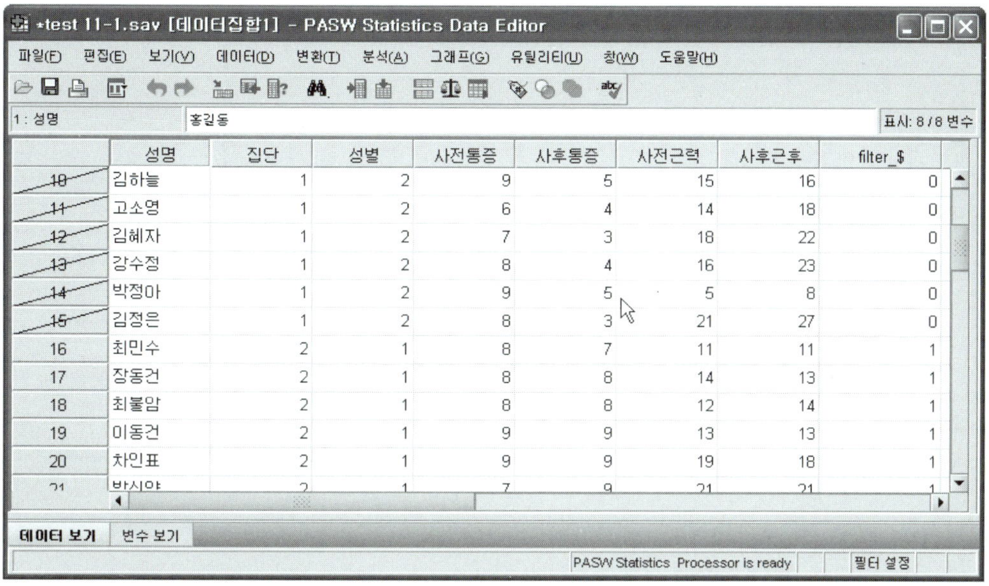

14) 케이스 선택결과를 확인한다.

- 집단 2은 [filter_$] 변수값이 1로 모두 선택되었고, 집단1는 [filter_$] 값이 0으로 자료번호가 10 와 같이 제외되었다.

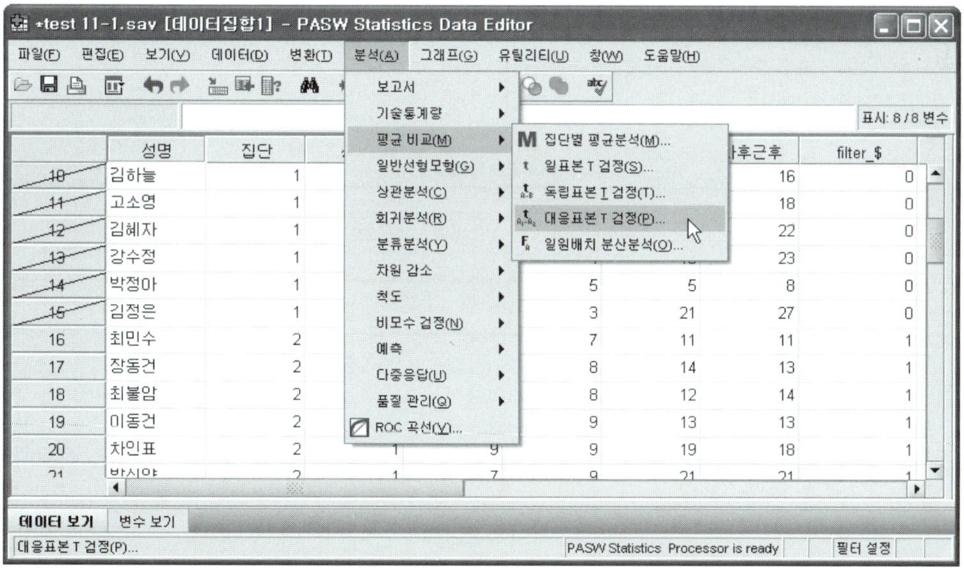

15) [분석] - [평균비교] - [대응표본 T 검정]을 선택한다.

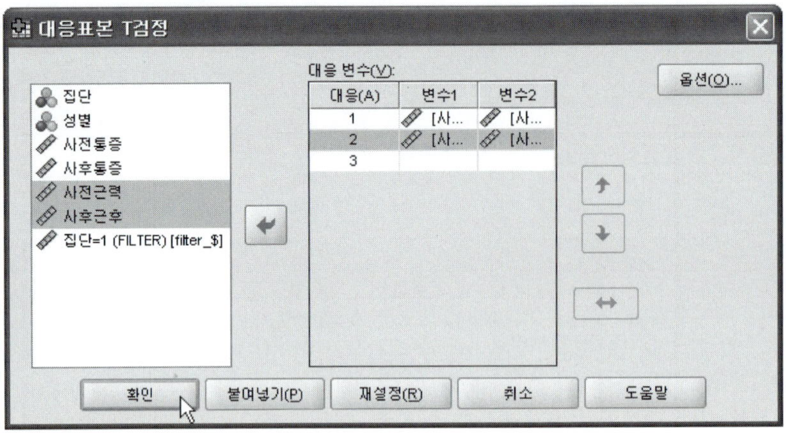

8) 확인 을 누른다.

대응표본 통계량

		평균	N	표준편차	평균의 표준오차
대응 1	사전통증	8.07	15	1.163	.300
	사후통증	7.93	15	.961	.248
대응 2	사전근력	13.80	15	4.459	1.151
	사후근후	13.93	15	4.383	1.132

대응표본 상관계수

		N	상관계수	유의확률
대응 1	사전통증 & 사후통증	15	.260	.350
대응 2	사전근력 & 사후근후	15	.986	.000

대응표본 검정

		대응차					t	자유도	유의확률 (양쪽)
					차이의 95% 신뢰구간				
		평균	표준편차	평균의 표준오차	하한	상한			
대응 1	사전통증 - 사후통증	.133	1.302	.336	-.588	.854	.397	14	.698
대응 2	사전근력 - 사후근후	-.133	.743	.192	-.545	.278	-.695	14	.499

9) 집단 2(대조군)의 대응표본 T 검정(짝비교)의 결과이다.

- 유의확률은 0.05보다 크면 두 집단에 차이가 있지 않는 것이고 0.05보다 작으면 두 집단에 차이가 있는 것이다. 여기서는 p값이 0.05보다 크므로 운동 전과 운동 후의 통증과 근력의 차이가 없다고 결론짓는다.

자료분석의 예 5– 독립 T 검정

컴퓨터 활용하기

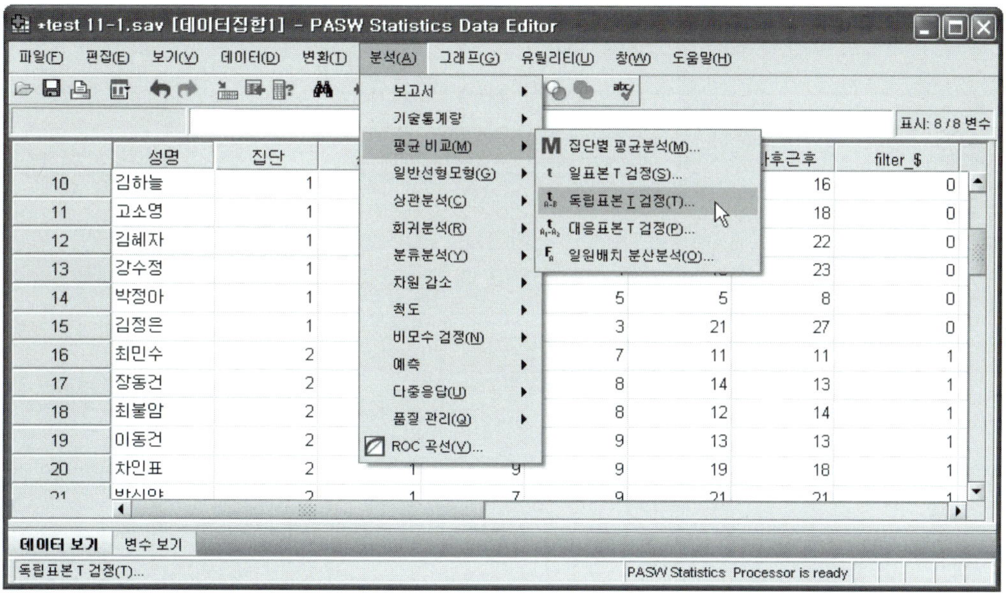

1) [분석] – [평균비교] – [독립표본 T 검정]을 누른다.

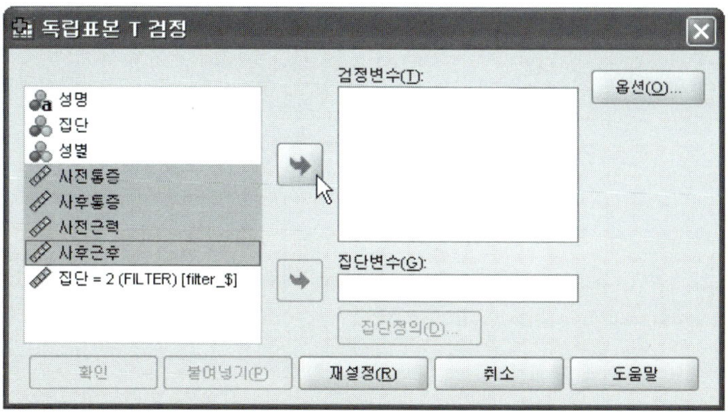

2) 검정변수를 선택하고 [화살표 버튼]를 눌러 각각 오른쪽 검정변수란으로 옮긴다.

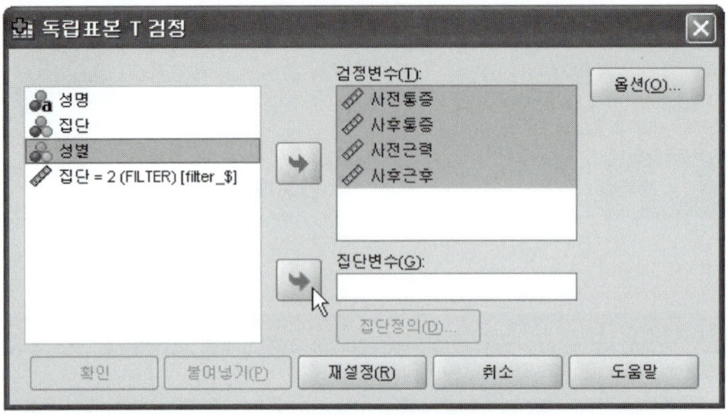

3) 집단변수를 선택하고 [화살표]를 눌러 각각 오른쪽 집단변수란으로 옮긴다.

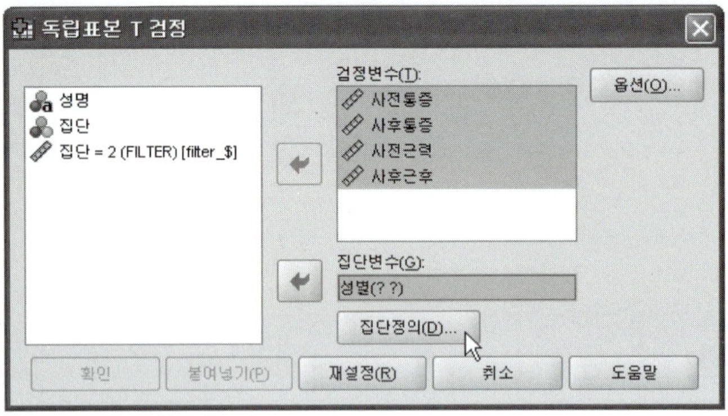

4) [집단정의(D)...]를 선택하고 집단값에 각각 1, 2를 입력하고 [계속]을 누른다.

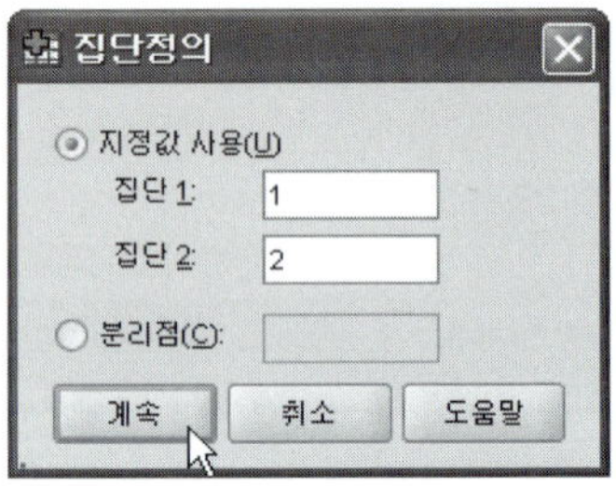

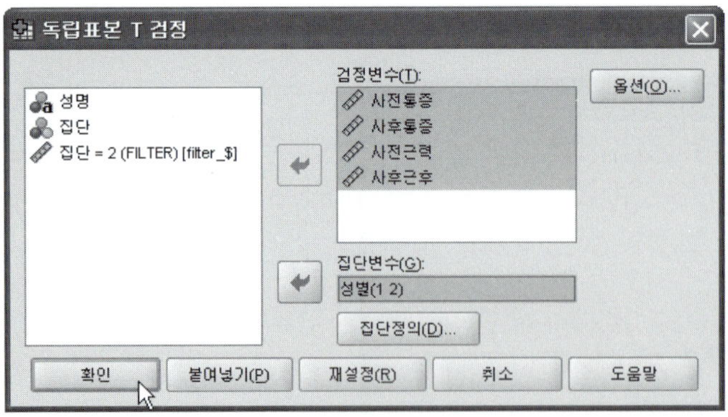

5) [확인]을 누른다.

집단통계량

	성별	N	평균	표준편차	평균의 표준오차
사전통증	남	14	7.93	1.072	.286
	여	16	7.38	2.277	.569
사후통증	남	14	5.79	2.887	.772
	여	16	5.69	2.056	.514
사전근력	남	14	14.00	4.420	1.181
	여	16	13.88	5.123	1.281
사후근후	남	14	16.21	5.294	1.415
	여	16	16.00	6.552	1.638

독립표본 검정

		Levene의 등분산 검정		평균의 동일성에 대한 t-검정						
									차이의 95% 신뢰구간	
		F	유의확률	t	자유도	유의확률 (양쪽)	평균차	차이의 표준오차	하한	상한
사전통증	등분산이 가정됨	2.386	.134	.831	28	.413	.554	.666	-.810	1.917
	등분산이 가정되지 않음			.869	21.935	.394	.554	.637	-.768	1.875
사후통증	등분산이 가정됨	6.721	.015	.108	28	.914	.098	.906	-1.759	1.955
	등분산이 가정되지 않음			.106	23.151	.917	.098	.927	-1.819	2.016
사전근력	등분산이 가정됨	.325	.573	.071	28	.944	.125	1.760	-3.481	3.731
	등분산이 가정되지 않음			.072	27.998	.943	.125	1.742	-3.444	3.694
사후근후	등분산이 가정됨	.428	.518	.098	28	.923	.214	2.196	-4.284	4.713
	등분산이 가정되지 않음			.099	27.847	.922	.214	2.165	-4.221	4.649

5) 독립표본 T 검정의 결과이다.

- 집단통계량에서는 성별 간 자료수와 평균, 표준편차, 평균의 표준오차를 보여준다.
- 분산의 동질성에 대한 Levene의 등분산검정
  - 유의확률이 0.05보다 크면 등분산이 가정됨의 결과를 보고 0.05보다 작으면 등분산이 가정되지 않음으로 결론짓는다. (여기서는 사후통증(.015)를 제외하고 모두 0.05보다 큰 결과가 나왔으므로 사후통증은 등분산이 가정되지 않음을 채택하고 다른 변수는 등분산이 가정됨을 채택한다.)
- 유의확률은 0.05보다 크면 두 집단에 차이가 있지 않는 것이고 0.05보다 작으면 두 집단에 차이가 있는 것이다.
- 차이의 95% 신뢰구간 : 상한값과 하한값 사이에 0을 포함하면 두 집단이 차이가 없으며, 0을 포함하지 않으면 차이가 있는 것이다.
- 분석결과 모든 변수의 유의확률이 유의확률이 0.05보다 크므로 남녀 간에 차이가 없는 것으로 나타났다.

변수계산

컴퓨터 활용하기

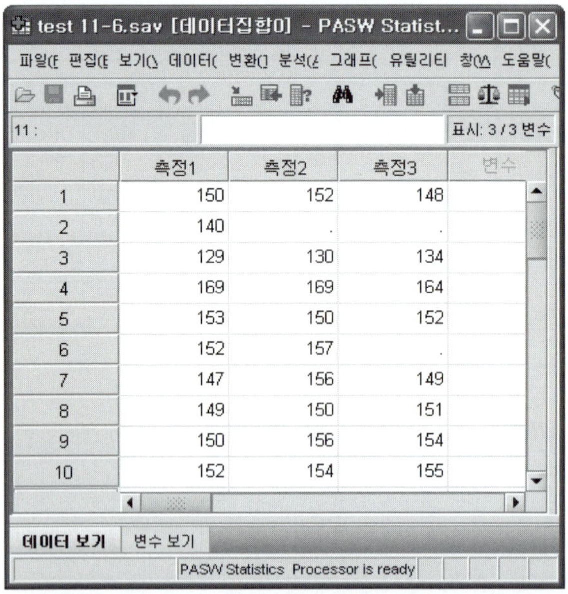

1) 분석을 위한 자료를 입력한다. 세 번의 측정자료의 합을 구하려고 한다.

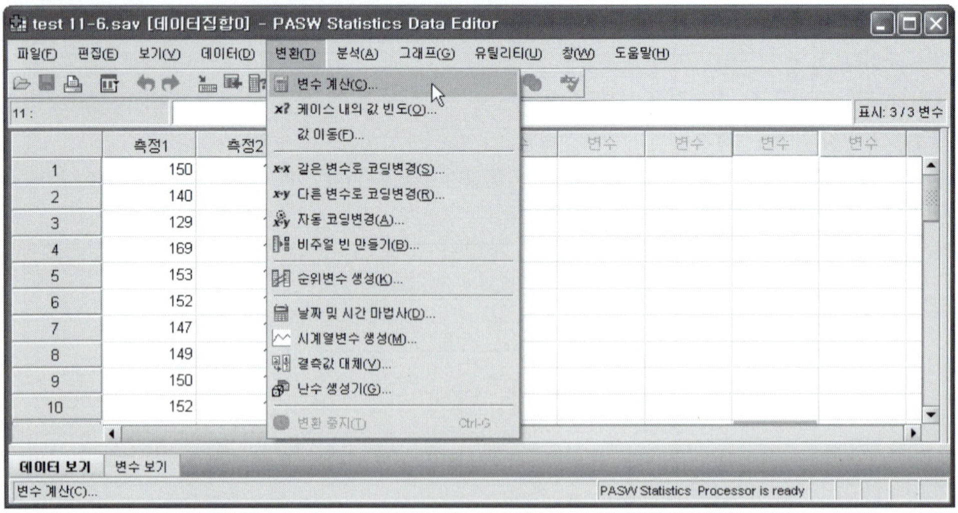

2) [변환] - [변수계산]을 선택한다

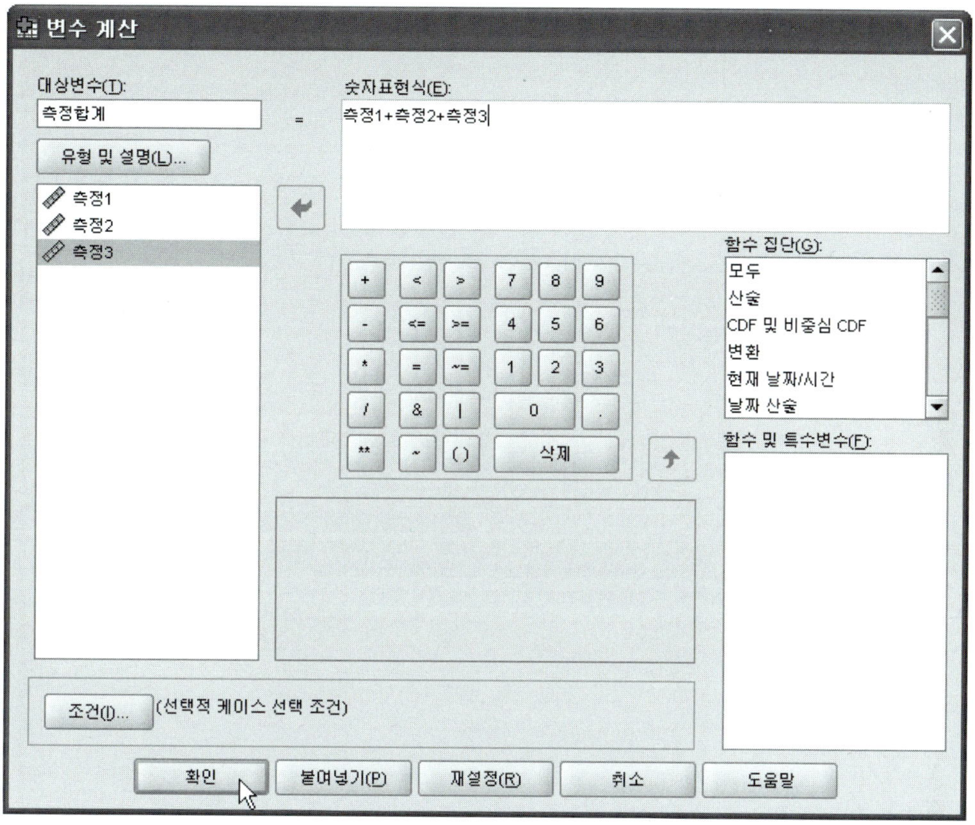

3) [대상변수]란에 합계를 저장할 변수이름 '측정합계'를 입력하고, 숫자표현식에 '측정 1 + 측정 2 + 측정 3'을 입력한 후 확인 을 누른다.

- 또는

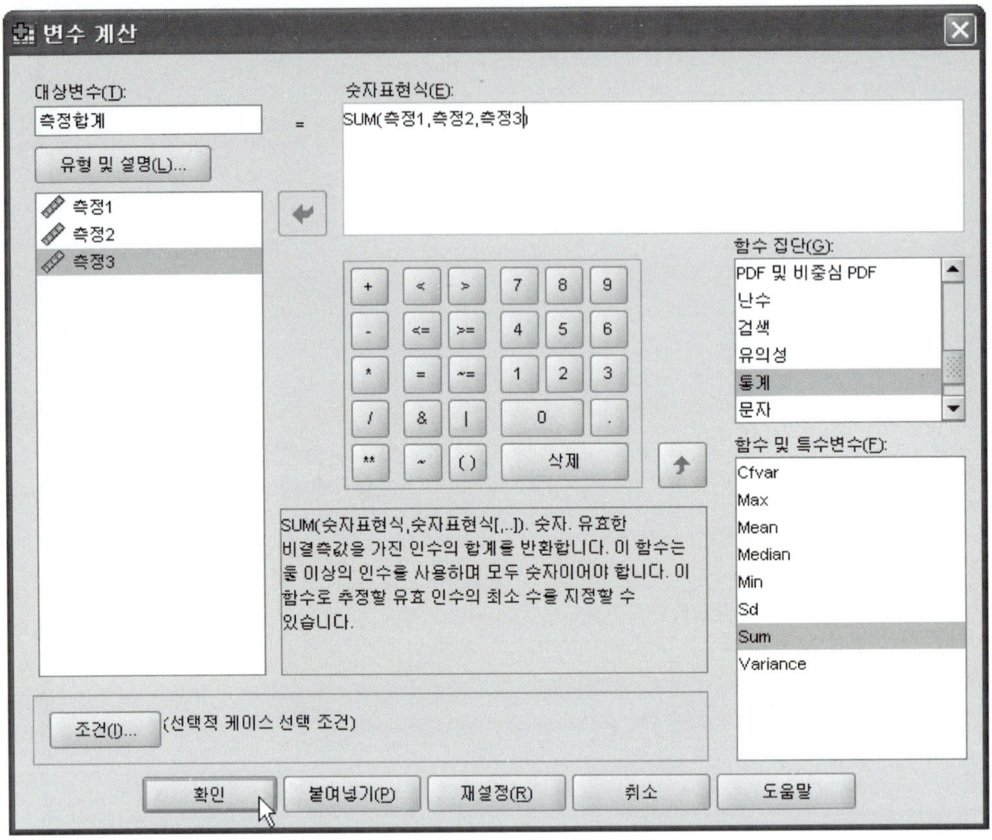

[함수집단]에서 [통계]를 선택하면 [함수 및 특수변수]란에 관련 함수들이 나타난다. 이 중 [Sum]을 선택하고 을 누르면 숫자표현식란에 'SUM(?,?)' 나타난다. 이 식에 ?대신 합계를 구할 변수명을 필요한 만큼 입력한 후 확인 을 누른다.

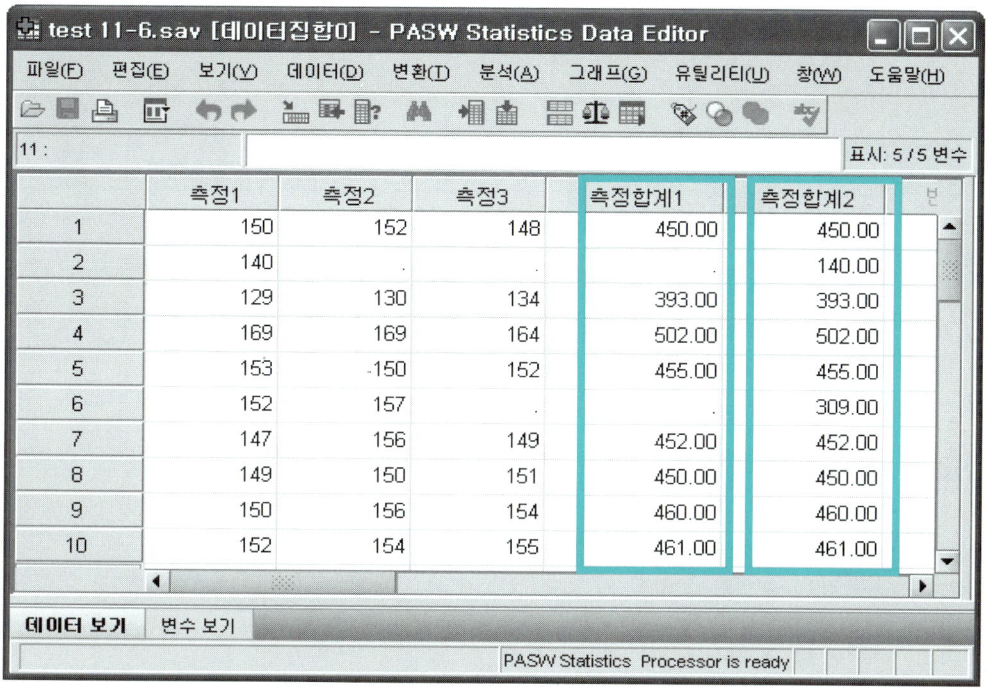

	측정1	측정2	측정3	측정합계1	측정합계2
1	150	152	148	450.00	450.00
2	140	.	.	.	140.00
3	129	130	134	393.00	393.00
4	169	169	164	502.00	502.00
5	153	150	152	455.00	455.00
6	152	157	.	.	309.00
7	147	156	149	452.00	452.00
8	149	150	151	450.00	450.00
9	150	156	154	460.00	460.00
10	152	154	155	461.00	461.00

4) 산술식과 SUM 함수의 결과를 비교하기 위하여 [측정합계 1]과 [측정합계 2]라는 변수로 별도의 합계를 구하였다.

산술식 : 측정합계 1 = 측정 1 + 측정 2 + 측정 3

함수식 : SUM(측정 1, 측정 2, 측정 3)

결과를 비교하면, 산술식을 이용한 경우는 2번째와 6번째 측정합계값 1이 결측으로 처리된 반면, 함수식을 이용한 경우는 합계 값을 구했다. 왜냐하면, 함수식을 이용할 경우에는 결측값이 있어도 자료가 1개 이상 있으면 결측 처리를 하지 않고 연산을 수행하기 때문이다.

다중응답문항의 코딩

컴퓨터 활용하기

아래의 질문의 내용을 보고 다중 응답문항의 코딩 방법을 알아보자.
다중음답을 코딩하는 방법은 이분형과 범주형 두 가지 방법에 있다.
※ 다음 중 통증이 있는 부위를 모두 고르시오.
① 목 ② 허리 ③ 가슴 ④ 배 ⑤ 팔 ⑥ 다리

방법 1. 이분형

이분형으로 코딩할 경우 각 항목을 모두 변수로 만든다. 응답자가 표시했을 경우 1로 선택하지 않았을 경우에는 0으로 코딩한다.

test 11-7.sav [데이터집합0] - PASW Statistics Data Editor

파일(F) 편집(E) 보기(V) 데이터(D) 변환(T) 분석(A) 그래프(G) 유틸리티(U) 창(W) 도움말(H)

16 : 표시: 6 / 6 변수

	목	허리	가슴	배	팔	다리	변수
1	1	0	1	1	0	0	
2	0	1	0	1	0	0	
3	0	1	0	0	1	1	
4	1	0	1	1	1	0	
5	0	1	0	0	0	0	
6	1	0	1	1	0	0	
7	0	1	0	0	1	1	
8	0	1	0	1	0	0	
9	0	1	1	0	0	0	
10	1	0	0	1	1	0	
11	0	0	1	0	0	1	
12	0	1	0	0	0	1	
13	0	0	1	1	1	0	
14	1	0	0	0	1	1	
15	1	0	1	1	1	0	
16							

데이터 보기 변수 보기

PASW Statistics Processor is ready

1) 분석을 위한 자료를 입력한다.
통증부위의 각 항목을 각각의 변수로 만들어 선택된 부위는 '1'로 선택되지 않은 부위는 '0'을 입력한다.

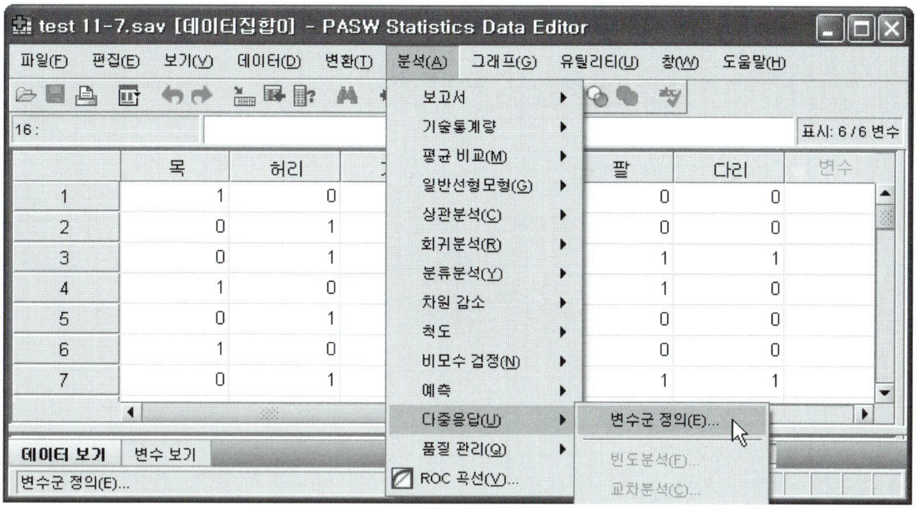

2) [분석] - [다중응답] - [변수군 정의]를 선택한다.

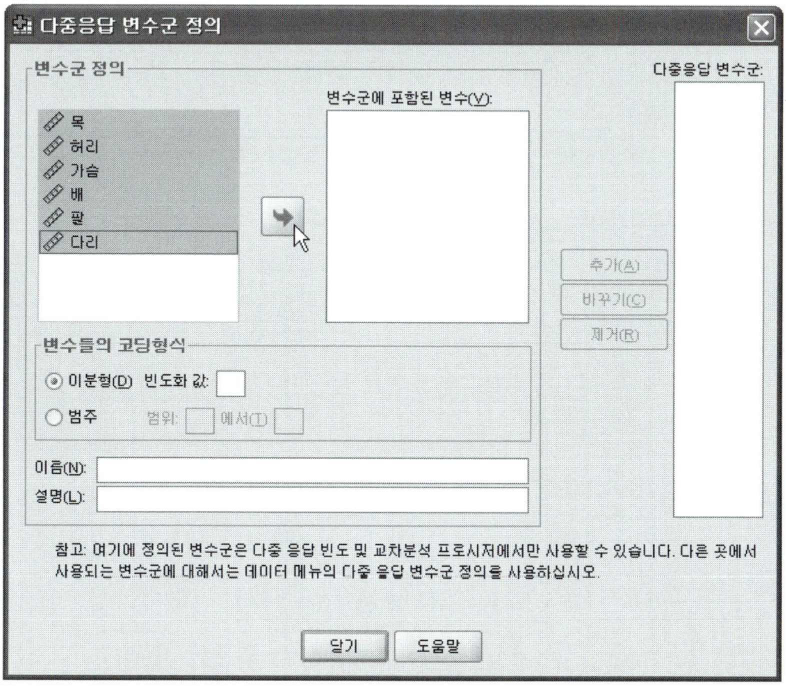

3) [변수군 정의]란에서 변수군에 포함된 변수를 선택하고 [➜]를 눌러 오른쪽 [변수군에 포함된 변수]란으로 옮긴다.

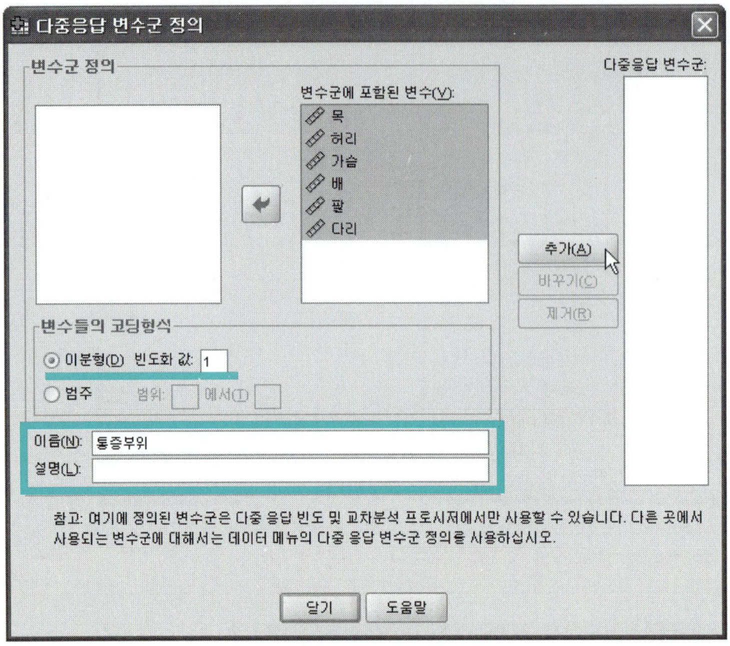

4) [변수들의 코딩형식] 영역에서 [이분형 빈도화값]을 선택하고 '1'을 입력한다. 그리고 다중응답 변수군의 이름을 입력한 후 추가(A) 를 누른다.

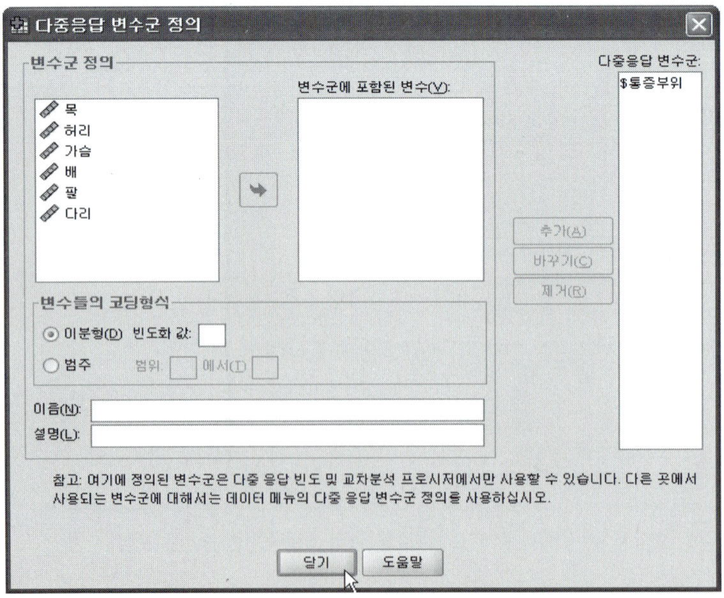

5) 닫기 를 누른다.

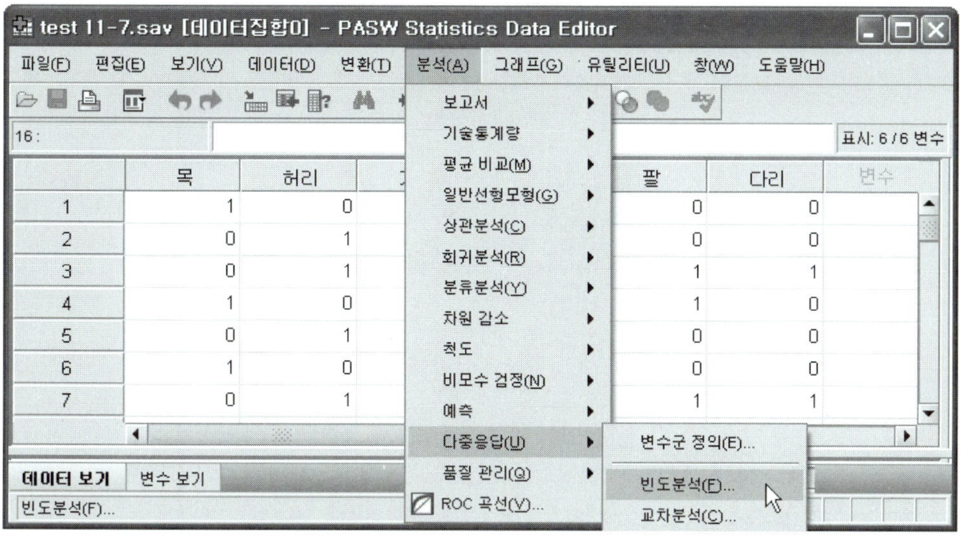

6) [분석] - [다중응답] - [빈도분석]을 선택한다.

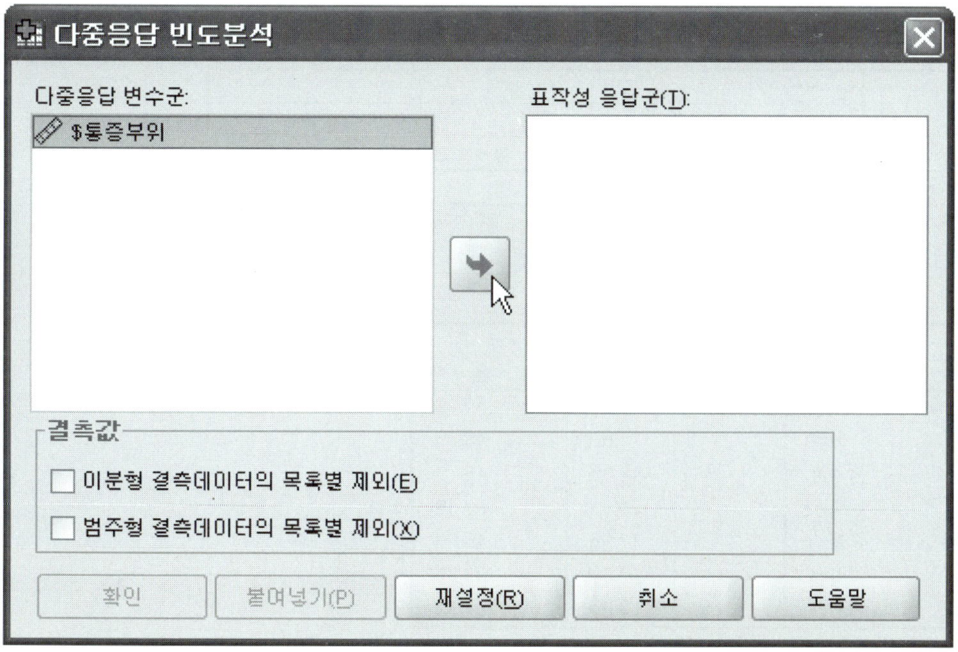

7) [다중응답변수군]에서 분석대상 변수를 선택하고 를 눌러 오른쪽 [표작성 응답군]으로 옮긴다.

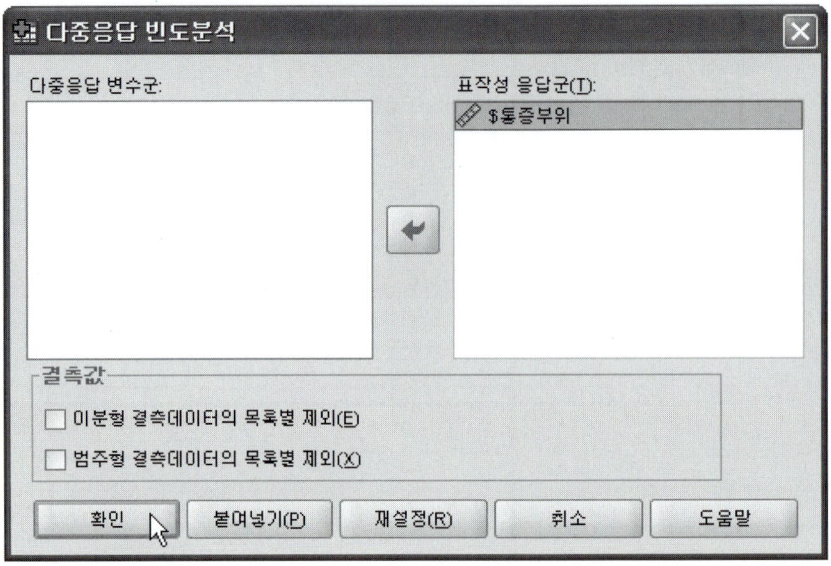

8) 확인 을 누른다.

케이스 요약

	케이스					
	유효		결측		합계	
	N	퍼센트	N	퍼센트	N	퍼센트
$통증부위[a]	15	100.0%	0	.0%	15	100.0%

a. 값 1에서 표로 작성된 이분형 집단입니다.

$통증부위 빈도

		응답		
		N	퍼센트	케이스 퍼센트
$통증부위[a]	목	6	15.0%	40.0%
	허리	7	17.5%	46.7%
	가슴	7	17.5%	46.7%
	배	8	20.0%	53.3%
	팔	7	17.5%	46.7%
	다리	5	12.5%	33.3%
합계		40	100.0%	266.7%

a. 값 1에서 표로 작성된 이분형 집단입니다.

9) 분석결과를 확인한다.

방법 2. 범주형

범주형으로 코딩할 경우 가장 표시가 많이 된 응답자의 수만큼 변수를 만든다. 예를 들면 통증부위를 가장 많이 표시한 사람이 4곳을 표시했다면 변수 4개를 아래와 같이 만들어 항목을 번호로 코딩한다.

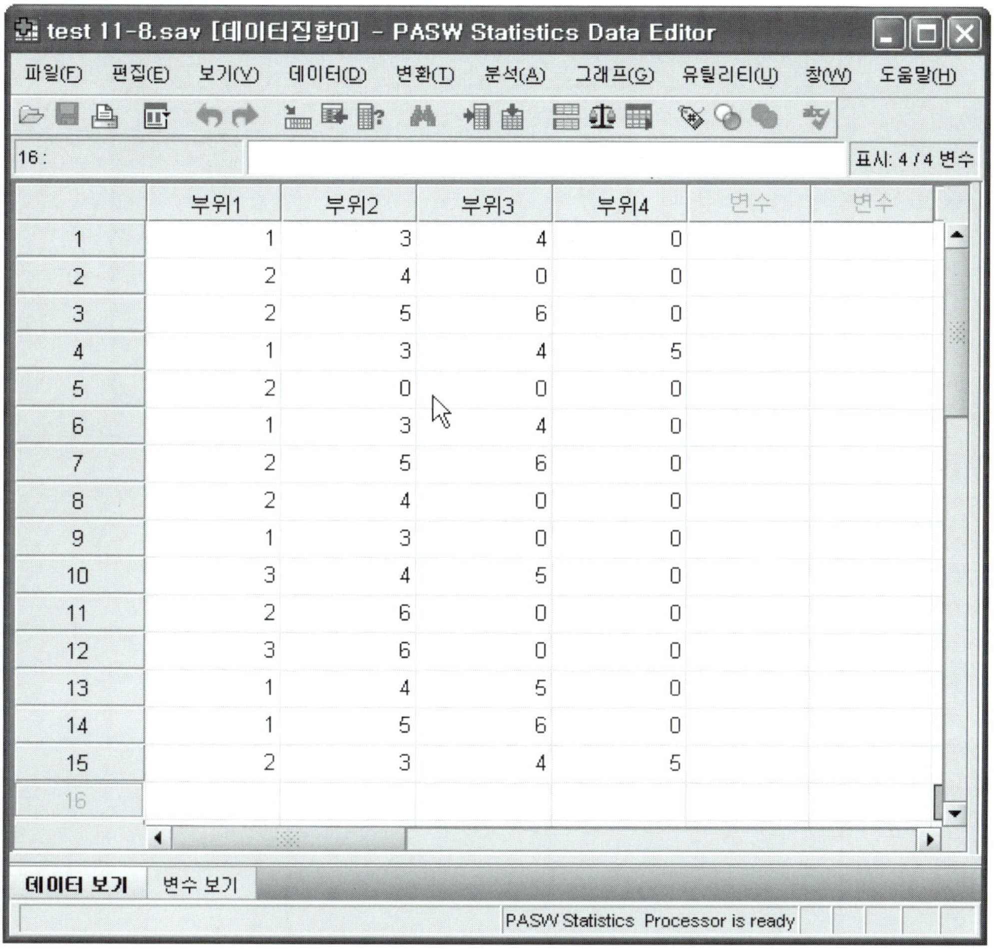

	부위1	부위2	부위3	부위4	변수	변수
1	1	3	4	0		
2	2	4	0	0		
3	2	5	6	0		
4	1	3	4	5		
5	2	0	0	0		
6	1	3	4	0		
7	2	5	6	0		
8	2	4	0	0		
9	1	3	0	0		
10	3	4	5	0		
11	2	6	0	0		
12	3	6	0	0		
13	1	4	5	0		
14	1	5	6	0		
15	2	3	4	5		
16						

1) 분석을 위해 필요한 자료를 입력한다.

가장 많이 체크한 것을 기준으로 부위변수의 숫자를 정하여 변수를 만들고 체크한 설문의 번호를 순서대로 입력하고 나머지는 '0'을 입력한다.

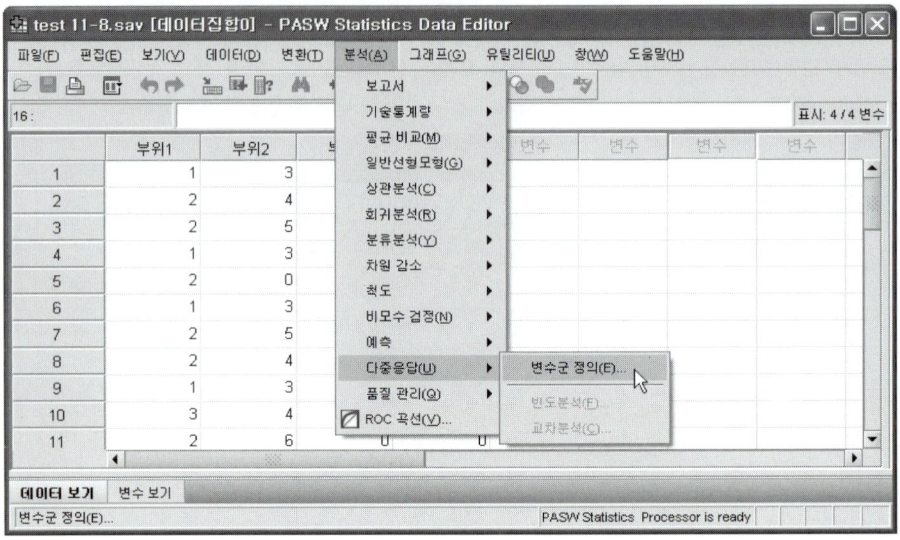

2) [분석] - [다중응답] - [변수군 정의]를 선택한다.

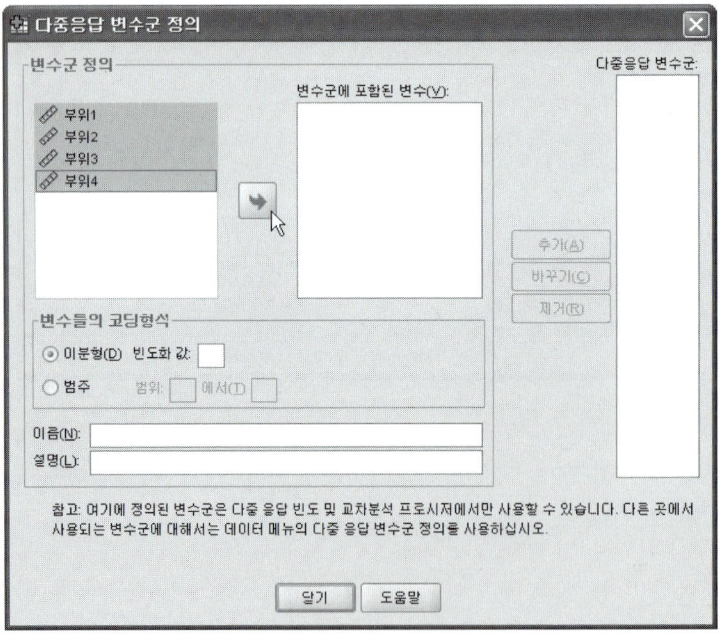

3) [변수군 정의] 영역에서 변수군에 포함된 변수를 선택하고 ➜를 눌러 오른쪽 [변수군에 포함된 변수]란으로 옮긴다.

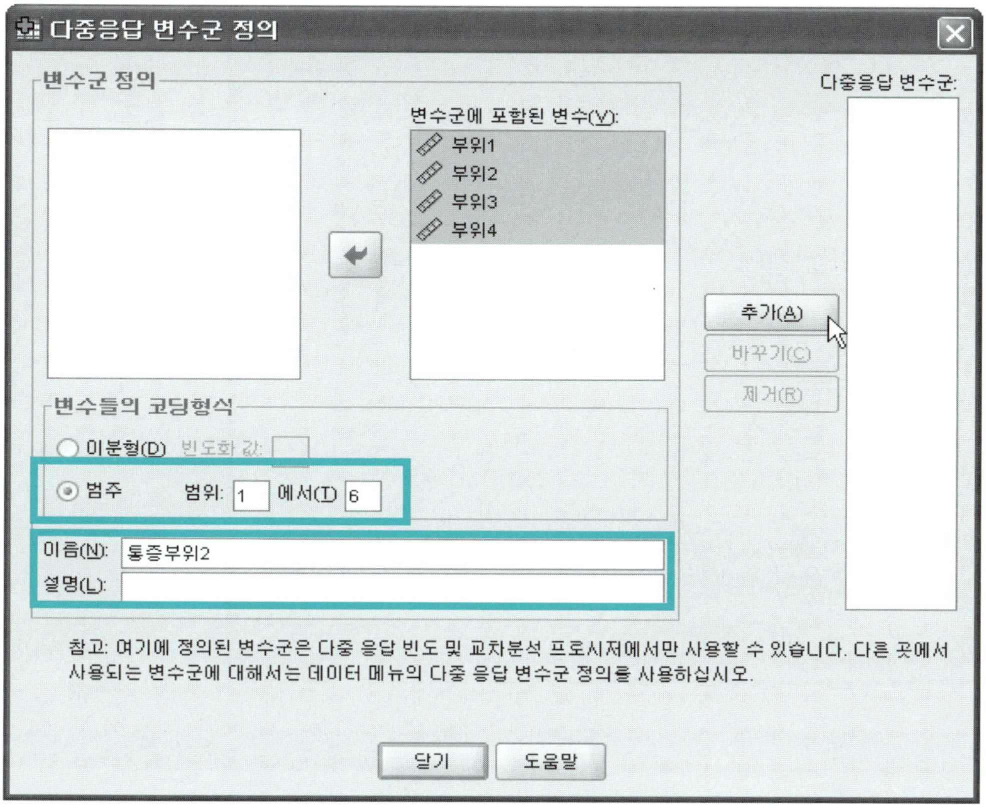

4) [변수들의 코딩형식] 영역에서 [범주]를 선택한 후 범위를 '1'에서 '6'으로 입력하고, 다중응답 변수군의 이름을 입력한 후 추가(A) 를 누른다.

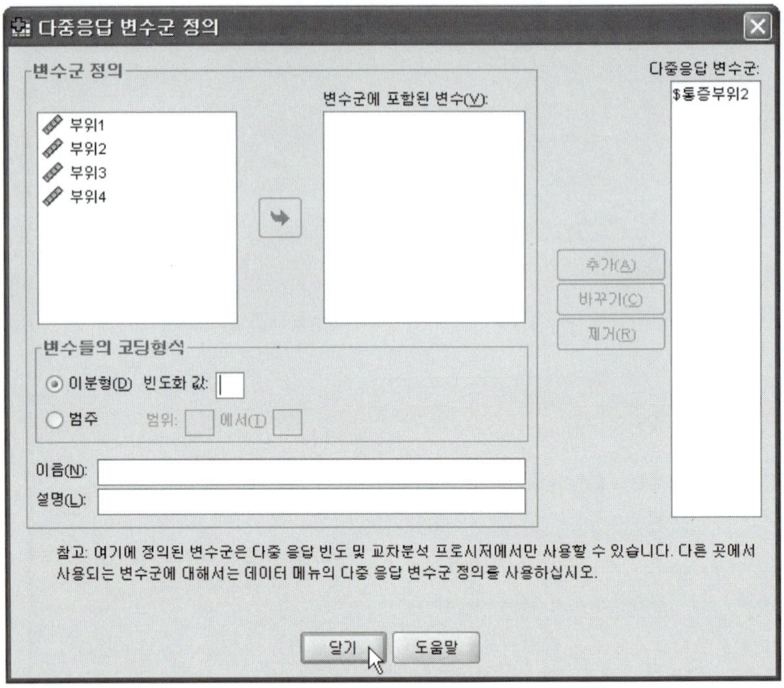

5) 닫기 를 누른다.

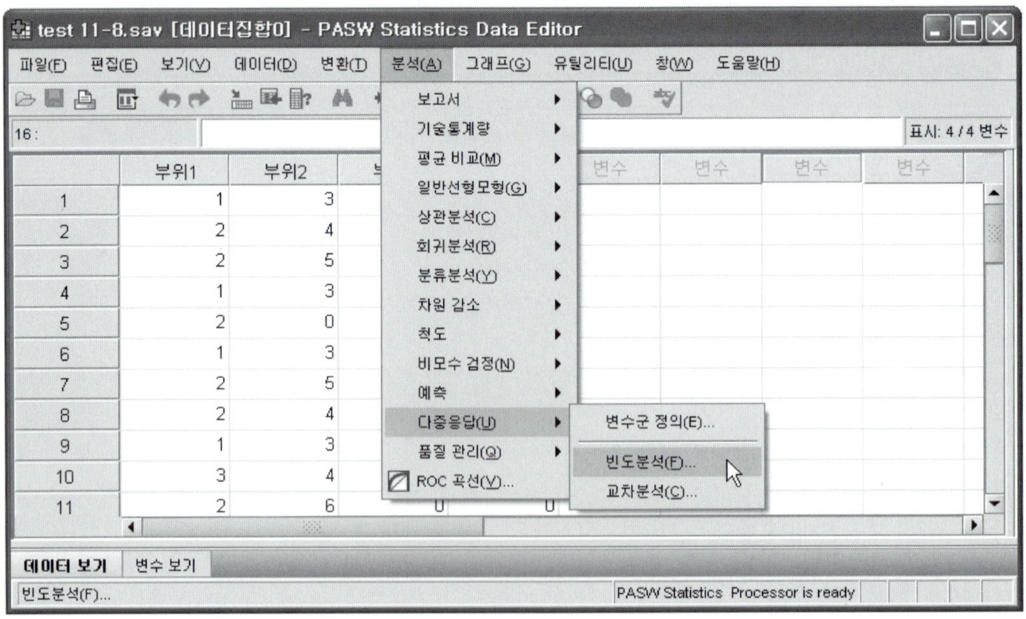

6) [분석] - [다중응답] - [빈도분석]을 선택한다.

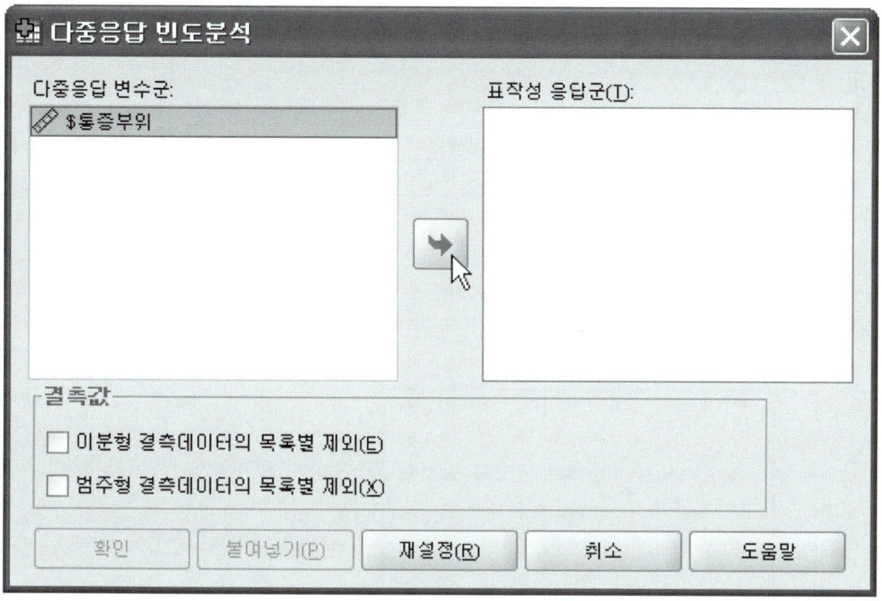

7) [다중응답변수군]에서 분석대상 변수를 선택하고 를 눌러 오른쪽 [표작성 응답군]으로 옮긴다.

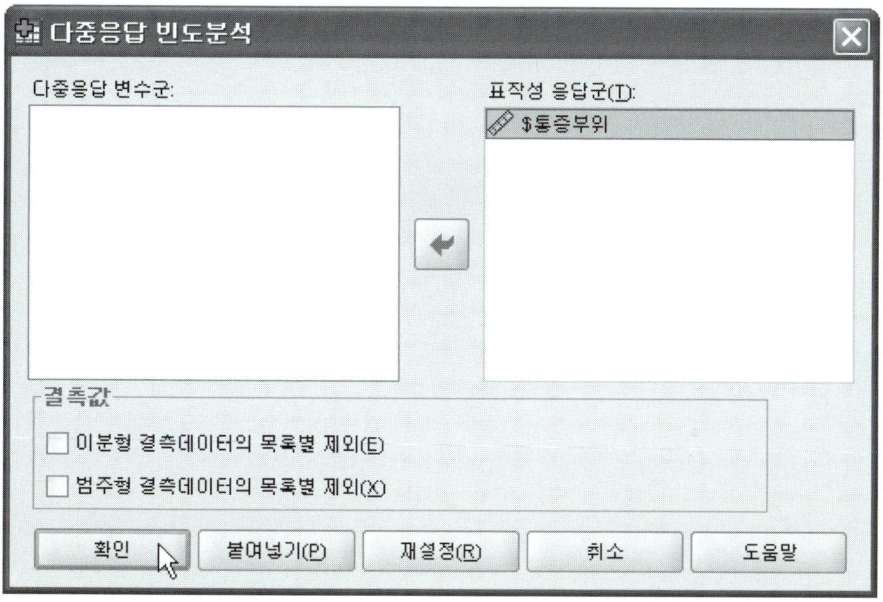

8) 확인 을 누른다.

케이스 요약

	케이스					
	유효		결측		합계	
	N	퍼센트	N	퍼센트	N	퍼센트
$통증부위[a]	15	100.0%	0	.0%	15	100.0%

a. 값 1에서 표로 작성된 이분형 집단입니다.

$통증부위 빈도

		응답		케이스 퍼센트
		N	퍼센트	
$통증부위[a]	목	6	15.0%	40.0%
	허리	7	17.5%	46.7%
	가슴	7	17.5%	46.7%
	배	8	20.0%	53.3%
	팔	7	17.5%	46.7%
	다리	5	12.5%	33.3%
합계		40	100.0%	266.7%

a. 값 1에서 표로 작성된 이분형 집단입니다.

9) 분석결과를 확인한다.

APPENDIX

부 록

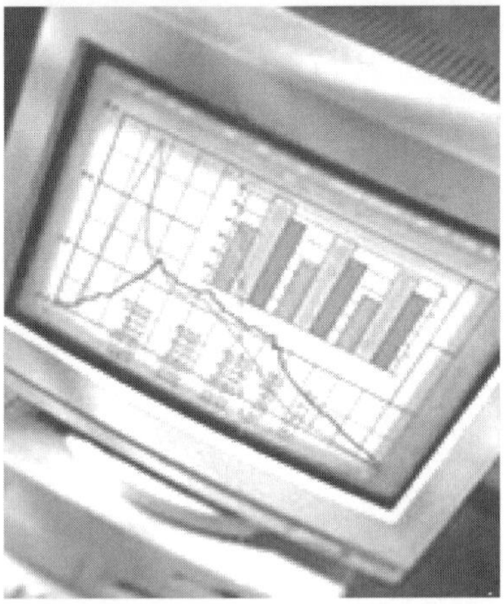

Statistics

표1 난수표

	00000 12345	00001 67890	11111 12345	11112 67890	22222 12345	22223 67890	33333 12345	33334 67890	44444 12345	44445 67890
01	85967	73152	14511	85285	36009	95892	36962	67835	63314	50162
02	07483	51453	11649	86348	76431	81594	95848	36738	25014	15460
03	96283	01898	61414	83525	04231	13604	75339	11730	85423	60698
04	49174	12074	98551	37895	93547	24769	09404	76548	05393	96770
05	97366	39941	21225	93629	19574	71565	33413	56087	40875	13351
06	90474	41469	16812	81542	81652	45554	27931	93994	22375	00953
07	28599	64109	09497	76235	41383	31555	12639	00619	22909	29563
08	25254	16210	89717	65997	82667	74624	36348	44018	64732	93589
09	28785	02760	24359	99410	77319	73408	58993	61098	04393	48245
10	84725	86576	86944	93296	10081	82454	76810	52975	10324	15457
11	41059	66456	47679	66810	15941	84602	14493	65515	19251	41642
12	67434	41045	82830	47617	36932	46728	71183	36345	41404	81110
13	72766	68816	37643	19959	57550	49620	98480	25640	67257	18671
14	92079	46784	66125	94932	64451	29275	57669	66658	30818	58353
15	29187	40350	62533	73603	34075	16451	42885	03448	37390	96328
16	74220	17612	65522	80607	19184	64164	66962	82310	18163	63495
17	03786	02407	06098	92917	40434	60602	82175	04470	78754	90775
18	75085	55558	15520	27038	25471	76107	90832	10819	56797	33751
19	09161	33015	19155	11715	00551	24909	31894	37774	37953	78837
20	75707	48992	64998	87080	39333	00767	45637	12538	67439	94914
21	21333	48660	31288	00086	79889	75532	28704	62844	92337	99695
22	65626	50061	42539	14812	48895	11196	34335	60492	70650	51108
23	84380	07389	87891	76255	89604	41372	10837	66992	93183	56920
24	46479	32072	80083	63868	70930	89654	05359	47196	12452	38234
25	59847	97197	55147	76639	76971	55928	36441	95141	42333	67483
26	31416	11231	27904	57383	31852	69137	96667	14315	01007	31929
27	82066	83436	67914	21465	99605	83114	97885	74440	99622	87912
28	01850	42782	39202	18582	46214	99228	79541	78298	75404	63648
29	32315	89276	89582	87138	16165	15984	21466	63830	30475	74729
30	59388	42703	55198	80380	67067	97155	34160	85019	03527	78140
31	58089	27632	50987	91373	07736	20436	96130	73483	85332	24384
32	61705	57285	30392	23660	75841	21931	04295	00875	09114	32101
33	18914	98982	60199	99275	41967	35208	30357	76772	92656	62318
34	11965	94089	34803	48941	69709	16784	44642	89761	66864	62803
35	85251	48111	80936	81781	93248	67877	16498	31924	51315	79921
36	66121	96986	84844	93873	46352	92183	51152	85878	30490	15974
37	53972	96642	24199	58080	35450	03482	66953	49521	63719	57615
38	14509	16594	78883	43222	23093	58645	60257	89250	63266	90858
39	37700	07688	65533	72126	23611	93993	01848	03910	38552	17472
40	85466	59392	72722	15473	73295	49759	56157	60477	83284	56367
41	52969	55863	42312	67842	05673	91878	82738	36563	79540	61935
42	42744	68315	17514	02878	97291	74851	42725	57894	81434	62041
43	26140	13336	67726	61876	29971	99294	96664	52817	90039	53211
44	95589	56319	14563	24071	06916	59555	18195	32280	79357	04224
45	39113	13217	59999	49952	83021	47709	53105	19295	88318	41626
46	41392	17622	18994	98283	07249	52289	24209	91139	30715	06604
47	54684	53645	79246	70183	87731	19185	08541	33519	07223	97413
48	89442	61001	36658	57444	95388	36682	38052	46719	09428	94012
49	36751	16778	54888	15357	68003	43564	90976	58904	40512	07725
50	98159	02564	21416	74944	53049	88749	02865	25772	89853	88714

표2 누적이항확률분포

$$P(X \leq x \mid n, p) = \sum_{X=0}^{x} \binom{n}{x} p^x q^{n-x}$$

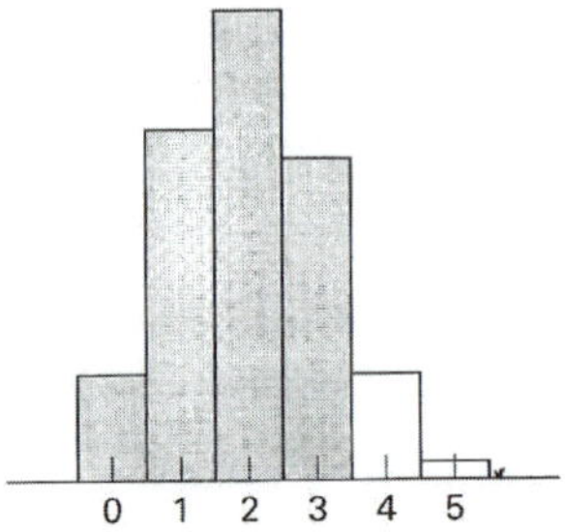

$p(x \leq (3 \mid 5, .40) = .9130$

$n = 5$

x \ p	.01	.02	.03	.04	.05	.06	.07	.08	.09	.10
0	.9510	.9039	.8587	.8154	.7738	.7339	.6957	.6591	.6240	.5905
1	.9990	.9962	.9915	.9852	.9774	.9681	.9575	.9456	.9326	.9185
2	1.0000	.9999	.9997	.9994	.9988	.9980	.9969	.9955	.9937	.9914
3	1.0000	1.0000	1.0000	1.0000	1.0000	.9999	.9999	.9998	.9997	.9995
4	1.0000	1.0000	1.0000	1.0000	1.0000	1.0000	1.0000	1.0000	1.0000	1.0000

x \ p	.11	.12	.13	.14	.15	.16	.17	.18	.19	.20
0	.5584	.5277	.4984	.4704	.4437	.4182	.3939	.3707	.3487	.3277
1	.9035	.8875	.8708	.8533	.8352	.8165	.7973	.7776	.7576	.7373
2	.9888	.9857	.9821	.9780	.9734	.9682	.9625	.9563	.9495	.9421
3	.9993	.9991	.9987	.9983	.9978	.9971	.9964	.9955	.9945	.9933
4	1.0000	1.0000	1.0000	.9999	.9999	.9999	.9999	.9998	.9998	.9997
5	1.0000	1.0000	1.0000	1.0000	1.0000	1.0000	1.0000	1.0000	1.0000	1.0000

x \ p	.21	.22	.23	.24	.25	.26	.27	.28	.29	.30
0	.3077	.2887	.2707	.2536	.2373	.2219	.2073	.1935	.1804	.1681
1	.7167	.6959	.6749	.6539	.6328	.6117	.5907	.5697	.5489	.5282
2	.9341	.9256	.9164	.9067	.8965	.8857	.8743	.8624	.8499	.8369
3	.9919	.9903	.9886	.9866	.9844	.9819	.9792	.9762	.9728	.9692
4	.9996	.9995	.9994	.9992	.9990	.9988	.9986	.9983	.9979	.9976
5	1.0000	1.0000	1.0000	1.0000	1.0000	1.0000	1.0000	1.0000	1.0000	1.0000

x \ p	.31	.32	.33	.34	.35	.36	.37	.38	.39	.40
0	.1564	.1454	.1350	.1252	.1160	.1074	.0992	.0916	.0845	.0778
1	.5077	.4875	.4675	.4478	.4284	.4094	.3907	.3724	.3545	.3370
2	.8234	.8095	.7950	.7801	.7648	.7491	.7330	.7165	.6997	.6826
3	.9653	.9610	.9564	.9514	.9460	.9402	.9340	.9274	.9204	.9130
4	.9971	.9966	.9961	.9955	.9947	.9940	.9931	.9921	.9910	.9898
5	1.0000	1.0000	1.0000	1.0000	1.0000	1.0000	1.0000	1.0000	1.0000	1.0000

표2 (계속)

$n = 5$ (*continued*)

x \ p	.41	.42	.43	.44	.45	.46	.47	.48	.49	.50
0	.0715	.0656	.0602	.0551	.0503	.0459	.0418	.0380	.0345	.0312
1	.3199	.3033	.2871	.2714	.2562	.2415	.2272	.2135	.2002	.1875
2	.6651	.6475	.6295	.6114	.5931	.5747	.5561	.5375	.5187	.5000
3	.9051	.8967	.8879	.8786	.8688	.8585	.8478	.8365	.8247	.8125
4	.9884	.9869	.9853	.9835	.9815	.9794	.9771	.9745	.9718	.9688
5	1.0000	1.0000	1.0000	1.0000	1.0000	1.0000	1.0000	1.0000	1.0000	1.0000

$n = 6$

x \ p	.01	.02	.03	.04	.05	.06	.07	.08	.09	.10
0	.9415	.8858	.8330	.7828	.7351	.6899	.6470	.6064	.5679	.5314
1	.9985	.9943	.9875	.9784	.9672	.9541	.9392	.9227	.9048	.8857
2	1.0000	.9998	.9995	.9988	.9978	.9962	.9942	.9915	.9882	.9841
3	1.0000	1.0000	1.0000	1.0000	.9999	.9998	.9997	.9995	.9992	.9987
4	1.0000	1.0000	1.0000	1.0000	1.0000	1.0000	1.0000	1.0000	1.0000	.9999
5	1.0000	1.0000	1.0000	1.0000	1.0000	1.0000	1.0000	1.0000	1.0000	1.0000

x \ p	.11	.12	.13	.14	.15	.16	.17	.18	.19	.20
0	.4970	.4644	.4336	.4046	.3771	.3513	.3269	.3040	.2824	.2621
1	.8655	.8444	.8224	.7997	.7765	.7528	.7287	.7044	.6799	.6554
2	.9794	.9739	.9676	.9605	.9527	.9440	.9345	.9241	.9130	.9011
3	.9982	.9975	.9966	.9955	.9941	.9925	.9906	.9884	.9859	.9830
4	.9999	.9999	.9998	.9997	.9996	.9995	.9993	.9990	.9987	.9984
5	1.0000	1.0000	1.0000	1.0000	1.0000	1.0000	1.0000	1.0000	1.0000	.9999
6	1.0000	1.0000	1.0000	1.0000	1.0000	1.0000	1.0000	1.0000	1.0000	1.0000

x \ p	.21	.22	.23	.24	.25	.26	.27	.28	.29	.30
0	.2431	.2252	.2084	.1927	.1780	.1642	.1513	.1393	.1281	.1176
1	.6308	.6063	.5820	.5578	.5339	.5104	.4872	.4644	.4420	.4202
2	.8885	.8750	.8609	.8461	.8306	.8144	.7977	.7804	.7626	.7443
3	.9798	.9761	.9720	.9674	.9624	.9569	.9508	.9443	.9372	.9295
4	.9980	.9975	.9969	.9962	.9954	.9944	.9933	.9921	.9907	.9891
5	.9999	.9999	.9999	.9998	.9998	.9997	.9996	.9995	.9994	.9993
6	1.0000	1.0000	1.0000	1.0000	1.0000	1.0000	1.0000	1.0000	1.0000	1.0000

x \ p	.31	.32	.33	.34	.35	.36	.37	.38	.39	.40
0	.1079	.0989	.0905	.0827	.0754	.0687	.0625	.0568	.0515	.0467
1	.3988	.3780	.3578	.3381	.3191	.3006	.2828	.2657	.2492	.2333
2	.7256	.7064	.6870	.6672	.6471	.6268	.6063	.5857	.5650	.5443
3	.9213	.9125	.9031	.8931	.8826	.8714	.8596	.8473	.8343	.8208
4	.9873	.9852	.9830	.9805	.9777	.9746	.9712	.9675	.9635	.9590
5	.9991	.9989	.9987	.9985	.9982	.9978	.9974	.9970	.9965	.9959
6	1.0000	1.0000	1.0000	1.0000	1.0000	1.0000	1.0000	1.0000	1.0000	1.0000

표2 (계속)

n = 6 (*continued*)

x \ p	.41	.42	.43	.44	.45	.46	.47	.48	.49	.50
0	.0422	.0381	.0343	.0308	.0277	.0248	.0222	.0198	.0176	.0156
1	.2181	.2035	.1895	.1762	.1636	.1515	.1401	.1293	.1190	.1094
2	.5236	.5029	.4823	.4618	.4415	.4214	.4015	.3820	.3627	.3437
3	.8067	.7920	.7768	.7610	.7447	.7280	.7107	.6930	.6748	.6562
4	.9542	.9490	.9434	.9373	.9308	.9238	.9163	.9083	.8997	.8906
5	.9952	.9945	.9937	.9927	.9917	.9905	.9892	.9878	.9862	.9844
6	1.0000	1.0000	1.0000	1.0000	1.0000	1.0000	1.0000	1.0000	1.0000	1.0000

n = 7

x \ p	.01	.02	.03	.04	.05	.06	.07	.08	.09	.10
0	.9321	.8681	.8080	.7514	.6983	.6485	.6017	.5578	.5168	.4783
1	.9980	.9921	.9829	.9706	.9556	.9382	.9187	.8974	.8745	.8503
2	1.0000	.9997	.9991	.9980	.9962	.9937	.9903	.9860	.9807	.9743
3	1.0000	1.0000	1.0000	.9999	.9998	.9996	.9993	.9988	.9982	.9973
4	1.0000	1.0000	1.0000	1.0000	1.0000	1.0000	1.0000	.9999	.9999	.9998
5	1.0000	1.0000	1.0000	1.0000	1.0000	1.0000	1.0000	1.0000	1.0000	1.0000

x \ p	.11	.12	.13	.14	.15	.16	.17	.18	.19	.20
0	.4423	.4087	.3773	.3479	.3206	.2951	.2714	.2493	.2288	.2097
1	.8250	.7988	.7719	.7444	.7166	.6885	.6604	.6323	.6044	.5767
2	.9669	.9584	.9487	.9380	.9262	.9134	.8995	.8846	.8687	.8520
3	.9961	.9946	.9928	.9906	.9879	.9847	.9811	.9769	.9721	.9667
4	.9997	.9996	.9994	.9991	.9988	.9983	.9978	.9971	.9963	.9953
5	1.0000	1.0000	1.0000	1.0000	.9999	.9999	.9999	.9998	.9997	.9996
6	1.0000	1.0000	1.0000	1.0000	1.0000	1.0000	1.0000	1.0000	1.0000	1.0000

x \ p	.21	.22	.23	.24	.25	.26	.27	.28	.29	.30
0	.1920	.1757	.1605	.1465	.1335	.1215	.1105	.1003	.0910	.0824
1	.5494	.5225	.4960	.4702	.4449	.4204	.3965	.3734	.3510	.3294
2	.8343	.8159	.7967	.7769	.7564	.7354	.7139	.6919	.6696	.6471
3	.9606	.9539	.9464	.9383	.9294	.9198	.9095	.8984	.8866	.8740
4	.9942	.9928	.9912	.9893	.9871	.9847	.9819	.9787	.9752	.9712
5	.9995	.9994	.9992	.9989	.9987	.9983	.9979	.9974	.9969	.9962
6	1.0000	1.0000	1.0000	1.0000	.9999	.9999	.9999	.9999	.9998	.9998
7	1.0000	1.0000	1.0000	1.0000	1.0000	1.0000	1.0000	1.0000	1.0000	1.0000

표2 (계속)

n = 7 (*continued*)

x \ p	.31	.32	.33	.34	.35	.36	.37	.38	.39	.40
0	.0745	.0672	.0606	.0546	.0490	.0440	.0394	.0352	.0314	.0280
1	.3086	.2887	.2696	.2513	.2338	.2172	.2013	.1863	.1721	.1586
2	.6243	.6013	.5783	.5553	.5323	.5094	.4866	.4641	.4419	.4199
3	.8606	.8466	.8318	.8163	.8002	.7833	.7659	.7479	.7293	.7102
4	.9668	.9620	.9566	.9508	.9444	.9375	.9299	.9218	.9131	.9037
5	.9954	.9945	.9935	.9923	.9910	.9895	.9877	.9858	.9836	.9812
6	.9997	.9997	.9996	.9995	.9994	.9992	.9991	.9989	.9986	.9984
7	1.0000	1.0000	1.0000	1.0000	1.0000	1.0000	1.0000	1.0000	1.0000	1.0000

x \ p	.41	.42	.43	.44	.45	.46	.47	.48	.49	.50
0	.0249	.0221	.0195	.0173	.0152	.0134	.0117	.0103	.0090	.0078
1	.1459	.1340	.1228	.1123	.1024	.0932	.0847	.0767	.0693	.0625
2	.3983	.3771	.3564	.3362	.3164	.2973	.2787	.2607	.2433	.2266
3	.6906	.6706	.6502	.6294	.6083	.5869	.5654	.5437	.5219	.5000
4	.8937	.8831	.8718	.8598	.8471	.8337	.8197	.8049	.7895	.7734
5	.9784	.9754	.9721	.9684	.9643	.9598	.9549	.9496	.9438	.9375
6	.9981	.9977	.9973	.9968	.9963	.9956	.9949	.9941	.9932	.9922
7	1.0000	1.0000	1.0000	1.0000	1.0000	1.0000	1.0000	1.0000	1.0000	1.0000

n = 8

x \ p	.01	.02	.03	.04	.05	.06	.07	.08	.09	.10
0	.9227	.8508	.7837	.7214	.6634	.6096	.5596	.5132	.4703	.4305
1	.9973	.9897	.9777	.9619	.9428	.9208	.8965	.8702	.8423	.8131
2	.9999	.9996	.9987	.9969	.9942	.9904	.9853	.9789	.9711	.9619
3	1.0000	1.0000	.9999	.9998	.9996	.9993	.9987	.9978	.9966	.9950
4	1.0000	1.0000	1.0000	1.0000	1.0000	1.0000	.9999	.9999	.9997	.9996
5	1.0000	1.0000	1.0000	1.0000	1.0000	1.0000	1.0000	1.0000	1.0000	1.0000

x \ p	.11	.12	.13	.14	.15	.16	.17	.18	.19	.20
0	.3937	.3596	.3282	.2992	.2725	.2479	.2252	.2044	.1853	.1678
1	.7829	.7520	.7206	.6889	.6572	.6256	.5943	.5634	.5330	.5033
2	.9513	.9392	.9257	.9109	.8948	.8774	.8588	.8392	.8185	.7969
3	.9929	.9903	.9871	.9832	.9786	.9733	.9672	.9603	.9524	.9437
4	.9993	.9990	.9985	.9979	.9971	.9962	.9950	.9935	.9917	.9896
5	1.0000	.9999	.9999	.9998	.9998	.9997	.9995	.9993	.9991	.9988
6	1.0000	1.0000	1.0000	1.0000	1.0000	1.0000	1.0000	1.0000	.9999	.9999
7	1.0000	1.0000	1.0000	1.0000	1.0000	1.0000	1.0000	1.0000	1.0000	1.0000

표2 (계속)

$n = 8$ (*continued*)

x \ p	.21	.22	.23	.24	.25	.26	.27	.28	.29	.30
0	.1517	.1370	.1236	.1113	.1001	.0899	.0806	.0722	.0646	.0576
1	.4743	.4462	.4189	.3925	.3671	.3427	.3193	.2969	.2756	.2553
2	.7745	.7514	.7276	.7033	.6785	.6535	.6282	.6027	.5772	.5518
3	.9341	.9235	.9120	.8996	.8862	.8719	.8567	.8406	.8237	.8059
4	.9871	.9842	.9809	.9770	.9727	.9678	.9623	.9562	.9495	.9420
5	.9984	.9979	.9973	.9966	.9958	.9948	.9936	.9922	.9906	.9887
6	.9999	.9998	.9998	.9997	.9996	.9995	.9994	.9992	.9990	.9987
7	1.0000	1.0000	1.0000	1.0000	1.0000	1.0000	1.0000	1.0000	.9999	.9999
8	1.0000	1.0000	1.0000	1.0000	1.0000	1.0000	1.0000	1.0000	1.0000	1.0000

x \ p	.31	.32	.33	.34	.35	.36	.37	.38	.39	.40
0	.0514	.0457	.0406	.0360	.0319	.0281	.0248	.0218	.0192	.0168
1	.2360	.2178	.2006	.1844	.1691	.1548	.1414	.1289	.1172	.1064
2	.5264	.5013	.4764	.4519	.4278	.4042	.3811	.3585	.3366	.3154
3	.7874	.7681	.7481	.7276	.7064	.6847	.6626	.6401	.6172	.5941
4	.9339	.9250	.9154	.9051	.8939	.8820	.8693	.8557	.8414	.8263
5	.9866	.9841	.9813	.9782	.9747	.9707	.9664	.9615	.9561	.9502
6	.9984	.9980	.9976	.9970	.9964	.9957	.9949	.9939	.9928	.9915
7	.9999	.9999	.9999	.9998	.9998	.9997	.9996	.9996	.9995	.9993
8	1.0000	1.0000	1.0000	1.0000	1.0000	1.0000	1.0000	1.0000	1.0000	1.0000

x \ p	.41	.42	.43	.44	.45	.46	.47	.48	.49	.50
0	.0147	.0128	.0111	.0097	.0084	.0072	.0062	.0053	.0046	.0039
1	.0963	.0870	.0784	.0705	.0632	.0565	.0504	.0448	.0398	.0352
2	.2948	.2750	.2560	.2376	.2201	.2034	.1875	.1724	.1581	.1445
3	.5708	.5473	.5238	.5004	.4770	.4537	.4306	.4078	.3854	.3633
4	.8105	.7938	.7765	.7584	.7396	.7202	.7001	.6795	.6584	.6367
5	.9437	.9366	.9289	.9206	.9115	.9018	.8914	.8802	.8682	.8555
6	.9900	.9883	.9864	.9843	.9819	.9792	.9761	.9728	.9690	.9648
7	.9992	.9990	.9988	.9986	.9983	.9980	.9976	.9972	.9967	.9961
8	1.0000	1.0000	1.0000	1.0000	1.0000	1.0000	1.0000	1.0000	1.0000	1.0000

$n = 9$

x \ p	.01	.02	.03	.04	.05	.06	.07	.08	.09	.10
0	.9135	.8337	.7602	.6925	.6302	.5730	.5204	.4722	.4279	.3874
1	.9966	.9869	.9718	.9522	.9288	.9022	.8729	.8417	.8088	.7748
2	.9999	.9994	.9980	.9955	.9916	.9862	.9791	.9702	.9595	.9470
3	1.0000	1.0000	.9999	.9997	.9994	.9987	.9977	.9963	.9943	.9917
4	1.0000	1.0000	1.0000	1.0000	1.0000	.9999	.9998	.9997	.9995	.9991
5	1.0000	1.0000	1.0000	1.0000	1.0000	1.0000	1.0000	1.0000	1.0000	.9999
6	1.0000	1.0000	1.0000	1.0000	1.0000	1.0000	1.0000	1.0000	1.0000	1.0000

표2 (계속)

$n = 9$ (*continued*)

x \ p	.11	.12	.13	.14	.15	.16	.17	.18	.19	.20
0	.3504	.3165	.2855	.2573	.2316	.2082	.1869	.1676	.1501	.1342
1	.7401	.7049	.6696	.6343	.5995	.5652	.5315	.4988	.4670	.4362
2	.9327	.9167	.8991	.8798	.8591	.8371	.8139	.7895	.7643	.7382
3	.9883	.9842	.9791	.9731	.9661	.9580	.9488	.9385	.9270	.9144
4	.9986	.9979	.9970	.9959	.9944	.9925	.9902	.9875	.9842	.9804
5	.9999	.9998	.9997	.9996	.9994	.9991	.9987	.9983	.9977	.9969
6	1.0000	1.0000	1.0000	1.0000	1.0000	.9999	.9999	.9998	.9998	.9997
7	1.0000	1.0000	1.0000	1.0000	1.0000	1.0000	1.0000	1.0000	1.0000	1.0000

x \ p	.21	.22	.23	.24	.25	.26	.27	.28	.29	.30
0	.1199	.1069	.0952	.0846	.0751	.0665	.0589	.0520	.0458	.0404
1	.4066	.3782	.3509	.3250	.3003	.2770	.2548	.2340	.2144	.1960
2	.7115	.6842	.6566	.6287	.6007	.5727	.5448	.5171	.4898	.4628
3	.9006	.8856	.8696	.8525	.8343	.8151	.7950	.7740	.7522	.7297
4	.9760	.9709	.9650	.9584	.9511	.9429	.9338	.9238	.9130	.9012
5	.9960	.9949	.9935	.9919	.9900	.9878	.9851	.9821	.9787	.9747
6	.9996	.9994	.9992	.9990	.9987	.9983	.9978	.9972	.9965	.9957
7	1.0000	1.0000	.9999	.9999	.9999	.9999	.9998	.9997	.9997	.9996
8	1.0000	1.0000	1.0000	1.0000	1.0000	1.0000	1.0000	1.0000	1.0000	1.0000

x \ p	.31	.32	.33	.34	.35	.36	.37	.38	.39	.40
0	.0355	.0311	.0272	.0238	.0207	.0180	.0156	.0135	.0117	.0101
1	.1788	.1628	.1478	.1339	.1211	.1092	.0983	.0882	.0790	.0705
2	.4364	.4106	.3854	.3610	.3373	.3144	.2924	.2713	.2511	.2318
3	.7065	.6827	.6585	.6338	.6089	.5837	.5584	.5331	.5078	.4826
4	.8885	.8748	.8602	.8447	.8283	.8110	.7928	.7738	.7540	.7334
5	.9702	.9652	.9596	.9533	.9464	.9388	.9304	.9213	.9114	.9006
6	.9947	.9936	.9922	.9906	.9888	.9867	.9843	.9816	.9785	.9750
7	.9994	.9993	.9991	.9989	.9986	.9983	.9979	.9974	.9969	.9962
8	1.0000	1.0000	1.0000	.9999	.9999	.9999	.9999	.9998	.9998	.9997
9	1.0000	1.0000	1.0000	1.0000	1.0000	1.0000	1.0000	1.0000	1.0000	1.0000

x \ p	.41	.42	.43	.44	.45	.46	.47	.48	.49	.50
0	.0087	.0074	.0064	.0054	.0046	.0039	.0033	.0028	.0023	.0020
1	.0628	.0558	.0495	.0437	.0385	.0338	.0296	.0259	.0225	.0195
2	.2134	.1961	.1796	.1641	.1495	.1358	.1231	.1111	.1001	.0898
3	.4576	.4330	.4087	.3848	.3614	.3386	.3164	.2948	.2740	.2539
4	.7122	.6903	.6678	.6449	.6214	.5976	.5735	.5491	.5246	.5000
5	.8891	.8767	.8634	.8492	.8342	.8183	.8015	.7839	.7654	.7461
6	.9710	.9666	.9617	.9563	.9502	.9436	.9363	.9283	.9196	.9102
7	.9954	.9945	.9935	.9923	.9909	.9893	.9875	.9855	.9831	.9805
8	.9997	.9996	.9995	.9994	.9992	.9991	.9989	.9986	.9984	.9980
9	1.0000	1.0000	1.0000	1.0000	1.0000	1.0000	1.0000	1.0000	1.0000	1.0000

표2 (계속)

$n = 10$

x \ p	.01	.02	.03	.04	.05	.06	.07	.08	.09	.10
0	.9044	.8171	.7374	.6648	.5987	.5386	.4840	.4344	.3894	.3487
1	.9957	.9838	.9655	.9418	.9139	.8824	.8483	.8121	.7746	.7361
2	.9999	.9991	.9972	.9938	.9885	.9812	.9717	.9599	.9460	.9298
3	1.0000	1.0000	.9999	.9996	.9990	.9980	.9964	.9942	.9912	.9872
4	1.0000	1.0000	1.0000	1.0000	.9999	.9998	.9997	.9994	.9990	.9984
5	1.0000	1.0000	1.0000	1.0000	1.0000	1.0000	1.0000	1.0000	.9999	.9999
6	1.0000	1.0000	1.0000	1.0000	1.0000	1.0000	1.0000	1.0000	1.0000	1.0000
x \ p	**.11**	**.12**	**.13**	**.14**	**.15**	**.16**	**.17**	**.18**	**.19**	**.20**
0	.3118	.2785	.2484	.2213	.1969	.1749	.1552	.1374	.1216	.1074
1	.6972	.6583	.6196	.5816	.5443	.5080	.4730	.4392	.4068	.3758
2	.9116	.8913	.8692	.8455	.8202	.7936	.7659	.7372	.7078	.6778
3	.9822	.9761	.9687	.9600	.9500	.9386	.9259	.9117	.8961	.8791
4	.9975	.9963	.9947	.9927	.9901	.9870	.9832	.9787	.9734	.9672
5	.9997	.9996	.9994	.9990	.9986	.9980	.9973	.9963	.9951	.9936
6	1.0000	1.0000	.9999	.9999	.9999	.9998	.9997	.9996	.9994	.9991
7	1.0000	1.0000	1.0000	1.0000	1.0000	1.0000	1.0000	1.0000	.9999	.9999
8	1.0000	1.0000	1.0000	1.0000	1.0000	1.0000	1.0000	1.0000	1.0000	1.0000
x \ p	**.21**	**.22**	**.23**	**.24**	**.25**	**.26**	**.27**	**.28**	**.29**	**.30**
0	.0947	.0834	.0733	.0643	.0563	.0492	.0430	.0374	.0326	.0282
1	.3464	.3185	.2921	.2673	.2440	.2222	.2019	.1830	.1655	.1493
2	.6474	.6169	.5863	.5558	.5256	.4958	.4665	.4378	.4099	.3828
3	.8609	.8413	.8206	.7988	.7759	.7521	.7274	.7021	.6761	.6496
4	.9601	.9521	.9431	.9330	.9219	.9096	.8963	.8819	.8663	.8497
5	.9918	.9896	.9870	.9839	.9803	.9761	.9713	.9658	.9596	.9527
6	.9988	.9984	.9979	.9973	.9965	.9955	.9944	.9930	.9913	.9894
7	.9999	.9998	.9998	.9997	.9996	.9994	.9993	.9990	.9988	.9984
8	1.0000	1.0000	1.0000	1.0000	1.0000	1.0000	.9999	.9999	.9999	.9999
9	1.0000	1.0000	1.0000	1.0000	1.0000	1.0000	1.0000	1.0000	1.0000	1.0000
x \ p	**.31**	**.32**	**.33**	**.34**	**.35**	**.36**	**.37**	**.38**	**.39**	**.40**
0	.0245	.0211	.0182	.0157	.0135	.0115	.0098	.0084	.0071	.0060
1	.1344	.1206	.1080	.0965	.0860	.0764	.0677	.0598	.0527	.0464
2	.3566	.3313	.3070	.2838	.2616	.2405	.2206	.2017	.1840	.1673
3	.6228	.5956	.5684	.5411	.5138	.4868	.4600	.4336	.4077	.3823
4	.8321	.8133	.7936	.7730	.7515	.7292	.7061	.6823	.6580	.6331
5	.9449	.9363	.9268	.9164	.9051	.8928	.8795	.8652	.8500	.8338
6	.9871	.9845	.9815	.9780	.9740	.9695	.9644	.9587	.9523	.9452
7	.9980	.9975	.9968	.9961	.9952	.9941	.9929	.9914	.9897	.9877
8	.9998	.9997	.9997	.9996	.9995	.9993	.9991	.9989	.9986	.9983
9	1.0000	1.0000	1.0000	1.0000	1.0000	1.0000	1.0000	.9999	.9999	.9999
10	1.0000	1.0000	1.0000	1.0000	1.0000	1.0000	1.0000	1.0000	1.0000	1.0000

표2 (계속)

$n = 10$ (*continued*)

x \ p	.41	.42	.43	.44	.45	.46	.47	.48	.49	.50
0	.0051	.0043	.0036	.0030	.0025	.0021	.0017	.0014	.0012	.0010
1	.0406	.0355	.0309	.0269	.0233	.0201	.0173	.0148	.0126	.0107
2	.1517	.1372	.1236	.1111	.0996	.0889	.0791	.0702	.0621	.0547
3	.3575	.3335	.3102	.2877	.2660	.2453	.2255	.2067	.1888	.1719
4	.6078	.5822	.5564	.5304	.5044	.4784	.4526	.4270	.4018	.3770
5	.8166	.7984	.7793	.7593	.7384	.7168	.6943	.6712	.6474	.6230
6	.9374	.9288	.9194	.9092	.8980	.8859	.8729	.8590	.8440	.8281
7	.9854	.9828	.9798	.9764	.9726	.9683	.9634	.9580	.9520	.9453
8	.9979	.9975	.9969	.9963	.9955	.9946	.9935	.9923	.9909	.9893
9	.9999	.9998	.9998	.9997	.9997	.9996	.9995	.9994	.9992	.9990
10	1.0000	1.0000	1.0000	1.0000	1.0000	1.0000	1.0000	1.0000	1.0000	1.0000

$n = 11$

x \ p	.01	.02	.03	.04	.05	.06	.07	.08	.09	.10
0	.8953	.8007	.7153	.6382	.5688	.5063	.4501	.3996	.3544	.3138
1	.9948	.9805	.9587	.9308	.8981	.8618	.8228	.7819	.7399	.6974
2	.9998	.9988	.9963	.9917	.9848	.9752	.9630	.9481	.9305	.9104
3	1.0000	1.0000	.9998	.9993	.9984	.9970	.9947	.9915	.9871	.9815
4	1.0000	1.0000	1.0000	1.0000	.9999	.9997	.9995	.9990	.9983	.9972
5	1.0000	1.0000	1.0000	1.0000	1.0000	1.0000	1.0000	.9999	.9998	.9997
6	1.0000	1.0000	1.0000	1.0000	1.0000	1.0000	1.0000	1.0000	1.0000	1.0000

x \ p	.11	.12	.13	.14	.15	.16	.17	.18	.19	.20
0	.2775	.2451	.2161	.1903	.1673	.1469	.1288	.1127	.0985	.0859
1	.6548	.6127	.5714	.5311	.4922	.4547	.4189	.3849	.3526	.3221
2	.8880	.8634	.8368	.8085	.7788	.7479	.7161	.6836	.6506	.6174
3	.9744	.9659	.9558	.9440	.9306	.9154	.8987	.8803	.8603	.8389
4	.9958	.9939	.9913	.9881	.9841	.9793	.9734	.9666	.9587	.9496
5	.9995	.9992	.9988	.9982	.9973	.9963	.9949	.9932	.9910	.9883
6	1.0000	.9999	.9999	.9998	.9997	.9995	.9993	.9990	.9986	.9980
7	1.0000	1.0000	1.0000	1.0000	1.0000	1.0000	.9999	.9999	.9998	.9998
8	1.0000	1.0000	1.0000	1.0000	1.0000	1.0000	1.0000	1.0000	1.0000	1.0000

x \ p	.21	.22	.23	.24	.25	.26	.27	.28	.29	.30
0	.0748	.0650	.0564	.0489	.0422	.0364	.0314	.0270	.0231	.0198
1	.2935	.2667	.2418	.2186	.1971	.1773	.1590	.1423	.1270	.1130
2	.5842	.5512	.5186	.4866	.4552	.4247	.3951	.3665	.3390	.3127
3	.8160	.7919	.7667	.7404	.7133	.6854	.6570	.6281	.5989	.5696
4	.9393	.9277	.9149	.9008	.8854	.8687	.8507	.8315	.8112	.7897
5	.9852	.9814	.9769	.9717	.9657	.9588	.9510	.9423	.9326	.9218
6	.9973	.9965	.9954	.9941	.9924	.9905	.9881	.9854	.9821	.9784
7	.9997	.9995	.9993	.9991	.9988	.9984	.9979	.9973	.9966	.9957
8	1.0000	1.0000	.9999	.9999	.9999	.9998	.9998	.9997	.9996	.9994
9	1.0000	1.0000	1.0000	1.0000	1.0000	1.0000	1.0000	1.0000	1.0000	1.0000

표2 (계속)

$n = 11$ (*continued*)

x \ p	.31	.32	.33	.34	.35	.36	.37	.38	.39	.40
0	.0169	.0144	.0122	.0104	.0088	.0074	.0062	.0052	.0044	.0036
1	.1003	.0888	.0784	.0690	.0606	.0530	.0463	.0403	.0350	.0302
2	.2877	.2639	.2413	.2201	.2001	.1814	.1640	.1478	.1328	.1189
3	.5402	.5110	.4821	.4536	.4256	.3981	.3714	.3455	.3204	.2963
4	.7672	.7437	.7193	.6941	.6683	.6419	.6150	.5878	.5603	.5328
5	.9099	.8969	.8829	.8676	.8513	.8339	.8153	.7957	.7751	.7535
6	.9740	.9691	.9634	.9570	.9499	.9419	.9330	.9232	.9124	.9006
7	.9946	.9933	.9918	.9899	.9878	.9852	.9823	.9790	.9751	.9707
8	.9992	.9990	.9987	.9984	.9980	.9974	.9968	.9961	.9952	.9941
9	.9999	.9999	.9999	.9998	.9998	.9997	.9996	.9995	.9994	.9993
10	1.0000	1.0000	1.0000	1.0000	1.0000	1.0000	1.0000	1.0000	1.0000	10000

x \ p	.41	.42	.43	.44	.45	.46	.47	.48	.49	.50
0	.0030	.0025	.0021	.0017	.0014	.0011	.0009	.0008	.0006	.0005
1	.0261	.0224	.0192	.0164	.0139	.0118	.0100	.0084	.0070	.0059
2	.1062	.0945	.0838	.0740	.0652	.0572	.0501	.0436	.0378	.0327
3	.2731	.2510	.2300	.2100	.1911	.1734	.1567	.1412	.1267	.1133
4	.5052	.4777	.4505	.4236	.3971	.3712	.3459	.3213	.2974	.2744
5	.7310	.7076	.6834	.6586	.6331	.6071	.5807	.5540	.5271	.5000
6	.8879	.8740	.8592	.8432	.8262	.8081	.7890	.7688	.7477	.7256
7	.9657	.9601	.9539	.9468	.9390	.9304	.9209	.9105	.8991	.8867
8	.9928	.9913	.9896	.9875	.9852	.9825	.9794	.9759	.9718	.9673
9	.9991	.9988	.9986	.9982	.9978	.9973	.9967	.9960	.9951	.9941
10	.9999	.9999	.9999	.9999	.9998	.9998	.9998	.9997	.9996	.9995
11	1.0000	1.0000	1.0000	1.0000	1.0000	1.0000	1.0000	1.0000	1.0000	1.0000

$n = 12$

x \ p	.01	.02	.03	.04	.05	.06	.07	.08	.09	.10
0	.8864	.7847	.6938	.6127	.5404	.4759	.4186	.3677	.3225	.2824
1	.9938	.9769	.9514	.9191	.8816	.8405	.7967	.7513	.7052	.6590
2	.9998	.9985	.9952	.9893	.9804	.9684	.9532	.9348	.9134	.8891
3	1.0000	.9999	.9997	.9990	.9978	.9957	.9925	.9880	.9820	.9744
4	1.0000	1.0000	1.0000	.9999	.9998	.9996	.9991	.9984	.9973	.9957
5	1.0000	1.0000	1.0000	1.0000	1.0000	1.0000	.9999	.9998	.9997	.9995
6	1.0000	1.0000	1.0000	1.0000	1.0000	1.0000	1.0000	1.0000	1.0000	.9999
7	1.0000	1.0000	1.0000	1.0000	1.0000	1.0000	1.0000	1.0000	1.0000	1.0000

표2 (계속)

n = 12 (*continued*)

x \ p	.11	.12	.13	.14	.15	.16	.17	.18	.19	.20
0	.2470	.2157	.1880	.1637	.1422	.1234	.1069	.0924	.0798	.0687
1	.6133	.5686	.5252	.4834	.4435	.4055	.3696	.3359	.3043	.2749
2	.8623	.8333	.8023	.7697	.7358	.7010	.6656	.6298	.5940	.5583
3	.9649	.9536	.9403	.9250	.9078	.8886	.8676	.8448	.8205	.7946
4	.9935	.9905	.9867	.9819	.9761	.9690	.9607	.9511	.9400	.9274
5	.9991	.9986	.9978	.9967	.9954	.9935	.9912	.9884	.9849	.9806
6	.9999	.9998	.9997	.9996	.9993	.9990	.9985	.9979	.9971	.9961
7	1.0000	1.0000	1.0000	1.0000	.9999	.9999	.9998	.9997	.9996	.9994
8	1.0000	1.0000	1.0000	1.0000	1.0000	1.0000	1.0000	1.0000	1.0000	.9999
9	1.0000	1.0000	1.0000	1.0000	1.0000	1.0000	1.0000	1.0000	1.0000	1.0000

x \ p	.21	.22	.23	.24	.25	.26	.27	.28	.29	.30
0	.0591	.0507	.0434	.0371	.0317	.0270	.0229	.0194	.0164	.0138
1	.2476	.2224	.1991	.1778	.1584	.1406	.1245	.1100	.0968	.0850
2	.5232	.4886	.4550	.4222	.3907	.3603	.3313	.3037	.2775	.2528
3	.7674	.7390	.7096	.6795	.6488	.6176	.5863	.5548	.5235	.4925
4	.9134	.8979	.8808	.8623	.8424	.8210	.7984	.7746	.7496	.7237
5	.9755	.9696	.9626	.9547	.9456	.9354	.9240	.9113	.8974	.8822
6	.9948	.9932	.9911	.9887	.9857	.9822	.9781	.9733	.9678	.9614
7	.9992	.9989	.9984	.9979	.9972	.9964	.9953	.9940	.9924	.9905
8	.9999	.9999	.9998	.9997	.9996	.9995	.9993	.9990	.9987	.9983
9	1.0000	1.0000	1.0000	1.0000	1.0000	.9999	.9999	.9999	.9998	.9998
10	1.0000	1.0000	1.0000	1.0000	1.0000	1.0000	1.0000	1.0000	1.0000	1.0000

x \ p	.31	.32	.33	.34	.35	.36	.37	.38	.39	.40
0	.0116	.0098	.0082	.0068	.0057	.0047	.0039	.0032	.0027	.0022
1	.0744	.0650	.0565	.0491	.0424	.0366	.0315	.0270	.0230	.0196
2	.2296	.2078	.1876	.1687	.1513	.1352	.1205	.1069	.0946	.0834
3	.4619	.4319	.4027	.3742	.3467	.3201	.2947	.2704	.2472	.2253
4	.6968	.6692	.6410	.6124	.5833	.5541	.5249	.4957	.4668	.4382
5	.8657	.8479	.8289	.8087	.7873	.7648	.7412	.7167	.6913	.6652
6	.9542	.9460	.9368	.9266	.9154	.9030	.8894	.8747	.8589	.8418
7	.9882	.9856	.9824	.9787	.9745	.9696	.9641	.9578	.9507	.9427
8	.9978	.9972	.9964	.9955	.9944	.9930	.9915	.9896	.9873	.9847
9	.9997	.9996	.9995	.9993	.9992	.9989	.9986	.9982	.9978	.9972
10	1.0000	1.0000	1.0000	.9999	.9999	.9999	.9999	.9998	.9998	.9997
11	1.0000	1.0000	1.0000	1.0000	1.0000	1.0000	1.0000	1.0000	1.0000	1.0000

표2 (계속)

n = 12 (*continued*)

x \ p	.41	.42	.43	.44	.45	.46	.47	.48	.49	.50
0	.0018	.0014	.0012	.0010	.0008	.0006	.0005	.0004	.0003	.0002
1	.0166	.0140	.0118	.0099	.0083	.0069	.0057	.0047	.0039	.0032
2	.0733	.0642	.0560	.0487	.0421	.0363	.0312	.0267	.0227	.0193
3	.2047	.1853	.1671	.1502	.1345	.1199	.1066	.0943	.0832	.0730
4	.4101	.3825	.3557	.3296	.3044	.2802	.2570	.2348	.2138	.1938
5	.6384	.6111	.5833	.5552	.5269	.4986	.4703	.4423	.4145	.3872
6	.8235	.8041	.7836	.7620	.7393	.7157	.6911	.6657	.6396	.6128
7	.9338	.9240	.9131	.9012	.8883	.8742	.8589	.8425	.8249	.8062
8	.9817	.9782	.9742	.9696	.9644	.9585	.9519	.9445	.9362	.9270
9	.9965	.9957	.9947	.9935	.9921	.9905	.9886	.9863	.9837	.9807
10	.9996	.9995	.9993	.9991	.9989	.9986	.9983	.9979	.9974	.9968
11	1.0000	1.0000	1.0000	.9999	.9999	.9999	.9999	.9999	.9998	.9998
12	1.0000	1.0000	1.0000	1.0000	1.0000	1.0000	1.0000	1.0000	1.0000	1.0000

n = 13

x \ p	.01	.02	.03	.04	.05	.06	.07	.08	.09	.10
0	.8775	.7690	.6730	.5882	.5133	.4474	.3893	.3383	.2935	.2542
1	.9928	.9730	.9436	.9068	.8646	.8186	.7702	.7206	.6707	.6213
2	.9997	.9980	.9938	.9865	.9755	.9608	.9422	.9201	.8946	.8661
3	1.0000	.9999	.9995	.9986	.9969	.9940	.9897	.9837	.9758	.9658
4	1.0000	1.0000	1.0000	.9999	.9997	.9993	.9987	.9976	.9959	.9935
5	1.0000	1.0000	1.0000	1.0000	1.0000	.9999	.9999	.9997	.9995	.9991
6	1.0000	1.0000	1.0000	1.0000	1.0000	1.0000	1.0000	1.0000	.9999	.9999
7	1.0000	1.0000	1.0000	1.0000	1.0000	1.0000	1.0000	1.0000	1.0000	1.0000

x \ p	.11	.12	.13	.14	.15	.16	.17	.18	.19	.20
0	.2198	.1898	.1636	.1408	.1209	.1037	.0887	.0758	.0646	.0550
1	.5730	.5262	.4814	.4386	.3983	.3604	.3249	.2920	.2616	.2336
2	.8349	.8015	.7663	.7296	.6920	.6537	.6152	.5769	.5389	.5017
3	.9536	.9391	.9224	.9033	.8820	.8586	.8333	.8061	.7774	.7473
4	.9903	.9861	.9807	.9740	.9658	.9562	.9449	.9319	.9173	.9009
5	.9985	.9976	.9964	.9947	.9925	.9896	.9861	.9817	.9763	.9700
6	.9998	.9997	.9995	.9992	.9987	.9981	.9973	.9962	.9948	.9930
7	1.0000	1.0000	.9999	.9999	.9998	.9997	.9996	.9994	.9991	.9988
8	1.0000	1.0000	1.0000	1.0000	1.0000	1.0000	1.0000	.9999	.9999	.9998
9	1.0000	1.0000	1.0000	1.0000	1.0000	1.0000	1.0000	1.0000	1.0000	1.0000

표2 (계속)

n = 13 (*continued*)

x \ p	.21	.22	.23	.24	.25	.26	.27	.28	.29	.30
0	.0467	.0396	.0334	.0282	.0238	.0200	.0167	.0140	.0117	.0097
1	.2080	.1846	.1633	.1441	.1267	.1111	.0971	.0846	.0735	.0637
2	.4653	.4301	.3961	.3636	.3326	.3032	.2755	.2495	.2251	.2025
3	.7161	.6839	.6511	.6178	.5843	.5507	.5174	.4845	.4522	.4206
4	.8827	.8629	.8415	.8184	.7940	.7681	.7411	.7130	.6840	.6543
5	.9625	.9538	.9438	.9325	.9198	.9056	.8901	.8730	.8545	.8346
6	.9907	.9880	.9846	.9805	.9757	.9701	.9635	.9560	.9473	.9376
7	.9983	.9976	.9968	.9957	.9944	.9927	.9907	.9882	.9853	.9818
8	.9998	.9996	.9995	.9993	.9990	.9987	.9982	.9976	.9969	.9960
9	1.0000	1.0000	.9999	.9999	.9999	.9998	.9997	.9996	.9995	.9993
10	1.0000	1.0000	1.0000	1.0000	1.0000	1.0000	1.0000	1.0000	.9999	.9999
11	1.0000	1.0000	1.0000	1.0000	1.0000	1.0000	1.0000	1.0000	1.0000	1.0000

x \ p	.31	.32	.33	.34	.35	.36	.37	.38	.39	.40
0	.0080	.0066	.0055	.0045	.0037	.0030	.0025	.0020	.0016	.0013
1	.0550	.0473	.0406	.0347	.0296	.0251	.0213	.0179	.0151	.0126
2	.1815	.1621	.1443	.1280	.1132	.0997	.0875	.0765	.0667	.0579
3	.3899	.3602	.3317	.3043	.2783	.2536	.2302	.2083	.1877	.1686
4	.6240	.5933	.5624	.5314	.5005	.4699	.4397	.4101	.3812	.3530
5	.8133	.7907	.7669	.7419	.7159	.6889	.6612	.6327	.6038	.5744
6	.9267	.9146	.9012	.8865	.8705	.8532	.8346	.8147	.7935	.7712
7	.9777	.9729	.9674	.9610	.9538	.9456	.9365	.9262	.9149	.9023
8	.9948	.9935	.9918	.9898	.9874	.9846	.9813	.9775	.9730	.9679
9	.9991	.9988	.9985	.9980	.9975	.9968	.9960	.9949	.9937	.9922
10	.9999	.9999	.9998	.9997	.9997	.9995	.9994	.9992	.9990	.9987
11	1.0000	1.0000	1.0000	1.0000	1.0000	1.0000	.9999	.9999	.9999	.9999
12	1.0000	1.0000	1.0000	1.0000	1.0000	1.0000	1.0000	1.0000	1.0000	1.0000

x \ p	.41	.42	.43	.44	.45	.46	.47	.48	.49	.50
0	.0010	.0008	.0007	.0005	.0004	.0003	.0003	.0002	.0002	.0001
1	.0105	.0088	.0072	.0060	.0049	.0040	.0033	.0026	.0021	.0017
2	.0501	.0431	.0370	.0316	.0269	.0228	.0192	.0162	.0135	.0112
3	.1508	.1344	.1193	.1055	.0929	.0815	.0712	.0619	.0536	.0461
4	.3258	.2997	.2746	.2507	.2279	.2065	.1863	.1674	.1498	.1334
5	.5448	.5151	.4854	.4559	.4268	.3981	.3701	.3427	.3162	.2905
6	.7476	.7230	.6975	.6710	.6437	.6158	.5873	.5585	.5293	.5000
7	.8886	.8736	.8574	.8400	.8212	.8012	.7800	.7576	.7341	.7095
8	.9621	.9554	.9480	.9395	.9302	.9197	.9082	.8955	.8817	.8666
9	.9904	.9883	.9859	.9830	.9797	.9758	.9713	.9662	.9604	.9539
10	.9983	.9979	.9973	.9967	.9959	.9949	.9937	.9923	.9907	.9888
11	.9998	.9998	.9997	.9996	.9995	.9993	.9991	.9989	.9986	.9983
12	1.0000	1.0000	1.0000	1.0000	1.0000	1.0000	.9999	.9999	.9999	.9999
13	1.0000	1.0000	1.0000	1.0000	1.0000	1.0000	1.0000	1.0000	1.0000	1.0000

표2 (계속)

$n = 14$

x \ p	.01	.02	.03	.04	.05	.06	.07	.08	.09	.10
0	.8687	.7536	.6528	.5647	.4877	.4205	.3620	.3112	.2670	.2288
1	.9916	.9690	.9355	.8941	.8470	.7963	.7436	.6900	.6368	.5846
2	.9997	.9975	.9923	.9833	.9699	.9522	.9302	.9042	.8745	.8416
3	1.0000	.9999	.9994	.9981	.9958	.9920	.9864	.9786	.9685	.9559
4	1.0000	1.0000	1.0000	.9998	.9996	.9990	.9980	.9965	.9941	.9908
5	1.0000	1.0000	1.0000	1.0000	1.0000	.9999	.9998	.9996	.9992	.9985
6	1.0000	1.0000	1.0000	1.0000	1.0000	1.0000	1.0000	1.0000	.9999	.9998
7	1.0000	1.0000	1.0000	1.0000	1.0000	1.0000	1.0000	1.0000	1.0000	1.0000

x \ p	.11	.12	.13	.14	.15	.16	.17	.18	.19	.20
0	.1956	.1670	.1423	.1211	.1028	.0871	.0736	.0621	.0523	.0440
1	.5342	.4859	.4401	.3969	.3567	.3193	.2848	.2531	.2242	.1979
2	.8061	.7685	.7292	.6889	.6479	.6068	.5659	.5256	.4862	.4481
3	.9406	.9226	.9021	.8790	.8535	.8258	.7962	.7649	.7321	.6982
4	.9863	.9804	.9731	.9641	.9533	.9406	.9259	.9093	.8907	.8702
5	.9976	.9962	.9943	.9918	.9885	.9843	.9791	.9727	.9651	.9561
6	.9997	.9994	.9991	.9985	.9978	.9968	.9954	.9936	.9913	.9884
7	1.0000	.9999	.9999	.9998	.9997	.9995	.9992	.9988	.9983	.9976
8	1.0000	1.0000	1.0000	1.0000	1.0000	.9999	.9999	.9998	.9997	.9996
9	1.0000	1.0000	1.0000	1.0000	1.0000	1.0000	1.0000	1.0000	1.0000	1.0000

x \ p	.21	.22	.23	.24	.25	.26	.27	.28	.29	.30
0	.0369	.0309	.0258	.0214	.0178	.0148	.0122	.0101	.0083	.0068
1	.1741	.1527	.1335	.1163	.1010	.0874	.0754	.0648	.0556	.0475
2	.4113	.3761	.3426	.3109	.2811	.2533	.2273	.2033	.1812	.1608
3	.6634	.6281	.5924	.5568	.5213	.4864	.4521	.4187	.3863	.3552
4	.8477	.8235	.7977	.7703	.7415	.7116	.6807	.6490	.6168	.5842
5	.9457	.9338	.9203	.9051	.8883	.8699	.8498	.8282	.8051	.7805
6	.9848	.9804	.9752	.9690	.9617	.9533	.9437	.9327	.9204	.9067
7	.9967	.9955	.9940	.9921	.9897	.9868	.9833	.9792	.9743	.9685
8	.9994	.9992	.9989	.9984	.9978	.9971	.9962	.9950	.9935	.9917
9	.9999	.9999	.9998	.9998	.9997	.9995	.9993	.9991	.9988	.9983
10	1.0000	1.0000	1.0000	1.0000	1.0000	.9999	.9999	.9999	.9998	.9998
11	1.0000	1.0000	1.0000	1.0000	1.0000	1.0000	1.0000	1.0000	1.0000	1.0000

표2 (계속)

x \ p	.31	.32	.33	.34	.35	.36	.37	.38	.39	.40
					n = 14 (*continued*)					
0	.0055	.0045	.0037	.0030	.0024	.0019	.0016	.0012	.0010	.0008
1	.0404	.0343	.0290	.0244	.0205	.0172	.0143	.0119	.0098	.0081
2	.1423	.1254	.1101	.0963	.0839	.0729	.0630	.0543	.0466	.0398
3	.3253	.2968	.2699	.2444	.2205	.1982	.1774	.1582	.1405	.1243
4	.5514	.5187	.4862	.4542	.4227	.3920	.3622	.3334	.3057	.2793
5	.7546	.7276	.6994	.6703	.6405	.6101	.5792	.5481	.5169	.4859
6	.8916	.8750	.8569	.8374	.8164	.7941	.7704	.7455	.7195	.6925
7	.9619	.9542	.9455	.9357	.9247	.9124	.8988	.8838	.8675	.8499
8	.9895	.9869	.9837	.9800	.9757	.9706	.9647	.9580	.9503	.9417
9	.9978	.9971	.9963	.9952	.9940	.9924	.9905	.9883	.9856	.9825
10	.9997	.9995	.9994	.9992	.9989	.9986	.9981	.9976	.9969	.9961
11	1.0000	.9999	.9999	.9999	.9999	.9998	.9997	.9997	.9995	.9994
12	1.0000	1.0000	1.0000	1.0000	1.0000	1.0000	1.0000	1.0000	1.0000	.9999
13	1.0000	1.0000	1.0000	1.0000	1.0000	1.0000	1.0000	1.0000	1.0000	1.0000
x \ p	.41	.42	.43	.44	.45	.46	.47	.48	.49	.50
0	.0006	.0005	.0004	.0003	.0002	.0002	.0001	.0001	.0001	.0001
1	.0066	.0054	.0044	.0036	.0029	.0023	.0019	.0015	.0012	.0009
2	.0339	.0287	.0242	.0203	.0170	.0142	.0117	.0097	.0079	.0065
3	.1095	.0961	.0839	.0730	.0632	.0545	.0468	.0399	.0339	.0287
4	.2541	.2303	.2078	.1868	.1672	.1490	.1322	.1167	.1026	.0898
5	.4550	.4246	.3948	.3656	.3373	.3100	.2837	.2585	.2346	.2120
6	.6645	.6357	.6063	.5764	.5461	.5157	.4852	.4549	.4249	.3953
7	.8308	.8104	.7887	.7656	.7414	.7160	.6895	.6620	.6337	.6047
8	.9320	.9211	.9090	.8957	.8811	.8652	.8480	.8293	.8094	.7880
9	.9788	.9745	.9696	.9639	.9574	.9500	.9417	.9323	.9218	.9102
10	.9951	.9939	.9924	.9907	.9886	.9861	.9832	.9798	.9759	.9713
11	.9992	.9990	.9987	.9983	.9978	.9973	.9966	.9958	.9947	.9935
12	.9999	.9999	.9999	.9998	.9997	.9997	.9996	.9994	.9993	.9991
13	1.0000	1.0000	1.0000	1.0000	1.0000	1.0000	1.0000	1.0000	1.0000	.9999
14	1.0000	1.0000	1.0000	1.0000	1.0000	1.0000	1.0000	1.0000	1.0000	1.0000

x \ p	.01	.02	.03	.04	.05	.06	.07	.08	.09	.10
					n = 15					
0	.8601	.7386	.6333	.5421	.4633	.3953	.3367	.2863	.2430	.2059
1	.9904	.9647	.9270	.8809	.8290	.7738	.7168	.6597	.6035	.5490
2	.9996	.9970	.9906	.9797	.9638	.9429	.9171	.8870	.8531	.8159
3	1.0000	.9998	.9992	.9976	.9945	.9896	.9825	.9727	.9601	.9444
4	1.0000	1.0000	.9999	.9998	.9994	.9986	.9972	.9950	.9918	.9873
5	1.0000	1.0000	1.0000	1.0000	.9999	.9999	.9997	.9993	.9987	.9978
6	1.0000	1.0000	1.0000	1.0000	1.0000	1.0000	1.0000	.9999	.9998	.9997
7	1.0000	1.0000	1.0000	1.0000	1.0000	1.0000	1.0000	1.0000	1.0000	1.0000

표2 (계속)

$n = 15$ (*continued*)

x \ p	.11	.12	.13	.14	.15	.16	.17	.18	.19	.20
0	.1741	.1470	.1238	.1041	.0874	.0731	.0611	.0510	.0424	.0352
1	.4969	.4476	.4013	.3583	.3186	.2821	.2489	.2187	.1915	.1671
2	.7762	.7346	.6916	.6480	.6042	.5608	.5181	.4766	.4365	.3980
3	.9258	.9041	.8796	.8524	.8227	.7908	.7571	.7218	.6854	.6482
4	.9813	.9735	.9639	.9522	.9383	.9222	.9039	.8833	.8606	.8358
5	.9963	.9943	.9916	.9879	.9832	.9773	.9700	.9613	.9510	.9389
6	.9994	.9990	.9985	.9976	.9964	.9948	.9926	.9898	.9863	.9819
7	.9999	.9999	.9998	.9996	.9994	.9990	.9986	.9979	.9970	.9958
8	1.0000	1.0000	1.0000	1.0000	.9999	.9999	.9998	.9997	.9995	.9992
9	1.0000	1.0000	1.0000	1.0000	1.0000	1.0000	1.0000	1.0000	.9999	.9999
10	1.0000	1.0000	1.0000	1.0000	1.0000	1.0000	1.0000	1.0000	1.0000	1.0000

x \ p	.21	.22	.23	.24	.25	.26	.27	.28	.29	.30
0	.0291	.0241	.0198	.0163	.0134	.0109	.0089	.0072	.0059	.0047
1	.1453	.1259	.1087	.0935	.0802	.0685	.0583	.0495	.0419	.0353
2	.3615	.3269	.2945	.2642	.2361	.2101	.1863	.1645	.1447	.1268
3	.6105	.5726	.5350	.4978	.4613	.4258	.3914	.3584	.3268	.2969
4	.8090	.7805	.7505	.7190	.6865	.6531	.6190	.5846	.5500	.5155
5	.9252	.9095	.8921	.8728	.8516	.8287	.8042	.7780	.7505	.7216
6	.9766	.9702	.9626	.9537	.9434	.9316	.9183	.9035	.8870	.8689
7	.9942	.9922	.9896	.9865	.9827	.9781	.9726	.9662	.9587	.9500
8	.9989	.9984	.9977	.9969	.9958	.9944	.9927	.9906	.9879	.9848
9	.9998	.9997	.9996	.9994	.9992	.9989	.9985	.9979	.9972	.9963
10	1.0000	1.0000	.9999	.9999	.9999	.9998	.9998	.9997	.9995	.9993
11	1.0000	1.0000	1.0000	1.0000	1.0000	1.0000	1.0000	1.0000	.9999	.9999
12	1.0000	1.0000	1.0000	1.0000	1.0000	1.0000	1.0000	1.0000	1.0000	1.0000

x \ p	.31	.32	.33	.34	.35	.36	.37	.38	.39	.40
0	.0038	.0031	.0025	.0020	.0016	.0012	.0010	.0008	.0006	.0005
1	.0296	.0248	.0206	.0171	.0142	.0117	.0096	.0078	.0064	.0052
2	.1107	.0962	.0833	.0719	.0617	.0528	.0450	.0382	.0322	.0271
3	.2686	.2420	.2171	.1940	.1727	.1531	.1351	.1187	.1039	.0905
4	.4813	.4477	.4148	.3829	.3519	.3222	.2938	.2668	.2413	.2173
5	.6916	.6607	.6291	.5968	.5643	.5316	.4989	.4665	.4346	.4032
6	.8491	.8278	.8049	.7806	.7548	.7278	.6997	.6705	.6405	.6098
7	.9401	.9289	.9163	.9023	.8868	.8698	.8513	.8313	.8098	.7869
8	.9810	.9764	.9711	.9649	.9578	.9496	.9403	.9298	.9180	.9050
9	.9952	.9938	.9921	.9901	.9876	.9846	.9810	.9768	.9719	.9662
10	.9991	.9988	.9984	.9978	.9972	.9963	.9953	.9941	.9925	.9907
11	.9999	.9998	.9997	.9996	.9995	.9994	.9991	.9989	.9985	.9981
12	1.0000	1.0000	1.0000	1.0000	.9999	.9999	.9999	.9998	.9998	.9997
13	1.0000	1.0000	1.0000	1.0000	1.0000	1.0000	1.0000	1.0000	1.0000	1.0000

표2 (계속)

$n = 15$ (*continued*)

x \ p	.41	.42	.43	.44	.45	.46	.47	.48	.49	.50
0	.0004	.0003	.0002	.0002	.0001	.0001	.0001	.0001	.0000	.0000
1	.0042	.0034	.0027	.0021	.0017	.0013	.0010	.0008	.0006	.0005
2	.0227	.0189	.0157	.0130	.0107	.0087	.0071	.0057	.0046	.0037
3	.0785	.0678	.0583	.0498	.0424	.0359	.0303	.0254	.0212	.0176
4	.1948	.1739	.1546	.1367	.1204	.1055	.0920	.0799	.0690	.0592
5	.3726	.3430	.3144	.2869	.2608	.2359	.2125	.1905	.1699	.1509
6	.5786	.5470	.5153	.4836	.4522	.4211	.3905	.3606	.3316	.3036
7	.7626	.7370	.7102	.6824	.6535	.6238	.5935	.5626	.5314	.5000
8	.8905	.8746	.8573	.8385	.8182	.7966	.7735	.7490	.7233	.6964
9	.9596	.9521	.9435	.9339	.9231	.9110	.8976	.8829	.8667	.8491
10	.9884	.9857	.9826	.9789	.9745	.9695	.9637	.9570	.9494	.9408
11	.9975	.9968	.9960	.9949	.9937	.9921	.9903	.9881	.9855	.9824
12	.9996	.9995	.9993	.9991	.9989	.9986	.9982	.9977	.9971	.9963
13	1.0000	1.0000	.9999	.9999	.9999	.9998	.9998	.9997	.9996	.9995
14	1.0000	1.0000	1.0000	1.0000	1.0000	1.0000	1.0000	1.0000	1.0000	1.0000

$n = 16$

x \ p	.01	.02	.03	.04	.05	.06	.07	.08	.09	.10
0	.8515	.7238	.6143	.5204	.4401	.3716	.3131	.2634	.2211	.1853
1	.9891	.9601	.9182	.8673	.8108	.7511	.6902	.6299	.5711	.5147
2	.9995	.9963	.9887	.9758	.9571	.9327	.9031	.8688	.8306	.7892
3	1.0000	.9998	.9989	.9968	.9930	.9868	.9779	.9658	.9504	.9316
4	1.0000	1.0000	.9999	.9997	.9991	.9981	.9962	.9932	.9889	.9830
5	1.0000	1.0000	1.0000	1.0000	.9999	.9998	.9995	.9990	.9981	.9967
6	1.0000	1.0000	1.0000	1.0000	1.0000	1.0000	.9999	.9999	.9997	.9995
7	1.0000	1.0000	1.0000	1.0000	1.0000	1.0000	1.0000	1.0000	1.0000	.9999
8	1.0000	1.0000	1.0000	1.0000	1.0000	1.0000	1.0000	1.0000	1.0000	1.0000

x \ p	.11	.12	.13	.14	.15	.16	.17	.18	.19	.20
0	.1550	.1293	.1077	.0895	.0743	.0614	.0507	.0418	.0343	.0281
1	.4614	.4115	.3653	.3227	.2839	.2487	.2170	.1885	.1632	.1407
2	.7455	.7001	.6539	.6074	.5614	.5162	.4723	.4302	.3899	.3518
3	.9093	.8838	.8552	.8237	.7899	.7540	.7164	.6777	.6381	.5981
4	.9752	.9652	.9529	.9382	.9209	.9012	.8789	.8542	.8273	.7982
5	.9947	.9918	.9880	.9829	.9765	.9685	.9588	.9473	.9338	.9183
6	.9991	.9985	.9976	.9962	.9944	.9920	.9888	.9847	.9796	.9733
7	.9999	.9998	.9996	.9993	.9989	.9984	.9976	.9964	.9949	.9930
8	1.0000	1.0000	.9999	.9999	.9998	.9997	.9996	.9993	.9990	.9985
9	1.0000	1.0000	1.0000	1.0000	1.0000	1.0000	.9999	.9999	.9998	.9998
10	1.0000	1.0000	1.0000	1.0000	1.0000	1.0000	1.0000	1.0000	1.0000	1.0000

표2 (계속)

$n = 16$ (*continued*)

x \ p	.21	.22	.23	.24	.25	.26	.27	.28	.29	.30
0	.0230	.0188	.0153	.0124	.0100	.0081	.0065	.0052	.0042	.0033
1	.1209	.1035	.0883	.0750	.0635	.0535	.0450	.0377	.0314	.0261
2	.3161	.2827	.2517	.2232	.1971	.1733	.1518	.1323	.1149	.0994
3	.5582	.5186	.4797	.4417	.4050	.3697	.3360	.3041	.2740	.2459
4	.7673	.7348	.7009	.6659	.6302	.5940	.5575	.5212	.4853	.4499
5	.9008	.8812	.8595	.8359	.8103	.7831	.7542	.7239	.6923	.6598
6	.9658	.9568	.9464	.9342	.9204	.9049	.8875	.8683	.8474	.8247
7	.9905	.9873	.9834	.9786	.9729	.9660	.9580	.9486	.9379	.9256
8	.9979	.9970	.9959	.9944	.9925	.9902	.9873	.9837	.9794	.9743
9	.9996	.9994	.9992	.9988	.9984	.9977	.9969	.9959	.9945	.9929
10	.9999	.9999	.9999	.9998	.9997	.9996	.9994	.9992	.9989	.9984
11	1.0000	1.0000	1.0000	1.0000	1.0000	.9999	.9999	.9999	.9998	.9997
12	1.0000	1.0000	1.0000	1.0000	1.0000	1.0000	1.0000	1.0000	1.0000	1.0000

x \ p	.31	.32	.33	.34	.35	.36	.37	.38	.39	.40
0	.0026	.0021	.0016	.0013	.0010	.0008	.0006	.0005	.0004	.0003
1	.0216	.0178	.0146	.0120	.0098	.0079	.0064	.0052	.0041	.0033
2	.0856	.0734	.0626	.0533	.0451	.0380	.0319	.0266	.0222	.0183
3	.2196	.1953	.1730	.1525	.1339	.1170	.1018	.0881	.0759	.0651
4	.4154	.3819	.3496	.3187	.2892	.2613	.2351	.2105	.1877	.1666
5	.6264	.5926	.5584	.5241	.4900	.4562	.4230	.3906	.3592	.3288
6	.8003	.7743	.7469	.7181	.6881	.6572	.6254	.5930	.5602	.5272
7	.9119	.8965	.8795	.8609	.8406	.8187	.7952	.7702	.7438	.7161
8	.9683	.9612	.9530	.9436	.9329	.9209	.9074	.8924	.8758	.8577
9	.9908	.9883	.9852	.9815	.9771	.9720	.9659	.9589	.9509	.9417
10	.9979	.9972	.9963	.9952	.9938	.9921	.9900	.9875	.9845	.9809
11	.9996	.9995	.9993	.9990	.9987	.9983	.9977	.9970	.9962	.9951
12	1.0000	.9999	.9999	.9999	.9998	.9997	.9996	.9995	.9993	.9991
13	1.0000	1.0000	1.0000	1.0000	1.0000	1.0000	1.0000	.9999	.9999	.9999
14	1.0000	1.0000	1.0000	1.0000	1.0000	1.0000	1.0000	1.0000	1.0000	1.0000

표2 (계속)

n = 16 (continued)

x \ p	.41	.42	.43	.44	.45	.46	.47	.48	.49	.50
0	.0002	.0002	.0001	.0001	.0001	.0001	.0000	.0000	.0000	.0000
1	.0026	.0021	.0016	.0013	.0010	.0008	.0006	.0005	.0003	.0003
2	.0151	.0124	.0101	.0082	.0066	.0053	.0042	.0034	.0027	.0021
3	.0556	.0473	.0400	.0336	.0281	.0234	.0194	.0160	.0131	.0106
4	.1471	.1293	.1131	.0985	.0853	.0735	.0630	.0537	.0456	.0384
5	.2997	.2720	.2457	.2208	.1976	.1759	.1559	.1374	.1205	.1051
6	.4942	.4613	.4289	.3971	.3660	.3359	.3068	.2790	.2524	.2272
7	.6872	.6572	.6264	.5949	.5629	.5306	.4981	.4657	.4335	.4018
8	.8381	.8168	.7940	.7698	.7441	.7171	.6889	.6596	.6293	.5982
9	.9313	.9195	.9064	.8919	.8759	.8584	.8393	.8186	.7964	.7728
10	.9766	.9716	.9658	.9591	.9514	.9426	.9326	.9214	.9089	.8949
11	.9938	.9922	.9902	.9879	.9851	.9817	.9778	.9732	.9678	.9616
12	.9988	.9984	.9979	.9973	.9965	.9956	.9945	.9931	.9914	.9894
13	.9998	.9998	.9997	.9996	.9994	.9993	.9990	.9987	.9984	.9979
14	1.0000	1.0000	1.0000	1.0000	.9999	.9999	.9999	.9999	.9998	.9997
15	1.0000	1.0000	1.0000	1.0000	1.0000	1.0000	1.0000	1.0000	1.0000	1.0000

n = 17

x \ p	.01	.02	.03	.04	.05	.06	.07	.08	.09	.10
0	.8429	.7093	.5958	.4996	.4181	.3493	.2912	.2423	.2012	.1668
1	.9877	.9554	.9091	.8535	.7922	.7283	.6638	.6005	.5396	.4818
2	.9994	.9956	.9866	.9714	.9497	.9218	.8882	.8497	.8073	.7618
3	1.0000	.9997	.9986	.9960	.9912	.9836	.9727	.9581	.9397	.9174
4	1.0000	1.0000	.9999	.9996	.9988	.9974	.9949	.9911	.9855	.9779
5	1.0000	1.0000	1.0000	1.0000	.9999	.9997	.9993	.9985	.9973	.9953
6	1.0000	1.0000	1.0000	1.0000	1.0000	1.0000	.9999	.9998	.9996	.9992
7	1.0000	1.0000	1.0000	1.0000	1.0000	1.0000	1.0000	1.0000	1.0000	.9999
8	1.0000	1.0000	1.0000	1.0000	1.0000	1.0000	1.0000	1.0000	1.0000	1.0000

x \ p	.11	.12	.13	.14	.15	.16	.17	.18	.19	.20
0	.1379	.1138	.0937	.0770	.0631	.0516	.0421	.0343	.0278	.0225
1	.4277	.3777	.3318	.2901	.2525	.2187	.1887	.1621	.1387	.1182
2	.7142	.6655	.6164	.5676	.5198	.4734	.4289	.3867	.3468	.3096
3	.8913	.8617	.8290	.7935	.7556	.7159	.6749	.6331	.5909	.5489
4	.9679	.9554	.9402	.9222	.9013	.8776	.8513	.8225	.7913	.7582
5	.9925	.9886	.9834	.9766	.9681	.9577	.9452	.9305	.9136	.8943
6	.9986	.9977	.9963	.9944	.9917	.9882	.9837	.9780	.9709	.9623
7	.9998	.9996	.9993	.9989	.9983	.9973	.9961	.9943	.9920	.9891
8	1.0000	.9999	.9999	.9998	.9997	.9995	.9992	.9988	.9982	.9974
9	1.0000	1.0000	1.0000	1.0000	1.0000	.9999	.9999	.9998	.9997	.9995
10	1.0000	1.0000	1.0000	1.0000	1.0000	1.0000	1.0000	1.0000	1.0000	.9999
11	1.0000	1.0000	1.0000	1.0000	1.0000	1.0000	1.0000	1.0000	1.0000	1.0000

표2 (계속)

n = 17 (*continued*)

x \ p	.21	.22	.23	.24	.25	.26	.27	.28	.29	.30
0	.0182	.0146	.0118	.0094	.0075	.0060	.0047	.0038	.0030	.0023
1	.1004	.0849	.0715	.0600	.0501	.0417	.0346	.0286	.0235	.0193
2	.2751	.2433	.2141	.1877	.1637	.1422	.1229	.1058	.0907	.0774
3	.5073	.4667	.4272	.3893	.3530	.3186	.2863	.2560	.2279	.2019
4	.7234	.6872	.6500	.6121	.5739	.5357	.4977	.4604	.4240	.3887
5	.8727	.8490	.8230	.7951	.7653	.7339	.7011	.6671	.6323	.5968
6	.9521	.9402	.9264	.9106	.8929	.8732	.8515	.8279	.8024	.7752
7	.9853	.9806	.9749	.9680	.9598	.9501	.9389	.9261	.9116	.8954
8	.9963	.9949	.9930	.9906	.9876	.9839	.9794	.9739	.9674	.9597
9	.9993	.9989	.9984	.9978	.9969	.9958	.9943	.9925	.9902	.9873
10	.9999	.9998	.9997	.9996	.9994	.9991	.9987	.9982	.9976	.9968
11	1.0000	1.0000	1.0000	.9999	.9999	.9998	.9998	.9997	.9995	.9993
12	1.0000	1.0000	1.0000	1.0000	1.0000	1.0000	1.0000	1.0000	.9999	.9999
13	1.0000	1.0000	1.0000	1.0000	1.0000	1.0000	1.0000	1.0000	1.0000	1.0000

x \ p	.31	.32	.33	.34	.35	.36	.37	.38	.39	.40
0	.0018	.0014	.0011	.0009	.0007	.0005	.0004	.0003	.0002	.0002
1	.0157	.0128	.0104	.0083	.0067	.0054	.0043	.0034	.0027	.0021
2	.0657	.0556	.0468	.0392	.0327	.0272	.0225	.0185	.0151	.0123
3	.1781	.1563	.1366	.1188	.1028	.0885	.0759	.0648	.0550	.0464
4	.3547	.3222	.2913	.2622	.2348	.2094	.1858	.1640	.1441	.1260
5	.5610	.5251	.4895	.4542	.4197	.3861	.3535	.3222	.2923	.2639
6	.7464	.7162	.6847	.6521	.6188	.5848	.5505	.5161	.4818	.4478
7	.8773	.8574	.8358	.8123	.7872	.7605	.7324	.7029	.6722	.6405
8	.9508	.9405	.9288	.9155	.9006	.8841	.8659	.8459	.8243	.8011
9	.9838	.9796	.9746	.9686	.9617	.9536	.9443	.9336	.9216	.9081
10	.9957	.9943	.9926	.9905	.9880	.9849	.9811	.9766	.9714	.9652
11	.9991	.9987	.9983	.9977	.9970	.9960	.9949	.9934	.9916	.9894
12	.9998	.9998	.9997	.9996	.9994	.9992	.9989	.9985	.9981	.9975
13	1.0000	1.0000	1.0000	.9999	.9999	.9999	.9998	.9998	.9997	.9995
14	1.0000	1.0000	1.0000	1.0000	1.0000	1.0000	1.0000	1.0000	1.0000	.9999
15	1.0000	1.0000	1.0000	1.0000	1.0000	1.0000	1.0000	1.0000	1.0000	1.0000

표2 (계속)

n = 17 (*continued*)

x \ p	.41	.42	.43	.44	.45	.46	.47	.48	.49	.50
0	.0001	.0001	.0001	.0001	.0000	.0000	.0000	.0000	.0000	.0000
1	.0016	.0013	.0010	.0008	.0006	.0004	.0003	.0002	.0002	.0001
2	.0100	.0080	.0065	.0052	.0041	.0032	.0025	.0020	.0015	.0012
3	.0390	.0326	.0271	.0224	.0184	.0151	.0123	.0099	.0080	.0064
4	.1096	.0949	.0817	.0699	.0596	.0505	.0425	.0356	.0296	.0245
5	.2372	.2121	.1887	.1670	.1471	.1288	.1122	.0972	.0838	.0717
6	.4144	.3818	.3501	.3195	.2902	.2623	.2359	.2110	.1878	.1662
7	.6080	.5750	.5415	.5079	.4743	.4410	.4082	.3761	.3448	.3145
8	.7762	.7498	.7220	.6928	.6626	.6313	.5992	.5665	.5333	.5000
9	.8930	.8764	.8581	.8382	.8166	.7934	.7686	.7423	.7145	.6855
10	.9580	.9497	.9403	.9295	.9174	.9038	.8888	.8721	.8538	.8338
11	.9867	.9835	.9797	.9752	.9699	.9637	.9566	.9483	.9389	.9283
12	.9967	.9958	.9946	.9931	.9914	.9892	.9866	.9835	.9798	.9755
13	.9994	.9992	.9989	.9986	.9981	.9976	.9969	.9960	.9950	.9936
14	.9999	.9999	.9998	.9998	.9997	.9996	.9995	.9993	.9991	.9988
15	1.0000	1.0000	1.0000	1.0000	1.0000	1.0000	.9999	.9999	.9999	.9999
16	1.0000	1.0000	1.0000	1.0000	1.0000	1.0000	1.0000	1.0000	1.0000	1.0000

n = 18

x \ p	.01	.02	.03	.04	.05	.06	.07	.08	.09	.10
0	.8345	.6951	.5780	.4796	.3972	.3283	.2708	.2229	.1831	.1501
1	.9862	.9505	.8997	.8393	.7735	.7055	.6378	.5719	.5091	.4503
2	.9993	.9948	.9843	.9667	.9419	.9102	.8725	.8298	.7832	.7338
3	1.0000	.9996	.9982	.9950	.9891	.9799	.9667	.9494	.9277	.9018
4	1.0000	1.0000	.9998	.9994	.9985	.9966	.9933	.9884	.9814	.9718
5	1.0000	1.0000	1.0000	.9999	.9998	.9995	.9990	.9979	.9962	.9936
6	1.0000	1.0000	1.0000	1.0000	1.0000	1.0000	.9999	.9997	.9994	.9988
7	1.0000	1.0000	1.0000	1.0000	1.0000	1.0000	1.0000	1.0000	.9999	.9998
8	1.0000	1.0000	1.0000	1.0000	1.0000	1.0000	1.0000	1.0000	1.0000	1.0000

x \ p	.11	.12	.13	.14	.15	.16	.17	.18	.19	.20
0	.1227	.1002	.0815	.0662	.0536	.0434	.0349	.0281	.0225	.0180
1	.3958	.3460	.3008	.2602	.2241	.1920	.1638	.1391	.1176	.0991
2	.6827	.6310	.5794	.5287	.4797	.4327	.3881	.3462	.3073	.2713
3	.8718	.8382	.8014	.7618	.7202	.6771	.6331	.5888	.5446	.5010
4	.9595	.9442	.9257	.9041	.8794	.8518	.8213	.7884	.7533	.7164
5	.9898	.9846	.9778	.9690	.9581	.9449	.9292	.9111	.8903	.8671
6	.9979	.9966	.9946	.9919	.9882	.9833	.9771	.9694	.9600	.9487
7	.9997	.9994	.9989	.9983	.9973	.9959	.9940	.9914	.9880	.9837
8	1.0000	.9999	.9998	.9997	.9995	.9992	.9987	.9980	.9971	.9957
9	1.0000	1.0000	1.0000	1.0000	.9999	.9999	.9998	.9996	.9994	.9991
10	1.0000	1.0000	1.0000	1.0000	1.0000	1.0000	1.0000	.9999	.9999	.9998
11	1.0000	1.0000	1.0000	1.0000	1.0000	1.0000	1.0000	1.0000	1.0000	1.0000

표2 (계속)

n = 18 (*continued*)

x \ p	.21	.22	.23	.24	.25	.26	.27	.28	.29	.30
0	.0144	.0114	.0091	.0072	.0056	.0044	.0035	.0027	.0021	.0016
1	.0831	.0694	.0577	.0478	.0395	.0324	.0265	.0216	.0176	.0142
2	.2384	.2084	.1813	.1570	.1353	.1161	.0991	.0842	.0712	.0600
3	.4586	.4175	.3782	.3409	.3057	.2728	.2422	.2140	.1881	.1646
4	.6780	.6387	.5988	.5586	.5187	.4792	.4406	.4032	.3671	.3327
5	.8414	.8134	.7832	.7512	.7174	.6824	.6462	.6093	.5719	.5344
6	.9355	.9201	.9026	.8829	.8610	.8370	.8109	.7829	.7531	.7217
7	.9783	.9717	.9637	.9542	.9431	.9301	.9153	.8986	.8800	.8593
8	.9940	.9917	.9888	.9852	.9807	.9751	.9684	.9605	.9512	.9404
9	.9986	.9980	.9972	.9961	.9946	.9927	.9903	.9873	.9836	.9790
10	.9997	.9996	.9994	.9991	.9988	.9982	.9975	.9966	.9954	.9939
11	1.0000	.9999	.9999	.9998	.9998	.9997	.9995	.9993	.9990	.9986
12	1.0000	1.0000	1.0000	1.0000	1.0000	.9999	.9999	.9999	.9998	.9997
13	1.0000	1.0000	1.0000	1.0000	1.0000	1.0000	1.0000	1.0000	1.0000	1.0000

x \ p	.31	.32	.33	.34	.35	.36	.37	.38	.39	.40
0	.0013	.0010	.0007	.0006	.0004	.0003	.0002	.0002	.0001	.0001
1	.0114	.0092	.0073	.0058	.0046	.0036	.0028	.0022	.0017	.0013
2	.0502	.0419	.0348	.0287	.0236	.0193	.0157	.0127	.0103	.0082
3	.1432	.1241	.1069	.0917	.0783	.0665	.0561	.0472	.0394	.0328
4	.2999	.2691	.2402	.2134	.1886	.1659	.1451	.1263	.1093	.0942
5	.4971	.4602	.4241	.3889	.3550	.3224	.2914	.2621	.2345	.2088
6	.6889	.6550	.6202	.5849	.5491	.5133	.4776	.4424	.4079	.3743
7	.8367	.8122	.7859	.7579	.7283	.6973	.6651	.6319	.5979	.5634
8	.9280	.9139	.8981	.8804	.8609	.8396	.8165	.7916	.7650	.7368
9	.9736	.9671	.9595	.9506	.9403	.9286	.9153	.9003	.8837	.8653
10	.9920	.9896	.9867	.9831	.9788	.9736	.9675	.9603	.9520	.9424
11	.9980	.9973	.9964	.9953	.9938	.9920	.9898	.9870	.9837	.9797
12	.9996	.9995	.9992	.9989	.9986	.9981	.9974	.9966	.9956	.9942
13	.9999	.9999	.9999	.9998	.9997	.9996	.9995	.9993	.9990	.9987
14	1.0000	1.0000	1.0000	1.0000	1.0000	.9999	.9999	.9999	.9998	.9998
15	1.0000	1.0000	1.0000	1.0000	1.0000	1.0000	1.0000	1.0000	1.0000	1.0000

표2 (계속)

$n = 18$ (*continued*)

x \ p	.41	.42	.43	.44	.45	.46	.47	.48	.49	.50
0	.0001	.0001	.0000	.0000	.0000	.0000	.0000	.0000	.0000	.0000
1	.0010	.0008	.0006	.0004	.0003	.0002	.0002	.0001	.0001	.0001
2	.0066	.0052	.0041	.0032	.0025	.0019	.0015	.0011	.0009	.0007
3	.0271	.0223	.0182	.0148	.0120	.0096	.0077	.0061	.0048	.0038
4	.0807	.0687	.0582	.0490	.0411	.0342	.0283	.0233	.0190	.0154
5	.1849	.1628	.1427	.1243	.1077	.0928	.0795	.0676	.0572	.0481
6	.3418	.3105	.2807	.2524	.2258	.2009	.1778	.1564	.1368	.1189
7	.5287	.4938	.4592	.4250	.3915	.3588	.3272	.2968	.2678	.2403
8	.7072	.6764	.6444	.6115	.5778	.5438	.5094	.4751	.4409	.4073
9	.8451	.8232	.7996	.7742	.7473	.7188	.6890	.6579	.6258	.5927
10	.9314	.9189	.9049	.8893	.8720	.8530	.8323	.8098	.7856	.7597
11	.9750	.9693	.9628	.9551	.9463	.9362	.9247	.9117	.8972	.8811
12	.9926	.9906	.9882	.9853	.9817	.9775	.9725	.9666	.9598	.9519
13	.9983	.9978	.9971	.9962	.9951	.9937	.9921	.9900	.9875	.9846
14	.9997	.9996	.9994	.9993	.9990	.9987	.9983	.9977	.9971	.9962
15	1.0000	.9999	.9999	.9999	.9999	.9998	.9997	.9996	.9995	.9993
16	1.0000	1.0000	1.0000	1.0000	1.0000	1.0000	1.0000	1.0000	.9999	.9999
17	1.0000	1.0000	1.0000	1.0000	1.0000	1.0000	1.0000	1.0000	1.0000	1.0000

$n = 19$

x \ p	.01	.02	.03	.04	.05	.06	.07	.08	.09	.10
0	.8262	.6812	.5606	.4604	.3774	.3086	.2519	.2051	.1666	.1351
1	.9847	.9454	.8900	.8249	.7547	.6829	.6121	.5440	.4798	.4203
2	.9991	.9939	.9817	.9616	.9335	.8979	.8561	.8092	.7585	.7054
3	1.0000	.9995	.9978	.9939	.9868	.9757	.9602	.9398	.9147	.8850
4	1.0000	1.0000	.9998	.9993	.9980	.9956	.9915	.9853	.9765	.9648
5	1.0000	1.0000	1.0000	.9999	.9998	.9994	.9986	.9971	.9949	.9914
6	1.0000	1.0000	1.0000	1.0000	1.0000	.9999	.9998	.9996	.9991	.9983
7	1.0000	1.0000	1.0000	1.0000	1.0000	1.0000	1.0000	.9999	.9999	.9997
8	1.0000	1.0000	1.0000	1.0000	1.0000	1.0000	1.0000	1.0000	1.0000	1.0000

x \ p	.11	.12	.13	.14	.15	.16	.17	.18	.19	.20
0	.1092	.0881	.0709	.0569	.0456	.0364	.0290	.0230	.0182	.0144
1	.3658	.3165	.2723	.2331	.1985	.1682	.1419	.1191	.0996	.0829
2	.6512	.5968	.5432	.4911	.4413	.3941	.3500	.3090	.2713	.2369
3	.8510	.8133	.7725	.7292	.6841	.6380	.5915	.5451	.4995	.4551
4	.9498	.9315	.9096	.8842	.8556	.8238	.7893	.7524	.7136	.6733
5	.9865	.9798	.9710	.9599	.9463	.9300	.9109	.8890	.8643	.8369
6	.9970	.9952	.9924	.9887	.9837	.9772	.9690	.9589	.9468	.9324
7	.9995	.9991	.9984	.9974	.9959	.9939	.9911	.9874	.9827	.9767
8	.9999	.9998	.9997	.9995	.9992	.9986	.9979	.9968	.9953	.9933
9	1.0000	1.0000	1.0000	.9999	.9999	.9998	.9996	.9993	.9990	.9984
10	1.0000	1.0000	1.0000	1.0000	1.0000	1.0000	.9999	.9999	.9998	.9997
11	1.0000	1.0000	1.0000	1.0000	1.0000	1.0000	1.0000	1.0000	1.0000	1.0000

표2 (계속)

$n = 19$ (*continued*)

x \ p	.21	.22	.23	.24	.25	.26	.27	.28	.29	.30
0	.0113	.0089	.0070	.0054	.0042	.0033	.0025	.0019	.0015	.0011
1	.0687	.0566	.0465	.0381	.0310	.0251	.0203	.0163	.0131	.0104
2	.2058	.1778	.1529	.1308	.1113	.0943	.0795	.0667	.0557	.0462
3	.4123	.3715	.3329	.2968	.2631	.2320	.2035	.1776	.1542	.1332
4	.6319	.5900	.5480	.5064	.4654	.4256	.3871	.3502	.3152	.2822
5	.8071	.7749	.7408	.7050	.6677	.6295	.5907	.5516	.5125	.4739
6	.9157	.8966	.8751	.8513	.8251	.7968	.7664	.7343	.7005	.6655
7	.9693	.9604	.9497	.9371	.9225	.9059	.8871	.8662	.8432	.8180
8	.9907	.9873	.9831	.9778	.9713	.9634	.9541	.9432	.9306	.9161
9	.9977	.9966	.9953	.9934	.9911	.9881	.9844	.9798	.9742	.9674
10	.9995	.9993	.9989	.9984	.9977	.9968	.9956	.9940	.9920	.9895
11	.9999	.9999	.9998	.9997	.9995	.9993	.9990	.9985	.9980	.9972
12	1.0000	1.0000	1.0000	.9999	.9999	.9999	.9998	.9997	.9996	.9994
13	1.0000	1.0000	1.0000	1.0000	1.0000	1.0000	1.0000	1.0000	.9999	.9999
14	1.0000	1.0000	1.0000	1.0000	1.0000	1.0000	1.0000	1.0000	1.0000	1.0000

x \ p	.31	.32	.33	.34	.35	.36	.37	.38	.39	.40
0	.0009	.0007	.0005	.0004	.0003	.0002	.0002	.0001	.0001	.0001
1	.0083	.0065	.0051	.0040	.0031	.0024	.0019	.0014	.0011	.0008
2	.0382	.0314	.0257	.0209	.0170	.0137	.0110	.0087	.0069	.0055
3	.1144	.0978	.0831	.0703	.0591	.0495	.0412	.0341	.0281	.0230
4	.2514	.2227	.1963	.1720	.1500	.1301	.1122	.0962	.0821	.0696
5	.4359	.3990	.3634	.3293	.2968	.2661	.2373	.2105	.1857	.1629
6	.6294	.5927	.5555	.5182	.4812	.4446	.4087	.3739	.3403	.3081
7	.7909	.7619	.7312	.6990	.6656	.6310	.5957	.5599	.5238	.4878
8	.8997	.8814	.8611	.8388	.8145	.7884	.7605	.7309	.6998	.6675
9	.9595	.9501	.9392	.9267	.9125	.8965	.8787	.8590	.8374	.8139
10	.9863	.9824	.9777	.9720	.9653	.9574	.9482	.9375	.9253	.9115
11	.9962	.9949	.9932	.9911	.9886	.9854	.9815	.9769	.9713	.9648
12	.9991	.9988	.9983	.9977	.9969	.9959	.9946	.9930	.9909	.9884
13	.9998	.9998	.9997	.9995	.9993	.9991	.9987	.9983	.9977	.9969
14	1.0000	1.0000	.9999	.9999	.9999	.9998	.9998	.9997	.9995	.9994
15	1.0000	1.0000	1.0000	1.0000	1.0000	1.0000	1.0000	1.0000	.9999	.9999
16	1.0000	1.0000	1.0000	1.0000	1.0000	1.0000	1.0000	1.0000	1.0000	1.0000

표2 (계속)

n = 19 (continued)

x \ p	.41	.42	.43	.44	.45	.46	.47	.48	.49	.50
0	.0000	.0000	.0000	.0000	.0000	.0000	.0000	.0000	.0000	.0000
1	.0006	.0005	.0004	.0003	.0002	.0001	.0001	.0001	.0001	.0000
2	.0043	.0033	.0026	.0020	.0015	.0012	.0009	.0007	.0005	.0004
3	.0187	.0151	.0122	.0097	.0077	.0061	.0048	.0037	.0029	.0022
4	.0587	.0492	.0410	.0340	.0280	.0229	.0186	.0150	.0121	.0096
5	.1421	.1233	.1063	.0912	.0777	.0658	.0554	.0463	.0385	.0318
6	.2774	.2485	.2213	.1961	.1727	.1512	.1316	.1138	.0978	.0835
7	.4520	.4168	.3824	.3491	.3169	.2862	.2570	.2294	.2036	.1796
8	.6340	.5997	.5647	.5294	.4940	.4587	.4238	.3895	.3561	.3238
9	.7886	.7615	.7328	.7026	.6710	.6383	.6046	.5701	.5352	.5000
10	.8960	.8787	.8596	.8387	.8159	.7913	.7649	.7369	.7073	.6762
11	.9571	.9482	.9379	.9262	.9129	.8979	.8813	.8628	.8425	.8204
12	.9854	.9817	.9773	.9720	.9658	.9585	.9500	.9403	.9291	.9165
13	.9960	.9948	.9933	.9914	.9891	.9863	.9829	.9788	.9739	.9682
14	.9991	.9988	.9984	.9979	.9972	.9964	.9954	.9940	.9924	.9904
15	.9999	.9998	.9997	.9996	.9995	.9993	.9990	.9987	.9983	.9978
16	1.0000	1.0000	1.0000	.9999	.9999	.9999	.9999	.9998	.9997	.9996
17	1.0000	1.0000	1.0000	1.0000	1.0000	1.0000	1.0000	1.0000	1.0000	1.0000

n = 20

x \ p	.01	.02	.03	.04	.05	.06	.07	.08	.09	.10
0	.8179	.6676	.5438	.4420	.3585	.2901	.2342	.1887	.1516	.1216
1	.9831	.9401	.8802	.8103	.7358	.6605	.5869	.5169	.4516	.3917
2	.9990	.9929	.9790	.9561	.9245	.8850	.8390	.7879	.7334	.6769
3	1.0000	.9994	.9973	.9926	.9841	.9710	.9529	.9294	.9007	.8670
4	1.0000	1.0000	.9997	.9990	.9974	.9944	.9893	.9817	.9710	.9568
5	1.0000	1.0000	1.0000	.9999	.9997	.9991	.9981	.9962	.9932	.9887
6	1.0000	1.0000	1.0000	1.0000	1.0000	.9999	.9997	.9994	.9987	.9976
7	1.0000	1.0000	1.0000	1.0000	1.0000	1.0000	1.0000	.9999	.9998	.9996
8	1.0000	1.0000	1.0000	1.0000	1.0000	1.0000	1.0000	1.0000	1.0000	.9999
9	1.0000	1.0000	1.0000	1.0000	1.0000	1.0000	1.0000	1.0000	1.0000	1.0000

표2 (계속)

$n = 20$ (*continued*)

x \ p	.11	.12	.13	.14	.15	.16	.17	.18	.19	.20
0	.0972	.0776	.0617	.0490	.0388	.0306	.0241	.0189	.0148	.0115
1	.3376	.2891	.2461	.2084	.1756	.1471	.1227	.1018	.0841	.0692
2	.6198	.5631	.5080	.4550	.4049	.3580	.3146	.2748	.2386	.2061
3	.8290	.7873	.7427	.6959	.6477	.5990	.5504	.5026	.4561	.4114
4	.9390	.9173	.8917	.8625	.8298	.7941	.7557	.7151	.6729	.6296
5	.9825	.9740	.9630	.9493	.9327	.9130	.8902	.8644	.8357	.8042
6	.9959	.9933	.9897	.9847	.9781	.9696	.9591	.9463	.9311	.9133
7	.9992	.9986	.9976	.9962	.9941	.9912	.9873	.9823	.9759	.9679
8	.9999	.9998	.9995	.9992	.9987	.9979	.9967	.9951	.9929	.9900
9	1.0000	1.0000	.9999	.9999	.9998	.9996	.9993	.9989	.9983	.9974
10	1.0000	1.0000	1.0000	1.0000	1.0000	.9999	.9999	.9998	.9996	.9994
11	1.0000	1.0000	1.0000	1.0000	1.0000	1.0000	1.0000	1.0000	.9999	.9999
12	1.0000	1.0000	1.0000	1.0000	1.0000	1.0000	1.0000	1.0000	1.0000	1.0000

x \ p	.21	.22	.23	.24	.25	.26	.27	.28	.29	.30
0	.0090	.0069	.0054	.0041	.0032	.0024	.0018	.0014	.0011	.0008
1	.0566	.0461	.0374	.0302	.0243	.0195	.0155	.0123	.0097	.0076
2	.1770	.1512	.1284	.1085	.0913	.0763	.0635	.0526	.0433	.0355
3	.3690	.3289	.2915	.2569	.2252	.1962	.1700	.1466	.1256	.1071
4	.5858	.5420	.4986	.4561	.4148	.3752	.3375	.3019	.2685	.2375
5	.7703	.7343	.6965	.6573	.6172	.5765	.5357	.4952	.4553	.4164
6	.8929	.8699	.8442	.8162	.7858	.7533	.7190	.6831	.6460	.6080
7	.9581	.9464	.9325	.9165	.8982	.8775	.8545	.8293	.8018	.7723
8	.9862	.9814	.9754	.9680	.9591	.9485	.9360	.9216	.9052	.8867
9	.9962	.9946	.9925	.9897	.9861	.9817	.9762	.9695	.9615	.9520
10	.9991	.9987	.9981	.9972	.9961	.9945	.9926	.9900	.9868	.9829
11	.9998	.9997	.9996	.9994	.9991	.9986	.9981	.9973	.9962	.9949
12	1.0000	1.0000	.9999	.9999	.9998	.9997	.9996	.9994	.9991	.9987
13	1.0000	1.0000	1.0000	1.0000	1.0000	1.0000	.9999	.9999	.9998	.9997
14	1.0000	1.0000	1.0000	1.0000	1.0000	1.0000	1.0000	1.0000	1.0000	1.0000

표2 (계속)

$n = 20$ (*continued*)

x \ p	.31	.32	.33	.34	.35	.36	.37	.38	.39	.40
0	.0006	.0004	.0003	.0002	.0002	.0001	.0001	.0001	.0001	.0000
1	.0060	.0047	.0036	.0028	.0021	.0016	.0012	.0009	.0007	.0005
2	.0289	.0235	.0189	.0152	.0121	.0096	.0076	.0060	.0047	.0036
3	.0908	.0765	.0642	.0535	.0444	.0366	.0300	.0245	.0198	.0160
4	.2089	.1827	.1589	.1374	.1182	.1011	.0859	.0726	.0610	.0510
5	.3787	.3426	.3082	.2758	.2454	.2171	.1910	.1671	.1453	.1256
6	.5695	.5307	.4921	.4540	.4166	.3803	.3453	.3118	.2800	.2500
7	.7409	.7078	.6732	.6376	.6010	.5639	.5265	.4892	.4522	.4159
8	.8660	.8432	.8182	.7913	.7624	.7317	.6995	.6659	.6312	.5956
9	.9409	.9281	.9134	.8968	.8782	.8576	.8350	.8103	.7837	.7553
10	.9780	.9721	.9650	.9566	.9468	.9355	.9225	.9077	.8910	.8725
11	.9931	.9909	.9881	.9846	.9804	.9753	.9692	.9619	.9534	.9435
12	.9982	.9975	.9966	.9955	.9940	.9921	.9898	.9868	.9833	.9790
13	.9996	.9994	.9992	.9989	.9985	.9979	.9972	.9963	.9951	.9935
14	.9999	.9999	.9999	.9998	.9997	.9996	.9994	.9991	.9988	.9984
15	1.0000	1.0000	1.0000	1.0000	1.0000	.9999	.9999	.9998	.9998	.9997
16	1.0000	1.0000	1.0000	1.0000	1.0000	1.0000	1.0000	1.0000	1.0000	1.0000

x \ p	.41	.42	.43	.44	.45	.46	.47	.48	.49	.50
0	.0000	.0000	.0000	.0000	.0000	.0000	.0000	.0000	.0000	.0000
1	.0004	.0003	.0002	.0002	.0001	.0001	.0001	.0000	.0000	.0000
2	.0028	.0021	.0016	.0012	.0009	.0007	.0005	.0004	.0003	.0002
3	.0128	.0102	.0080	.0063	.0049	.0038	.0029	.0023	.0017	.0013
4	.0423	.0349	.0286	.0233	.0189	.0152	.0121	.0096	.0076	.0059
5	.1079	.0922	.0783	.0660	.0553	.0461	.0381	.0313	.0255	.0207
6	.2220	.1959	.1719	.1499	.1299	.1119	.0958	.0814	.0688	.0577
7	.3804	.3461	.3132	.2817	.2520	.2241	.1980	.1739	.1518	.1316
8	.5594	.5229	.4864	.4501	.4143	.3793	.3454	.3127	.2814	.2517
9	.7252	.6936	.6606	.6264	.5914	.5557	.5196	.4834	.4474	.4119
10	.8520	.8295	.8051	.7788	.7507	.7209	.6896	.6568	.6229	.5881
11	.9321	.9190	.9042	.8877	.8692	.8489	.8266	.8024	.7762	.7483
12	.9738	.9676	.9603	.9518	.9420	.9306	.9177	.9031	.8867	.8684
13	.9916	.9893	.9864	.9828	.9786	.9735	.9674	.9603	.9520	.9423
14	.9978	.9971	.9962	.9950	.9936	.9917	.9895	.9867	.9834	.9793
15	.9996	.9994	.9992	.9989	.9985	.9980	.9973	.9965	.9954	.9941
16	.9999	.9999	.9999	.9998	.9997	.9996	.9995	.9993	.9990	.9987
17	1.0000	1.0000	1.0000	1.0000	1.0000	.9999	.9999	.9999	.9999	.9998
18	1.0000	1.0000	1.0000	1.0000	1.0000	1.0000	1.0000	1.0000	1.0000	1.0000

표2 (계속)

$n = 25$

x \ p	.01	.02	.03	.04	.05	.06	.07	.08	.09	.10
0	.7778	.6035	.4670	.3604	.2774	.2129	.1630	.1244	.0946	.0718
1	.9742	.9114	.8280	.7358	.6424	.5527	.4696	.3947	.3286	.2712
2	.9980	.9868	.9620	.9235	.8729	.8129	.7466	.6768	.6063	.5371
3	.9999	.9986	.9938	.9835	.9659	.9402	.9064	.8649	.8169	.7636
4	1.0000	.9999	.9992	.9972	.9928	.9850	.9726	.9549	.9314	.9020
5	1.0000	1.0000	.9999	.9996	.9988	.9969	.9935	.9877	.9790	.9666
6	1.0000	1.0000	1.0000	1.0000	.9998	.9995	.9987	.9972	.9946	.9905
7	1.0000	1.0000	1.0000	1.0000	1.0000	.9999	.9998	.9995	.9989	.9977
8	1.0000	1.0000	1.0000	1.0000	1.0000	1.0000	1.0000	.9999	.9998	.9995
9	1.0000	1.0000	1.0000	1.0000	1.0000	1.0000	1.0000	1.0000	1.0000	.9999
10	1.0000	1.0000	1.0000	1.0000	1.0000	1.0000	1.0000	1.0000	1.0000	1.0000

x \ p	.11	.12	.13	.14	.15	.16	.17	.18	.19	.20
0	.0543	.0409	.0308	.0230	.0172	.0128	.0095	.0070	.0052	.0038
1	.2221	.1805	.1457	.1168	.0931	.0737	.0580	.0454	.0354	.0274
2	.4709	.4088	.3517	.3000	.2537	.2130	.1774	.1467	.1204	.0982
3	.7066	.6475	.5877	.5286	.4711	.4163	.3648	.3171	.2734	.2340
4	.8669	.8266	.7817	.7332	.6821	.6293	.5759	.5228	.4708	.4207
5	.9501	.9291	.9035	.8732	.8385	.7998	.7575	.7125	.6653	.6167
6	.9844	.9757	.9641	.9491	.9305	.9080	.8815	.8512	.8173	.7800
7	.9959	.9930	.9887	.9827	.9745	.9639	.9505	.9339	.9141	.8909
8	.9991	.9983	.9970	.9950	.9920	.9879	.9822	.9748	.9652	.9532
9	.9998	.9996	.9993	.9987	.9979	.9965	.9945	.9917	.9878	.9827
10	1.0000	.9999	.9999	.9997	.9995	.9991	.9985	.9976	.9963	.9944
11	1.0000	1.0000	1.0000	1.0000	.9999	.9998	.9997	.9994	.9990	.9985
12	1.0000	1.0000	1.0000	1.0000	1.0000	1.0000	.9999	.9999	.9998	.9996
13	1.0000	1.0000	1.0000	1.0000	1.0000	1.0000	1.0000	1.0000	1.0000	.9999
14	1.0000	1.0000	1.0000	1.0000	1.0000	1.0000	1.0000	1.0000	1.0000	1.0000

표2 (계속)

n = 25 (*continued*)

x \ p	.21	.22	.23	.24	.25	.26	.27	.28	.29	.30
0	.0028	.0020	.0015	.0010	.0008	.0005	.0004	.0003	.0002	.0001
1	.0211	.0162	.0123	.0093	.0070	.0053	.0039	.0029	.0021	.0016
2	.0796	.0640	.0512	.0407	.0321	.0252	.0196	.0152	.0117	.0090
3	.1987	.1676	.1403	.1166	.0962	.0789	.0642	.0519	.0417	.0332
4	.3730	.3282	.2866	.2484	.2137	.1826	.1548	.1304	.1090	.0905
5	.5675	.5184	.4701	.4233	.3783	.3356	.2956	.2585	.2245	.1935
6	.7399	.6973	.6529	.6073	.5611	.5149	.4692	.4247	.3817	.3407
7	8642	.8342	.8011	.7651	.7265	.6858	.6435	.6001	.5560	.5118
8	.9386	.9212	.9007	.8772	.8506	.8210	.7885	.7535	.7162	.6769
9	.9760	.9675	.9569	.9440	.9287	.9107	.8899	.8662	.8398	.8106
10	.9918	.9883	.9837	.9778	.9703	.9611	.9498	.9364	.9205	.9022
11	.9976	.9964	.9947	.9924	.9893	.9852	.9801	.9736	.9655	.9558
12	.9994	.9990	.9985	.9977	.9966	.9951	.9931	.9904	.9870	.9825
13	.9999	.9998	.9996	.9994	.9991	.9986	.9979	.9970	.9957	.9940
14	1.0000	1.0000	.9999	.9999	.9998	.9997	.9995	.9992	.9988	.9982
15	1.0000	1.0000	1.0000	1.0000	1.0000	.9999	.9999	.9998	.9997	.9995
16	1.0000	1.0000	1.0000	1.0000	1.0000	1.0000	1.0000	1.0000	.9999	.9999
17	1.0000	1.0000	1.0000	1.0000	1.0000	1.0000	1.0000	1.0000	1.0000	1.0000

x \ p	.31	.32	.33	.34	.35	.36	.37	.38	.39	.40
0	.0001	.0001	.0000	.0000	.0000	.0000	.0000	.0000	.0000	.0000
1	.0011	.0008	.0006	.0004	.0003	.0002	.0002	.0001	.0001	.0001
2	.0068	.0051	.0039	.0029	.0021	.0016	.0011	.0008	.0006	.0004
3	.0263	.0207	.0162	.0126	.0097	.0074	.0056	.0043	.0032	.0024
4	.0746	.0610	.0496	.0400	.0320	.0255	.0201	.0158	.0123	.0095
5	.1656	.1407	.1187	.0994	.0826	.0682	.0559	.0454	.0367	.0294
6	.3019	.2657	.2321	.2013	.1734	.1483	.1258	.1060	.0886	.0736
7	.4681	.4253	.3837	.3439	.3061	.2705	.2374	.2068	.1789	.1536
8	.6361	.5943	.5518	.5092	.4668	.4252	.3848	.3458	.3086	.2735
9	.7787	.7445	.7081	.6700	.6303	.5896	.5483	.5067	.4653	.4246
10	.8812	.8576	.8314	.8025	.7712	.7375	.7019	.6645	.6257	.5858
11	.9440	.9302	.9141	.8956	.8746	.8510	.8249	.7964	.7654	.7323
12	.9770	.9701	.9617	.9515	.9396	.9255	.9093	.8907	.8697	.8462
13	.9917	.9888	.9851	.9804	.9745	.9674	.9588	.9485	.9363	.9222
14	.9974	.9964	.9950	.9931	.9907	.9876	.9837	.9788	.9729	.9656
15	.9993	.9990	.9985	.9979	.9971	.9959	.9944	.9925	.9900	.9868
16	.9998	.9998	.9996	.9995	.9992	.9989	.9984	.9977	.9968	.9957
17	1.0000	1.0000	.9999	.9999	.9998	.9997	.9996	.9994	.9992	.9988
18	1.0000	1.0000	1.0000	1.0000	1.0000	.9999	.9999	.9999	.9998	.9997
19	1.0000	1.0000	1.0000	1.0000	1.0000	1.0000	1.0000	1.0000	1.0000	.9999
20	1.0000	1.0000	1.0000	1.0000	1.0000	1.0000	1.0000	1.0000	1.0000	1.0000

표2 (계속)

	n = 25 (*continued*)									
x \ p	.41	.42	.43	.44	.45	.46	.47	.48	.49	.50
0	.0000	.0000	.0000	.0000	.0000	.0000	.0000	.0000	.0000	.0000
1	.0000	.0000	.0000	.0000	.0000	.0000	.0000	.0000	.0000	.0000
2	.0003	.0002	.0002	.0001	.0001	.0000	.0000	.0000	.0000	.0000
3	.0017	.0013	.0009	.0007	.0005	.0003	.0002	.0002	.0001	.0001
4	.0073	.0055	.0042	.0031	.0023	.0017	.0012	.0009	.0006	.0005
5	.0233	.0184	.0144	.0112	.0086	.0066	.0050	.0037	.0028	.0020
6	.0606	.0495	.0401	.0323	.0258	.0204	.0160	.0124	.0096	.0073
7	.1308	.1106	.0929	.0773	.0639	.0523	.0425	.0342	.0273	.0216
8	.2407	.2103	.1823	.1569	.1340	.1135	.0954	.0795	.0657	.0539
9	.3849	.3465	.3098	.2750	.2424	.2120	.1840	.1585	.1354	.1148
10	.5452	.5044	.4637	.4235	.3843	.3462	.3098	.2751	.2426	.2122
11	.6971	.6603	.6220	.5826	.5426	.5022	.4618	.4220	.3829	.3450
12	.8203	.7920	.7613	.7285	.6937	.6571	.6192	.5801	.5402	.5000
13	.9059	.8873	.8664	.8431	.8173	.7891	.7587	.7260	.6914	.6550
14	.9569	.9465	.9344	.9203	.9040	.8855	.8647	.8415	.8159	.7878
15	.9829	.9780	.9720	.9647	.9560	.9457	.9337	.9197	.9036	.8852
16	.9942	.9922	.9897	.9866	.9826	.9778	.9719	.9648	.9562	.9461
17	.9983	.9977	.9968	.9956	.9942	.9923	.9898	.9868	.9830	.9784
18	.9996	.9994	.9992	.9988	.9984	.9977	.9969	.9959	.9945	.9927
19	.9999	.9999	.9998	.9997	.9996	.9995	.9992	.9989	.9985	.9980
20	1.0000	1.0000	1.0000	1.0000	.9999	.9999	.9998	.9998	.9997	.9995
21	1.0000	1.0000	1.0000	1.0000	1.0000	1.0000	1.0000	1.0000	.9999	.9999
22	1.0000	1.0000	1.0000	1.0000	1.0000	1.0000	1.0000	1.0000	1.0000	1.0000

표3 누적 Poisson 분포

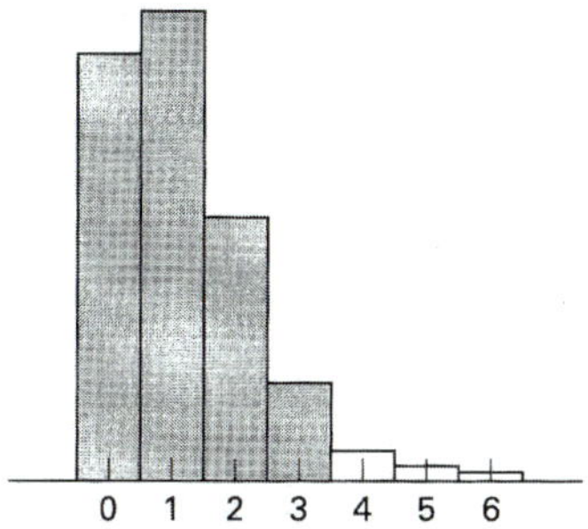

$p(x \le 2 \mid \lambda = 1.00) = .920$

x \ λ	.02	.04	.06	.08	.10	.15	.20	.25
0	980	961	942	923	905	861	819	779
1	1000	999	998	997	995	990	982	974
2		1000	1000	1000	1000	999	999	998
3						1000	1000	1000

x \ λ	.30	.35	.40	.45	.50	.55	.60	.65
0	741	705	670	638	607	577	549	522
1	963	951	938	925	910	894	878	861
2	996	994	992	989	986	982	977	972
3	1000	1000	999	999	998	998	997	998
4			1000	1000	1000	1000	1000	999
5								1000

x \ λ	.70	.75	.80	.85	.90	.95	1.0	1.1
0	497	472	449	427	407	387	368	333
1	844	827	809	791	772	754	736	699
2	966	959	953	945	937	929	920	900
3	994	993	991	989	987	984	981	974
4	999	999	999	998	998	997	996	995
5	1000	1000	1000	1000	1000	1000	999	999
6							1000	1000

표3 (계속)

x \ λ	1.2	1.3	1.4	1.5	1.6	1.7	1.8	1.9
0	301	273	247	223	202	183	165	150
1	663	627	592	558	525	493	463	434
2	879	857	833	809	783	757	731	704
3	966	957	946	934	921	907	891	875
4	992	989	986	981	976	970	964	956
5	998	998	997	996	994	992	990	987
6	1000	1000	999	999	999	998	997	997
7			1000	1000	1000	1000	999	999
8							1000	1000

x \ λ	2.0	2.2	2.4	2.6	2.8	3.0	3.2	3.4
0	135	111	091	074	061	050	041	033
1	406	355	308	267	231	199	171	147
2	677	623	570	518	469	423	380	340
3	857	819	779	736	692	647	603	558
4	947	928	904	877	848	815	781	744
5	983	975	964	951	935	916	895	871
6	995	993	988	983	976	966	955	942
7	999	998	997	995	992	988	983	977
8	1000	1000	999	999	998	997	994	992
9			1000	1000	999	999	998	997
10					1000	1000	1000	999
11								1000

x \ λ	3.6	3.8	.40	4.2	4.4	4.6	4.8	5.0
0	027	022	018	015	012	010	008	007
1	126	107	092	078	066	056	048	040
2	303	269	238	210	185	163	143	125
3	515	473	433	395	359	326	294	265
4	706	668	629	590	551	513	476	440
5	844	816	785	753	720	686	651	616
6	927	909	889	867	844	818	791	762
7	969	960	949	936	921	905	887	867
8	988	984	979	972	964	955	944	932
9	996	994	992	989	985	980	975	968
10	999	998	997	996	994	992	990	986
11	1000	999	999	999	998	997	996	995
12		1000	1000	1000	999	999	999	998
13					1000	1000	1000	999
14								1000

표3 (계속)

x \ λ	5.2	5.4	5.6	5.8	6.0	6.2	6.4	6.6
0	006	005	004	003	002	002	002	001
1	034	029	024	021	017	015	012	010
2	109	095	082	072	062	054	046	040
3	238	213	191	170	151	134	119	105
4	406	373	342	313	285	259	235	213
5	581	546	512	478	446	414	384	355
6	732	702	670	638	606	574	542	511
7	845	822	797	771	744	716	687	658
8	918	903	886	867	847	826	803	780
9	960	951	941	929	916	902	886	869
10	982	977	972	965	957	949	939	927
11	993	990	988	984	980	975	969	963
12	997	996	995	993	991	989	986	982
13	999	999	998	997	996	995	994	992
14	1000	999	999	999	999	998	997	997
15		1000	1000	1000	999	999	999	999
16					1000	1000	1000	999
17								1000

x \ λ	6.8	7.0	7.2	7.4	7.6	7.8	8.0	8.5
0	001	001	001	001	001	000	000	000
1	009	007	006	005	004	004	003	002
2	034	030	025	022	019	016	014	009
3	093	082	072	063	055	048	042	030
4	192	173	156	140	125	112	100	074
5	327	301	276	253	231	210	191	150
6	480	450	420	392	365	338	313	256
7	628	599	569	539	510	481	453	386
8	755	729	703	676	648	620	593	523
9	850	830	810	788	765	741	717	653
10	915	901	887	871	854	835	816	763
11	955	947	937	926	915	902	888	849
12	978	973	967	961	954	945	936	909
13	990	987	984	980	976	971	966	949
14	996	994	993	991	989	986	983	973
15	998	998	997	996	995	993	992	986
16	999	999	999	998	998	997	996	993
17	1000	1000	999	999	999	999	998	997
18			1000	1000	1000	1000	999	999
19							1000	999
20								1000

표3 (계속)

x \ λ	9.0	9.5	10.0	10.5	11.0	11.5	12.0	12.5
1	001	001	000	000	000	000	000	000
2	006	004	003	002	001	001	001	000
3	021	015	010	007	005	003	002	002
4	055	040	029	021	015	011	008	005
5	116	089	067	050	038	028	020	015
6	207	165	130	102	079	060	046	035
7	324	269	220	179	143	114	090	070
8	456	392	333	279	232	191	155	125
9	587	522	458	397	341	289	242	201
10	706	645	583	521	460	402	347	297
11	803	752	697	639	579	520	462	406
12	876	836	792	742	689	633	576	519
13	926	898	864	825	781	733	682	628
14	959	940	917	888	854	815	772	725
15	978	967	951	932	907	878	844	806
16	989	982	973	960	944	924	899	869
17	995	991	986	978	968	954	937	916
18	998	996	993	988	982	974	963	948
19	999	998	997	994	991	986	979	969
20	1000	999	998	997	995	992	988	983
21		1000	999	999	998	996	994	991
22			1000	999	999	998	997	995
23				1000	1000	999	999	998
24						1000	999	999
25							1000	999
26								1000

표3 (계속)

x \ λ	13.0	13.5	14.0	14.5	15	16	17	18
3	001	001	000	000	000	000	000	000
4	004	003	002	001	001	000	000	000
5	011	008	006	004	003	001	001	000
6	026	019	014	010	008	004	002	001
7	054	041	032	024	018	010	005	003
8	100	079	062	048	037	022	013	007
9	166	135	109	088	070	043	026	015
10	252	211	176	145	118	077	049	030
11	353	304	260	220	185	127	085	055
12	463	409	358	311	268	193	135	092
13	573	518	464	413	363	275	201	143
14	675	623	570	518	466	368	281	208
15	764	718	669	619	568	467	371	287
16	835	798	756	711	664	566	468	375
17	890	861	827	790	749	659	564	469
18	930	908	883	853	819	742	655	562
19	957	942	923	901	875	812	736	651
20	975	965	952	936	917	868	805	731
21	986	980	971	960	947	911	861	799
22	992	989	983	976	967	942	905	855
23	996	994	991	986	981	963	937	899
24	998	997	995	992	989	978	959	932
25	999	998	997	996	994	987	975	955
26	1000	999	999	998	997	993	985	972
27		1000	999	999	998	996	991	983
28			1000	999	999	998	995	990
29				1000	1000	999	997	994
30						999	999	997
31						1000	999	998
32							1000	999
33								1000

표3 (계속)

x \ λ	19	20	21	22	23	24	25
6	001	000	000	000	000	000	000
7	002	001	000	000	000	000	000
8	004	002	001	001	000	000	000
9	009	005	003	002	001	000	000
10	018	011	006	004	002	001	001
11	035	021	013	008	004	003	001
12	061	039	025	015	009	005	003
13	098	066	043	028	017	011	006
14	150	105	072	048	031	020	012
15	215	157	111	077	052	034	022
16	292	221	163	117	082	056	038
17	378	297	227	169	123	087	060
18	469	381	302	232	175	128	092
19	561	470	384	306	238	180	134
20	647	559	471	387	310	243	185
21	725	644	558	472	389	314	247
22	793	721	640	556	472	392	318
23	849	787	716	637	555	473	394
24	893	843	782	712	635	554	473
25	927	888	838	777	708	632	553
26	951	922	883	832	772	704	629
27	969	948	917	877	827	768	700
28	980	966	944	913	873	823	763
29	988	978	963	940	908	868	818
30	993	987	976	959	936	904	863
31	996	992	985	973	956	932	900
32	998	995	991	983	971	953	929
33	999	997	994	989	981	969	950
34	999	999	997	994	988	979	966
35	1000	999	998	996	993	987	978
36		1000	999	998	996	992	985
37			999	999	997	995	991
38			1000	999	999	997	994
39				1000	999	998	997
40					1000	999	998
41						999	999
42						1000	999
43							1000

표4 정규곡선면적 $p(z \le z_0)$ 표안의 확률값들은 $-\infty$에서 z까지이 면적임

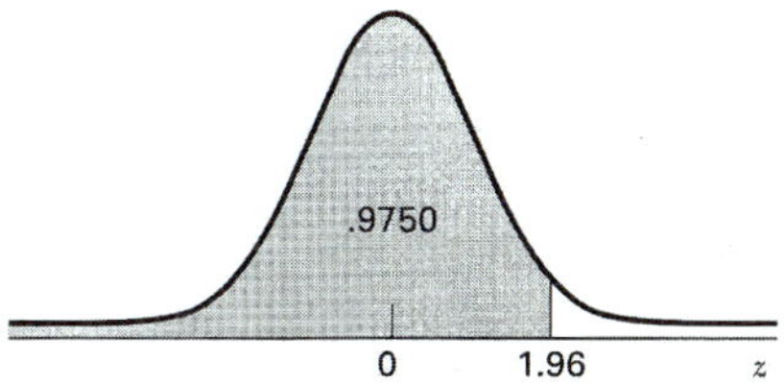

z	−0.09	−0.08	−0.07	−0.06	−0.05	−0.04	−0.03	−0.02	−0.01	0.00	z
−3.80	.0001	.0001	.0001	.0001	.0001	.0001	.0001	.0001	.0001	.0001	−3.80
−3.70	.0001	.0001	.0001	.0001	.0001	.0001	.0001	.0001	.0001	.0001	−3.70
−3.60	.0001	.0001	.0001	.0001	.0001	.0001	.0001	.0001	.0002	.0002	−3.60
−3.50	.0002	.0002	.0002	.0002	.0002	.0002	.0002	.0002	.0002	.0002	−3.50
−3.40	.0002	.0003	.0003	.0003	.0003	.0003	.0003	.0003	.0003	.0003	−3.40
−3.30	.0003	.0004	.0004	.0004	.0004	.0004	.0004	.0005	.0005	.0005	−3.30
−3.20	.0005	.0005	.0005	.0006	.0006	.0006	.0006	.0006	.0007	.0007	−3.20
−3.10	.0007	.0007	.0008	.0008	.0008	.0008	.0009	.0009	.0009	.0010	−3.10
−3.00	.0010	.0010	.0011	.0011	.0011	.0012	.0012	.0013	.0013	.0013	−3.00
−2.90	.0014	.0014	.0015	.0015	.0016	.0016	.0017	.0018	.0018	.0019	−2.90
−2.80	.0019	.0020	.0021	.0021	.0022	.0023	.0023	.0024	.0025	.0026	−2.80
−2.70	.0026	.0027	.0028	.0029	.0030	.0031	.0032	.0033	.0034	.0035	−2.70
−2.60	.0036	.0037	.0038	.0039	.0040	.0041	.0043	.0044	.0045	.0047	−2.60
−2.50	.0048	.0049	.0051	.0052	.0054	.0055	.0057	.0059	.0060	.0062	−2.50
−2.40	.0064	.0066	.0068	.0069	.0071	.0073	.0075	.0078	.0080	.0082	−2.40
−2.30	.0084	.0087	.0089	.0091	.0094	.0096	.0099	.0102	.0104	.0107	−2.30
−2.20	.0110	.0113	.0116	.0119	.0122	.0125	.0129	.0132	.0136	.0139	−2.20
−2.10	.0143	.0146	.0150	.0154	.0158	.0162	.0166	.0170	.0174	.0179	−2.10
−2.00	.0183	.0188	.0192	.0197	.0202	.0207	.0212	.0217	.0222	.0228	−2.00
−1.90	.0233	.0239	.0244	.0250	.0256	.0262	.0268	.0274	.0281	.0287	−1.90
−1.80	.0294	.0301	.0307	.0314	.0322	.0329	.0336	.0344	.0351	.0359	−1.80
−1.70	.0367	.0375	.0384	.0392	.0401	.0409	.0418	.0427	.0436	.0446	−1.70
−1.60	.0455	.0465	.0475	.0485	.0495	.0505	.0516	.0526	.0537	.0548	−1.60
−1.50	.0559	.0571	.0582	.0594	.0606	.0618	.0630	.0643	.0655	.0668	−1.50
−1.40	.0681	.0694	.0708	.0721	.0735	.0749	.0764	.0778	.0793	.0808	−1.40
−1.30	.0823	.0838	.0853	.0869	.0885	.0901	.0918	.0934	.0951	.0968	−1.30
−1.20	.0985	.1003	.1020	.1038	.1056	.1075	.1093	.1112	.1131	.1151	−1.20
−1.10	.1170	.1190	.1210	.1230	.1251	.1271	.1292	.1314	.1335	.1357	−1.10
−1.00	.1379	.1401	.1423	.1446	.1469	.1492	.1515	.1539	.1562	.1587	−1.00
−0.90	.1611	.1635	.1660	.1685	.1711	.1736	.1762	.1788	.1814	.1841	−0.90
−0.80	.1867	.1894	.1922	.1949	.1977	.2005	.2033	.2061	.2090	.2119	−0.80
−0.70	.2148	.2177	.2206	.2236	.2266	.2296	.2327	.2358	.2389	.2420	−0.70
−0.60	.2451	.2483	.2514	.2546	.2578	.2611	.2643	.2676	.2709	.2743	−0.60
−0.50	.2776	.2810	.2843	.2877	.2912	.2946	.2981	.3015	.3050	.3085	−0.50
−0.40	.3121	.3156	.3192	.3228	.3264	.3300	.3336	.3372	.3409	.3446	−0.40
−0.30	.3483	.3520	.3557	.3594	.3632	.3669	.3707	.3745	.3783	.3821	−0.30
−0.20	.3859	.3897	.3936	.3974	.4013	.4052	.4090	.4129	.4168	.4207	−0.20
−0.10	.4247	.4286	.4325	.4364	.4404	.4443	.4483	.4522	.4562	.4602	−0.10
0.00	.4641	.4681	.4721	.4761	.4801	.4840	.4880	.4920	.4960	.5000	0.00

표4 (계속)

z	0.00	0.01	0.02	0.03	0.04	0.05	0.06	0.07	0.08	0.09	z
0.00	.5000	.5040	.5080	.5120	.5160	.5199	.5239	.5279	.5319	.5359	0.00
0.10	.5398	.5438	.5478	.5517	.5557	.5596	.5636	.5675	.5714	.5753	0.10
0.20	.5793	.5832	.5871	.5910	.5948	.5987	.6026	.6064	.6103	.6141	0.20
0.30	.6179	.6217	.6255	.6293	.6331	.6368	.6406	.6443	.6480	.6517	0.30
0.40	.6554	.6591	.6628	.6664	.6700	.6736	.6772	.6808	.6844	.6879	0.40
0.50	.6915	.6950	.6985	.7019	.7054	.7088	.7123	.7157	.7190	.7224	0.50
0.60	.7257	.7291	.7324	.7357	.7389	.7422	.7454	.7486	.7517	.7549	0.60
0.70	.7580	.7611	.7642	.7673	.7704	.7734	.7764	.7794	.7823	.7852	0.70
0.80	.7881	.7910	.7939	.7967	.7995	.8023	.8051	.8078	.8106	.8133	0.80
0.90	.8159	.8186	.8212	.8238	.8264	.8289	.8315	.8340	.8365	.8389	0.90
1.00	.8413	.8438	.8461	.8485	.8508	.8531	.8554	.8577	.8599	.8621	1.00
1.10	.8643	.8665	.8686	.8708	.8729	.8749	.8770	.8790	.8810	.8830	1.10
1.20	.8849	.8869	.8888	.8907	.8925	.8944	.8962	.8980	.8997	.9015	1.20
1.30	.9032	.9049	.9066	.9082	.9099	.9115	.9131	.9147	.9162	.9177	1.30
1.40	.9192	.9207	.9222	.9236	.9251	.9265	.9279	.9292	.9306	.9319	1.40
1.50	.9332	.9345	.9357	.9370	.9382	.9394	.9406	.9418	.9429	.9441	1.50
1.60	.9452	.9463	.9474	.9484	.9495	.9505	.9515	.9525	.9535	.9545	1.60
1.70	.9554	.9564	.9573	.9582	.9591	.9599	.9608	.9616	.9625	.9633	1.70
1.80	.9641	.9649	.9656	.9664	.9671	.9678	.9686	.9693	.9699	.9706	1.80
1.90	.9713	.9719	.9726	.9732	.9738	.9744	.9750	.9756	.9761	.9767	1.90
2.00	.9772	.9778	.9783	.9788	.9793	.9798	.9803	.9808	.9812	.9817	2.00
2.10	.9821	.9826	.9830	.9834	.9838	.9842	.9846	.9850	.9854	.9857	2.10
2.20	.9861	.9864	.9868	.9871	.9875	.9878	.9881	.9884	.9887	.9890	2.20
2.30	.9893	.9896	.9898	.9901	.9904	.9906	.9909	.9911	.9913	.9916	2.30
2.40	.9918	.9920	.9922	.9925	.9927	.9929	.9931	.9932	.9934	.9936	2.40
2.50	.9938	.9940	.9941	.9943	.9945	.9946	.9948	.9949	.9951	.9952	2.50
2.60	.9953	.9955	.9956	.9957	.9959	.9960	.9961	.9962	.9963	.9964	2.60
2.70	.9965	.9966	.9967	.9968	.9969	.9970	.9971	.9972	.9973	.9974	2.70
2.80	.9974	.9975	.9976	.9977	.9977	.9978	.9979	.9979	.9980	.9981	2.80
2.90	.9981	.9982	.9982	.9983	.9984	.9984	.9985	.9985	.9986	.9986	2.90
3.00	.9987	.9987	.9987	.9988	.9988	.9989	.9989	.9989	.9990	.9990	3.00
3.10	.9990	.9991	.9991	.9991	.9992	.9992	.9992	.9992	.9993	.9993	3.10
3.20	.9993	.9993	.9994	.9994	.9994	.9994	.9994	.9995	.9995	.9995	3.20
3.30	.9995	.9995	.9995	.9996	.9996	.9996	.9996	.9996	.9996	.9997	3.30
3.40	.9997	.9997	.9997	.9997	.9997	.9997	.9997	.9997	.9997	.9998	3.40
3.50	.9998	.9998	.9998	.9998	.9998	.9998	.9998	.9998	.9998	.9998	3.50
3.60	.9998	.9998	.9999	.9999	.9999	.9999	.9999	.9999	.9999	.9999	3.60
3.70	.9999	.9999	.9999	.9999	.9999	.9999	.9999	.9999	.9999	.9999	3.70
3.80	.9999	.9999	.9999	.9999	.9999	.9999	.9999	.9999	.9999	.9999	3.80

표5 t분포의 퍼센타일

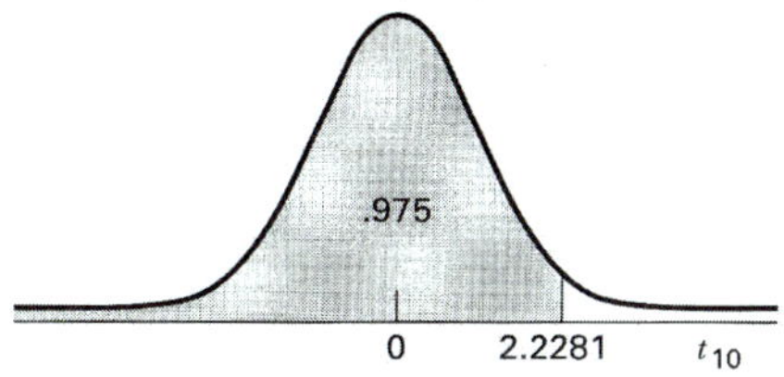

$p(t_{10} \leq 2.2281) = .975$

d.f.	$t_{.90}$	$t_{.95}$	$t_{.975}$	$t_{.99}$	$t_{.995}$
1	3.078	6.3138	12.706	31.821	63.657
2	1.886	2.9200	4.3027	6.965	9.9248
3	1.638	2.3534	3.1825	4.541	5.8409
4	1.533	2.1318	2.7764	3.747	4.6041
5	1.476	2.0150	2.5706	3.365	4.0321
6	1.440	1.9432	2.4469	3.143	3.7074
7	1.415	1.8946	2.3646	2.998	3.4995
8	1.397	1.8595	2.3060	2.896	3.3554
9	1.383	1.8331	2.2622	2.821	3.2498
10	1.372	1.8125	2.2281	2.764	3.1693
11	1.363	1.7959	2.2010	2.718	3.1058
12	1.356	1.7823	2.1788	2.681	3.0545
13	1.350	1.7709	2.1604	2.650	3.0123
14	1.345	1.7613	2.1448	2.624	2.9768
15	1.341	1.7530	2.1315	2.602	2.9467
16	1.337	1.7459	2.1199	2.583	2.9208
17	1.333	1.7396	2.1098	2.567	2.8982
18	1.330	1.7341	2.1009	2.552	2.8784
19	1.328	1.7291	2.0930	2.539	2.8609
20	1.325	1.7247	2.0860	2.528	2.8453
21	1.323	1.7207	2.0796	2.518	2.8314
22	1.321	1.7171	2.0739	2.508	2.8188
23	1.319	1.7139	2.0687	2.500	2.8073
24	1.318	1.7109	2.0639	2.492	2.7969
25	1.316	1.7081	2.0595	2.485	2.7874
26	1.315	1.7056	2.0555	2.479	2.7787
27	1.314	1.7033	2.0518	2.473	2.7707
28	1.313	1.7011	2.0484	2.467	2.7633
29	1.311	1.6991	2.0452	2.462	2.7564
30	1.310	1.6973	2.0423	2.457	2.7500
35	1.3062	1.6896	2.0301	2.438	2.7239
40	1.3031	1.6839	2.0211	2.423	2.7045
45	1.3007	1.6794	2.0141	2.412	2.6896
50	1.2987	1.6759	2.0086	2.403	2.6778
60	1.2959	1.6707	2.0003	2.390	2.6603
70	1.2938	1.6669	1.9945	2.381	2.6480
80	1.2922	1.6641	1.9901	2.374	2.6388
90	1.2910	1.6620	1.9867	2.368	2.6316
100	1.2901	1.6602	1.9840	2.364	2.6260
120	1.2887	1.6577	1.9799	2.358	2.6175
140	1.2876	1.6558	1.9771	2.353	2.6114
160	1.2869	1.6545	1.9749	2.350	2.6070
180	1.2863	1.6534	1.9733	2.347	2.6035
200	1.2858	1.6525	1.9719	2.345	2.6006
∞	1.282	1.645	1.96	2.326	2.576

표6 F분포의 퍼센타일

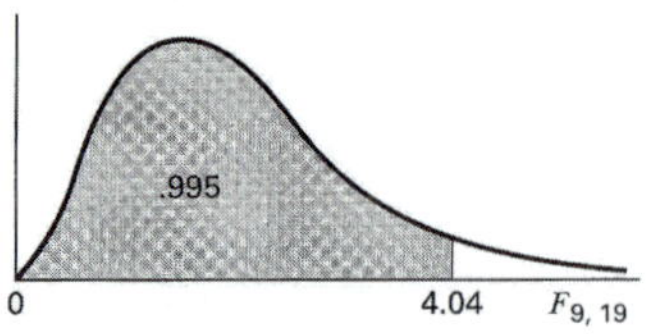

$p(F_{9,19} \le 4.04) = .995$

Denominator Degrees of Freedom	Numerator Degrees of Freedom								
	1	**2**	**3**	**4**	**5**	**6**	**7**	**8**	**9**
1	16211	20000	21615	22500	23056	23437	23715	23925	24091
2	198.5	199.0	199.2	199.2	199.3	199.3	199.4	199.4	199.4
3	55.55	49.80	47.47	46.19	45.39	44.84	44.43	44.13	43.88
4	31.33	26.28	24.26	23.15	22.46	21.97	21.62	21.35	21.14
5	22.78	18.31	16.53	15.56	14.94	14.51	14.20	13.96	13.77
6	18.63	14.54	12.92	12.03	11.46	11.07	10.79	10.57	10.39
7	16.24	12.40	10.88	10.05	9.52	9.16	8.89	8.68	8.51
8	14.69	11.04	9.60	8.81	8.30	7.95	7.69	7.50	7.34
9	13.61	10.11	8.72	7.96	7.47	7.13	6.88	6.69	6.54
10	12.83	9.43	8.08	7.34	6.87	6.54	6.30	6.12	5.97
11	12.23	8.91	7.60	6.88	6.42	6.10	5.86	5.68	5.54
12	11.75	8.51	7.23	6.52	6.07	5.76	5.52	5.35	5.20
13	11.37	8.19	6.93	6.23	5.79	5.48	5.25	5.08	4.94
14	11.06	7.92	6.68	6.00	5.56	5.26	5.03	4.86	4.72
15	10.80	7.70	6.48	5.80	5.37	5.07	4.85	4.67	4.54
16	10.58	7.51	6.30	5.64	5.21	4.91	4.69	4.52	4.38
17	10.38	7.35	6.16	5.50	5.07	4.78	4.56	4.39	4.25
18	10.22	7.21	6.03	5.37	4.96	4.66	4.44	4.28	4.14
19	10.07	7.09	5.92	5.27	4.85	4.56	4.34	4.18	4.04
20	9.94	6.99	5.82	5.17	4.76	4.47	4.26	4.09	3.96
21	9.83	6.89	5.73	5.09	4.68	4.39	4.18	4.01	3.88
22	9.73	6.81	5.65	5.02	4.61	4.32	4.11	3.94	3.81
23	9.63	6.73	5.58	4.95	4.54	4.26	4.05	3.88	3.75
24	9.55	6.66	5.52	4.89	4.49	4.20	3.99	3.83	3.69
25	9.48	6.60	5.46	4.84	4.43	4.15	3.94	3.78	3.64
26	9.41	6.54	5.41	4.79	4.38	4.10	3.89	3.73	3.60
27	9.34	6.49	5.36	4.74	4.34	4.06	3.85	3.69	3.56
28	9.28	6.44	5.32	4.70	4.30	4.02	3.81	3.65	3.52
29	9.23	6.40	5.28	4.66	4.26	3.98	3.77	3.61	3.48
30	9.18	6.35	5.24	4.62	4.23	3.95	3.74	3.58	3.45
40	8.83	6.07	4.98	4.37	3.99	3.71	3.51	3.35	3.22
60	8.49	5.79	4.73	4.14	3.76	3.49	3.29	3.13	3.01
120	8.18	5.54	4.50	3.92	3.55	3.28	3.09	2.93	2.81
∞	7.88	5.30	4.28	3.72	3.35	3.09	2.90	2.74	2.62

Table title: $F_{.995}$

표6 (계속)

Denominator Degrees of Freedom	Numerator Degrees of Freedom									
	10	12	15	20	24	30	40	60	120	∞
1	24224	24426	24630	24836	24940	25044	25148	25253	25359	25465
2	199.4	199.4	199.4	199.4	199.5	199.5	199.5	199.5	199.5	199.5
3	43.69	43.39	43.08	42.78	42.62	42.47	42.31	42.15	41.99	41.83
4	20.97	20.70	20.44	20.17	20.03	19.89	19.75	19.61	19.47	19.32
5	13.62	13.38	13.15	12.90	12.78	12.66	12.53	12.40	12.27	12.14
6	10.25	10.03	9.81	9.59	9.47	9.36	9.24	9.12	9.00	8.88
7	8.38	8.18	7.97	7.75	7.65	7.53	7.42	7.31	7.19	7.08
8	7.21	7.01	6.81	6.61	6.50	6.40	6.29	6.18	6.06	5.95
9	6.42	6.23	6.03	5.83	5.73	5.62	5.52	5.41	5.30	5.19
10	5.85	5.66	5.47	5.27	5.17	5.07	4.97	4.86	4.75	4.64
11	5.42	5.24	5.05	4.86	4.76	4.65	4.55	4.44	4.34	4.23
12	5.09	4.91	4.72	4.53	4.43	4.33	4.23	4.12	4.01	3.90
13	4.82	4.64	4.46	4.27	4.17	4.07	3.97	3.87	3.76	3.65
14	4.60	4.43	4.25	4.06	3.96	3.86	3.76	3.66	3.55	3.44
15	4.42	4.25	4.07	3.88	3.79	3.69	3.58	3.48	3.37	3.26
16	4.27	4.10	3.92	3.73	3.64	3.54	3.44	3.33	3.22	3.11
17	4.14	3.97	3.79	3.61	3.51	3.41	3.31	3.21	3.10	2.98
18	4.03	3.86	3.68	3.50	3.40	3.30	3.20	3.10	2.99	2.87
19	3.93	3.76	3.59	3.40	3.31	3.21	3.11	3.00	2.89	2.78
20	3.85	3.68	3.50	3.32	3.22	3.12	3.02	2.92	2.81	2.69
21	3.77	3.60	3.43	3.24	3.15	3.05	2.95	2.84	2.73	2.61
22	3.70	3.54	3.36	3.18	3.08	2.98	2.88	2.77	2.66	2.55
23	3.64	3.47	3.30	3.12	3.02	2.92	2.82	2.71	2.60	2.48
24	3.59	3.42	3.25	3.06	2.97	2.87	2.77	2.66	2.55	2.43
25	3.54	3.37	3.20	3.01	2.92	2.82	2.72	2.61	2.50	2.38
26	3.49	3.33	3.15	2.97	2.87	2.77	2.67	2.56	2.45	2.33
27	3.45	3.28	3.11	2.93	2.83	2.73	2.63	2.52	2.41	2.29
28	3.41	3.25	3.07	2.89	2.79	2.69	2.59	2.48	2.37	2.25
29	3.38	3.21	3.04	2.86	2.76	2.66	2.56	2.45	2.33	2.21
30	3.34	3.18	3.01	2.82	2.73	2.63	2.52	2.42	2.30	2.18
40	3.12	2.95	2.78	2.60	2.50	2.40	2.30	2.18	2.06	1.93
60	2.90	2.74	2.57	2.39	2.29	2.19	2.08	1.96	1.83	1.69
120	2.71	2.54	2.37	2.19	2.09	1.98	1.87	1.75	1.61	1.43
∞	2.52	2.36	2.19	2.00	1.90	1.79	1.67	1.53	1.36	1.00

표6 (계속)

$F_{.99}$

Denominator Degrees of Freedom	Numerator Degrees of Freedom								
	1	2	3	4	5	6	7	8	9
1	4052	4999.5	5403	5625	5764	5859	5928	5981	6022
2	98.50	99.00	99.17	99.25	99.30	99.33	99.36	99.37	99.39
3	34.12	30.82	29.46	28.71	28.24	27.91	27.67	27.49	27.35
4	21.20	18.00	16.69	15.98	15.52	15.21	14.98	14.80	14.66
5	16.26	13.27	12.06	11.39	10.97	10.67	10.46	10.29	10.16
6	13.75	10.92	9.78	9.15	8.75	8.47	8.26	8.10	7.98
7	12.25	9.55	8.45	7.85	7.46	7.19	6.99	6.84	6.72
8	11.26	8.65	7.59	7.01	6.63	6.37	6.18	6.03	5.91
9	10.56	8.02	6.99	6.42	6.06	5.80	5.61	5.47	5.35
10	10.04	7.56	6.55	5.99	5.64	5.39	5.20	5.06	4.94
11	9.65	7.21	6.22	5.67	5.32	5.07	4.89	4.74	4.63
12	9.33	6.93	5.95	5.41	5.06	4.82	4.64	4.50	4.39
13	9.07	6.70	5.74	5.21	4.86	4.62	4.44	4.30	4.19
14	8.86	6.51	5.56	5.04	4.69	4.46	4.28	4.14	4.03
15	8.68	6.36	5.42	4.89	4.56	4.32	4.14	4.00	3.89
16	8.53	6.23	5.29	4.77	4.44	4.20	4.03	3.89	3.78
17	8.40	6.11	5.18	4.67	4.34	4.10	3.93	3.79	3.68
18	8.29	6.01	5.09	4.58	4.25	4.01	3.84	3.71	3.60
19	8.18	5.93	5.01	4.50	4.17	3.94	3.77	3.63	3.52
20	8.10	5.85	4.94	4.43	4.10	3.87	3.70	3.56	3.46
21	8.02	5.78	4.87	4.37	4.04	3.81	3.64	3.51	3.40
22	7.95	5.72	4.82	4.31	3.99	3.76	3.59	3.45	3.35
23	7.88	5.66	4.76	4.26	3.94	3.71	3.54	3.41	3.30
24	7.82	5.61	4.72	4.22	3.90	3.67	3.50	3.36	3.26
25	7.77	5.57	4.68	4.18	3.85	3.63	3.46	3.32	3.22
26	7.72	5.53	4.64	4.14	3.82	3.59	3.42	3.29	3.18
27	7.68	5.49	4.60	4.11	3.78	3.56	3.39	3.26	3.15
28	7.64	5.45	4.57	4.07	3.75	3.53	3.36	3.23	3.12
29	7.60	5.42	4.54	4.04	3.73	3.50	3.33	3.20	3.09
30	7.56	5.39	4.51	4.02	3.70	3.47	3.30	3.17	3.07
40	7.31	5.18	4.31	3.83	3.51	3.29	3.12	2.99	2.89
60	7.08	4.98	4.13	3.65	3.34	3.12	2.95	2.82	2.72
120	6.85	4.79	3.95	3.48	3.17	2.96	2.79	2.66	2.56
∞	6.63	4.61	3.78	3.32	3.02	2.80	2.64	2.51	2.41

표6 (계속)

Denominator Degrees of Freedom	Numerator Degrees of Freedom									
	10	12	15	20	24	30	40	60	120	∞
1	6056	6106	6157	6209	6235	6261	6287	6313	6339	6366
2	99.40	99.42	99.43	99.45	99.46	99.47	99.47	99.48	99.49	99.50
3	27.23	27.05	26.87	26.69	26.60	26.50	26.41	26.32	26.22	26.13
4	14.55	14.37	14.20	14.02	13.93	13.84	13.75	13.65	13.56	13.46
5	10.05	9.89	9.72	9.55	9.47	9.38	9.29	9.20	9.11	9.02
6	7.87	7.72	7.56	7.40	7.31	7.23	7.14	7.06	6.97	6.88
7	6.62	6.47	6.31	6.16	6.07	5.99	5.91	5.82	5.74	5.65
8	5.81	5.67	5.52	5.36	5.28	5.20	5.12	5.03	4.95	4.86
9	5.26	5.11	4.96	4.81	4.73	4.65	4.57	4.48	4.40	4.31
10	4.85	4.71	4.56	4.41	4.33	4.25	4.17	4.08	4.00	3.91
11	4.54	4.40	4.25	4.10	4.02	3.94	3.86	3.78	3.69	3.60
12	4.30	4.16	4.01	3.86	3.78	3.70	3.62	3.54	3.45	3.36
13	4.10	3.96	3.82	3.66	3.59	3.51	3.43	3.34	3.25	3.17
14	3.94	3.80	3.66	3.51	3.43	3.35	3.27	3.18	3.09	3.00
15	3.80	3.67	3.52	3.37	3.29	3.21	3.13	3.05	2.96	2.87
16	3.69	3.55	3.41	3.26	3.18	3.10	3.02	2.93	2.84	2.75
17	3.59	3.46	3.31	3.16	3.08	3.00	2.92	2.83	2.75	2.65
18	3.51	3.37	3.23	3.08	3.00	2.92	2.84	2.75	2.66	2.57
19	3.43	3.30	3.15	3.00	2.92	2.84	2.76	2.67	2.58	2.49
20	3.37	3.23	3.09	2.94	2.86	2.78	2.69	2.61	2.52	2.42
21	3.31	3.17	3.03	2.88	2.80	2.72	2.64	2.55	2.46	2.36
22	3.26	3.12	2.98	2.83	2.75	2.67	2.58	2.50	2.40	2.31
23	3.21	3.07	2.93	2.78	2.70	2.62	2.54	2.45	2.35	2.26
24	3.17	3.03	2.89	2.74	2.66	2.58	2.49	2.40	2.31	2.21
25	3.13	2.99	2.85	2.70	2.62	2.54	2.45	2.36	2.27	2.17
26	3.09	2.96	2.81	2.66	2.58	2.50	2.42	2.33	2.23	2.13
27	3.06	2.93	2.78	2.63	2.55	2.47	2.38	2.29	2.20	2.10
28	3.03	2.90	2.75	2.60	2.52	2.44	2.35	2.26	2.17	2.06
29	3.00	2.87	2.73	2.57	2.49	2.41	2.33	2.23	2.14	2.03
30	2.98	2.84	2.70	2.55	2.47	2.39	2.30	2.21	2.11	2.01
40	2.80	2.66	2.52	2.37	2.29	2.20	2.11	2.02	1.92	1.80
60	2.63	2.50	2.35	2.20	2.12	2.03	1.94	1.84	1.73	1.60
120	2.47	2.34	2.19	2.03	1.95	1.86	1.76	1.66	1.53	1.38
∞	2.32	2.18	2.04	1.88	1.79	1.70	1.59	1.47	1.32	1.00

표6 (계속)

$F_{.975}$

Denominator Degrees of Freedom	Numerator Degrees of Freedom								
	1	2	3	4	5	6	7	8	9
1	647.8	799.5	864.2	899.6	921.8	937.1	948.2	956.7	963.3
2	38.51	39.00	39.17	39.25	39.30	39.33	39.36	39.37	39.39
3	17.44	16.04	15.44	15.10	14.88	14.73	14.62	14.54	14.47
4	12.22	10.65	9.98	9.60	9.36	9.20	9.07	8.98	8.90
5	10.01	8.43	7.76	7.39	7.15	6.98	6.85	6.76	6.68
6	8.81	7.26	6.60	6.23	5.99	5.82	5.70	5.60	5.52
7	8.07	6.54	5.89	5.52	5.29	5.12	4.99	4.90	4.82
8	7.57	6.06	5.42	5.05	4.82	4.65	4.53	4.43	4.36
9	7.21	5.71	5.08	4.72	4.48	4.32	4.20	4.10	4.03
10	6.94	5.46	4.83	4.47	4.24	4.07	3.95	3.85	3.78
11	6.72	5.26	4.63	4.28	4.04	3.88	3.76	3.66	3.59
12	6.55	5.10	4.47	4.12	3.89	3.73	3.61	3.51	3.44
13	6.41	4.97	4.35	4.00	3.77	3.60	3.48	3.39	3.31
14	6.30	4.86	4.24	3.89	3.66	3.50	3.38	3.29	3.21
15	6.20	4.77	4.15	3.80	3.58	3.41	3.29	3.20	3.12
16	6.12	4.69	4.08	3.73	3.50	3.34	3.22	3.12	3.05
17	6.04	4.62	4.01	3.66	3.44	3.28	3.16	3.06	2.98
18	5.98	4.56	3.95	3.61	3.38	3.22	3.10	3.01	2.93
19	5.92	4.51	3.90	3.56	3.33	3.17	3.05	2.96	2.88
20	5.87	4.46	3.86	3.51	3.29	3.13	3.01	2.91	2.84
21	5.83	4.42	3.82	3.48	3.25	3.09	2.97	2.87	2.80
22	5.79	4.38	3.78	3.44	3.22	3.05	2.93	2.84	2.76
23	5.75	4.35	3.75	3.41	3.18	3.02	2.90	2.81	2.73
24	5.72	4.32	3.72	3.38	3.15	2.99	2.87	2.78	2.70
25	5.69	4.29	3.69	3.35	3.13	2.97	2.85	2.75	2.68
26	5.66	4.27	3.67	3.33	3.10	2.94	2.82	2.73	2.65
27	5.63	4.24	3.65	3.31	3.08	2.92	2.80	2.71	2.63
28	5.61	4.22	3.63	3.29	3.06	2.90	2.78	2.69	2.61
29	5.59	4.20	3.61	3.27	3.04	2.88	2.76	2.67	2.59
30	5.57	4.18	3.59	3.25	3.03	2.87	2.75	2.65	2.57
40	5.42	4.05	3.46	3.13	2.90	2.74	2.62	2.53	2.45
60	5.29	3.93	3.34	3.01	2.79	2.63	2.51	2.41	2.33
120	5.15	3.80	3.23	2.89	2.67	2.52	2.39	2.30	2.22
∞	5.02	3.69	3.12	2.79	2.57	2.41	2.29	2.19	2.11

표6 (계속)

Denominator Degrees of Freedom	Numerator Degrees of Freedom									
	10	12	15	20	24	30	40	60	120	∞
1	968.6	976.7	984.9	993.1	997.2	1001	1006	1010	1014	1018
2	39.40	39.41	39.43	39.45	39.46	39.46	39.47	39.48	39.49	39.50
3	14.42	14.34	14.25	14.17	14.12	14.08	14.04	13.99	13.95	13.90
4	8.84	8.75	8.66	8.56	8.51	8.46	8.41	8.36	8.31	8.26
5	6.62	6.52	6.43	6.33	6.28	6.23	6.18	6.12	6.07	6.02
6	5.46	5.37	5.27	5.17	5.12	5.07	5.01	4.96	4.90	4.85
7	4.76	4.67	4.57	4.47	4.42	4.36	4.31	4.25	4.20	4.14
8	4.30	4.20	4.10	4.00	3.95	3.89	3.84	3.78	3.73	3.67
9	3.96	3.87	3.77	3.67	3.61	3.56	3.51	3.45	3.39	3.33
10	3.72	3.62	3.52	3.42	3.37	3.31	3.26	3.20	3.14	3.08
11	3.53	3.43	3.33	3.23	3.17	3.12	3.06	3.00	2.94	2.88
12	3.37	3.28	3.18	3.07	3.02	2.96	2.91	2.85	2.79	2.72
13	3.25	3.15	3.05	2.95	2.89	2.84	2.78	2.72	2.66	2.60
14	3.15	3.05	2.95	2.84	2.79	2.73	2.67	2.61	2.55	2.49
15	3.06	2.96	2.86	2.76	2.70	2.64	2.59	2.52	2.46	2.40
16	2.99	2.89	2.79	2.68	2.63	2.57	2.51	2.45	2.38	2.32
17	2.92	2.82	2.72	2.62	2.56	2.50	2.44	2.38	2.32	2.25
18	2.87	2.77	2.67	2.56	2.50	2.44	2.38	2.32	2.26	2.19
19	2.82	2.72	2.62	2.51	2.45	2.39	2.33	2.27	2.20	2.13
20	2.77	2.68	2.57	2.46	2.41	2.35	2.29	2.22	2.16	2.09
21	2.73	2.64	2.53	2.42	2.37	2.31	2.25	2.18	2.11	2.04
22	2.70	2.60	2.50	2.39	2.33	2.27	2.21	2.14	2.08	2.00
23	2.67	2.57	2.47	2.36	2.30	2.24	2.18	2.11	2.04	1.97
24	2.64	2.54	2.44	2.33	2.27	2.21	2.15	2.08	2.01	1.94
25	2.61	2.51	2.41	2.30	2.24	2.18	2.12	2.05	1.98	1.91
26	2.59	2.49	2.39	2.28	2.22	2.16	2.09	2.03	1.95	1.88
27	2.57	2.47	2.36	2.25	2.19	2.13	2.07	2.00	1.93	1.85
28	2.55	2.45	2.34	2.23	2.17	2.11	2.05	1.98	1.91	1.83
29	2.53	2.43	2.32	2.21	2.15	2.09	2.03	1.96	1.89	1.81
30	2.51	2.41	2.31	2.20	2.14	2.07	2.01	1.94	1.87	1.79
40	2.39	2.29	2.18	2.07	2.01	1.94	1.88	1.80	1.72	1.64
60	2.27	2.17	2.06	1.94	1.88	1.82	1.74	1.67	1.58	1.48
120	2.16	2.05	1.94	1.82	1.76	1.69	1.61	1.53	1.43	1.31
∞	2.05	1.94	1.83	1.71	1.64	1.57	1.48	1.39	1.27	1.00

표6 (계속)

$F_{.95}$

Denominator Degrees of Freedom	Numerator Degrees of Freedom								
	1	2	3	4	5	6	7	8	9
1	161.4	199.5	215.7	224.6	230.2	234.0	236.8	238.9	240.5
2	18.51	19.00	19.16	19.25	19.30	19.33	19.35	19.37	19.38
3	10.13	9.55	9.28	9.12	9.01	8.94	8.89	8.85	8.81
4	7.71	6.94	6.59	6.39	6.26	6.16	6.09	6.04	6.00
5	6.61	5.79	5.41	5.19	5.05	4.95	4.88	4.82	4.77
6	5.99	5.14	4.76	4.53	4.39	4.28	4.21	4.15	4.10
7	5.59	4.74	4.35	4.12	3.97	3.87	3.79	3.73	3.68
8	5.32	4.46	4.07	3.84	3.69	3.58	3.50	3.44	3.39
9	5.12	4.26	3.86	3.63	3.48	3.37	3.29	3.23	3.18
10	4.96	4.10	3.71	3.48	3.33	3.22	3.14	3.07	3.02
11	4.84	3.98	3.59	3.36	3.20	3.09	3.01	2.95	2.90
12	4.75	3.89	3.49	3.26	3.11	3.00	2.91	2.85	2.80
13	4.67	3.81	3.41	3.18	3.03	2.92	2.83	2.77	2.71
14	4.60	3.74	3.34	3.11	2.96	2.85	2.76	2.70	2.65
15	4.54	3.68	3.29	3.06	2.90	2.79	2.71	2.64	2.59
16	4.49	3.63	3.24	3.01	2.85	2.74	2.66	2.59	2.54
17	4.45	3.59	3.20	2.96	2.81	2.70	2.61	2.55	2.49
18	4.41	3.55	3.16	2.93	2.77	2.66	2.58	2.51	2.46
19	4.38	3.52	3.13	2.90	2.74	2.63	2.54	2.48	2.42
20	4.35	3.49	3.10	2.87	2.71	2.60	2.51	2.45	2.39
21	4.32	3.47	3.07	2.84	2.68	2.57	2.49	2.42	2.37
22	4.30	3.44	3.05	2.82	2.66	2.55	2.46	2.40	2.34
23	4.28	3.42	3.03	2.80	2.64	2.53	2.44	2.37	2.32
24	4.26	3.40	3.01	2.78	2.62	2.51	2.42	2.36	2.30
25	4.24	3.39	2.99	2.76	2.60	2.49	2.40	2.34	2.28
26	4.23	3.37	2.98	2.74	2.59	2.47	2.39	2.32	2.27
27	4.21	3.35	2.96	2.73	2.57	2.46	2.37	2.31	2.25
28	4.20	3.34	2.95	2.71	2.56	2.45	2.36	2.29	2.24
29	4.18	3.33	2.93	2.70	2.55	2.43	2.35	2.28	2.22
30	4.17	3.32	2.92	2.69	2.53	2.42	2.33	2.27	2.21
40	4.08	3.23	2.84	2.61	2.45	2.34	2.25	2.18	2.12
60	4.00	3.15	2.76	2.53	2.37	2.25	2.17	2.10	2.04
120	3.92	3.07	2.68	2.45	2.29	2.17	2.09	2.02	1.96
∞	3.84	3.00	2.60	2.37	2.21	2.10	2.01	1.94	1.88

표6 (계속)

Denominator Degrees of Freedom	Numerator Degrees of Freedom									
	10	12	15	20	24	30	40	60	120	∞
1	241.9	243.9	245.9	248.0	249.1	250.1	251.1	252.2	253.3	254.3
2	19.40	19.41	19.43	19.45	19.45	19.46	19.47	19.48	19.49	19.50
3	8.79	8.74	8.70	8.66	8.64	8.62	8.59	8.57	8.55	8.53
4	5.96	5.91	5.86	5.80	5.77	5.75	5.72	5.69	5.66	5.63
5	4.74	4.68	4.62	4.56	4.53	4.50	4.46	4.43	4.40	4.36
6	4.06	4.00	3.94	3.87	3.84	3.81	3.77	3.74	3.70	3.67
7	3.64	3.57	3.51	3.44	3.41	3.38	3.34	3.30	3.27	3.23
8	3.35	3.28	3.22	3.15	3.12	3.08	3.04	3.01	2.97	2.93
9	3.14	3.07	3.01	2.94	2.90	2.86	2.83	2.79	2.75	2.71
10	2.98	2.91	2.85	2.77	2.74	2.70	2.66	2.62	2.58	2.54
11	2.85	2.79	2.72	2.65	2.61	2.57	2.53	2.49	2.45	2.40
12	2.75	2.69	2.62	2.54	2.51	2.47	2.43	2.38	2.34	2.30
13	2.67	2.60	2.53	2.46	2.42	2.38	2.34	2.30	2.25	2.21
14	2.60	2.53	2.46	2.39	2.35	2.31	2.27	2.22	2.18	2.13
15	2.54	2.48	2.40	2.33	2.29	2.25	2.20	2.16	2.11	2.07
16	2.49	2.42	2.35	2.28	2.24	2.19	2.15	2.11	2.06	2.01
17	2.45	2.38	2.31	2.23	2.19	2.15	2.10	2.06	2.01	1.96
18	2.41	2.34	2.27	2.19	2.15	2.11	2.06	2.02	1.97	1.92
19	2.38	2.31	2.23	2.16	2.11	2.07	2.03	1.98	1.93	1.88
20	2.35	2.28	2.20	2.12	2.08	2.04	1.99	1.95	1.90	1.84
21	2.32	2.25	2.18	2.10	2.05	2.01	1.96	1.92	1.87	1.81
22	2.30	2.23	2.15	2.07	2.03	1.98	1.94	1.89	1.84	1.78
23	2.27	2.20	2.13	2.05	2.01	1.96	1.91	1.86	1.81	1.76
24	2.25	2.18	2.11	2.03	1.98	1.94	1.89	1.84	1.79	1.73
25	2.24	2.16	2.09	2.01	1.96	1.92	1.87	1.82	1.77	1.71
26	2.22	2.15	2.07	1.99	1.95	1.90	1.85	1.80	1.75	1.69
27	2.20	2.13	2.06	1.97	1.93	1.88	1.84	1.79	1.73	1.67
28	2.19	2.12	2.04	1.96	1.91	1.87	1.82	1.77	1.71	1.65
29	2.18	2.10	2.03	1.94	1.90	1.85	1.81	1.75	1.70	1.64
30	2.16	2.09	2.01	1.93	1.89	1.84	1.79	1.74	1.68	1.62
40	2.08	2.00	1.92	1.84	1.79	1.74	1.69	1.64	1.58	1.51
60	1.99	1.92	1.84	1.75	1.70	1.65	1.59	1.53	1.47	1.39
120	1.91	1.83	1.75	1.66	1.61	1.55	1.50	1.43	1.35	1.25
∞	1.83	1.75	1.67	1.57	1.52	1.46	1.39	1.32	1.22	1.00

표6 (계속)

$F_{.90}$

Denominator Degrees of Freedom	Numerator Degrees of Freedom 1	2	3	4	5	6	7	8	9
1	39.86	49.50	53.59	55.83	57.24	58.20	58.91	59.44	59.86
2	8.53	9.00	9.16	9.24	9.29	9.33	9.35	9.37	9.38
3	5.54	5.46	5.39	5.34	5.31	5.28	5.27	5.25	5.24
4	4.54	4.32	4.19	4.11	4.05	4.01	3.98	3.95	3.94
5	4.06	3.78	3.62	3.52	3.45	3.40	3.37	3.34	3.32
6	3.78	3.46	3.29	3.18	3.11	3.05	3.01	2.98	2.96
7	3.59	3.26	3.07	2.96	2.88	2.83	2.78	2.75	2.72
8	3.46	3.11	2.92	2.81	2.73	2.67	2.62	2.59	2.56
9	3.36	3.01	2.81	2.69	2.61	2.55	2.51	2.47	2.44
10	3.29	2.92	2.73	2.61	2.52	2.46	2.41	2.38	2.35
11	3.23	2.86	2.66	2.54	2.45	2.39	2.34	2.30	2.27
12	3.18	2.81	2.61	2.48	2.39	2.33	2.28	2.24	2.21
13	3.14	2.76	2.56	2.43	2.35	2.28	2.23	2.20	2.16
14	3.10	2.73	2.52	2.39	2.31	2.24	2.19	2.15	2.12
15	3.07	2.70	2.49	2.36	2.27	2.21	2.16	2.12	2.09
16	3.05	2.67	2.46	2.33	2.24	2.18	2.13	2.09	2.06
17	3.03	2.64	2.44	2.31	2.22	2.15	2.10	2.06	2.03
18	3.01	2.62	2.42	2.29	2.20	2.13	2.08	2.04	2.00
19	2.99	2.61	2.40	2.27	2.18	2.11	2.06	2.02	1.98
20	2.97	2.59	2.38	2.25	2.16	2.09	2.04	2.00	1.96
21	2.96	2.57	2.36	2.23	2.14	2.08	2.02	1.98	1.95
22	2.95	2.56	2.35	2.22	2.13	2.06	2.01	1.97	1.93
23	2.94	2.55	2.34	2.21	2.11	2.05	1.99	1.95	1.92
24	2.93	2.54	2.33	2.19	2.10	2.04	1.98	1.94	1.91
25	2.92	2.53	2.32	2.18	2.09	2.02	1.97	1.93	1.89
26	2.91	2.52	2.31	2.17	2.08	2.01	1.96	1.92	1.88
27	2.90	2.51	2.30	2.17	2.07	2.00	1.95	1.91	1.87
28	2.89	2.50	2.29	2.16	2.06	2.00	1.94	1.90	1.87
29	2.89	2.50	2.28	2.15	2.06	1.99	1.93	1.89	1.86
30	2.88	2.49	2.28	2.14	2.05	1.98	1.93	1.88	1.85
40	2.84	2.44	2.23	2.09	2.00	1.93	1.87	1.83	1.79
60	2.79	2.39	2.18	2.04	1.95	1.87	1.82	1.77	1.74
120	2.75	2.35	2.13	1.99	1.90	1.82	1.77	1.72	1.68
∞	2.71	2.30	2.08	1.94	1.85	1.77	1.72	1.67	1.63

표6 (계속)

Denominator Degrees of Freedom	Numerator Degrees of Freedom									
	10	12	15	20	24	30	40	60	120	∞
1	60.19	60.71	61.22	61.74	62.00	62.26	62.53	62.79	63.06	63.33
2	9.39	9.41	9.42	9.44	9.45	9.46	9.47	9.47	9.48	9.49
3	5.23	5.22	5.20	5.18	5.18	5.17	5.16	5.15	5.14	5.13
4	3.92	3.90	3.87	3.84	3.83	3.82	3.80	3.79	3.78	3.76
5	3.30	3.27	3.24	3.21	3.19	3.17	3.16	3.14	3.12	3.10
6	2.94	2.90	2.87	2.84	2.82	2.80	2.78	2.76	2.74	2.72
7	2.70	2.67	2.63	2.59	2.58	2.56	2.54	2.51	2.49	2.47
8	2.54	2.50	2.46	2.42	2.40	2.38	2.36	2.34	2.32	2.29
9	2.42	2.38	2.34	2.30	2.28	2.25	2.23	2.21	2.18	2.16
10	2.32	2.28	2.24	2.20	2.18	2.16	2.13	2.11	2.08	2.06
11	2.25	2.21	2.17	2.12	2.10	2.08	2.05	2.03	2.00	1.97
12	2.19	2.15	2.10	2.06	2.04	2.01	1.99	1.96	1.93	1.90
13	2.14	2.10	2.05	2.01	1.98	1.96	1.93	1.90	1.88	1.85
14	2.10	2.05	2.01	1.96	1.94	1.91	1.89	1.86	1.83	1.80
15	2.06	2.02	1.97	1.92	1.90	1.87	1.85	1.82	1.79	1.76
16	2.03	1.99	1.94	1.89	1.87	1.84	1.81	1.78	1.75	1.72
17	2.00	1.96	1.91	1.86	1.84	1.81	1.78	1.75	1.72	1.69
18	1.98	1.93	1.89	1.84	1.81	1.78	1.75	1.72	1.69	1.66
19	1.96	1.91	1.86	1.81	1.79	1.76	1.73	1.70	1.67	1.63
20	1.94	1.89	1.84	1.79	1.77	1.74	1.71	1.68	1.64	1.61
21	1.92	1.87	1.83	1.78	1.75	1.72	1.69	1.66	1.62	1.59
22	1.90	1.86	1.81	1.76	1.73	1.70	1.67	1.64	1.60	1.57
23	1.89	1.84	1.80	1.74	1.72	1.69	1.66	1.62	1.59	1.55
24	1.88	1.83	1.78	1.73	1.70	1.67	1.64	1.61	1.57	1.53
25	1.87	1.82	1.77	1.72	1.69	1.66	1.63	1.59	1.56	1.52
26	1.86	1.81	1.76	1.71	1.68	1.65	1.61	1.58	1.54	1.50
27	1.85	1.80	1.75	1.70	1.67	1.64	1.60	1.57	1.53	1.49
28	1.84	1.79	1.74	1.69	1.66	1.63	1.59	1.56	1.52	1.48
29	1.83	1.78	1.73	1.68	1.65	1.62	1.58	1.55	1.51	1.47
30	1.82	1.77	1.72	1.67	1.64	1.61	1.57	1.54	1.50	1.46
40	1.76	1.71	1.66	1.61	1.57	1.54	1.51	1.47	1.42	1.38
60	1.71	1.66	1.60	1.54	1.51	1.48	1.44	1.40	1.35	1.29
120	1.65	1.60	1.55	1.48	1.45	1.41	1.37	1.32	1.26	1.19
∞	1.60	1.55	1.49	1.42	1.38	1.34	1.30	1.24	1.17	1.00

표7 카이제곱 분포의 퍼센타일

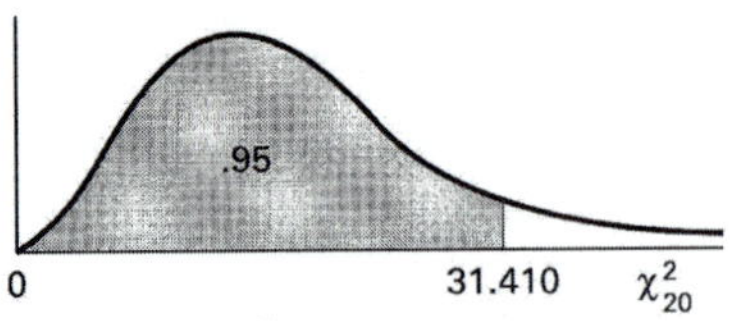

$p(\chi^2_{20} \le 31.410) = .95$

d.f.	$\chi^2_{.005}$	$\chi^2_{.025}$	$\chi^2_{.05}$	$\chi^2_{.90}$	$\chi^2_{.95}$	$\chi^2_{.975}$	$\chi^2_{.99}$	$\chi^2_{.995}$
1	.0000393	.000982	.00393	2.706	3.841	5.024	6.635	7.879
2	.0100	.0506	.103	4.605	5.991	7.378	9.210	10.597
3	.0717	.216	.352	6.251	7.815	9.348	11.345	12.838
4	.207	.484	.711	7.779	9.488	11.143	13.277	14.860
5	.412	.831	1.145	9.236	11.070	12.832	15.086	16.750
6	.676	1.237	1.635	10.645	12.592	14.449	16.812	18.548
7	.989	1.690	2.167	12.017	14.067	16.013	18.475	20.278
8	1.344	2.180	2.733	13.362	15.507	17.535	20.090	21.955
9	1.735	2.700	3.325	14.684	16.919	19.023	21.666	23.589
10	2.156	3.247	3.940	15.987	18.307	20.483	23.209	25.188
11	2.603	3.816	4.575	17.275	19.675	21.920	24.725	26.757
12	3.074	4.404	5.226	18.549	21.026	23.336	26.217	28.300
13	3.565	5.009	5.892	19.812	22.362	24.736	27.688	29.819
14	4.075	5.629	6.571	21.064	23.685	26.119	29.141	31.319
15	4.601	6.262	7.261	22.307	24.996	27.488	30.578	32.801
16	5.142	6.908	7.962	23.542	26.296	28.845	32.000	34.267
17	5.697	7.564	8.672	24.769	27.587	30.191	33.409	35.718
18	6.265	8.231	9.390	25.989	28.869	31.526	34.805	37.156
19	6.844	8.907	10.117	27.204	30.144	32.852	36.191	38.582
20	7.434	9.591	10.851	28.412	31.410	34.170	37.566	39.997
21	8.034	10.283	11.591	29.615	32.671	35.479	38.932	41.401
22	8.643	10.982	12.338	30.813	33.924	36.781	40.289	42.796
23	9.260	11.688	13.091	32.007	35.172	38.076	41.638	44.181
24	9.886	12.401	13.848	33.196	36.415	39.364	42.980	45.558
25	10.520	13.120	14.611	34.382	37.652	40.646	44.314	46.928
26	11.160	13.844	15.379	35.563	38.885	41.923	45.642	48.290
27	11.808	14.573	16.151	36.741	40.113	43.194	46.963	49.645
28	12.461	15.308	16.928	37.916	41.337	44.461	48.278	50.993
29	13.121	16.047	17.708	39.087	42.557	45.722	49.588	52.336
30	13.787	16.791	18.493	40.256	43.773	46.979	50.892	53.672
35	17.192	20.569	22.465	46.059	49.802	53.203	57.342	60.275
40	20.707	24.433	26.509	51.805	55.758	59.342	63.691	66.766
45	24.311	28.366	30.612	57.505	61.656	65.410	69.957	73.166
50	27.991	32.357	34.764	63.167	67.505	71.420	76.154	79.490
60	35.535	40.482	43.188	74.397	79.082	83.298	88.379	91.952
70	43.275	48.758	51.739	85.527	90.531	95.023	100.425	104.215
80	51.172	57.153	60.391	96.578	101.879	106.629	112.329	116.321
90	59.196	65.647	69.126	107.565	113.145	118.136	124.116	128.299
100	67.328	74.222	77.929	118.498	124.342	129.561	135.807	140.169

표8 Percentage Points of the Studentized Range for 2 Through 20 Treatments Upper 5% Points

Error df	2	3	4	5	6	7	8	9	10
1	17.97	26.98	32.82	37.08	40.41	43.12	45.40	47.36	49.07
2	6.08	8.33	9.80	10.88	11.74	12.44	13.03	13.54	13.99
3	4.50	5.91	6.82	7.50	8.04	8.48	8.85	9.18	9.46
4	3.93	5.04	5.76	6.29	6.71	7.05	7.35	7.60	7.83
5	3.64	4.60	5.22	5.67	6.03	6.33	6.58	6.80	6.99
6	3.46	4.34	4.90	5.30	5.63	5.90	6.12	6.32	6.49
7	3.34	4.16	4.68	5.06	5.36	5.61	5.82	6.00	6.16
8	3.26	4.04	4.53	4.89	5.17	5.40	5.60	5.77	5.92
9	3.20	3.95	4.41	4.76	5.02	5.24	5.43	5.59	5.74
10	3.15	3.88	4.33	4.65	4.91	5.12	5.30	5.46	5.60
11	3.11	3.82	4.26	4.57	4.82	5.03	5.20	5.35	5.49
12	3.08	3.77	4.20	4.51	4.75	4.95	5.12	5.27	5.39
13	3.06	3.73	4.15	4.45	4.69	4.88	5.05	5.19	5.32
14	3.03	3.70	4.11	4.41	4.64	4.83	4.99	5.13	5.25
15	3.01	3.67	4.08	4.37	4.59	4.78	4.94	5.08	5.20
16	3.00	3.65	4.05	4.33	4.56	4.74	4.90	5.03	5.15
17	2.98	3.63	4.02	4.30	4.52	4.70	4.86	4.99	5.11
18	2.97	3.61	4.00	4.28	4.49	4.67	4.82	4.96	5.07
19	2.96	3.59	3.98	4.25	4.47	4.65	4.79	4.92	5.04
20	2.95	3.58	3.96	4.23	4.45	4.62	4.77	4.90	5.01
24	2.92	3.53	3.90	4.17	4.37	4.54	4.68	4.81	4.92
30	2.89	3.49	3.85	4.10	4.30	4.46	4.60	4.72	4.82
40	2.86	3.44	3.79	4.04	4.23	4.39	4.52	4.63	4.73
60	2.83	3.40	3.74	3.98	4.16	4.31	4.44	4.55	4.65
120	2.80	3.36	3.68	3.92	4.10	4.24	4.36	4.47	4.56
∞	2.77	3.31	3.63	3.86	4.03	4.17	4.29	4.39	4.47

Error df	11	12	13	14	15	16	17	18	19	20
1	50.59	51.96	53.20	54.33	55.36	56.32	57.22	58.04	58.83	59.56
2	14.39	14.75	15.08	15.38	15.65	15.91	16.14	16.37	16.57	16.77
3	9.72	9.95	10.15	10.35	10.52	10.69	10.84	10.98	11.11	11.24
4	8.03	8.21	8.37	8.52	8.66	8.79	8.91	9.03	9.13	9.23
5	7.17	7.32	7.47	7.60	7.72	7.83	7.93	8.03	8.12	8.21
6	6.65	6.79	6.92	7.03	7.14	7.24	7.34	7.43	7.51	7.59
7	6.30	6.43	6.55	6.66	6.76	6.85	6.94	7.02	7.10	7.17
8	6.05	6.18	6.29	6.39	6.48	6.57	6.65	6.73	6.80	6.87
9	5.87	5.98	6.09	6.19	6.28	6.36	6.44	6.51	6.58	6.64
10	5.72	5.83	5.93	6.03	6.11	6.19	6.27	6.34	6.40	6.47
11	5.61	5.71	5.81	5.90	5.98	6.06	6.13	6.20	6.27	6.33
12	5.51	5.61	5.71	5.80	5.88	5.95	6.02	6.09	6.15	6.21
13	5.43	5.53	5.63	5.71	5.79	5.86	5.93	5.99	6.05	6.11
14	5.36	5.46	5.55	5.64	5.71	5.79	5.85	5.91	5.97	6.03
15	5.31	5.40	5.49	5.57	5.65	5.72	5.78	5.85	5.90	5.96

표8 (계속)

Error df	11	12	13	14	15	16	17	18	19	20
16	5.26	5.35	5.44	5.52	5.59	5.66	5.73	5.79	5.84	5.90
17	5.21	5.31	5.39	5.47	5.54	5.61	5.67	5.73	5.79	5.84
18	5.17	5.27	5.35	5.43	5.50	5.57	5.63	5.69	5.74	5.79
19	5.14	5.23	5.31	5.39	5.46	5.53	5.59	5.65	5.70	5.75
20	5.11	5.20	5.28	5.36	5.43	5.49	5.55	5.61	5.66	5.71
24	5.01	5.10	5.18	5.25	5.32	5.38	5.44	5.49	5.55	5.59
30	4.92	5.00	5.08	5.15	5.21	5.27	5.33	5.38	5.43	5.47
40	4.82	4.90	4.98	5.04	5.11	5.16	5.22	5.27	5.31	5.36
60	4.73	4.81	4.88	4.94	5.00	5.06	5.11	5.15	5.20	5.24
120	4.64	4.71	4.78	4.84	4.90	4.95	5.00	5.04	5.09	5.13
∞	4.55	4.62	4.68	4.74	4.80	4.85	4.89	4.93	4.97	5.01

Upper 1% Points

Error df	2	3	4	5	6	7	8	9	10
1	90.03	135.0	164.3	185.6	202.2	215.8	227.2	237.0	245.6
2	14.04	19.02	22.29	24.72	26.63	28.20	29.53	30.68	31.69
3	8.26	10.62	12.17	13.33	14.24	15.00	15.64	16.20	16.69
4	6.51	8.12	9.17	9.96	10.58	11.10	11.55	11.93	12.27
5	5.70	6.98	7.80	8.42	8.91	9.32	9.67	9.97	10.24
6	5.24	6.33	7.03	7.56	7.97	8.32	8.61	8.87	9.10
7	4.95	5.92	6.54	7.01	7.37	7.68	7.94	8.17	8.37
8	4.75	5.64	6.20	6.62	6.96	7.24	7.47	7.68	7.86
9	4.60	5.43	5.96	6.35	6.66	6.91	7.13	7.33	7.49
10	4.48	5.27	5.77	6.14	6.43	6.67	6.87	7.05	7.21
11	4.39	5.15	5.62	5.97	6.25	6.48	6.67	6.84	6.99
12	4.32	5.05	5.50	5.84	6.10	6.32	6.51	6.67	6.81
13	4.26	4.96	5.40	5.73	5.98	6.19	6.37	6.53	6.67
14	4.21	4.89	5.32	5.63	5.88	6.08	6.26	6.41	6.54
15	4.17	4.84	5.25	5.56	5.80	5.99	6.16	6.31	6.44
16	4.13	4.79	5.19	5.49	5.72	5.92	6.08	6.22	6.35
17	4.10	4.74	5.14	5.43	5.66	5.85	6.01	6.15	6.27
18	4.07	4.70	5.09	5.38	5.60	5.79	5.94	6.08	6.20
19	4.05	4.67	5.05	5.33	5.55	5.73	5.89	6.02	6.14
20	4.02	4.64	5.02	5.29	5.51	5.69	5.84	5.97	6.09
24	3.96	4.55	4.91	5.17	5.37	5.54	5.69	5.81	5.92
30	3.89	4.45	4.80	5.05	5.24	5.40	5.54	5.65	5.76
40	3.82	4.37	4.70	4.93	5.11	5.26	5.39	5.50	5.60
60	3.76	4.28	4.59	4.82	4.99	5.13	5.25	5.36	5.45
120	3.70	4.20	4.50	4.71	4.87	5.01	5.12	5.21	5.30
∞	3.64	4.12	4.40	4.60	4.76	4.88	4.99	5.08	5.16

표8 (계속)

Error df	11	12	13	14	15	16	17	18	19	20
1	253.2	260.0	266.2	271.8	277.0	281.8	286.3	290.4	294.3	298.0
2	32.59	33.40	34.13	34.81	35.43	36.00	36.53	37.03	37.50	37.95
3	17.13	17.53	17.89	18.22	18.52	18.81	19.07	19.32	19.55	19.77
4	12.57	12.84	13.09	13.32	13.53	13.73	13.91	14.08	14.24	14.40
5	10.48	10.70	10.89	11.08	11.24	11.40	11.55	11.68	11.81	11.93
6	9.30	9.48	9.65	9.81	9.95	10.08	10.21	10.32	10.43	10.54
7	8.55	8.71	8.86	9.00	9.12	9.24	9.35	9.46	9.55	9.65
8	8.03	8.18	8.31	8.44	8.55	8.66	8.76	8.85	8.94	9.03
9	7.65	7.78	7.91	8.03	8.13	8.23	8.33	8.41	8.49	8.57
10	7.36	7.49	7.60	7.71	7.81	7.91	7.99	8.08	8.15	8.23
11	7.13	7.25	7.36	7.46	7.56	7.65	7.73	7.81	7.88	7.95
12	6.94	7.06	7.17	7.26	7.36	7.44	7.52	7.59	7.66	7.73
13	6.79	6.90	7.01	7.10	7.19	7.27	7.35	7.42	7.48	7.55
14	6.66	6.77	6.87	6.96	7.05	7.13	7.20	7.27	7.33	7.39
15	6.55	6.66	6.76	6.84	6.93	7.00	7.07	7.14	7.20	7.26
16	6.46	6.56	6.66	6.74	6.82	6.90	6.97	7.03	7.09	7.15
17	6.38	6.48	6.57	6.66	6.73	6.81	6.87	6.94	7.00	7.05
18	6.31	6.41	6.50	6.58	6.65	6.73	6.79	6.85	6.91	6.97
19	6.25	6.34	6.43	6.51	6.58	6.65	6.72	6.78	6.84	6.89
20	6.19	6.28	6.37	6.45	6.52	6.59	6.65	6.71	6.77	6.82
24	6.02	6.11	6.19	6.26	6.33	6.39	6.45	6.51	6.56	6.61
30	5.85	5.93	6.01	6.08	6.14	6.20	6.26	6.31	6.36	6.41
40	5.69	5.76	5.83	5.90	5.96	6.02	6.07	6.12	6.16	6.21
60	5.53	5.60	5.67	5.73	5.78	5.84	5.89	5.93	5.97	6.01
120	5.37	5.44	5.50	5.56	5.61	5.66	5.71	5.75	5.79	5.83
∞	5.23	5.29	5.35	5.40	5.45	5.49	5.54	5.57	5.61	5.65

찾아보기

ㅇ

ㅈ

ㅊ

ㅌ

ㅍ

ㅎ

A B

C

DEF

HIK

LMN

O P

Q R

S

TUV

W

저자 소개

· 손애리

이화여대 보건교육학과를 졸업했으며, 서울대에서 보건학 석사를 마치고 미국 Univ. of Illinois에서 보건학 박사학위를 취득하였다. 현재 삼육대학교 보건관리학 전공 교수로 재직하고 있으며, 한국성교육센터 부회장 및 삼육대학교 부설 에이즈 예방연구소 소장으로 다양한 연구활동과 후학양성에 헌신을 하고 있다. 주요 관심 영역은 보건통계, 보건교육, 학교보건 등이며, 현재 학교보건환경 및 학생건강안전 등에 대해 연구하고 있다.

· 신승배

성균관대학교 사회학과에서 사회학 박사학위를 취득하였다. 한국사회과학자료원(KOSSDA)에서 전임연구원으로 근무하였으며, 현재 삼육대학교 에이즈예방연구소 연구교수로 재직하고 있다. 주요 관심 영역은 보건/복지사회학, 조사방법론, 보건통계 등이며, 현재 HIV/AIDS 감염인과 동성애자들의 건강관련 삶의 질에 대해 연구하고 있다.

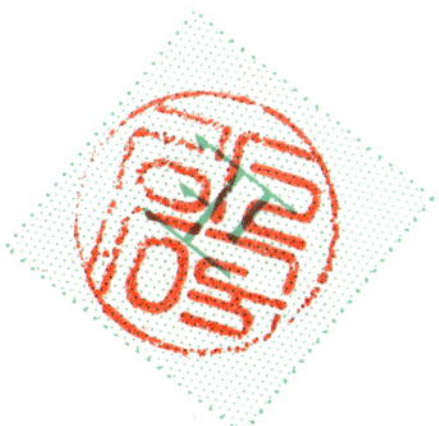

| SPSS를 활용한 **보건통계학** |

발행일 2006년 3월 10일 초판 발행
2008년 9월 1일 초판 2 쇄
2010년 8월 20일 2 판 발행

저 자 손애리 · 신승배

발행인 김 시 동
발행처 정 문 각
서울특별시 마포구 대흥동 210-1 봉화빌딩 4층
출판등록 1990년 10월 25일 9-246호
전 화 02) 713-0421~3
팩 스 02) 704-6265
전자우편 jungmunk@unitel.co.kr
홈페이지 www.jungmunkag.co.kr

정 가 **28,000원**

ISBN 978-89-7742-445-6 93510